Schobert

Das 6-Wochen-Programm gegen Gicht

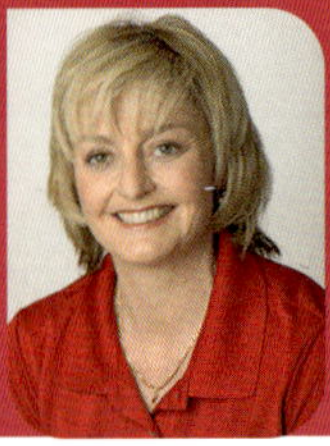

Astrid Schobert hat in Bonn Oecotrophologie mit dem Schwerpunkt Ernährungswissenschaft studiert. Aus ihrer langjährigen Tätigkeit in der Ernährungsberatung weiß sie, wie man Menschen nicht nur zu einer Änderung des Lebensstils motivieren, sondern sie dafür auch begeistern kann. Dieses Wissen fließt in ihr neuestes Buch mit ein. Mittlerweile arbeitet sie als freie Referentin und Journalistin für Gesundheits- und Ernährungsfragen. Ihre Schwerpunkte sind dabei die Ursachen, die Prävention und die Therapie von Übergewicht und die Ernährung bei Stoffwechselerkrankungen. Astrid Schobert hat bereits mehrere erfolgreiche Ernährungsratgeber veröffentlicht.

Dipl. oec. troph. Astrid Schobert

Das 6-Wochen-Programm gegen Gicht

Wie Sie die Schmerzen dauerhaft loswerden

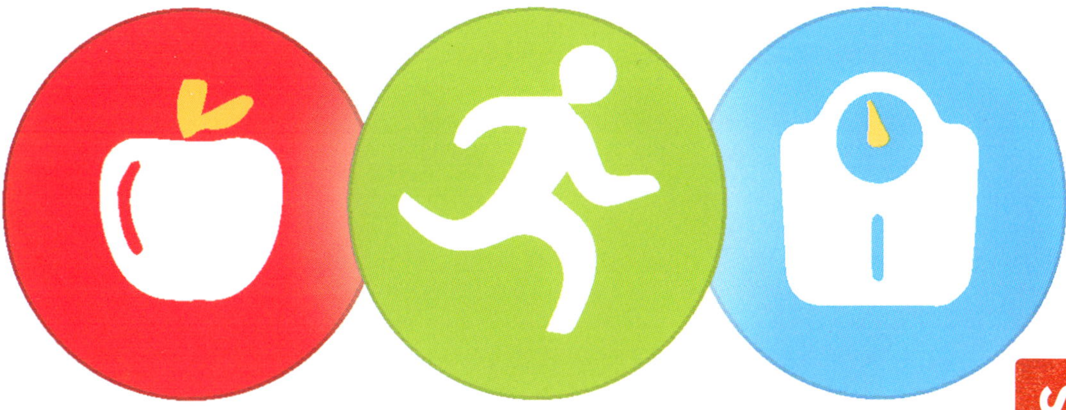

TRIAS

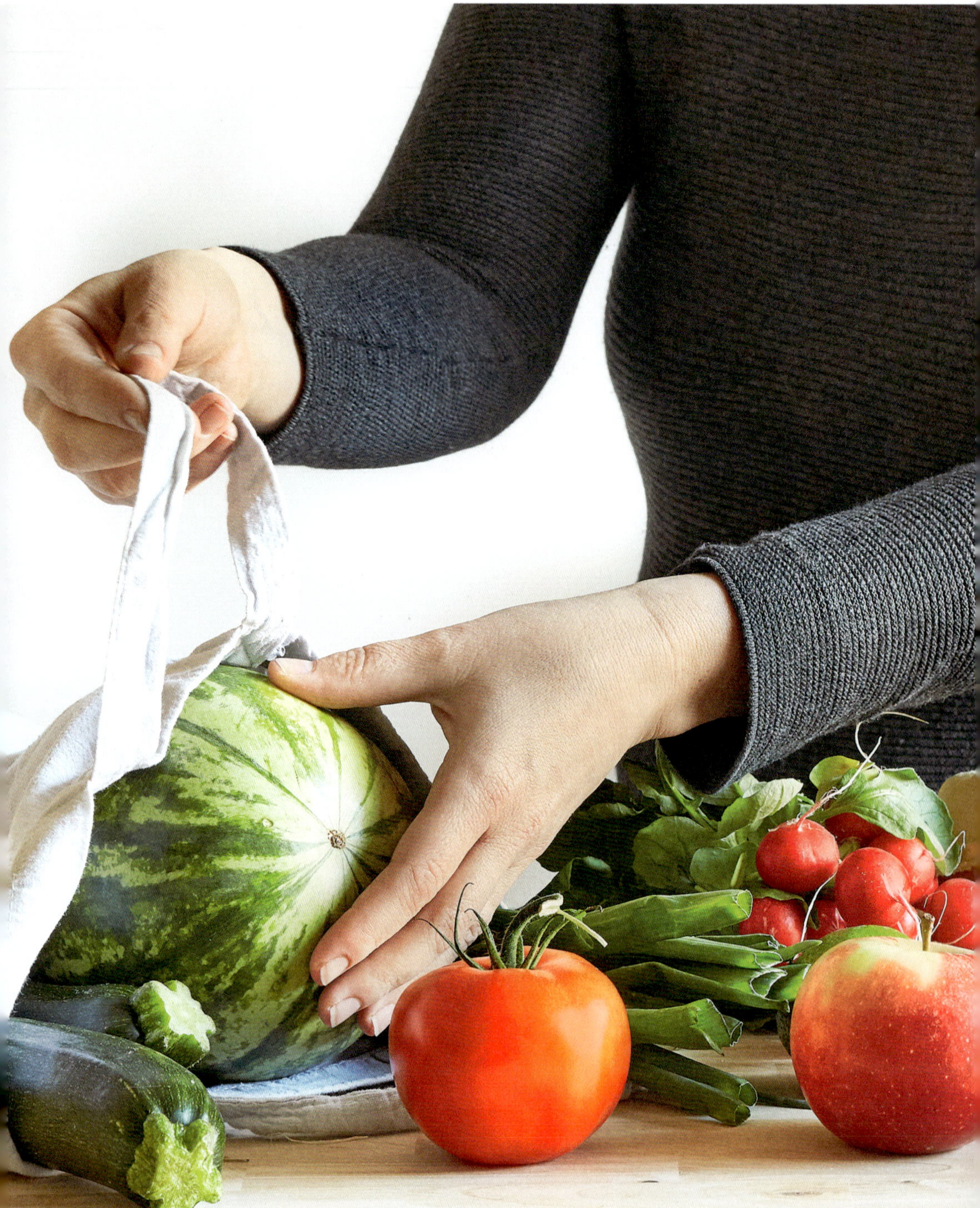

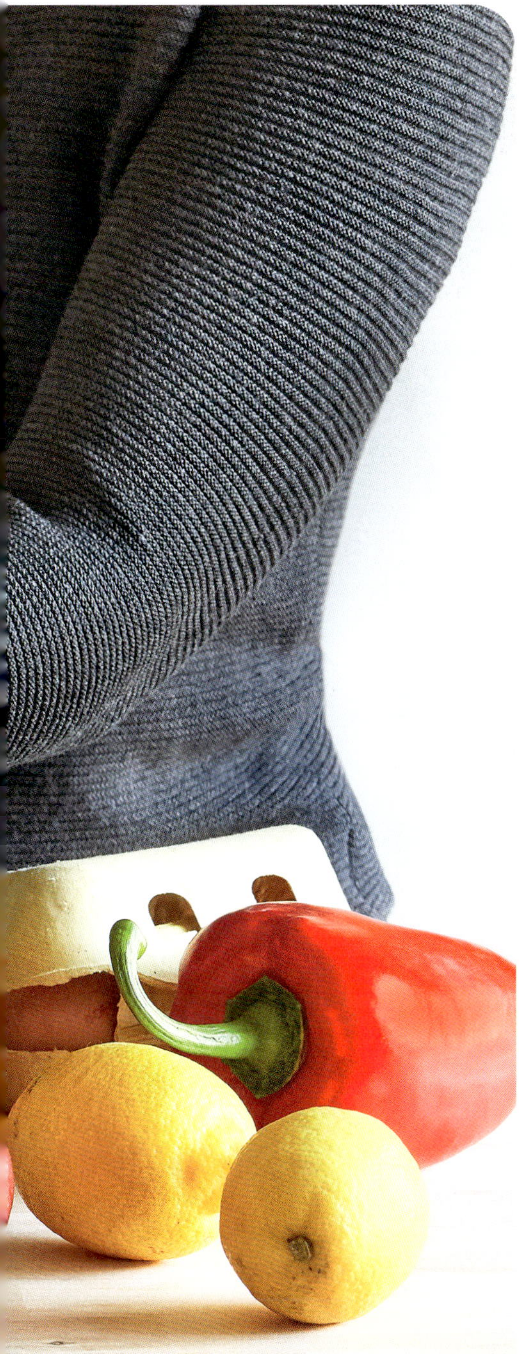

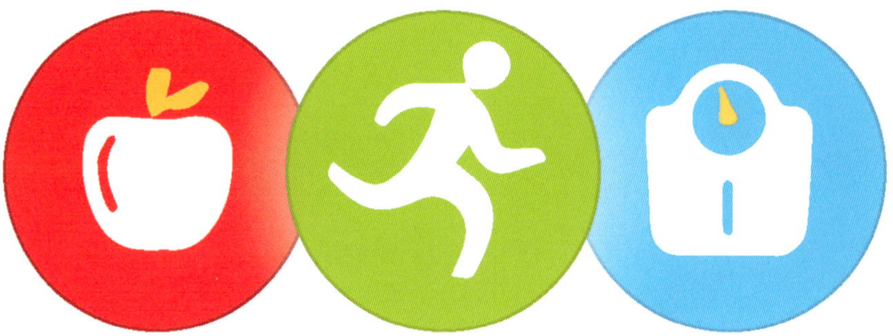

Liebe Leserin, lieber Leser,

hatten Sie schon eine Begegnung mit der Gicht? War Ihre Großzehe plötzlich über Nacht geschwollen? Die Schmerzen haben Sie regelrecht aus dem Schlaf gerissen? Auslöser für das schmerzhafte Leiden sind zu hohe Harnsäurewerte im Blut. Der akute Gichtanfall ist ein Alarmzeichen Ihres Körpers. Er signalisiert Ihnen, dass er überfordert ist. Spätestens jetzt wird es Zeit, sich mit Ursachen und Behandlungsmöglichkeiten zu beschäftigen.

Gicht ist in der westlichen Welt auf dem Vormarsch, dabei hat sie schon eine lange Tradition. Bereits im Altertum meldete sich das Krankheitsbild nach dem reichlichen Genuss von Alkohol und Fleisch. In den mageren Zeiten nach den beiden Weltkriegen war Gicht dagegen nahezu unbekannt. Kaum eine Krankheit ist so eng mit Wohlstand verbunden. Das ist aber auch eine gute Nachricht: Ihre Gicht ist kein Schicksal, Sie können etwas dagegen tun. Kaum eine Stoffwechselerkrankung spricht so gut auf kleine Änderungen der Ernährung an.

Das Buch ist als 6-Wochen-Programm aufgebaut: In Woche 1 erfahren Sie, was bei einem akuten Anfall gegen die Schmerzen hilft. In den folgenden Wochen lernen Sie mehr über die Krankheit, welche Medikamente langfristig helfen, welche Ernährung Sie bei der Therapie unterstützt, wie wichtig Normalgewicht ist und wie Sie Stress abbauen. Steigen Sie dort ein, wo es für Sie sinnvoll ist. Im zweiten Teil finden Sie Rezepte, die Ihre Harnsäurewerte niedrig halten.

Ich wünsche Ihnen viel Erfolg!

Herzliche Grüße
Ihre Astrid Schobert
Diplom-Oecotrophologin

Was passiert in den nächsten 6 Wochen?

Woche 1

DER AKUTE GICHTANFALL

Wie Sie ihn erkennen und welche Maßnahmen die Schmerzen lindern (Medikamente, Hausmittel, Ernährung).

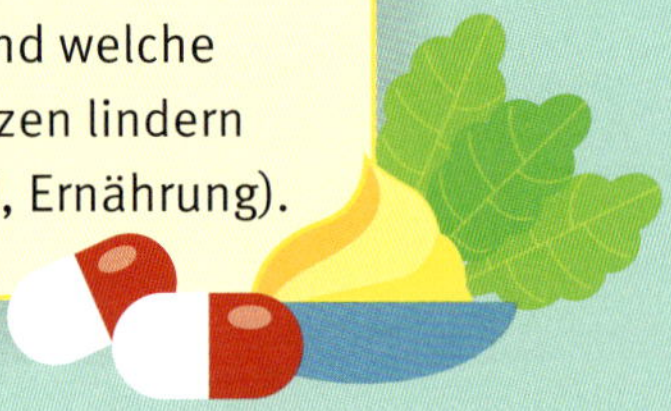

Woche 6

BEWEGUNG UND ERNÄHRUNG

Zu guter Letzt geht es um Ihr Wohlbefinden: Ausdauertraining bei Gicht, die richtige Fußgymnastik gegen Harnsäureablagerungen und einfache Wege zum Stressabbau, die Ihren Körper entlasten.

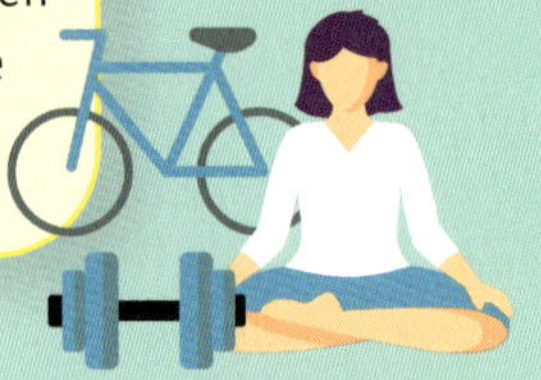

Woche 5

ÜBERGEWICHT ADE!

Falls Sie unter Übergewicht leiden, eröffnet Ihnen diese Woche eine ganz große Chance: Oft bekommen Sie Ihre Harnsäurewerte schon durch das richtige Abspecken in den Griff. Aber Vorsicht: Falsche Diäten können sogar einen Gichtanfall auslösen.

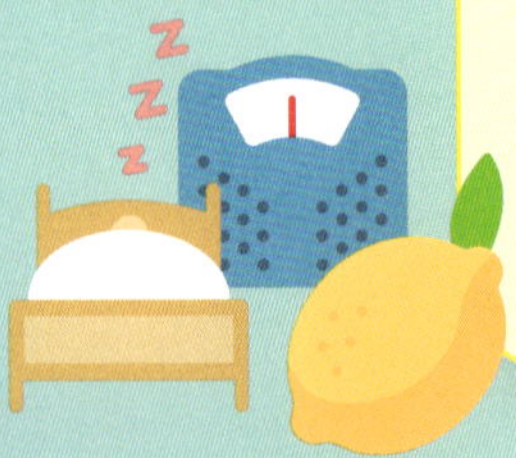

Woche 2

WAS IST GICHT?

Lernen Sie die Erkrankung kennen: Wer ist betroffen? Was hat es mit der Harnsäure auf sich? Welche Symptome treten in welchem Stadium auf? Wie vermeide ich Folgeerkrankungen und entschärfe Risikofaktoren?

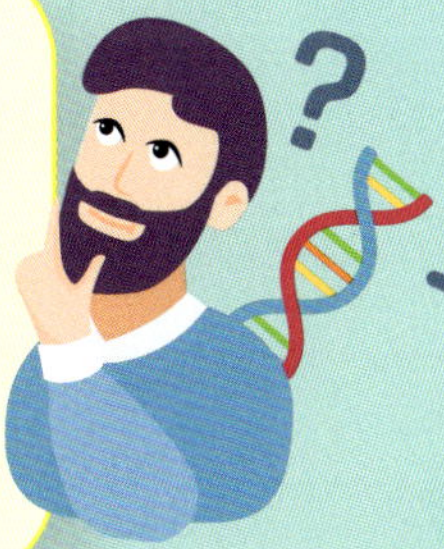

Woche 3

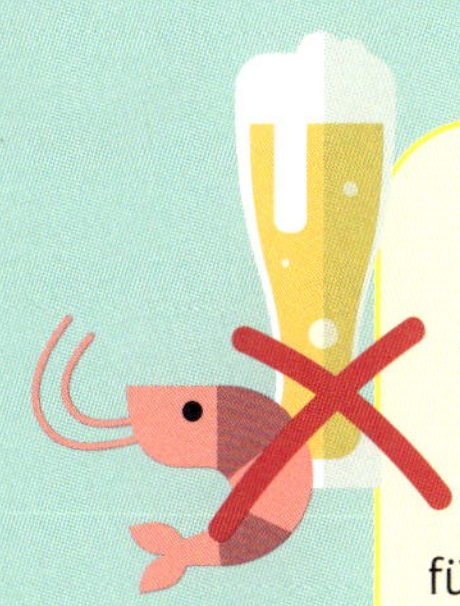

PURINARME ERNÄHRUNG

Schon mit kleinen Veränderungen in Ihrer Ernährung können Sie viel erreichen, um trotz Gicht ein schmerzfreies Leben zu führen. Sie erhalten einen Überblick, welche Lebensmittel kritisch sind und was für Ihren Körper eine Wohltat ist.

Woche 4

VIEL TRINKEN!

Harnsäure verlässt Ihren Körper über die Nieren. Erfahren Sie hier, wie Sie sie dabei unterstützen können. Kaffee ist dabei sogar eine große Hilfe! Manche Getränke jagen Ihre Harnsäurewerte jedoch in die Höhe und können den nächsten Gichtanfall auslösen.

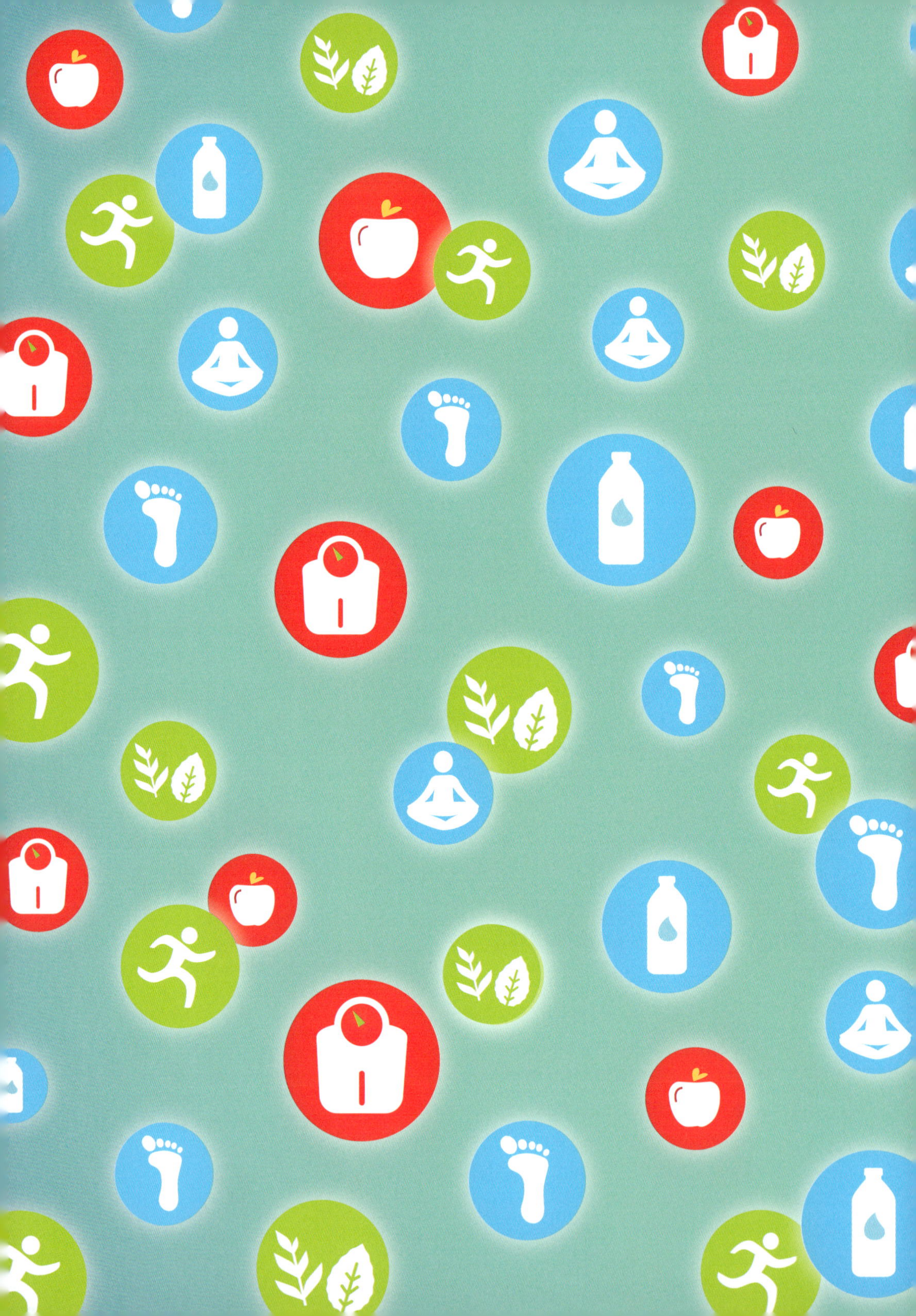

Das 6-WOCHEN-PROGRAMM gegen Gicht

Sie haben einen schmerzhaften Gichtanfall erlebt? Oder leiden Sie schon länger unter Gicht? Mit diesem Programm gehen Sie aktiv gegen die Krankheit vor.

Woche 1: Werden Sie aktiv

Erfahren Sie in diesem Kapitel, was gegen akute Schmerzen hilft, worauf es bei einem Gichtanfall ankommt und wie Sie gefürchtete Spätfolgen vermeiden.

Wenn Sie jetzt gerade unter einem akuten Gichtanfall leiden, steigen Sie gleich mit diesem Kapitel in Ihr 6-Wochen-Programm ein. Ich wünsche Ihnen, dass Ihre Beschwerden bald abklingen und Sie sich wieder wohler fühlen.
Falls Sie keinen akuten Gichtanfall haben, können Sie auch gleich bei Woche 2 (Seite 30) einsteigen.

Der akute Gichtanfall

Auslöser für die Schmerzen bei einem akuten Gichtanfall sind Ablagerungen von Kristallen der Harnsäure – besonders in den Gelenken der Extremitäten. Dabei ist die eigentliche Ursache eine dauerhaft erhöhte Harnsäurekonzentration im Blut. Harnsäure ist bei uns Menschen das Endprodukt des Eiweißstoffwechsels.

Die Krankheit tritt häufig völlig überraschend in Form des akuten Gichtanfalls auf. Dabei waren die Betroffenen meist jahrelang beschwerdefrei. Hohe Harnsäurewerte sind nicht harmlos. Sie können bei Ihnen zu starken Gelenkbeschwerden, Schmerzen an den Bändern von Gelenken, Nierensteinen und im schlimmsten Fall zum Nierenversagen führen.

Hohe Harnsäurewerte lösen zunächst meistens keine Beschwerden aus. Mit zunehmender Höhe dieser Werte steigt allerdings das Risiko, an Gicht zu erkranken. Sehr oft ist es dann der akute Gichtanfall, der auf die Erkrankung aufmerksam macht. Mit einer glasig dicken Großzehe, die über Nacht angeschwollen ist und heftig schmerzt, meldet sich der akute Gichtanfall besonders oft.

So verlaufen Gichtanfälle häufig

Ein akuter Gichtanfall reißt die Betroffenen meistens völlig unerwartet mit starken Schmerzen aus dem Schlaf. In 60 Prozent aller Fälle ist ein Grundgelenk der Großzehen betroffen: Es schwillt an, wird heiß, verfärbt sich rötlich violett, schmerzt stark und ist äußerst berührungsempfindlich. Schon kleinste Berührungen, wie der Kontakt mit der Bettdecke, werden zur Qual. Nach 6–12 Stunden erreichen die Schmerzen ihren Höhepunkt. Ohne Behandlung dauert es 1–3 Wochen, bis die Beschwerden wieder abklingen. Die meisten Betroffenen erleiden weitere Attacken innerhalb der folgenden 2 Jahre. Wenn sie dann immer noch nicht behandelt werden, treten die Gichtanfälle immer öfter und in kürzeren Abständen auf. Die Gicht wird zu einer chronischen Krankheit mit gefürchteten Folgeerkrankungen.

Wie erkenne ich einen Gichtanfall?

Wer jemals miterlebt hat, wie ein Betroffener unter einem Gichtanfall leidet, wird diese Erfahrung nie selbst machen wollen. Der akute Gichtanfall kann nicht unbemerkt bleiben, denn kaum eine andere Gelenkkrankheit bereitet größere Schmerzen. Es ist keine Seltenheit, dass Gichtpatienten mitten in der Nacht aufwachen und denken, ihre große Zehe stehe in Flammen. Die erkrankten Personen können sich nur noch unter großen Schmerzen fortbewegen und laufen meist mit kleinen tippelnden Schritten. Oft sind die Schmerzen so stark, dass die Betroffenen weder Schuhe noch Socken anziehen können.

Diese Beschwerden sind typisch für den akuten Gichtanfall:

- Ihre Gelenke schwellen an und innerhalb weniger Stunden kommt es zu Schmerzen an einem oder mehreren Gelenken, die immer heftiger werden.
- Ihre Haut um das betroffen Gelenk rötet sich stark und ist heiß. Die Haut glänzt.
- Bei Gicht am Großzehengelenk ist das Gehen fast unmöglich. Die Schmerzen sind oft so heftig, dass Sie weder Schuhe noch Strümpfe anziehen können. Der Kontakt mit der Bettdecke wird zur Qual.
- Sie haben Fieber und leiden unter einem allgemeinen Krankheitsgefühl.
- Ihr Puls ist erhöht.
- Sie leiden unter Kopfschmerzen, Übelkeit und Erbrechen.

- Nach dem Abklingen der akuten Beschwerden leiden Sie oft noch für Wochen unter Gelenkbeschwerden.

Wie kommt es zu einem Gichtanfall?

Auslöser für Gichtbeschwerden sind hohe Harnsäurewerte in Ihrem Körper. Im Blut ist ein erhöhter Harnsäurespiegel oft früh nachweisbar. In manchen Fällen dauert es aber 30 Jahre, bis Schmerzen an den Gelenken zu spüren sind. Steigt der Harnsäurespiegel permanent an, kann es plötzlich zu einem Gichtanfall mit akuten Schmerzen kommen. Ab etwa 6,4 mg/dl kristallisiert die Harnsäure aus und lagert sich beispielsweise an der Gelenkinnenhaut, an Sehnen, Schleimbeuteln, in Knochen und inneren Organen wie den Nieren ab. Es bilden sich scharfe und kantige Harnsäurekristalle (Uratkristalle), die sich dann in Ihren Gelenken und inneren Organen ablagern. Ihr Körper wehrt sich gegen diese »Fremdkörper« und schickt die weißen Blutkörperchen zur Abwehr aus. Die Folge sind schmerzhafte Entzündungsreaktionen – es kommt zu einem akuten Gichtanfall. Besonders häufig betroffen sind die Grundgelenke von Großzehe oder Daumen. Bei einem Teil der Patienten reagiert das Sprunggelenk oder die Fußwurzel auf die hohen Harnsäurewerte, seltener das Kniegelenk. Sehr selten zeigt sich die Harnsäureattacke zuerst in den Gelenken von Armen und Händen. Es kommt zu einer schmerzhaften Entzündung.

Kritische Harnsäurewerte

Lassen Sie Ihre Harnsäurewerte regelmäßig checken, um einem schmerzhaften Gichtanfall zuvorzukommen:
Bei Harnsäurewerten zwischen 6,4 und 7,0 mg/dl liegt die Wahrscheinlichkeit eines Gichtanfalls noch bei 2 Prozent. Steigt die Harnsäure auf 8 mg/dl, liegt die Wahrscheinlichkeit eines Gichtanfalls bereits bei 40 Prozent.

Warum schwillt gerade die große Zehe an?

Warum es so oft die Großzehe trifft, ist wissenschaftlich noch nicht geklärt. Diese spezielle Art des Gichtanfalls ist so häufig, dass sie schon einen eignen Namen trägt: »Podagra«. Dabei bedeutet Podagra wörtlich Steigbügel (aus dem Griechischen: ágra = Fessel; pod = Fuß), denn mit einer geschwollenen Gichtzehe kann man nicht in einen Steigbügel steigen – und das war in früheren Zeiten durchaus wichtig. Das Großzehengelenk gehört zu den Gelenken, an denen sich oft erste Verschleißerscheinungen zeigen (Arthrose). Dadurch ist der Gelenkknorpel etwas rau und oft ausgedünnt – das macht ihn anfällig für Entzündungen. Mediziner diskutieren dabei die Körpertemperatur als möglichen Auslöser: Kälte, so meinen sie, führt schon bei niedrigeren Harnsäurekonzentrationen dazu, dass sich Kristalle bilden. Das ist bislang die einzige Erklärung dafür, dass es so oft die große Zehe trifft. Wenn nachts die Füße aus dem Bett baumeln, kühlt sie am

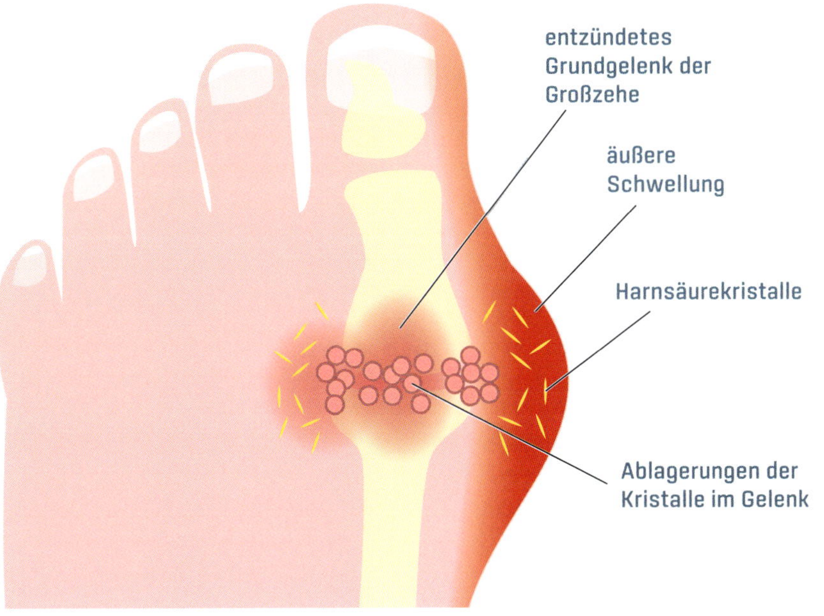

Der akute Gichtanfall meldet sich meist mit einer entzündeten Großzehe.

stärksten ab. Gleichzeitig ist nachts in den Gelenken auch weniger Flüssigkeit unterwegs, tagsüber sind sie dagegen in Bewegung. Dadurch erfolgt ein ständiger Austausch der Gelenkflüssigkeit. Beide Faktoren fördern vermutlich das Auskristallisieren der Uratkristalle.

Welche Faktoren fördern Gichtanfälle?

Besteht bei Ihnen bereits eine versteckte Neigung zu Gicht, können äußere Faktoren die Krankheit fördern oder einen Anfall auslösen.

Fieber, Kopfschmerzen und Unwohlsein können einen Gichtanfall ankündigen.

Wichtig für Sie zu wissen

Im akuten Gichtanfall zeigt die Blutuntersuchung häufig keinen erhöhten Harnsäurespiegel mehr, sondern nur eine Erhöhung der Entzündungswerte. Der Grund: Harnsäure wird bei entzündlichen Zuständen von Ihrem Körper stärker ausgeschieden. Der Serumharnsäurewert ist somit falsch niedrig. Lassen Sie daher Ihre Harnsäurewerte 2–4 Wochen nach dem Anfall erneut beim Hausarzt untersuchen. Langzeitschäden betroffener Gelenke kann Ihr Arzt durch Röntgenbilder aufspüren.

Ein akuter Anfall tritt auf, wenn der Harnsäurespiegel einen bestimmten Wert überschreitet (siehe »Wie kommt es zu einem Gichtanfall?« Seite 14).

Die wichtigsten Gründe für einen erhöhten Harnsäurespiegel:

- übermäßiger Verzehr purinreicher Lebensmittel wie Fleisch und Innereien
- übermäßiger Genuss fructosereicher Lebensmittel wie Obstsäfte, Limonaden, Smoothies
- Zu viel Alkohol blockiert die Ausscheidung von Harnsäure, wodurch der Harnsäurespiegel stark ansteigt. Das gilt besonders für Bier, das auch noch besonders purinreich ist.
- Bei strengen Diäten baut der Körper Muskulatur ab, um Energie zu gewinnen. Dabei werden reichlich Purine freigesetzt.
- Bei körperlicher Überanstrengung (z. B. Marathon) entsteht Milchsäure im Körper, die von den Nieren ausgeschieden wird und so den Harnsäureabbau blockiert.
- Harntreibende Mittel oder Abführmittel verdicken bei übermäßigem oder sehr langem Gebrauch das Blut. Dadurch steigt die Harnsäurekonzentration.
- Auch körperlicher Stress – zum Beispiel durch Verletzungen, ungewöhnliche Anstrengungen oder Infektionen – kann eine akute Gichtattacke provozieren.

Sie brauchen jetzt sofort ärztliche Hilfe

Gehen Sie schnell zu Ihrem Hausarzt oder rufen Sie den ärztlichen Notdienst an. Für die Behandlung eines akuten Gichtanfalles ist es völlig egal, ob es der erste oder einer der folgenden Anfälle ist. Es zählt jede Minute, in der die Harnsäurekristalle sowie die Entzündung daran gehindert werden können, nicht wiedergutzumachende Schäden anzurichten. Dies gelingt mit dem wichtigsten ersten Schritt der Behandlung: dem Besuch beim Hausarzt. Nur so können die richtigen Medikamente Sie schnell von den Schmerzen befreien.

Gelenke, die häufig von einem Gichtanfall betroffen sind

betroffenes Gelenk	Anteil an allen betroffenen Gelenken
Großzehengrundgelenk	60 %
Sprunggelenk	14 %
Knie	6 %
Fußweichteile, übrige Zehen	2 %
sonstige Gelenke	18 %

Quelle: Deutsche Gicht-Liga e.V. Informationen zur Krankheit. Im Internet: www.gichtliga.de/informationen-zur-krankheit/wie-aeussert-sich-gicht.html; Stand: 30.03.2020

Welche Medikamente kommen zum Einsatz?

Bei einem akuten Gichtanfall geht es in erster Linie darum, Ihre starken Schmerzen rasch zu lindern und die Gelenkentzündung einzudämmen. Wichtig ist, dass die Behandlung zügig beginnt und auch noch einige Tage nach dem Abklingen der akuten Beschwerden fortgesetzt wird. Die Medikamente sind gerade zu Beginn des Gichtanfalls am wirksamsten. Durch die rechtzeitige Einnahme können Sie bleibende Schäden an den betroffenen Gelenken weitgehend vermeiden. Entzündungshemmende Schmerzmittel und Kortison können die Schmerzen lindern. Die Wirkung dieser Medikamente setzt innerhalb einer Stunde ein. Alternativ kommt das Gichtmedikament Colchicin infrage – es wirkt aber langsamer.

Wichtig für Sie zu wissen

Gicht ist nicht harmlos, sondern hinterlässt ihre Spuren im ganzen Körper! Unter den Folgen der akuten Gicht leiden vor allem folgende Körperteile:

- Gelenke
- Knorpel
- Knochen
- Schleimbeutel
- Sehnenscheiden
- Nieren

Entzündungshemmende Schmerzmittel (NSAR)

NSAR steht für »nicht steroidale Antirheumatika«. Diese Medikamente können sowohl Schmerzen als auch Entzündungen eindämmen. Einige dieser Mittel sind in niedrigen Dosierungen rezeptfrei in der Apotheke erhältlich, andere sind dagegen verschreibungspflichtig. Zu den NSAR gehören zum Beispiel Diclofenac, Ibuprofen und Ketoprofen. Ihre Wirkung hält etwa 4 Stunden an. Etwas länger wirken Indometacin, Naproxen und Etoricoxib. Die Wirkung von NSAR beruht darauf, dass sie die körpereigne Produktion von sogenannten Prostaglandinen hemmen. Dabei handelt es sich um Gewebehormone, die vielfältige Aufgaben im Körper erfüllen. Bei einem Gichtanfall befeuern sie die Entzündungsreaktion, die durch die Harnsäurekristalle ausgelöst wird: Ohne diese Prostaglandine kommt die Entzündung schließlich zum Stillstand – Ihre Schmerzen nehmen ab.

Vorsicht! NSAR haben Nebenwirkungen
NSAR haben Nebenwirkungen, die von der Dosierung abhängen – aber auch davon, wie lange Sie das Medikament einnehmen. Da ein Gichtanfall nach einigen Tagen meistens überstanden ist, müssen Sie sich über die langfristigen Nebenwirkungen nicht zu viele Gedanken machen. Ihr Arzt wird genau abwägen, wie lange und in welcher Dosierung Sie das Medikament bedenkenlos einnehmen können.

Die Einnahme von NSAR kann zu Schäden an der Schleimhaut von Magen und Darm führen. Sie blockieren nämlich auch die Prostaglandine, die dort eine Schutzfunktion haben. Das kann zu Blutungen oder Geschwüren führen. NRSA steigern das Risiko von Herzinfarkten und Schlaganfällen. Außerdem erhöhen sie die bestehenden Risiken arterieller Thrombosen bei Patienten mit entsprechenden Vorerkrankungen wie Bluthochdruck, Fettstoffwechselstörungen, Diabetes mellitus und bei Rauchern.

Kortison ist besser als sein Ruf

Unter dem Begriff »Kortison-Präparate« (auch Glukokortikoide oder Kortikoide) werden alle Medikamente zusammengefasst, die die Wirkungen des körpereigenen Hormons Kortisol und seiner Vorstufe Kortison nachahmen.

Kortison-Präparate werden bei Gicht meistens als Tabletten eingenommen. Studien zeigen, dass sie Schmerzen ähnlich gut lindern wie NSAR. In der Regel wird über 5 Tage das Kortison-Präparat Prednisolon eingesetzt – in einer Dosierung von täglich 3–4 Tabletten mit jeweils 10 mg des Wirkstoffs. Der Vorteil: Prednisolon ist vor allem für Magen und Darm besser verträglich als die meisten entzündungshemmenden Schmerzmittel. Eine eher seltene Nebenwirkung sind vorübergehende Hautausschläge. Kortison-Tabletten haben einen schlechten Ruf, da sie ernsthafte Nebenwirkungen haben, wenn sie über längere Zeit eingenommen werden. Diese Nebenwirkungen sind aber bei einer kurzfristigen Einnahme zur Behandlung eines Gichtanfalls nicht zu befürchten.

Colchicin wird seit der Antike gegen Gicht eingesetzt

Colchicin ist ein Medikament, das aus den Samen der Herbstzeitlose, einer Pflanzenart, gewonnen wird. Es hemmt die Vermehrung und das Einwandern der Immunzellen in die Gelenke, die an der Entzündung beteiligt sind. Die Entzündungsreaktion wird so ausgebremst. Colchicin kann akute Gicht wirksam lindern. Wichtig ist, die Behandlung in den ersten 36 Stunden des Gichtanfalls zu beginnen. Heute wird Colchicin nicht mehr so oft eingesetzt, da es rund 24 Stunden dauern kann, bis sich seine Wirkung ganz entfaltet. Es ist aber eine Alternative für Menschen, die andere Mittel nicht vertragen. Zur Behandlung der akuten Gicht reicht eine geringe Dosis von 2 mg pro Tag. Von höheren Colchicin-Dosierungen raten medizinische Fachgesellschaften ab, da das Mittel dann sehr häufig zu Nebenwirkungen wie Durchfall, Übelkeit und Erbrechen führt. Zudem wirken höhere Dosierungen nach aktuellem Wissen nicht besser. In jedem Fall ist es wichtig, die tägliche Höchstdosis von 6 mg nicht zu überschreiten.

Wichtig für Sie zu wissen

Nehmen Sie als Schmerzmittel gegen Gicht keine Medikamente ein, die den Wirkstoff Acetylsalicylsäure (ASS), z. B. Aspirin, enthalten! ASS hemmt die Ausscheidung der Harnsäure über die Nieren und kann im schlimmsten Fall sogar einen Gichtanfall auslösen. Der Wirkstoff wird aber nicht nur gegen Schmerzen eingesetzt. ASS schwächt die Blutgerinnung ab. Patienten mit einem erhöhten Herzinfarkt- und Schlaganfallrisiko nehmen ASS daher zur »Blutverdünnung« ein. Gerade diese niedrige Dosierung greift in den Harnsäurestoffwechsel ein und kann einen Gichtanfall auslösen. Gichtpatienten, die niedrig dosierte ASS-Präparate einnehmen, verdoppeln in etwa ihr Risiko, Gichtanfälle zu erleiden. Das hat eine US-Studie ergeben, an der mehr als 700 Patienten beteiligt waren.

Welches Mittel passt zu mir?

Die Entscheidung für ein Medikament hängt auch von Ihrer persönlichen Situation ab. So sind NSAR für Menschen, die gerinnungshemmende Medikamente nehmen, unter einer Magen-Darm-Erkrankung oder einer Nierenschwäche leiden, weniger gut geeignet. Für Patienten mit Diabetes oder akuten Infektionen kommt Kortison unter Umständen nicht infrage. Ihr Hausarzt wird Sie zu den Medikamenten beraten.

Homöopathie: Stärken Sie Ihre Selbstheilungskräfte

Nach den Regeln der Homöopathie sind die kleinen Kügelchen (Globuli) in der Lage, die Selbstheilungskräfte Ihres Körpers zu aktivieren. Die Mittel gibt es in verschiedenen Potenzen. Naturheilkundler raten bei der Gichttherapie mit Homöopathika zur Potenz D 12. Die Dosierung der Mittel richtet sich nach der Schwere der Beschwerden: Im sehr akuten Fall wird am ersten Tag stündlich eine Dosis (5 Globuli, 5–10 Tropfen oder 1 Tablette) genommen. Am nächsten Tag wird die Einnahme dann alle 2 Stunden fortgesetzt und dann 3-mal täglich. Wenn die Schmerzen abklingen, nehmen Sie 2–4-mal am Tag 4–5 Globuli. Die Wahl der Globuli richtet sich nach Ihren Beschwerden.

Eine Übersicht über homöopathische Präparate, die bei Gicht Verwendung finden:

- Apis mellifica (Honigbiene): Wenn eine starke, rosafarbene Schwellung des Gelenks vorliegt und Kälte die Beschwerden lindert.

- Belladonna (Tollkirsche): Wenn das betroffene Gelenk tomatenrot und überwärmt ist. Typisch ist, dass den Patienten trotz des heißen Gelenks lokale Wärme guttut.
- Ledum palustre (Sumpfporst): Wenn der Kranke bei der Gelenkentzündung friert. Wärme verstärkt die Beschwerden, Besserung durch kalte Güsse.
- Nux vomica (Brechnuss): Wenn der Anfall Folge von Überessen und Alkoholkonsum ist.

Wichtiger Hinweis zur Einnahme von Globuli

Grundsätzlich sollten Sie Globuli 15 Min. vor oder nach dem Essen, Trinken oder Zähneputzen einnehmen. Achten Sie darauf, dass Ihre Mundschleimhaut sauber ist, also frei von Essensresten oder Zahnpasta. Legen Sie die Kügelchen auf oder unter die Zunge und lassen Sie sie zergehen, bis sie aufgelöst sind.

Schüßlersalze sind eine sanfte Hilfe

Schüßlersalze sind keine Nahrungsergänzungsmittel, sondern liefern Ihrem Körper bestimmte Reize, durch die sich der Mineralstoffhaushalt in den Körperzellen wieder normalisiert. Bei normaler Dosierung nimmt man 3- bis 6-mal täglich 1–3 Tabletten ein. Bei einer hohen Dosierung wird alle 10 Min. 1 Tablette genommen. Lassen Sie die Tabletten langsam im Mund zergehen. Greifen Sie bei einem akuten Gichtanfall oder Gelenkschmerzen durch Übersäuerung (erhöhte Harnsäurewerte) zum Schüßlersalz Nr. 9 (Natrium phosphoricum) in der Dosierung D 6.

Zur Steigerung der Ausscheidung von Harnsäure eignen sich

- Schüßlersalz Nr. 16 (Lithium chloratum) in der Dosierung D 6 und
- Schüßlersalz Nr. 23 (Natrium bicarbonicum) in der Dosierung D 6.

Seien Sie bei Laktoseintoleranz vorsichtig: Die Tabletten enthalten Milchzucker. Eine Alternative sind Schüßlertropfen.

Diese Hausmittel lindern Schmerzen bei einem Gichtanfall

Neben der Behandlung mit Medikamenten können Sie als Sofortmaßnahme auch selbst viel tun, um die Schmerzen zu lindern und die Heilung zu beschleunigen:

- **Lagern Sie den Fuß (bzw. das betroffene Gelenk) hoch.** Das kann die Schmerzen bereits lindern, weil sich das Blut nicht an der Entzündungsstelle staut.
- **Schonen Sie die entzündeten Gelenke:** Stellen Sie das betroffene Gelenk ruhig. Belasten Sie es erst dann wieder, wenn Sie keine Beschwerden mehr haben. Eventuell ist sogar Bettruhe erforder-

lich. Nutzen Sie Gehhilfen zur Fortbewegung, so können Sie Druckbelastungen des Gelenks vermeiden.

- **Kühlen Sie die schmerzenden Gelenke:** Kühlende Umschläge können Schmerzen in den betroffenen Gelenken lindern. Dazu kühlen Sie die Stelle mehrfach täglich etwa 20 Min. z. B. in einer Wanne mit kaltem Wasser, mit einem Eisbeutel, mit einem Handtuch, das Sie in kaltem Wasser getränkt haben, oder mit Kühlkompressen aus dem Drogeriemarkt. Packen Sie immer ein Tuch zwischen Kühlgut und Haut, so vermeiden Sie Hautschäden durch Unterkühlung.
- **Umgekehrt kann auch Wärme die Schmerzen lindern,** beispielsweise durch Bäder in warmem Wasser. Dadurch werden Muskeln und Gelenke entspannt und die Schmerzen reduziert. Als Badezusatz werden Heublumen oder Kamillenblüten als Gichtanfall-Hausmittel empfohlen.

Gicht an den Füßen: Salzsocken helfen

Salzsocken sind nicht nur ein gutes Hausmittel gegen chronisch kalte Füße, sondern auch bei einem akuten Gichtanfall. Hier kommen die entzündungshemmenden und schmerzlindernden Eigenschaften der Salzlösung zum Tragen, wenn das Zehengrundgelenk heiß wird und anschwillt. Außerdem wirkt das Salz neutralisierend auf die Harnsäure. Salz wirkt antibakteriell, antientzündlich, desinfizierend, durchblutungsfördernd und juckreizlindernd. Und Kochsalz haben Sie bestimmt in Ihrer Küche vorrätig.

So wenden Sie Salzsocken an:

1. Stellen Sie in einer Schüssel eine Salzlösung her. Hierfür rühren Sie etwa 30–50 g Salz in 1 l körperwarmes Wasser ein. 1 gestr. EL entspricht etwa 10 g Kochsalz.
2. Legen Sie in diese Solelösung die Socken – diese müssen unbedingt aus reiner Baumwolle sein. Lassen Sie die Socken sich vollsaugen.
3. Jetzt drücken Sie die Socken leicht aus.
4. Streifen Sie die nassen Socken über ihre Füße. Zuletzt ziehen Sie dicke, trockene Wollsocken darüber.

Wichtig ist, dass die Wollsocken groß genug sind. Sie dürfen Ihre Füße auf keinen Fall einengen. Zusätzlich können Sie noch ein Handtuch um die Füße wickeln, um die Feuchtigkeit aufzufangen.

Lassen Sie die Salzsocken mindestens 30 Min., besser 1 Stunde über den Füßen. Diese Prozedur kann bei Bedarf bis zu 3-mal täglich wiederholt werden oder auch über Nacht. Anschließend werden die Füße gründlich mit lauwarmem Wasser abgespült und mit einer Fußcreme eingerieben.

Wickel und Umschläge

Wickel und Umschläge sind eine gute Maßnahme bei einem Gichtanfall. Hier gilt zunächst die einfache Regel: kalte Umschläge bei akuter Gicht, warme Umschläge bei chronischer Gicht. Doch kalte Umschläge sind ein zweischneidiges Schwert. Kühlung kann eine Entzündung zwar abschwächen und den Schmerz lindern, gleichzeitig aber die Kristallisierung weiterer Harnsäure fördern. Hingegen helfen warme Umschläge bei chronischer Gicht, die kristallinen Harnsäureablagerungen im Gelenk zu lösen, doch kann Wärme die Entzündung auch anheizen. Es bleibt Ihnen also nichts anderes übrig, als mit kalten und warmen Umschlägen zu experimentieren. Was besser ist, wird sich schnell zeigen. Die kühlende Wirkung lässt sich mit Quarkumschlägen, Heilerdeauflagen oder Essigwickeln verstärken.

Bei Wickeln, Güssen und Bädern, die bei schmerzenden Gelenken Linderung bringen sollen, gilt: Akut entzündete Gelenke verlangen meist nach Kälte, chronisch schmerzende Gelenke reagieren eher positiv auf Wärme.

Quarkauflagen

Ein Quarkwickel kann Beschwerden durch verstauchte Gelenke, blaue Flecken, Insektenstiche und bei einem Gichtanfall lindern. Dafür sorgen die Inhaltsstoffe Casein und Milchsäure: Sie hemmen Entzündungen und lindern Schmerzen. Nehmen Sie ein Päckchen kühlen Quark und streichen Sie diesen auf ein angefeuchtetes Baumwolltuch. Schlagen Sie das Tuch so ein, dass sich zwischen Quark und Gelenk nur eine dünne Stoffschicht befindet. Einwirkdauer: 1–2 Stunden.

Kohlwickel

Die Blätter von Weißkohl und Wirsing enthalten entzündungshemmende Flavonoide und Senföl-Glykoside. Waschen Sie die Kohlblätter und trocknen Sie sie ab. Schneiden Sie mit einem Messer den harten Strunk heraus. Jetzt walzen Sie die Blätter mit einer sauberen Glasflasche oder mit einem Nudelholz, bis Saft austritt. Wickeln Sie die Kohlblätter direkt um das Gelenk und fixieren Sie den Umschlag mit Frischhaltefolie. Einwirkdauer: 1–2 Stunden.

Wickel mit Heilerde

Die mineralstoffreiche Heilerde fördert die Durchblutung und macht Gelenke beweglicher. Heilerde erhalten Sie in Drogeriemärkten und Apotheken. Bei einem akuten Gichtanfall rühren Sie Heilerde mit wenig kaltem Wasser zu einem streichfähigen Brei an. Tragen Sie diesen fingerdick auf ein angefeuchtetes Baumwolltuch auf. Schlagen Sie das Tuch ein und legen Sie es auf das schmerzende Gelenk. Der Wickel bleibt auf der Haut, bis die Heilerde zu trocknen beginnt. Die Haut dann mit kaltem Wasser abwaschen.

Essigwickel

Ein Essigwickel kühlt das schmerzende Gelenk sanft. Mischen Sie dazu 1 Teil Weißweinessig mit 2 Teilen Wasser und tränken Sie ein leichtes Baumwolltuch in der Mischung. Wringen Sie das Tuch aus, sodass es nur noch feucht ist, und umwickeln Sie das Gelenk damit. Einwirkdauer: 20 Min.

Mit Franzbranntwein kühlen

Reiben Sie das geschwollene Gelenk mehrmals pro Tag mit Franzbranntwein ein. Oder Sie tränken ein Leinentuch damit und legen es auf das Gelenk.

Bäder mit Heublumen

Auch Heublumen verschaffen Linderung bei entzündlichen Gelenkserkrankungen wie Rheuma und Gicht. 500 g Heublumen aus der Apotheke oder dem Reformhaus werden dabei als Badezusatz ins warme Badewasser gegeben.

Bei einem akuten Gichtanfall helfen kalte Teilbäder. Überbrühen Sie dafür 500 g Heublumen mit 3 l heißem Wasser und lassen Sie den Aufguss abkühlen. Baden Sie den betroffen Fuß 20 Min. im kalten Heublumenbad.

Akuter Gichtanfall: Warum Sie jetzt nicht fasten dürfen

Übergewicht fördert hohe Harnsäurewerte. Daher ist es langfristig sinnvoll, den Speck abzubauen. Aber nicht während Sie unter einem akuten Gichtanfall leiden, dadurch verschlimmern Sie Ihre Stoffwechselsituation zusätzlich. Bei radikalen Diätkuren oder sogenannten Low-Carb-Diäten (kohlenhydratarme Ernährung) bildet Ihr Körper Ketonkörper. Das Fatale: Genau diese Ketonkörper können die Harnsäureausscheidung über Ihre Nieren blockieren, das steigert die Harnsäurewerte im Blut und kann den nächsten Gichtanfall auslösen. Außerdem: Bei strengen Fastenkuren baut Ihr Körper nicht nur Fett, sondern auch Muskelmasse ab. Dabei fallen körpereigene Purine an, die Ihre Harnsäurewerte zusätzlich in die Höhe treiben.

Streng purinarme Kost unterstützt den Harnsäureabbau

Wie viel Harnsäure in Ihrem Körper entsteht, können Sie durch die richtige Auswahl Ihrer Lebensmittel beeinflussen. Die Deutsche Gesellschaft für Ernährung (DGE) empfiehlt zwei Kostformen zur Umsetzung einer purinarmen Ernährung:

1. **streng prurinarme Kost:** Erlaubt ist eine Zufuhr von 300 mg Harnsäure pro Tag bzw. bis zu 2000 mg pro Woche.
2. **purinarme Kost:** Erlaubt ist eine Zufuhr von bis zu 500 mg Harnsäure pro Tag bzw. bis zu 3000 mg pro Woche.

Dabei gilt: 1 mg Purin entspricht etwa 2,4 mg gebildeter Harnsäure.

Trinken Sie viel

Trinken Sie mindestens 2 l Flüssigkeit am Tag. So spülen Sie die Nieren gut durch, was wiederum die Ausscheidung der Harnsäure über den Urin fördert. Besonders geeignet ist Mineralwasser und Brennnessel-Tee, der stoffwechselanregend und entzündungshemmend wirkt.

Nutzen Sie ebenfalls Brennnessel-Tee für Wickel! Tränken Sie dafür ein sauberes Baumwolltuch in dem frisch gebrühten Tee, wringen Sie es aus und wickeln Sie es für 1 Stunde um das Gelenk.

Warum Sie Alkohol jetzt besser meiden

Häufiger Auslöser von Gichtanfällen ist der übermäßige Konsum von Alkohol. Der Harnsäurestoffwechsel wird dabei auf mehreren Wegen beeinflusst. Zum einen wird die Bildung von Milchsäure begünstigt, was zu einer Übersäuerung des Blutes führt. Dies setzt die Löslichkeitsgrenze der Harnsäure herab, was ihre Auskristallisation und Ablagerung in den Gelenken fördert.

Zum anderen hemmt Alkohol die Harnsäureausscheidung über die Nieren und stimuliert – durch den verstärkten Abbau sogenannter Adeninnukleotide in der Leber – die körpereigene Harnsäureproduktion. Besonders ungünstig ist Bier, da es zusätzlich noch reich an Purinen ist. 500 ml Bier enthalten immerhin 170 mg Harnsäure-Äquivalent. So steigert Bier das Risiko für einen Gichtanfall gleich mehrfach.

Wichtig für Sie zu wissen ist außerdem, dass die Kombination von Alkohol und fettreicher Nahrung besonders ungünstig wirkt: Eine hohe Fettzufuhr begünstigt die Entstehung sogenannter Ketonkörper, die die Ausscheidung der Harnsäure über die Nieren hemmen. Die tägliche Aufnahme sollte 70 g Fett nicht übersteigen.

Fazit: Meiden Sie Alkohol und Bier – auch alkoholfreies Bier: Sie treiben damit Ihre Harnsäurewerte nach oben.

5 goldene Ernährungstipps, mit denen Sie Entzündungen ausbremsen

Durch die richtige Lebensmittelauswahl können Sie Beschwerden durch Entzündungen (Rheuma, akuter Gichtanfall) lindern. Ideal ist eine vegetarische oder zumindest eine fleischarme Ernährung. Diese 5 wertvollen Tipps helfen Ihnen dabei, sich entzündungshemmend zu ernähren.

Tipp 1

Durch die Zufuhr von Arachidonsäure (Fettsäure) begünstigen Sie Entzündungen in Ihrem Körper. Das kann Ihre Beschwerden verstärken. Sie steckt in fettreichen tierischen Lebensmitteln. Ideal ist es, wenn Sie maximal 350 mg Arachidonsäure pro Woche aufnehmen – also täglich nicht mehr als 50 mg. Meiden Sie fettreiche Fleisch- und Wurstsorten und wählen Sie bei Milchprodukten die fettarme Variante.

Lebensmittel für eine purinarme Ernährung bei akuter Gicht

Bevorzugen Sie:

- Getreide, Getreideerzeugnisse, Kartoffeln
- fast alle Gemüsesorten, Blattsalate
- frisches Obst
- fettarme Milch und Milchprodukte, Käse
- Eier

Essen Sie nicht jeden Tag (2–3 Portionen pro Woche):

- Samengemüse/Hülsenfrüchte (Erbsen, Bohnen, Sojaprodukte)
- Kohlgemüse (z. B. Rosenkohl, Brokkoli, Blumenkohl)
- Spargel, Spinat
- Kochschinken, fettarmes Fleisch (Rind, Schwein, Huhn)
- Wurstwaren (z. B. Geflügelwurst, Bierschinken)
- Seefisch (z. B. Lachs, Hering ohne Haut)

Meiden Sie diese Lebensmittel bei einem akuten Gichtanfall:

- Innereien (z. B. Bries, Leber, Niere, Herz, Lunge, Milz, Knochenmark)
- Fleischbrühe, Fleischextrakt, Backhefe, Bierhefe
- kleine Fische (z. B. Sprotten, Anchovis, Sardellen, Ölsardinen)
- Haut von Fisch, Geflügel und Schwein (Schwarte)
- Alkohol (hemmt die Harnsäureausscheidung über die Nieren)
- Bier, auch alkoholfreies (hemmt die Harnsäureausscheidung über die Nieren, liefert viele Purine)
- Limonaden, Fruchtsaft

Arachidonsäure-Gehalt von Lebensmitteln

Lebensmittel	Arachidonsäure-Gehalt in mg
1 Portion Schweineleber (120 g)	720
1/4 Stück Fleischwurst (120 g)	144
1 Portion Leberwurst (50 g)	115
1 kleines Hähnchen-schnitzel (100 g)	112
1 Schweineschnitzel (150 g)	75
1 Portion Rinderfilet (150 g)	60
1 Eigelb (20 g)	42
1 Portion Butter (20 g)	22
1 Scheibe Emmentaler (25 g)	9
1 Glas Milch, 1,5 % Fett (200 g)	4
1 Becher Naturjoghurt, 1,5 % Fett (150 g)	3

Tipp 2

Essen Sie täglich 3 Portionen Gemüse und 2-mal Obst. Diese Lebensmittel sind frei von Arachidonsäure. Eine normale Mischkost enthält 200–400 mg Arachidonsäure pro Tag, eine vorwiegend pflanzliche Kost nur etwa 50 mg. Gemüse und Obst liefern Antioxidanzien (z.B. Vitamin C, Beta-Karotin, sekundäre Pflanzenstoffe), die bei Entzündungen im Körper (Gichtanfall, Rheuma) besonders wertvoll sind.

Tipp 3

Setzen Sie bei der Zubereitung Ihrer Speisen regelmäßig entzündungshemmende Gewürze wie Kurkuma (in Curry-Mischungen) und Ingwer ein.

Tipp 4

Greifen Sie in die richtigen Fett-Töpfchen Hier kommt es auf die richtige Wahl an:

- Meiden Sie Distel-, Sonnenblumen- und Maiskeimöl (auch in Margarine und Pflanzencremes). Denn aus diesen Ölen stellt Ihr Körper selbst Arachidonsäure her.
- Olivenöl hemmt Entzündungen, aber auch Raps-, Lein- und Walnussöl (liefern Omega-3-Fettsäuren) tun dies.
- Genießen Sie täglich 1 Handvoll (entzündungshemmende) Nüsse/Samenkerne wie Leinsamen, Mandeln, Wal- und Haselnüsse, Cashewkerne, Macadamianüsse, Pinien- und Kürbiskerne.

Tipp 5

Genießen Sie fetten Fisch. Natürliche Gegenspieler der Arachidonsäure sind die sogenannten Omega-3-Fettsäuren. Sie wirken in Ihrem Körper entzündungshemmend. Gute Quellen sind fettreiche Seefische (z.B. Lachs, Hering, Makrele,

Thunfisch) – egal ob frisch, aus der Tiefkühltruhe oder als Konserve. Süßwasserfische sind dagegen nicht so reich an Omega-3-Fettsäuren.

Den Tagesbedarf an Omega-3-Fettsäuren in Höhe von 300 mg können Sie bereits mit 1–2 Portionen Fisch (100–200 g) pro Woche decken. Aufgepasst: Der Gehalt schwankt zwischen den einzelnen Fischsorten stark.

Viele Fischsorten sind aber auch reich an Purinen. Hier kommt es auf die richtige Wahl an.

Ein Überblick über verschiedene Fischsorten

Fischsorte	Omega-3-Fettsäuren (mg/100 g)	Purin (mg/100 g)	Harnsäure (mg/100 g)
Aal (geräuchert)	1035	48	115
Forelle	717	83	297
Heilbutt	482	75	178
Hering	2541	88	210
Kabeljau	288	50	120
Karpfen	367	67	160
Lachs	2300	71	170
Makrele	2777	60	145
Matjes	3800	92	219
Sardellen (in Öl)	50	109	260
Sardinen	1579	144	345
Sardinen (in Öl)	1000	200	486
Scholle	398	39	93
Seelachs	309	68	163
Thunfisch	5091	107	257
Thunfisch (in Öl)	4900	122	290

Hierbei handelt es sich um Durchschnittswerte. Die Werte zur Omega-3-Fettsäure schwanken mit der Fütterungsweise der Fische und ihrem Fettgehalt.

– Fazit aus Woche 1 –

Die 7 GOLDENEN REGELN bei einem AKUTEN GICHTANFALL

1. Gehen Sie sofort zum Arzt:

Er verschreibt Ihnen Medikamente gegen die Schmerzen. Je früher die Behandlung beginnt, desto geringer das Risiko weiterer Anfälle und Spätfolgen.

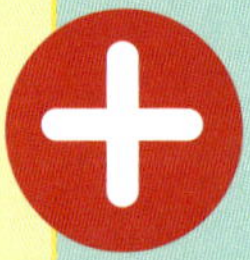

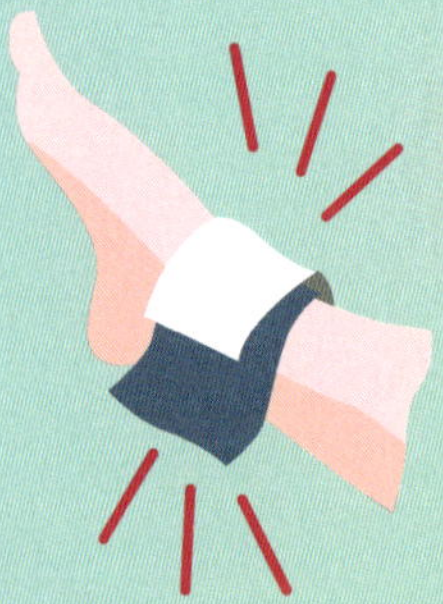

2. Lindern Sie die Schmerzen selbst:

- Kühlen Sie die Stelle mehrmals täglich 20 Minuten; packen Sie dabei ein Tuch zwischen Kühlmittel und Haut.
- Lagern Sie das betroffene Gelenk hoch.

3. Setzen Sie auf eine purinarme Ernährung:

- Meiden Sie Innereien, Fleisch, Wurst und Hülsenfrüchte.
- Relativ purinarm sind Kartoffeln, Gemüse, Obst und Getreideprodukte.
- Milch, Milchprodukte und Eier sind nahezu purinfrei.

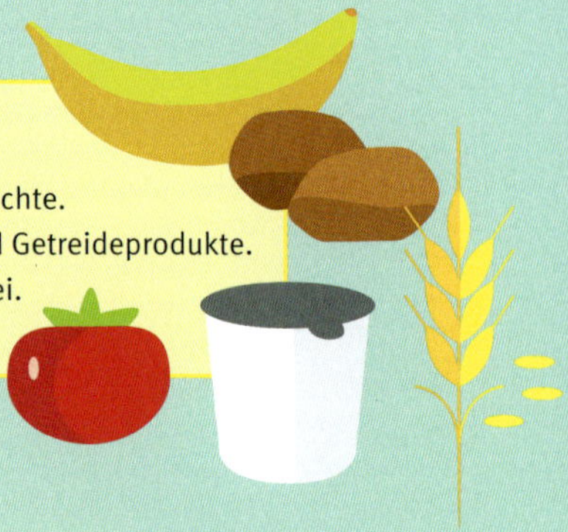

4. Meiden Sie Alkohol:

Er hemmt die Ausscheidung von Harnsäure und treibt so Ihre Harnsäurewerte hoch. Das gilt besonders für Bier (auch alkoholfreies Bier).

5.

Vertrauen Sie nicht nur auf Medikamente:
Sie ergänzen die purinarme Ernährung, haben aber auch Nebenwirkungen.

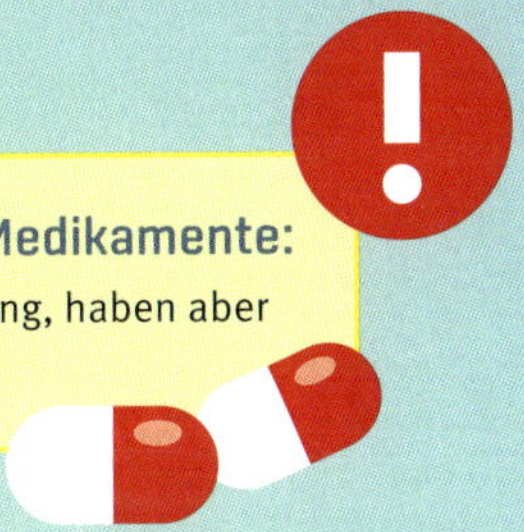

6.

Trinken Sie täglich 1,5–2 l Flüssigkeit,
um die Ausscheidung von Harnsäure zu fördern. Ein großes Glas Wasser vor dem Schlafengehen schützt vor Nierensteinen.

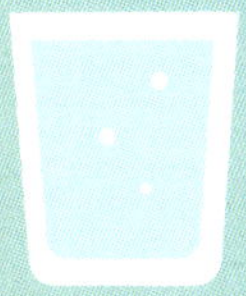

7.

Behalten Sie Ihre purinarme Ernährung dauerhaft bei:
Für Patienten, die schon einmal einen Gichtanfall hatten, gilt heute ein Wert von weniger als 6,5 mg Harnsäure pro dl Blut als Behandlungsziel. Sonst kann es immer wieder zu Gichtanfällen kommen.

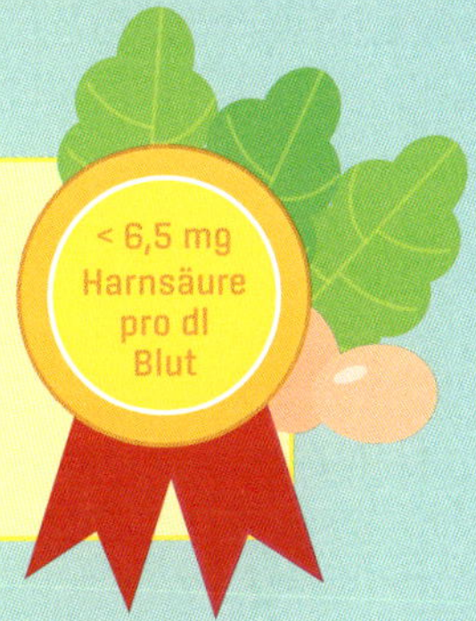

AUFGABE DER WOCHE

ERHOLUNG

Oft leidet der ganze Körper unter den hohen Harnsäurewerten, und Sie fühlen sich schlapp wie bei einem fieberhaften Infekt. Lassen Sie sich von Ihrem Arzt krankschreiben, bis Ihre Schmerzen abgeklungen sind, damit Sie sich erholen können.

Woche 2: Was ist Gicht?

Wie kommt es zu einer Gichterkrankung, welche Symptome sind typisch für die einzelnen Phasen und welche Medikamente helfen langfristig?

Die Gicht (Arthritis urica) ist eine entzündliche Gelenkerkrankung. Auslöser für die Stoffwechselerkrankung ist eine dauerhaft erhöhte Konzentration der Harnsäure (Hyperurikämie) im Blut. Das verursacht zunächst noch keine Beschwerden. Hohe Harnsäurekonzentrationen im Blut können aber dazu führen, dass sich die Harnsäure in Form von Kristallen in den Gelenken und Geweben ablagert. Die Folge sind beispielsweise schmerzhafte Entzündungen, Gelenkveränderungen oder Harnsäuresteine in den Nieren (Nierensteine). Heute zählt die Gicht zu den häufigsten ernährungsmitbedingten Krankheiten.

Ursache Wohlstand

Auch Wilhelm Busch kannte das Leiden bereits: »Der Dicke aber – ›autsch! mein Bein!‹ – Hat wieder heut das Zipperlein.« So dichtete er schon im Jahr 1867 in seiner Geschichte »Der neidische Handwerksbursch«. Und vor mehr als 2000 Jahren beschrieb der griechische Mediziner Hippokrates das Zipperlein (alter Name der Gicht) bereits als eine erbliche Krankheit, die sich vor allem nach kulinarischen Ausschweifungen bemerkbar macht. Historische Persönlichkeiten wie Alexander der Große, Karl der Große, Ludwig XIV. oder Friedrich der Große wurden von ihr geplagt. Oft suchte die Gicht beleibtere Menschen heim. Diese gut genährten Zeitgenossen schwelgten in Fleisch, Fisch, Wurst und Alkohol. Die ärmeren Leute ernährten sich von Kartoffeln, Gemüse, Getreide und Wasser – und blieben meist von Gicht verschont. Lange galt Gicht als Krankheit der Reichen und Mächtigen. Sie kann Menschen während eines An-

falls regelrecht außer Gefecht setzen. Inzwischen treten erhöhte Harnsäurewerte und Gichterkrankungen in allen wohlgenährten Bevölkerungsschichten auf. Selbst in China, Indien und Brasilien ist die Zahl der Gichtkranken in den letzten 20 Jahren stark angestiegen. Kaum eine Krankheit ist enger mit unserem Wohlstand verbunden als die Gicht.

Wer ist betroffen?

Immer mehr Menschen in den Industrienationen leiden an der Volkskrankheit Gicht. In Deutschland sind 2,8 Prozent der Männer und 0,4 Prozent der Frauen im Alter zwischen 30 und 59 Jahren betroffen. Der erste Gichtanfall tritt bei Männern meist im Alter zwischen 40 und 60 Jahren auf. Frauen erkranken oft nach den Wechseljahren – also in der Regel erst nach dem fünfzigsten Lebensjahr. Wie groß die Rolle der Ernährung bei der Entstehung der Gicht ist, zeigen magere Zeiten: Nach Kriegen sank die Gichthäufigkeit drastisch und die Gicht kam nur in höheren gesellschaftlichen Schichten vor. Erst durch unseren Wohlstand ist sie jetzt auf einem rasanten Vormarsch.

Welche Rolle spielen die Gene?

Tatsächlich tritt Gicht familiär gehäuft auf: Etwa 98 Prozent aller Gichtpatienten leiden unter einer erblichen Stoffwechselstörung (primäre Gicht). Bei dieser Form scheiden die Nieren zu wenig Harnsäure aus. Ob es dadurch auch zu Gichtbeschwerden kommt, ist sehr stark von der Lebens- und Ernährungsweise abhängig. Deutlich seltener können andere Krankheiten oder Medikamente eine Gicht auslösen (sekundäre Gicht).

Sie ist dann beispielsweise eine Folge von

- Krankheiten, die die Ausscheidung von Harnsäure über die Nieren herabsetzen (Nierenerkrankungen, Diabetes Typ2),
- der Einnahme von Medikamenten wie Abführmitteln, wassertreibenden Mitteln (Diuretika) und Mitteln gegen Tuberkulose oder Krebs sowie
- strengen Fastenkuren.

Woher kommt die Harnsäure?

Harnsäure (2,6,8-Trihydroxypurin) entsteht überwiegend beim Abbau körpereigener Purine, beispielsweise beim Zellabbau. Purine wie Adenin, Hypoxanthin, Guanin und Xanthin sind Bausteine nahezu jeder Zelle – oder noch genauer gesagt der Zellkerne. Purine sind Bestandteile der Erbsubstanz (DNS). In Ihrem Körper werden jeden Tag neue Zellen auf- und alte abgebaut. Dabei werden Purine freigesetzt, aus denen Ihr Körper Harnsäure bildet.

Purine stecken auch in den Zellkernen von pflanzlichen und tierischen Lebensmitteln. Nach dem Verzehr baut Ihr Körper sie zu Harnsäure ab. Dies geschieht in der Leber und im Dünndarm. Etwa die Hälfte der Purine stammt aus der Nahrung, den Rest bildet Ihr Körper selbst. Da der menschliche Körper nicht in der Lage ist, Harnsäure weiter abzubauen, wird sie ausgeschieden – hauptsächliche über die Nieren (Harn) und in geringen Mengen auch über den Darm. Die meisten Säugetiere verfügen dagegen über ein Enzym, das Harnsäure zu einem 5- bis 10-fach besser löslichen Stoff abbaut, dem Allantoin.

Was ist eine Hyperurikämie

Befinden sich in Ihrem Blut erhöhte Harnsäurekonzentrationen, sprechen Ärzte von einer Hyperurikämie (aus dem Griechischen: hyper = über(mäßig); ouron = Harn; haima = Blut). Dieser Begriff beschreibt den chronischen Verlauf der Gicht mit Harnsäurewerten von über 7,0 mg/dl Blut. Die Harnsäurewerte eines gesunden Organismus liegen zwischen 6,4 (beim Mann) und 5,4 mg/dl (bei der fruchtbaren Frau). Je höher der Harnsäurespiegel ansteigt, desto wahrscheinlicher ist die Ausbildung einer klinisch manifesten Gicht. Für die Hyperurikämie gibt es zwei Ursachen: Entweder bildet der Körper zu viel Harnsäure oder er baut zu wenig ab – in beiden Fällen ist das Gleichgewicht im Stoffwechsel gestört.

Primäre (familiäre) Hyperurikämie

Bei der primären Form ist die Harnsäureausscheidung über die Nieren aufgrund einer genetischen Veranlagung gestört (rund 98 Prozent aller Fälle). Sehr selten kann auch eine Überproduktion von Harnsäure die Ursache sein. Die Ausscheidungskapazität reicht meistens noch aus, um einen Harnsäurerückstau zu verhindern, solange die Zufuhr purinhaltiger Nahrungsmittel begrenzt ist.

Sekundäre Hyperurikämie

In den selteneren Fällen ist die Gicht eine Folge von anderen Grunderkrankungen oder Medikamenten, darunter:

- vermehrter Zellabbau oder Zellumbau: Bei Erkrankungen wie Blutkrebs, Blutarmut (Anämie), Schuppenflechte

sowie bei der Chemotherapie eines Tumors sterben vermehrt Zellen. Dadurch fallen im Organismus höhere Purinmengen an, die zu Harnsäure abgebaut werden.
- Krankheiten, die die Ausscheidung von Harnsäure über die Niere herabsetzen wie Nierenerkrankungen
- Zuckerkrankheit (Diabetes mellitus): Der erhöhte Blutzucker schädigt die Gefäße in der Niere. Folge: Die Harnsäureausscheidung ist gestört.
- Medikamente wie Abführmittel, wassertreibende Mittel (Diuretika), Arzneimittel gegen Tuberkulose oder Krebs, niedrig dosiertes Aspirin (< 1 g pro Tag)

Übergewichtige leiden öfter unter Gicht

Menschen mit Übergewicht bekommen eher Gicht als schlanke. Studien zeigen, dass Menschen, die ihr Gewicht seit dem 21. Lebensjahr halten (plus/minus 2 kg) meist von der Gicht verschont bleiben. Ein erhöhtes Gichtrisiko haben Menschen, die im Laufe der Jahre 15 kg oder mehr zugenommen haben. Der erhöhte Harnsäurespiegel im Blut ist bei Übergewicht meistens einfach die Folge einer übermäßigen Energiezufuhr (Völlerei).

Ursachen und Risikofaktoren

Die häufigsten Ursachen:
- genetische Veranlagung: Ihre Nieren scheiden zu wenig Harnsäure aus.
- Ernährung: In Ihrem Essen stecken zu viele Purine, die zu Harnsäure abgebaut werden. Ursache ist ein hoher Konsum von Fleisch, Innereien, Wurst und Fisch. Fruchtzucker treibt Ihre Harnsäurewerte in die Höhe.
- hoher Alkoholkonsum: Alkohol steigert die Harnsäurebildung und hemmt gleichzeitig die Harnsäureausscheidung über die Nieren.
- Übergewicht: Zu viel Speck auf den Hüften ist ein Risikofaktor für Gicht.
- intensive Fastenkuren: Hierbei werden Fett und Muskelzellen abgebaut. Diese körpereigenen Abbauprodukte steigern die Harnsäurewerte im Blut.
- Bewegungsmangel, reduziert die Ausscheidung von Harnsäure.
- Stress oder eine Infektionskrankheit können einen Gichtanfall auslösen.

Faktoren, die Sie leider nicht beeinflussen können:
- fortschreitendes Alter
- männliches Geschlecht
- eingeschränkte Nierenfunktion

Übergewicht schonend abbauen

Durch den Abbau von Übergewicht sinkt die Harnsäurekonzentration im Blut, und die Harnsäureausscheidung über die Niere steigt an. Wichtig für Sie zu wissen: Wenn Sie unter Gicht leiden, dürfen Sie niemals mit radikalen Diäten abspecken. Hier besteht die Gefahr, dass Sie durch die Diätkur einen Gichtanfall auslösen. Unter den extremen Bedingungen einer unkontrollierten Hungerkur können sogar gesunde junge Frauen an Gicht erkranken, die eigentlich durch die weiblichen Hormone gut davor geschützt sind (siehe Woche 5, Seite 82).

Warum junge Kraftsportler oft schon unter Gicht leiden

Eiweiß, Eiweiß und nochmal Eiweiß: Junge Kraftsportler können kaum genug davon bekommen. Sie verzehren Nahrungsergänzungen in großen Mengen, die Protein, Kreatin und andere angeblich muskelaufbauende Stoffe enthalten. Doch der Körper kann ein solches Übermaß an Muskelbausteinen meist gar nicht verwerten. Und die Nieren haben doppelten Stress: viel Harnsäure von den Purinen und viel Harnstoff vom Eiweiß. Harnstoff ist ein Abbauprodukt des Eiweißstoffwechsels, das ebenfalls aus dem Blut gefiltert und über den Urin ausgeschieden werden muss. Die Überforderung der Nieren kann bei ehrgeizigen Sportlern den Harnsäurespiegel erhöhen und einen Gichtanfall auslösen.

Gicht und Rheuma

Gicht kann auch mit rheumatischen Erkrankungen einhergehen. So ist bei Patienten mit chronischen Gelenkentzündungen (rheumatoide Arthritis), die im Zusammenhang mit einer Schuppenflechte (Psoriasis) auftreten, das Gichtrisiko fast 5-mal so hoch.

Eine kranke Schilddrüse fördert Gicht

Patienten mit einer Unter- oder Überfunktion der Schilddrüse leiden auch öfter unter Gicht. Zu diesem Ergebnis kommen zwei Studien in Europa und Asien. Vermutete Ursache ist die zunehmende Ablagerung von Harnsäurekristallen als Folge einer Bindegewebsveränderung, die wiederum durch die Schilddrüsenfehlfunktion hervorgerufen wurde. Es lohnt sich also bei Gicht, die Schilddrüse durch den Hausarzt checken zu lassen.

Gicht durch nächtliche Atemaussetzer?

Eine im Fachmagazin »Arthritis & Rheumatology« veröffentlichte Studie hat einen weiteren Gichtfaktor ausfindig gemacht: die obstruktive Schlafapnoe (OSA), bei der Ihr Schlaf immer wieder durch kleine Atempausen gestört wird. Der Körper reagiert auf jeden Atemaussetzer mit einer Weck-Alarmreaktion.

Die häufigen Weckreaktionen werden durch die Ausschüttung von Stresshormonen wie Adrenalin oder Kortisol ausgelöst, um die Schlafende oder den Schlafenden vor einem plötzlichen Erstickungstod zu schützen. Diese Hormone haben gesundheitlich negative Folgen: Sie steigern das Risiko von Typ-2-Diabetes, Bluthochdruck und Gicht.

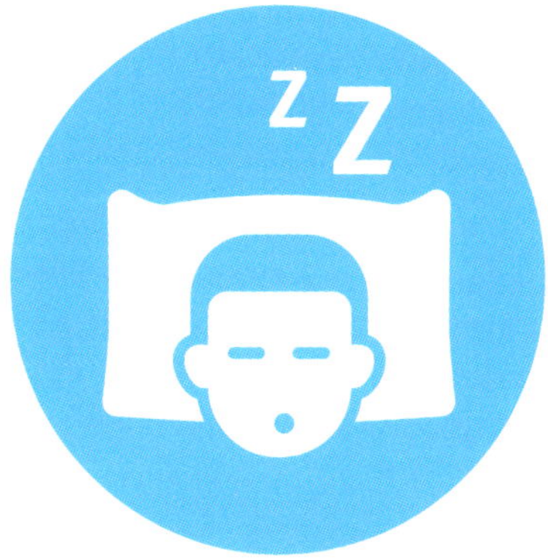

Bin ich betroffen?

Am besten kann Ihr Schlafpartner feststellen, ob Sie unter Atemaussetzern leiden. Typische Anzeichen sind starke Schnarchgeräusche, unterbrochen von Atemstillständen. Darauf folgt ein heftiger Atemzug oder ein Schnarchlaut.

Achten Sie selbst auf diese Alarmzeichen:

- nächtliches Schwitzen
- große Müdigkeit am Tag
- Kopfschmerzen
- Reizbarkeit
- Konzentrationsstörungen

Was passiert in einem Schlaflabor?

Halten Ihre Schlafstörungen schon über Monate an, ist der Besuch in einem Schlaflabor (Überweisung durch Ihren Hausarzt) sinnvoll. Dort beobachten Ärzte Ihren Schlaf. Sie sind durch Elektroden an Ihrem Oberkörper und Kopf mit Überwachungsgeräten verbunden. Diese zeichnen die ganze Nacht über Signale Ihres Körpers auf (z.B. Atmung, Muskelspannung, Hirnaktivität). Gleichzeitig nimmt eine Infrarotkamera an der Zimmerdecke Ihre Bewegungen und Positionen während des Schlafs auf.

Oft können die Mediziner bereits nach der ersten Nacht die Ursachen für Ihre Schlafprobleme aufspüren. Die Schlafexperten beraten Sie dann auch dahingehend, welche Maßnahmen Ihre Schlafstörungen bessern oder beheben können. Eine Liste der Schlaflabore in Deutschland finden Sie Sie auf der Homepage der Deutschen Gesellschaft für Schlafforschung und Schlafmedizin (DGSM) unter www.dgsm.de.

Wie wird die Diagnose Gicht gestellt?

Ein ganz typischer Fall, der mit hoher Wahrscheinlichkeit für einen Gichtanfall steht: eine plötzliche extrem schmerzhafte Entzündung am Zehengrundgelenk bei einem über 40-jährigen Mann, der am Abend zuvor mit reichlichem Essen und Alkoholgenuss gefeiert hat.

Gelenkpunktion gibt Sicherheit

Ein sicherer Weg, die Diagnose Gicht zweifelsfrei zu stellen, besteht in einer Gelenkpunktion mit Entnahme von Gelenkflüssigkeit. Werden in der Flüssigkeit Harnsäurekristalle gefunden, ist die Diagnose Gicht zu 100 Prozent gesichert. In der täglichen Praxis wird diese aufwendige und mit einem Infektionsrisiko verbundene Diagnostik aber nur dann durchgeführt, wenn ein Verdacht auf Gicht besteht, sich aber keine typischen Beschwerden zeigen. Bei fortgeschrittener Gicht zeigt das Röntgenbild meistens typische Gelenkveränderungen.

Was steckt hinter der Pseudogicht?

Ähnlich wie bei der Gicht kommt es auch bei der sogenannten Pseudogicht (Chondrokalzinose) zu Ablagerungen in den Gelenken. Allerdings handelt es sich hierbei nicht um Harnsäure-, sondern um Kalksalzkristalle (Kalziumpyrophosphat).

Während Gicht bevorzugt das Großzehengrundgelenk befällt, treten durch Pseudogicht verursachte Ablagerungen und Entzündungen insbesondere an mittelgroßen Gelenken wie Knien, Handgelenken oder dem Daumensattelgelenk auf. Der Nachweis der Pseudogicht erfolgt wiederum durch den Ausschluss der typischen Ursachen für eine herkömmliche Gicht sowie durch Röntgenuntersuchung und/oder Gelenkpunktion.

Die Pseudogicht spricht übrigens auch auf eine Behandlung mit Colchicin an. Daher kann eine erfolgreiche Behandlung damit nicht in jedem Fall als eindeutiger Nachweis für die normale Gicht dienen.

Abgrenzung von der rheumatoiden Arthritis

Die Beschwerden des akuten Gichtanfalls oder der chronischen Gicht ähneln beispielweise denen einer sogenannten rheumatoiden Arthritis. Dabei handelt es sich um eine entzündliche rheumatische Erkrankung. Eine rheumatoide Arthritis entsteht, wenn das Immunsystem vor allem in den Gelenken körpereigene Zellen nicht mehr von Fremdkörpern – wie Bakterien und Viren – unterscheiden kann und diese angreift (Autoimmunerkrankung).

Sie tritt meistens in der zweiten Lebenshälfte auf, wobei Frauen öfter betroffen sind als Männer. Sehr häufig beginnt dieses Übel an den kleinen Gelenken von Fingern und Zehen, den Handgelenken oder Knöcheln. Typisch ist hier, dass die Gelenke symmetrisch betroffen sind, also beispielsweise beide Daumen. Die entzündeten Gelenke schmerzen besonders in der Nacht. Ein Merkmal der rheumatoiden Arthritis ist die Morgensteifigkeit. Das bedeutet, die Gelenke sind am Morgen sehr steif und lassen sich nur schwer bewegen. Beide Krankheiten befallen die Gelenke – oft ist die Diagnose daher nicht einfach.

Gicht durch Medikamente aufspüren

Beide Krankheitsbilder, das der rheumatoiden Arthritis und das der Gicht, führen dazu, dass eine Entzündung die Gelenke heiß werden lässt, die Umgebung angeschwollen ist und die Schmerzen unerträglich erscheinen. Eine klassische Arthritis wird oft mit nicht steroidalen Antirheumatika (NSAR; z. B. Diclofenac) behandelt. Genau durch den Einsatz solcher Medikamente kann es passieren, dass Gicht mit einer rheumatoiden Arthritis verwechselt wird. Der entzündungshemmende Effekt der NSAR zeigt sich bei beiden Krankheiten.

Hier kann Colchicin die Diagnose vereinfachen: Setzt der Arzt statt NSAR dieses Medikament ein, zeigt sich nur dann eine Wirkung, wenn eine Krankheit vorliegt, die durch die Ablagerung von Kristallen verursacht wurde. Das ist bei Gicht, aber eben auch bei Pseudogicht der Fall.

Gichtsymptome nach Stadien

Die häufigsten Symptome bei Gicht sind starke Schmerzen in den Gelenken. Sie treten anfallsartig auf. Bleibt eine Gichterkrankung unbehandelt, verschlimmern sich die Beschwerden und die Gicht wird chronisch. Im Verlauf von Jahren treten die ersten Symptome auf. Wie sie sich bemerkbar machen, hängt vom jeweiligen Stadium ab.

Stadium I: Hyperurikämie

Im ersten Stadium ist lediglich der Harnsäurespiegel erhöht. Bei einem gesunden Menschen liegt er bei 3–6 mg pro 100 ml Blutserum. Ab einem Wert von 6,5 mg pro 100 ml Blutserum sprechen Mediziner von einer Hyperurikämie. Erste Anzeichen für Gicht sind dann Nierengrieß, Nierensteine oder ein akuter Gichtanfall (Stadium II). Das Risiko eines Gichtanfalls ist umso größer, je höher der Harnsäurespiegel steigt.

Stadium II: akute Gicht

Harnsäurekristalle lagern sich in den Gelenken ab und lösen einen akuten Gichtanfall aus.

Weitere mögliche Symptome in Stadium II:

- Fieber
- Kopfschmerzen
- Herzjagen
- Übelkeit und Erbrechen
- Schwächegefühl und eingeschränkte Leistungsfähigkeit

Bei wiederholten Gichtanfällen wird die Beweglichkeit der betroffenen Gelenke zunehmend schlechter. Das Laufen und Greifen fällt den Patienten schwerer.

Stadium III: interkritische Phase

Als »interkritische Phase« bezeichnen Mediziner den Zeitraum zwischen zwei Gichtanfällen. Unbehandelt treten die Symptome immer wieder in unregelmäßigen Abständen auf. Während der interkritischen Phase sind die Patienten zunächst beschwerdefrei, ihr Harnsäurespiegel ist aber weiterhin erhöht.

Stadium IV: chronische Gicht

Schreitet die Gicht weiter voran, treten Symptome wie Schmerzen und Bewegungseinschränkungen auch zwischen den Anfällen auf: Die Gicht wird chronisch und hinterlässt ihre Spuren an ganz verschiedenen Stellen m Körper.

Chronische Gicht hat schmerzhafte Folgen

Ergreifen Sie keine Maßnahmen, um Ihre Harnsäurewerte zu senken, können die Gichtanfälle in immer kürzeren Zeitabständen auftreten. Die Gicht wird chronisch: Die Entzündungen weiten sich dann oft auf zuvor nicht betroffene Gelenke aus. So kann die chronische Gicht zu einer enormen Beeinträchtigung Ihrer Lebensqualität führen. Etwa ein Drittel aller Betroffenen, die Ihre deutlich erhöhten Harnsäurewerte nicht senken, entwickeln innerhalb von 5 Jahren die Beschwerden einer chronischen Gicht.

Wie Ihre Gelenke unter der Gicht leiden

Bei einem chronischen Verlauf lagern sich immer mehr Harnsäurekristalle in den Gelenken ab. Bevorzugte Lagerstätten sind beispielsweise die Innenauskleidung von Gelenken: Hier lösen die Harnsäurekristalle Entzündungen aus. Das muss nicht immer zu einem akuten Gichtanfall führen, trotzdem schaden die Entzündungen im Laufe der Zeit Ihren Gelenken. Diese können sich über die Jahre verformen und versteifen. Typisch ist das für Fingergelenke, die sich dann nur noch unter Schmerzen bewegen lassen. Zehen verbiegen sich, wodurch das Gehen schmerzhaft wird. Schließlich sind die betroffenen Gelenke dauerhaft gerötet und geschwollen – sie schmerzen sogar, wenn man sie ruhig hält. Solche Veränderungen lassen sich dann auch mit Medikamenten nicht mehr rückgängig machen.

Auch in den Weichteilen hinterlässt Gicht ihre Spuren

Harnsäurekristalle können sich als Knoten (Tophi) in verschiedenen Geweben ablagern. Dabei handelt es sich um kleine harte Gewebeknötchen mit weißen Flecken. Diese Knoten sind eine Abwehrreaktion Ihres Körpers – er kapselt die Harnsäurekristalle ab und neutralisiert sie dadurch. Gichtknoten bilden sich besonders oft an kühleren Körperstellen – am Rand der Ohrmuschel (Gichtperlen), an der Achillessehne, am Fußknöchel, an den Finger- und Zehengelenken oder an den Knien. Die Knoten lösen selbst keine Schmerzen aus, aber sie verdrängen und zerstören das Gewebe, in dem sie sitzen. Wenn diese Knoten die Funktion von

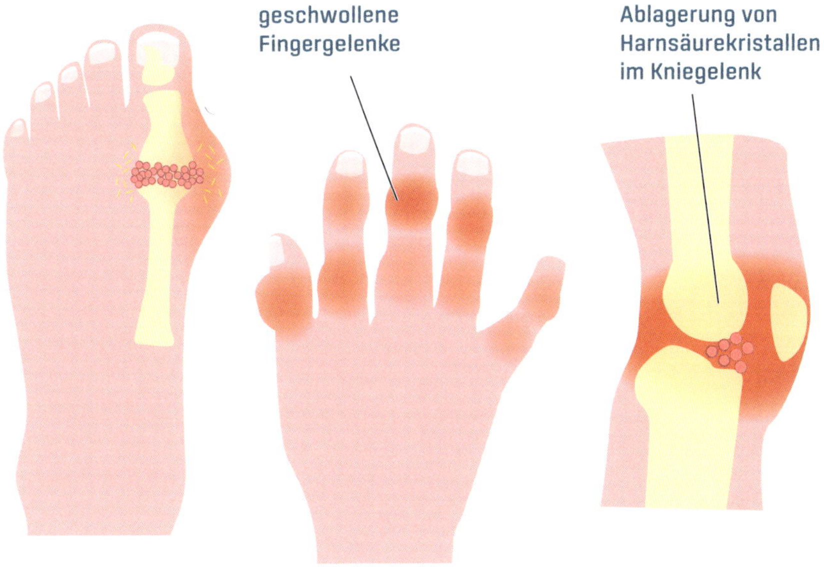

Gicht schädigt verschiedene Gelenke, oft betroffen ist das Großzehengrundgelenk.

Sehnen beeinträchtigen, fallen Ihnen körperliche Bewegungen dann oft schwerer.

Gichtniere: Warum sind die Folgen so dramatisch?

Die Harnsäurekristalle können sich auch in Ihren Nieren absetzen. Die Folgen sind dann oft Nierensteine und Nierenschäden (Gichtniere), die zu erheblichen Beeinträchtigungen der Nierenfunktion führen können. Die zentrale Aufgabe der Nieren ist es, die Stoffwechselendprodukte (wie eben die Harnsäure) durch die Bildung von Urin (Harn) aus dem Körper auszuscheiden. Doch die Kapazitäten dieses wichtigen Organs sind nicht grenzenlos.

Die Nieren können langfristigen Schaden durch ein ständiges Zuviel an Harnsäure nehmen. Harnsäurekristalle lagern sich beispielsweise in den feinen Kanälchen der Niere oder im Nierenbecken ab. Dadurch wird das Nierengewebe langfristig geschädigt – eine »Gichtniere« hat sich entwickelt. Typische Folge: Diese Niere funktioniert nur noch eingeschränkt und scheidet weniger Harnsäure aus. Es entsteht ein Teufelskreis, bei dem die Harnsäurewerte immer weiter ansteigen und die Niere langsam untergeht. Das kann in schweren Fällen bis zum Nierenversagen führen. Dann wird eine regelmäßige Dialyse (Blutwäsche) notwendig. Im Ernstfall kann man an Nierenversagen sogar sterben.

Wie die Nieren den Körper »entgiften«

In Ihrem Stoffwechsel fallen ständig Produkte an, die von Ihrem Körper nicht mehr weiter verwertet werden können. Neben der Leber sind die Nieren für viele dieser Stoffwechselendprodukte das wichtigste Ausscheidungsorgan. Stoffe, die über die Niere mit dem Harn ausgeschieden werden, bezeichnen Mediziner als harnpflichtige Substanzen. Kommt es zu Störungen bei der Ausscheidung dieser Substanzen, so steigt deren Konzentration im Körper in unterschiedlichem Ausmaß an.

Harnpflichtige Substanzen:

- Harnstoff: Stoffwechselendprodukt der Eiweiße
- Kreatinin: Stoffwechselendprodukt der Muskulatur
- Harnsäure: Stoffwechselendprodukt der Purine

So spürt Ihr Hausarzt eine Niereninsuffizienz auf

Kreatinin, ein Abbauprodukt des Muskelstoffwechsels, eignet sich zur Beurteilung des Schweregrades einer Niereninsuffizienz. Dieser Stoff wird zu 99 Prozent über die Nieren ausgeschieden. Durch Messung der Kreatinin-Konzentration im Blut und auch im Urin kann Ihr Hausarzt also die Filtrationsleistung Ihrer Nieren beurteilen.

Nierensteine können schmerzhafte Folgen haben

Harnsäurekristalle bilden in der Niere zunächst winzige Steine, den sogenannten Nierengrieß. Klumpt dieser zusammen, entstehen größere Nierensteine. Sie können die Nierenfunktion stark beeinträchtigen. Verstopfen sie das Abfluss-System der Niere, staut sich der Harn in das Organ zurück. Es kann sich daraufhin entzünden und schließlich versagen.

Nierensteine sind scharfkantig und können die empfindlichen Schleimhäute des Nierenbeckens reizen. Dadurch kommt es häufig zu Nierenbeckenentzündungen. In manchen Fällen versucht die Niere auch, die Steine auszuscheiden. Durch die krampfartigen Versuche des Nierenbeckens und des Harnleiters, den Stein nach unten zu befördern, kommt es zu einer sehr schmerzhaften Nierenkolik.

Manchmal verstopfen Nierensteine auch den Ausgang des Nierenbeckens oder den Harnleiter. Dann kann der Harn nicht mehr abfließen. Das führt zu weiteren Schädigungen der Niere.

Gelangen Nierensteine durch den Harnleiter in die Harnblase, können sie die Blasenschleimhaut reizen und Entzündungen verursachen.

Leiden Sie am Metabolischen Syndrom?

Patienten, die Gicht haben, leiden überdurchschnittlich häufig auch an Übergewicht, Bluthochdruck, ungünstigen Blutfettwerten und Diabetes mellitus (Zuckerkrankheit). Das sind 4 wichtige Risikofaktoren für Herz- und Kreislaufkrankheiten, die unter dem Begriff Metabolisches Syndrom zusammengefasst werden. Forscher haben inzwischen auch herausgefunden, dass Patienten mit Gicht im Vergleich zur Durchschnittsbevölkerung ein fast doppelt so hohes Risiko haben, einen Schlaganfall oder Herzinfarkt zu erleiden. Ihr Hausarzt wird in der Regel auch untersuchen, ob die genannten Risiken vorliegen und behandelt werden müssen. Untersuchungen an Mäusen zeigten bereits vor Jahren einen Zusammenhang: Erzeugten Forscher bei Mäusen hohe Harnsäurewerte im Blut, entwickelten die Nager ein Metabolisches Syndrom.

Wichtig für Sie zu wissen

In 40 Prozent der Fälle ist die Funktion der Niere bei Gicht sogar schon beeinträchtigt, bevor der erste akute Gichtanfall auftritt. Gicht geht also an die Nieren. Lassen Sie daher frühzeitig Ihre Harnsäurewerte checken.

Harnsäure und Bluthochdruck

Eine Gichterkrankung steigert das Risiko, einen erhöhten Blutdruck auszubilden. Daher haben Menschen, die an Gicht leiden, auch häufiger Bluthochdruck. Wissenschaftler vermuten, dass durch die hohen Harnsäurewerte das Hormon Angiotensin II vermehrt gebildet wird. Es wirkt gefäßverengend und erhöht auf diese Weise den Blutdruck.

Viele blutdrucksenkende Medikamente steigern zudem das Gichtrisiko. Sprechen Sie daher Ihren Arzt an, wenn Sie bereits unter einer Gichterkrankung leiden. Die Mitglieder des Berufsverbands Deutscher Rheumatologen (BDRh) raten insbesondere von Diuretika als blutdrucksenkenden Mitteln ab, da sie das Risiko von Gichtanfällen nachweislich stark erhöhen: Wissenschaftliche Studien weisen darauf hin, dass Diuretika die Rückresorption von Harnsäure in den Nierenkanälchen erhöhen, was zu einem raschen Harnsäureanstieg führen kann.

Medikamente aus der Klasse der Kalziumantagonisten oder der AT1-Blocker Losartan sind dagegen laut BDRh deutlich besser geeignet. Patienten, die diese Medikamente in einer britischen Studie als blutdrucksenkende Mittel einnahmen, konnten ihr Gichtrisiko deutlich verringern. Die Medikamente steigern also nicht das Risiko, an Gicht zu erkranken, wie das bei den Diuretika der Fall ist, sie senken dieses Risiko sogar.

Die Folgen von Gicht und hohen Harnsäurewerten

Die wichtigsten Erkrankungen:
- Arteriosklerose (Arterienverkalkung)
- Gichtherz (Ablagerung von Harnsäurekristallen im Herzmuskel)
- Herzkreislaufsystem, Bluthochdruck
- koronare Herzkrankheit, Erkrankung der Herzkranzgefäße, Herzinfarkt, Schlaganfall (bei Männern mit Gichtarthritis; nicht bei reiner Hyperurikämie)

Erkrankungen des Muskel-Skelett-Systems:
- Arthrosen (jüngere Patienten)
- Schleimbeutelentzündung, meist am Ellenbogen
- chronische Arthritis (Gelenkentzündung)
- Gelenkveränderungen und -zerstörungen
- Sehnenscheidenentzündungen (bei chronischer Gicht)
- Tophi (Harnsäureablagerungen in Weichteilen, an den Fingern, an den Unterarmstreckseiten und in fast allen Organen und Strukturen)

Erkrankungen der Nieren und Harnwege:
- chronische Niereninsuffizienz
- Gichtniere (Ablagerung von Harnsäurekristallen in den Nieren)
- Harnsäuresteine

Bei den Kalziumantagonisten liegt das vermutlich daran, dass sie die Filterfunktion der Niere anregen. Dadurch wird auch vermehrt Harnsäure ausgeschieden. Losartan fördert dagegen einen verbesserten Abtransport der Harnsäure.

Chronische Gicht fördert Arthrose

Wissenschaftliche Untersuchungen haben gezeigt, dass sich die Harnsäure besonders stark in Gelenken ablagert, die bereits durch eine Arthrose (Gelenkverschleiß) geschädigt sind. Das fördert und beschleunigt diese Abnutzung der Gelenke dann noch zusätzlich. Andererseits zeigt die Forschung, dass die Wahrscheinlichkeit eines Gichtanfalls in arthrotischen Gelenken 8-mal so hoch ist wie in nicht vorgeschädigten Gelenken.

Wann muss ich Medikamente einnehmen?

Wenn bei Ihnen zum ersten Mal ein Gichtanfall auftritt, ist unklar, ob eine harnsäuresenkende Therapie mit Medikamenten sinnvoll ist. Manche Menschen haben nach einem ersten Anfall jahrelang keine weiteren Probleme, andere nur sehr selten. Deshalb sprechen sich manche medizinischen Fachgesellschaften gegen eine rasche Medikamentenbehandlung aus.

Die Behandlung mit Medikamenten wird vor allem empfohlen, wenn

- häufig Gichtanfälle auftreten oder sie sehr belastend sind,
- im Röntgenbild Gelenkschäden zu sehen sind,
- sich Gichtknoten gebildet haben,
- der erhöhte Harnsäurespiegel zu Nierensteinen geführt hat oder
- eine angepasste Ernährung nicht ausreicht, um den Harnsäurewert zu senken, oder er sehr stark erhöht ist.

Welche Medikamente helfen langfristig?

Wenn Sie unter Gicht leiden, ist das Verhältnis zwischen Ausscheidung und Bildung von Harnsäure in Ihrem Körper dauerhaft aus dem Gleichgewicht geraten. Daher ist oft eine langfristige Therapie notwendig. Die schwerwiegenden Folgen von Harnsäureablagerungen an Gelenken, Weichteilen und Nieren lassen sich nur vermeiden, wenn Ihre Harnsäurewerte frühzeitig und dauerhaft gesenkt werden.

Nach der Akutphase zielt die Dauerbehandlung der Gicht darauf ab,

1. den Harnsäurespiegel zu normalisieren und stabil zu halten sowie
2. zu verhindern, dass wiederholt Gichtanfälle auftreten und die Krankheit weiter fortschreitet.

Zum Einsatz kommen meist diese Medikamente:

- **Allopurinol** hemmt die Entstehung von Harnsäure im Stoffwechsel und fördert die Ausscheidung eines Zwischenprodukts des Harnsäurestoffwechsels.
- **Febuxostat**, ein neu entwickelter Wirkstoff, kann alternativ zu Allopurinol eingesetzt werden, um einen erhöhten

Wichtig für Sie zu wissen

Wann man bei der Einnahmeempfehlung von Medikamenten von »häufigen« Gichtanfällen spricht, ist nicht eindeutig festgelegt – meist sind mehr als 1–2 Gichtanfälle pro Jahr gemeint. Hier spielt aber auch eine Rolle, wie belastend die Gichtanfälle für Sie sind und wie gut Sie die harnsäuresenkenden Medikamente vertragen. Manche Menschen möchten nicht täglich Tabletten nehmen, andere empfinden die Medikamenteneinnahme als beruhigend. Auch danach kann der behandelnde Arzt abwägen, ob er Medikamente verschreibt.

Harnsäurespiegel zu senken, der bereits zu Ablagerungen geführt hat.

- **Benzbromaron** und **Sulfinpyrazon** erhöhen die Ausscheidung von Harnsäure über die Nieren.
- **Colchicin** ist das Gift der Herbstzeitlose. Es unterbricht bei einem Gichtanfall die Entzündungsreaktion und kann auch zur Vorbeugung gegen Gichtanfälle eingesetzt werden.

Der Klassiker: Allopurinol

Zur Senkung des Harnsäurespiegels wird Allopurinol eingesetzt. Dieser Wirkstoff hemmt den Abbau von Purinen und senkt dadurch den Harnsäurespiegel. Das Medikament wird nach dem Essen mit viel Flüssigkeit eingenommen. Dabei wird empfohlen, die Behandlung mit einer niedrigen Dosis von 100 mg zu beginnen und diese allmählich zu steigern, bis der Harnsäurewert unter 387 µmol/l oder 6,5 mg/dl fällt. Oberhalb dieses Grenzwerts kann die Harnsäure im Blut Kristalle bilden. Für Menschen mit leichter Gicht reichen meist Dosierungen von 200–300 mg Allopurinol pro Tag, bei schwerer Gicht können 400–500 mg pro Tag erforderlich sein. Die Höchstdosis liegt bei 800 mg pro Tag, sie ist aber nur selten nötig.

Alternativen zu Allopurinol

Wenn eine Behandlung mit Allopurinol die Harnsäure nicht ausreichend senkt, kann das Medikament Febuxostat ausprobiert werden. Es hat einen ähnlichen Wirkungsmechanismus wie Allopurinol. Febuxostat wird aber nicht als erstes Mittel eingesetzt – unter anderem, weil es Hinweise darauf gibt, dass es das Risiko tödlicher Herz-Kreislauf-Erkrankungen im Vergleich zu Allopurinol etwas erhöhen könnte.

Eine weitere Behandlungsmöglichkeit sind Medikamente aus der Gruppe der Urikosurika wie Probenecid und Benzbromaron. Sie wirken, indem sie die Harnsäureausscheidung über die Nieren steigern. Sie können zusätzlich zu Allopurinol eingenommen werden, kommen aber nur selten zum Einsatz.

Wie wirksam sind die Medikamente?

Allopurinol und Febuxostat können den Harnsäurespiegel sehr wirksam senken. In Studien zu diesen Medikamenten gelang es bei den meisten teilnehmenden Personen, die Harnsäure unter einen Wert von 387 µmol/l (6,5 mg/dl) zu bringen. Die meisten Fachleute gehen davon aus, dass sich mit der Gabe dieser Medikamente Folgeerkrankungen einer Gicht verhindern lassen. Dies wurde in den Studien aber nicht ausreichend geprüft. Es lässt sich daher nicht genau sagen, was Menschen mit Gicht tatsächlich von der langfristigen Einnahme der Mittel erwarten können – also zum Beispiel, wie viele

Gichtanfälle sich vermeiden lassen oder wie gut die Behandlungen vor Gelenkschäden schützen.

Warum diese Medikamente sogar einen Gichtanfall auslösen können

Gerade in den ersten Monaten der Behandlung können harnsäuresenkende Medikamente Gichtanfälle begünstigen. Der Grund ist, dass sich die vorhandenen Harnsäurekristalle erst nach und nach auflösen. Dabei kann es passieren, dass kleine Kristallteilchen in das Gelenk geschwemmt werden. Dort lösen sie eine Entzündung aus, die zu einem Gichtanfall führt. Dies kommt recht häufig vor. Wissenschaftler gehen davon aus, dass es bis zu 2 Jahre dauern kann, bis der Körper die vorhandenen Harnsäurekristalle abgebaut hat. Um Gichtanfälle in dieser Zeit zu verhindern, wird in den ersten 6 Monaten oft zusätzlich niedrig dosiertes Colchicin verschrieben. Das Risiko von Anfällen lässt sich dadurch wirksam senken. Wenn es zu einem Anfall kommt, ist es nicht nötig, die harnsäuresenkenden Medikamente abzusetzen.

Nebenwirkungen der Medikamente

Brenzbromaron kann auf Dauer die Leber schädigen, und Allopurinol steigert das Nierensteinrisiko. Daher ist es bei der Einnahme von Allopurinol wichtig, dass Sie viel trinken. So spülen Sie die Nieren gut durch.

Eine weitere mögliche Nebenwirkung von Allopurinol sind Hautausschläge. Sie treten bei geschätzt 1 von 100 Personen auf. Die meisten Hautausschläge sind leicht und bleiben ohne ernsthafte Folgen. Selten kann es sich jedoch um ein erstes Anzeichen für eine Überempfindlichkeit gegen Allopurinol handeln. Diese kann ernsthafte Komplikationen nach sich ziehen. Besonders gefährdet sind Menschen mit einer chronischen Nierenschwäche. Bei plötzlichem Krankheitsgefühl, Fieber, schnupfenähnlichen Beschwerden oder Hautausschlag ist es daher wichtig, schnell ärztlichen Rat einzuholen.

Febuxostat hat ebenfalls Nebenwirkungen, die aber noch nicht sehr gut untersucht sind. Mögliche Nebenwirkungen sind Übelkeit und Gelenkschmerzen. Auch bei der Behandlung mit Febuxostat können Hautausschläge und ernsthafte Überempfindlichkeitsreaktionen auftreten. Und im Gegensatz zu Allopurinol kann der Wirkstoff das Risiko von Herz-Kreislauf-Erkrankungen erhöhen.

Kontrolle nicht vergessen!

Nach Beginn der Behandlung wird alle 3 Monate kontrolliert, ob der Harnsäurewert unter dem Wert liegt, ab dem sich Kristalle bilden könnten. Später reichen seltenere Kontrollen aus, etwa einmal im Jahr.

– Fazit aus Woche 2 –

Gicht ist eine Folge von zu viel Harnsäure im Blut, die sich in Ihren Gelenken in Form von Kristallen absetzt. Es ist daher wichtig, Ihre Harnsäurewerte in Absprache mit Ihrem Hausarzt unter Kontrolle zu bekommen. Dieser Fragebogen kann Ihnen dabei helfen, festzustellen, in welchem Stadium der Gicht Sie sich befinden und welche Maßnahmen ergriffen werden können.

FRAGEN ZU IHREM DERZEITIGEN ZUSTAND

Wie fühlen Sie sich allgemein?

Haben Sie Beschwerden?

Haben Sie schmerzende Gelenke? Welche?

Haben Sie Probleme beim Gehen?

Leiden Sie unter Übergewicht?

Haben Sie Hautveränderungen in Form von Knötchen festgestellt?

Nehmen Sie Medikament zur Senkung des Harnsäurewerts?

Wie viele Gichtanfälle hatten Sie in den letzten 6 Monaten und wie stark waren diese?

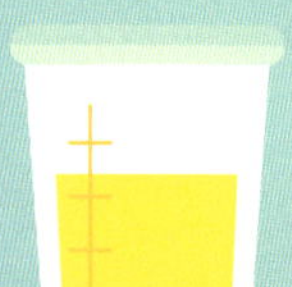

DIESE FRAGEN KÖNNTEN SIE IHREM HAUSARZT STELLEN

Was sagen Sie zu meinem aktuellen Harnsäurewert? ______________

Wie hoch sollte er sein? ______________

Wie oft sollte ich meine Harnsäurewerte kontrollieren lassen? ______________

Habe ich wirklich Gicht oder könnte es auch etwas anderes sein? ______________

____

Was mache ich, wenn ich einen Gichtanfall bekomme? ______________

____

Ich habe noch Beschwerden in den Gelenken. Was kann ich tun? ______________

____

Wie kann ich weitere Gichtanfälle vermeiden? ______________

____

Was sollte ich an meinem Lebensstil ändern? ______________

____

Was bringt mir der Besuch bei einem Rheumatologen oder Internisten? ______________

____

Was passiert, wenn die Gicht nicht ausreichend behandelt wird? ______________

____

Gibt es Alternativen, wenn ich ein Medikament nicht gut vertrage? ______________

____

AUFGABE DER WOCHE

IHRE PERSÖNLICHE ANAMNESE

Füllen Sie den ersten Teil des obigen Fragebogens aus und vereinbaren Sie einen Termin beim Hausarzt. Ihre Antworten helfen dabei, im Termin nichts Wichtiges zu vergessen. In der Praxis können Sie dann den zweiten Teil des Fragebogens mit dem Arzt zusammen durchgehen, um alle nötigen Informationen zu erhalten.

Woche 3: Purinarme Ernährung

Jetzt haben Sie Ihre Gichterkrankung und die Folgen hoher Harnsäurewerte schon gut kennengelernt. In dieser Woche geht es um Ihre Ernährung.

Sie müssen zukünftig nicht völlig auf Fleisch verzichten. Aber probieren Sie doch einfach mal aus, ob Sie sich mit einer vorwiegend vegetarischen Ernährung vielleicht wohler fühlen. Noch eine gute Nachricht: Käse ist purinarm! Ersetzen Sie Wurst einfach durch Käse und schon haben Sie einen wichtigen Schritt in Richtung einer purinarmen Ernährung unternommen. Viele weitere Tipps finden Sie auf den folgenden Seiten.

Puringehalt und Harnsäurewerte

Im Buchhandel und Internet finden Sie Tabellen zu den Purin- und Harnsäurewerten von Lebensmitteln. In vielen Lebensmitteltabellen finden Sie nur die Harnsäure, obwohl diese in Lebensmitteln praktisch nicht vorkommt. Der Grund: In der Praxis ist es leichter, die vom Körper aus Purinen gebildete Harnsäure zu bestimmen.

Als grobe Richtschnur gilt:

- 1 mg Harnsäure entspricht 0,42 mg Purin
- 1 mg Purin entspricht 2,4 mg Harnsäure

Schritt 1: Lebensmittel, die Sie besser meiden

Innereien wie Leber, Bries, Herz, Lunge und Nieren sind besonders purinreich. Das gilt auch für die Haut von Geflügel (Grillhähnchen, Ente, Gänsebraten) und Fisch sowie für die Schwarte von Schweinfleisch (z. B. gekochte oder gegrillte Hachse). Vorsicht gilt auch bei Wurstwaren (z. B. Sülze). Oft wird hier die Schweineschwarte mitverarbeitet. Achten Sie daher bei abgepackten Wurstwaren auf die Zutatenliste. Je weiter vorne eine Zutat auf der Liste steht, desto mehr steckt davon in dem Lebensmittel. Bei Ihrem Metzger fragen Sie einfach nach der Rezeptur. Auch einige Fischsorten und Meeresfrüchte sind sehr reich an Purinen.

Meiden Sie besonders purinreiche Lebensmittel konsequent. Dazu zählen

- Innereien wie Bries (Thymusdrüse vom Kalb/Lamm), Leber, Niere,
- Lunge, Milz,
- bestimmte Fische wie Hering, Sprotten, Sardellen (Anchovis), Ölsardinen,
- Muscheln, Garnelen, Scampi, Krebsfleisch, Kaviar,
- die Haut von Geflügel, Schwein und Fisch,
- Bierhefe (Nahrungsergänzungsmittel, Hefeweizen),
- Hefeextrakt (Brotaufstriche) und
- Fleischextrakt (Fertiggerichte).

Fleisch ist kein Tabu

Hier gleich eine gute Nachricht! Sie müssen nicht völlig auf Fleisch und Wurst verzichten. Bei diesen purinreichen Lebensmitteln kommt es nur besonders auf die Menge an, die Sie verzehren. Beherzigen Sie die einfache Faustregel: Maximal 600 g mageres Fleisch oder Wurst reichen pro Woche aus – ideal sind 300 g oder weniger. Also beispielsweise 2–3 Portionen Fleisch à 100–150 g und 2–3 Portionen fettarme Wurst à 30 g. Bitten Sie Ihren Metzger, Fleisch und Wurst sehr dünn aufzuschneiden. Bereiten Sie Gulasch und Geschnetzeltes mit viel Gemüse zu. So versorgen Sie Ihren Körper mit wertvollen Inhaltsstoffen wie Vitaminen, Mineralstoffen und sekundären Pflanzenstoffen.

Mal etwas anderes: Paprikagulasch

Probieren Sie doch mal ein Paprikagulasch. Ergänzen Sie dazu 100 g Rindfleisch durch eine gewürfelte große Metzgerzwiebel und eine in Streifen geschnittene große Paprikaschote. Schmoren Sie Fleisch und Zwiebel mit etwas süßem Paprikapulver. Die Paprikastreifen geben Sie kurz vor dem Servieren zu, damit sie knackig bleiben. Als Beilage servieren Sie Pellkartoffeln.

So entschärfen Sie Hackbraten

Hackbraten und Frikadellen sind Klassiker der deutschen Küche. Reduzieren Sie für eine purinarme Variante den Fleischanteil: 80–100 g reichen pro Portion aus. Dann rechnen Sie nochmal 100 g weitere Zutaten pro Portion. Hier können Sie kreativ werden: Fein geraspeltes Gemüse wie Zucchini, Möhren, Sellerie oder Zwiebeln bringen viel Geschmack. Aber auch Kartoffeln oder Reis sind eine gute Wahl zum Strecken. Dünsten Sie das Gemüse kurz in etwas Olivenöl, bevor Sie es abgekühlt unter das Hackfleisch mischen. Für die Bindung verwenden Sie 1 Ei oder 2 EL Magerquark. Würzen Sie die Masse mit getrockneten Kräutern (Thymian, Majoran), Tomatenmark, Senf oder Parmesan und formen Sie einen Hackbraten daraus. Sie können auch hart gekochte Eier darin verstecken. Garen Sie 1 kg Hackbraten im Backofen bei 160 Grad etwa 60 Min. Aus der gleichen Masse können sie auch Frikadellen formen und diese wie gewohnt braten.

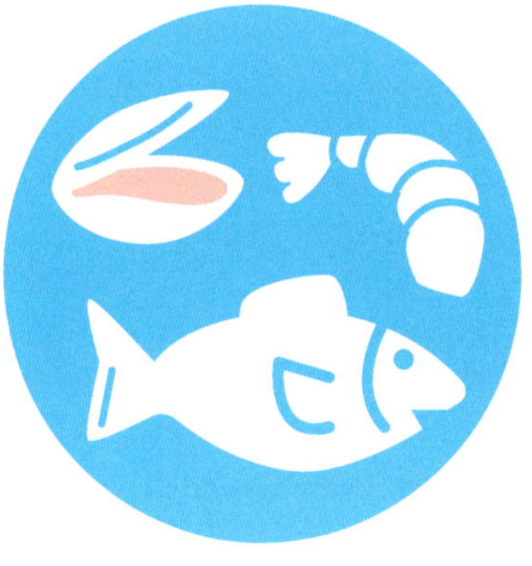

Wenn Fisch, dann fett

Auch Fisch zählt zu den purinreichen Lebensmitteln. Meeresfisch liefert Ihrem Körper aber lebenswichtiges Jod, das Ihre Schilddrüse auf Trab hält. Ideale Jodquellen sind Seelachs, Scholle und Kabeljau. Fetter Seefisch versorgt Ihren Körper mit wertvollen Omega-3-Fettsäuren, die sich positiv auf Ihre Blutfettwerte auswirken und Ihre Arterien vor Ablagerungen (Arteriosklerose) schützen. Essen Sie pro Woche 2 kleine Portionen (à 70–100 g) an fettreichem Fisch wie Lachs oder Thunfisch. Dabei ist es völlig egal, ob Sie frischen Fisch verzehren, zu Tiefkühlware greifen oder Fisch aus der Konserve essen. Die wertvollen Omega-3-Fettsäuren stecken auch in Fisch aus der Dose. Achten Sie aber darauf, dass Sie bei Konserven unbedingt die Haut vom Fisch entfernen. Verzichten Sie auf Sardellen, Heringe, Makrelen, Sardinen und Sprotten, die besonders reich an Purinen sind (siehe Tabelle »Ein Überblick über verschiedene Fischsorten« Seite 27).

Frutti di Mare haben es in sich ...

Meeresfrüchte, egal ob Krabben, Garnelen, Austern, Muscheln oder Tintenfische, sind alle ausgesprochen purinreich.

Vorsicht vor gereiftem Schinken und Co.

Bereiten Sie Ihre Mahlzeiten immer aus sehr frischen Zutaten zu. Der Grund: Der Puringehalt von Lebensmitteln wird auch durch die Lagerung der Lebensmittel beeinflusst. So lassen gelagertes Fleisch (lange gereifter Schinken) und gereifter Fisch (Sprotten) den Harnsäurespiegel im Blut stärker ansteigen als frische Ware. Während der Lagerung wird ein Teil der purinhaltigen Verbindungen abgebaut, dabei entstehen niedermolekularen Verbindungen. Sie werden vom Darm leichter aufgenommen und erhöhen die Harnsäurekonzentration im Blut daher stärker. Gereifter Käse enthält dagegen nur sehr geringe Purinmengen und ist daher eine gute Wahl.

Warum Fruchtzucker schadet

Was Sie jetzt wahrschein nicht vermuten: Beim Abbau von Fruchtzucker bildet Ihr Körper vermehrt Harnsäure. Das Problem ist hier nicht der Fruchtzucker aus Obst, sondern der aus industriell verarbeiteten Lebensmitteln. Die Industrie setzt den preiswerten Zucker in großen Mengen Getränken, Joghurts oder Backwaren zu. Achten Sie daher genau auf die Zutatenliste. Meiden Sie Produkte, bei denen folgende Inhaltsstoffe auf der Packung angegeben sind: Fruchtzucker, Fructose, Fruchtsüße oder Maissirup. Das gilt auch für den industriellen Zuckersirup Isoglukose. Die Industrie versteckt ihn hinter diesen Begriffen: Glukose-Fructose-Sirupe und Fructose-Glukose-Sirupe, Corn Sirup, Maissirup oder HFCS (high-fructose corn syrup). Vorsicht: Fructose wirkt noch auf eine zweite Art ungünstig. Der Zucker fördert eine Insulinresistenz, wobei Ihre Körperzellen gegen das Hormon Insulin abstumpfen. Das ist die Vorstufe zum Diabetes Typ 2 und dadurch wird außerdem die Harnsäureausscheidung über die Nieren behindert.

Die richtige Brühe macht's

Meiden Sie Fleischbouillon (Brühwürfel, gekörnte Brühe, Fond). Greifen Sie stattdessen lieber zu Gemüsebrühe. Ideal ist es, wenn Sie diese selbst zubereiten. Dazu lassen Sie einfach etwas Lauch, Möhre, Knollensellerie und eine Zwiebel in Wasser leicht köcheln. Meiden Sie auch Instantgerichte mit Hefeextrakt wie Tütensuppen und -saucen.

Vorsicht bei Fertiggerichten

Industriell stark verarbeitete Lebensmittel strotzen oft nur so vor größtenteils unerwünschten Zusatzstoffen. Hier finden sich auch oft Abkömmlinge der Purine, die besonders als Geschmacksverstärker zum Einsatz kommen. Beim Abbau dieser Verbindungen entsteht in Ihrem Körper Harnsäure. Besonders oft stecken die Geschmacksverstärker in Fertiggerichten, Fleischprodukten, Gemüseerzeugnissen, Knabberartikeln, Fertig-Saucen, Fertig-Suppen, Tiefkühlprodukten und Würzmitteln. Studieren Sie daher die Zutatenliste des jeweiligen Produkts beim Einkauf und meiden Sie Lebensmittel mit folgenden Zutaten:

- E 626: Guanylsäure, Guanylat
- E 627: Dinatriumguanylat
- E 628: Dikaliumguanylat
- E 629: Kalziumguanylat
- E 630: Inosinsäure, Inosinat
- E 631: Dinatriuminosinat
- E 632: Dikaliuminosinat
- E 633: Dikalziuminosinat
- E 634: Kalzium-5'-ribonucleotid
- E 635: Dinatrium-5'-ribonucleotid

Greifen Sie zu frischen Lebensmitteln und bereiten Ihre Speisen selbst zu.

Faustregel für eine purinarme Ernährung

Nehmen Sie pro Tag maximal 500 mg Harnsäure auf bzw. nicht mehr als 3000 mg pro Woche. Meiden Sie alle Lebensmittel mit einem Harnsäuregehalt von über 250 mg pro 100 g. Tauschen Sie purinreiche Lebensmittel gegen purinärmere Lebensmittel aus. Wichtig für Sie zu wissen: Achten Sie nicht nur auf den Puringehalt eines Lebensmittels, sondern auch auf die Mengen, die Sie davon verzehren (Portionsgröße).

Purinreiche Lebensmittel

ungünstige Lebensmittel		**günstigere Lebensmittel**	
Lebensmittel	**gebildete Harnsäure (mg/100 g)**	**Lebensmittel**	**gebildete Harnsäure (mg/100 g)**
Fleischextrakt	3600	Seelachs	163
Kalbsbries	1260	Makrele ohne Haut	158
Sprotten	804	Schollenfilet	156
Rinderleber	554	Brathähnchen ohne Haut	120
Sardinen in Öl	480	Rinderroulade	120
Schweineniere	391	Bratwurst	67
Makrele mit Haut	360	Putenschnitzel	120
Brathähnchen mit Haut	345	Thunfisch in Öl	70
Kalbsleber	288	Wiener Würstchen	50
Schweinehachse mit Schwarte	235	Sülzkotelett	26

Schritt 2: Verzehren Sie diese Lebensmittel gelegentlich

Es gibt einige Lebensmittel, die besser sind als ihr Ruf. Aber auch bei den in Schritt 2 vorgestellten Produkten kommt es auf ein sinnvolles Maß an.

Hülsenfrüchte sind nicht tabu

Hülsenfrüchte wie Linsen, Bohnen, Erbsen und Sojabohnen zählen zwar zu den purinreichen Lebensmitteln, trotzdem dürfen Sie Ihren Linsen- oder Erbseneintopf noch genießen. Denn Wissenschaftler aus den USA haben nachgewiesen, dass Purine aus pflanzlicher Kost bei einer ausgewogenen Ernährung (!) den Harnsäurespiegel nicht negativ beeinflussen. Es gibt also keinen Grund, Hülsenfrüchte komplett wegzulassen.

Aber natürlich kommt es auch hier auf die Mengen an: Bereiten Sie Ihre vegetarischen Eintöpfe auf der Basis von Kartoffeln, Möhren, Lauch und Sellerie zu. Und geben Sie pro Portion 2 EL gekochte Linsen, Bohnen oder Erbsen zu. Eine Alternative zur Wursteinlage ist geräucherter Tofu. Und noch eine gute Nachricht: Sprossen aus Hülsenfrüchten sind purinarm und zudem besonders reich an wertvollen Vitaminen. Also greifen Sie hier beherzt zu.

Freispruch für Spargel, Kohlgemüse und Spinat

Spargel hat wie auch Blumenkohl, Spinat und Pilze immer noch den Ruf, Gichtanfälle auszulösen. Er wird daher oft vom Speiseplan von Gichtpatienten verbannt. Heute sehen Wissenschaftler das jedoch gemäßigter. Spargel enthält für Gemüse relativ viel Purin/Harnsäure (100 g führen zu 25 mg gebildeter Harnsäure). Verglichen mit Fleisch steht der Spargel allerdings gar nicht so schlecht da. Heute geht man allgemein davon aus, dass die in Gemüse enthaltene Harnsäure keine relevante Ursache für Gichtanfälle darstellt. Das gilt auch für den Spargel. Wahrscheinlich ist das Beiwerk der Spargelmahlzeit (gereifter Schinken, Bier, Schnaps) das größere Problem als der Spargel selbst. Daher gilt heute der Rat: Gelegentlicher Spargelgenuss in moderaten Mengen (also nicht viel mehr als 500 g pro Person) ist erlaubt. Wählen Sie als Beilagen Kartoffeln oder genießen Sie das feine Gemüse als Suppe.

Die meisten Purine sitzen übrigens im Spargelkopf, greifen Sie daher ruhig zu Bruchspargel. Spargel enthält Asparaginsäure, deren Abbauprodukte dem Urin nach dem Genuss von Spargel oft eine markante Note verleihen. Das hat für die Gicht aber keine Bedeutung. Noch ein Tipp: Bei Spinat sind die Stiele purinreicher als die Blätter, daher sollte man sie vor dem Garen entfernen.

Puringehalt von Gemüse und Co.

ungünstige Lebensmittel		günstigere Lebensmittel	
Lebensmittel	gebildete Harnsäure (mg/100 g)	Lebensmittel	gebildete Harnsäure (mg/100 g)
grüne Erbsen, getrocknet	544	grüne Bohnen, frisch	42
Kichererbsen, getrocknet	356	Wirsing, Rotkohl	40
Linsen, getrocknet	200	Pfifferlinge	30
weiße Bohnen, frisch	180	Kohlrabi, Grünkohl	30
grüne Erbsen, frisch	150	Spargel	25
Steinpilze	80	Auberginen, Zucchini	20
Brokkoli	78	Weißkohl	20
Schwarzwurzeln	70	Fenchel	16
Champignons	60	Möhren, Rote Bete	15
Rosenkohl	60	Kartoffeln	15
Spinat	57	Äpfel	14
Blumenkohl	50	Tomaten	10
Artischocken	50	Paprikaschoten	10
Austern-, Shiitakepilze	50	Kürbis	7

Grillsaison ist Gemüsesaison

Die Grillzeit ist eine ganz besondere Herausforderung für Ihre Harnsäurewerte. Meistens liegt viel Fleisch auf dem Grill, das gemeinsam mit Bier oder Wein in den Magen wandert. Setzen Sie hier auf Alternativen: Legen Sie Gemüse auf den Grill, das Sie mit etwas Olivenöl mariniert haben. Besonders gut eigenen sich Auberginen, die vom Grill fast wie Fleisch schmecken. Aber auch Maiskolben, Paprika, Zucchini, Zwiebeln und Tomaten schmecken gegrillt köstlich. Auberginen und Zucchini schneiden Sie dafür einfach der Länge nach in Scheiben, mit etwas Olivenöl einreiben und ab auf den Grill. Alternativ stecken Sie die Gemüsestückchen auf Spieße oder garen sie in einer speziellen Grillschale. Folienkartoffeln sind ebenfalls ein purinarmer Grillgenuss: Packen Sie die Kartoffeln gut in Alufolie ein, dann lassen sie die Knollen direkt in der schwachen Glut etwa 30 Min. garen. Wenn es schnell gehen muss, kochen Sie die Kartoffeln in der Schale kurz vor. Idealer Begleiter ist ein Kräuterquark. Auch Obst schmeckt einfach köstlich vom Grill. Versuchen Sie es doch mal mit Mango, Aprikosen oder Bananen.

Nutzen Sie das Aroma von Pilzen

Pfifferlinge zählen im Gegensatz zu anderen Pilzsorten zu den purinarmen Lebensmitteln. Hier können Sie reichlich zugreifen. Aber Vorsicht: Pfifferlinge aus Osteuropa sind oft noch stark radioaktiv belastet. Bei Zuchtpilzen besteht hier keine Gefahr. Pilze bringen aber auch in kleinen Mengen viel Geschmack an Ihre Speisen. 2 kleine Champignons und etwas Schnittlauch oder Frühlingszwiebel bringen Pfiff an Ihr Rührei oder Omelett. Und ein paar Scheiben Champignons in der Gemüsesuppe heben den Geschmack. Essen Sie Pilze aber nicht als Hauptmahlzeit in großen Mengen.

Warum Sie Äpfel und Tomaten besser mit Schale essen

Quercetin ist ein Bioflavonoid (Pflanzenfarbstoff), das in Obst und Gemüse vorkommt. Wissenschaftliche Untersuchungen zeigen immer wieder, dass der Pflanzenstoff eine Wohltat für den Körper bei erhöhten Harnsäurewerten ist. Der Grund: Quercetin wirkt ähnlich wie das Gichtmedikament Allopurinol (siehe »Der Klassiker: Allopurinol« Seite 44). Es hemmt ein Enzym (Xanthin-Oxidase), das an der Entstehung von Harnsäure in Ihrem Körper beteiligt ist.

Wichtig für Sie zu wissen

Einen hohen Gehalt an Quercetin haben folgende Produkte:

Gemüse

- grüne Bohnen
- grünes Blattgemüse
- Brokkoli
- Grünkohl
- Zwiebeln (besonders in den äußersten Ringen)

Obst und Früchte

- Äpfel
- Kirschen
- rote Trauben
- Zitrusfrüchte

Sonstiges

- Kapern
- Liebstöckel
- Schnittlauch

Durch die regelmäßige Aufnahme von Quercetin können Sie also dazu beitragen, dass Ihre Harnsäurewerte sinken. Der wertvolle Stoff steckt in roten Trauben, grünem Tee und Beerenfrüchten. Die größten Mengen liefern Äpfel und Zwiebeln. Allerdings sinkt der Gehalt an Quercetin gegen null, wenn die Schale bzw. die Haut von Obst oder Gemüse entfernt wird. Daher haben Dosentomaten einen deutlich geringeren Quercentingehalt. Eine wissenschaftliche Untersuchung zeigte außerdem: Tomaten aus biologischem Anbau enthalten 79 Prozent mehr Quercetin als Tomaten aus konventionellem Anbau.

Was steckt im Fleischersatz aus Soja?

Wer unter Gicht leidet, sucht oft nach Alternativen zu herkömmlichem Fleisch und findet im Supermarkt eine große Auswahl an Sojaprodukten. Leider zählen Sojabohnen aber ebenfalls zu den purinreichen Hülsenfrüchten. »Soja-Fleisch« hat daher genauso viele Purine wie tierisches Fleisch – das gilt auch für Sojapulver und Sojaschrot. Tofu dagegen enthält viel Wasser und hat daher einen geringeren Puringehalt. Ideal ist Tofu beispielsweise als Fleischersatz in asiatischen Gemüsepfannen, wo er nur Beiwerk ist. Noch weniger Purine als fester Tofu enthält Seidentofu. Er wird oft zu cremigen Süßspeisen verarbeitet. Die bessere Wahl dafür sind aber eher Quark und Joghurt, die kaum Purine enthalten.

Puringehalt von Sojaprodukten

Lebensmittel	gebildete Harnsäure (mg/100 g)
Sojasauce, dunkel	350
Sojabohnen	220
»Soja-Fleisch«, getrocknet	183
Maggiwürze	139
Sojadrink (»Soja-Milch«)	80
Tofu	70
Sojasauce, hell	60
Seidentofu	29
Sojawürstchen	18
Sojasprossen	12

Veggie-Produkte sind nicht immer eine gute Wahl

Achten Sie genau auf die Zutatenliste: Ideal ist es, wenn Milch eingesetzt wird, da diese sehr purinarm ist. Eine gute Alternative zu Fleisch sind vor allem Produkte, die aus Lupinen hergestellt werden. Die Samen sind praktisch purinfrei, kalorienarm und reich an Mineralstoffen, Eiweiß und Ballaststoffen, aber arm an schnell verdaulichen Kohlenhydraten. Im Vergleich zu anderen Hülsenfrüchten sind Lupinen besser verträglich, da sie weniger blähende Substanzen enthalten. Außerdem sind sie cholesterinfrei. Sie finden im Handel eine Vielzahl von Fleischersatzprodukten auf der Basis von Lupinen.

Der pflanzliche Eiweißersatz »Quorn« stammt aus Pilzkulturen: Er hat einen ähnlichen Puringehalt wie Putenfleisch (120 mg Harnsäure/100 g). Für pflanzliche Würzmittel gilt: Helle Sojasauce enthält weniger Purine als gekörnte Brühe.

Vegetarische Industrieprodukte sind nicht automatisch gesünder als normale Lebensmittel, nur weil sie vegetarisch sind. Soja- oder Weizenproteine schmecken nach nichts, schon gar nicht nach Fleisch. Erst eine Menge Salz, Fett und Zusatzstoffe sorgen für Geschmack auf dem Teller. Vegetarische Wurst ist meist extrem reich an Salz. Sie enthält nicht nur gesunde Fette wie Rapsöl, sondern oft auch billiges Palmfett. Dieses gehört wegen seiner gesättigten Fettsäuren zu den gesundheitlich bedenklichen Fetten.

Puringehalt von vegetarischen Lebensmitteln

Lebensmittel	gebildete Harnsäure (mg/100 g)
Bierhefe, getrocknet	1810
Sojagranulat (Bona Vita)	248
Hackfleischersatz (Quorn)	226
Schinkenwurst (Quorn)	214
Tofubratlinge	164
Aufstrichpaste auf Hefebasis mit Champignons	152
Aufstrichpaste auf Hefebasis mit Kräutern	149
Schnitzel (Tivall)	121
Bratwurst (Quorn)	103
Seitanburger	75
Nuggets, paniert	71
Brühwurst (Tivall)	48
Gemüsebratlinge	42
Salami	37

Vegetarische Wurst – eine große Wundertüte?

Leider weisen die Hersteller von vegetarischen Fleischalternativen den Puringehalt ihrer Lebensmittel nicht auf der Packung aus. Es lohnt sich aber, einen Blick auf die Nährwertgehalte und die Zutatenliste zu werfen. Je weiter vorne ein Inhaltsstoff auf der Zutatenliste steht, desto größer ist auch die Menge davon im Lebensmittel. Ideal ist es, wenn etwa bei Brotaufstrich am Anfang der Aufzählung Gemüse steht, z. B. getrocknete Tomaten oder Tomaten. Dieses sollte dann einen möglichst hohen Anteil ausmachen, mindestens 40–50 Prozent. Dann haben Sie einen purinarmen Aufstrich im Einkaufskorb.

Vorsicht, wenn Hülsenfrüchte am Anfang der Aufzählung stehen, die ebenfalls Purine enthalten. Das können Linsen,

Bohnen Erbsen, Soja oder Kichererbsen (Hummus) sein. Besonders reich an Purinen sind außerdem Aufstrichpasten auf Hefebasis. Meiden Sie diese unbedingt!

Auch Öl, z. B. Sonnenblumen-, Raps- oder Olivenöl, oder Nüsse finden Sie oft am Anfang der Zutatenliste. Diese Fette sind purinfrei und liefern herzgesunde, mehrfach ungesättigte Fette. Die fettreichen Pasten liefern reichlich Kalorien, streichen Sie sie nur dünn aufs Brot. Meiden Sie Produkte, die auf Kokos- oder Palmfett basieren, das Ihre Blutgefäße verstopfen kann.

Schritt 3: Greifen Sie bei diesen Lebensmitteln zu

Hier lernen Sie die Lebensmittel kennen, bei denen Sie beherzt zugreifen können, wenn Sie Ihren Körper von hohen Harnsäurewerten befreien möchten. Manchmal kommt es aber auch hier auf die Menge an oder darauf, wie Sie Zutaten in Mahlzeiten geschickt kombinieren.

Getreideprodukte: Setzen Sie auf Vollkorn

Konzentrieren Sie sich in Ihrer Ernährung auf Vollkornprodukte bei Brot und Nudeln – auch wenn sie etwas purinreicher sind als Weißmehlprodukte (siehe Tabelle »Puringehalt von Getreideprodukten« Seite 59). Das volle Korn enthält reichlich Vitamine und Mineralstoffe und versorgt Sie mit wertvollen Ballaststoffen. Außerdem hat es einen viel besseren Sättigungseffekt als Weißbrot, sodass Sie mit kleineren Mengen länger satt sind. Purinreich sind Brote und Gebäck, die mit Hefe gebacken werden.

So genießen Sie ein purinarmes Müsli

Haferflocken sind reich an wertvollen Vitalstoffen (Vitamine, ungesättigte Fettsäuren), aber leider auch recht purinreich: 100 g Haferflocken bilden rund 100 mg Harnsäure. Vergessen Sie daher fertige Müslimischungen, die oft auch reichlich Zucker, besonders Fruchtzucker, enthalten. Setzen Sie bei Ihrem Müsli auf die richtige Mischung: Die ideale Basis sind Milchprodukte: 200 ml fettarme Milch oder 200 g Joghurt oder Magerquark. Mischen Sie 1 Handvoll Nüsse unter und frisches Obst nach Wunsch. Verzichten Sie auf Trockenobst (Aprikosen, Pflaumen) und auch auf Rosinen.

Dann mischen Sie 2 EL (entspricht etwa 30 g) Haferflocken unter Ihr Müsli. Und noch ein Tipp für Ihre Figur: Wenn Sie Magerquark mit Mineralwasser glatt rühren, das reich an Kohlensäure ist, wird er cremig wie ein Sahnequark.

Puringehalt von Getreideprodukten und Co.

Lebensmittel	gebildete Harnsäure (mg/100 g)
Vollkornhaferflocken	100
Früchtemüsli	95
Cornflakes	83
Roggenvollkornbrot	77
Naturreis, gekocht	53
Rosinenbrötchen, Hefeteig	49
Mehrkornbrot	46
Baguette	44
Vollkornnudeln, gekocht	34
Hartweizennudeln, gekocht	26
Streuselkuchen, Hefeteig	25
Eiernudeln, gekocht	21
Apfelkuchen, Mürbeteig	19
Getreidesprossen	15
Weißbrot	14

Grünes Licht für Reis?

Reis ist ein purinarmes Lebensmittel, das Sie als Gichtpatient bedenkenlos verzehren können. Achten Sie aber auf die Zutaten Ihrer Reisgerichte. Gerade Paella enthält oft purinreiche Lebensmittel wie Muscheln, Garnelen oder Hähnchen mit Haut. Ideal sind vegetarische Gemüsegerichte beim Asiaten oder ein Risotto beim Italiener. Und wenn Sie gerne indisch essen, greifen Sie zu Panneer. Der Käse wird aus Kuhmilch hergestellt und enthält daher keine Purine. Reis ist auch eine gute Einlage für Eintöpfe. Füllen Sie Gemüse wie Paprika, Zucchini oder Auberginen mit Reis und überbacken Sie es im Ofen mit etwas Käse. Oder bereiten Sie Salate auf der Basis von Reis zu: mit frischen Tomaten, etwas Käse und frischer Petersilie. Essen Sie gerne süß? Dann genießen Sie Milchreis mit etwas Zucker und Zimt oder mit frischen Früchten.

Ja zu Pasta!

Nudeln sind purinarm. Auch die Italiener genießen Sie oft vegetarisch. Besonders purinarm sind Eiernudeln. Hier 5 Vorschläge aus der italienischen Küche:

Penne mit Radicchio und Scamorza (oder Mozzarella)

Kochen Sie die Penne in Salzwasser bissfest. Braten Sie den in Streifen geschnittenen Radicchio in etwas Olivenöl an. Es ist normal, dass er sich braun verfärbt. Geben Sie nach Geschmack Knoblauch- und Zwiebelwürfel zu und etwas vom

Nudelwasser. Mischen Sie die heißen Penne mit dem gewürfelten Käse unter das Gemüse.

Spaghetti mit Tomatenlauch und Parmesan

Kochen Sie die Spaghetti in Salzwasser bissfest. Braten Sie Lauchstreifen in etwas Olivenöl an. Geben Sie etwas Tomatenmark und Nudelwasser zu und salzen und pfeffern Sie die Mischung. Die Spaghetti untermischen und mit reichlich geriebenem Parmesan servieren.

Zitronenpasta für zwei

Kochen Sie 250 g Spaghetti in Salzwasser bissfest. Mischen Sie die abgeriebene Schale und den Saft von 1 Bio-Zitrone mit 3 EL Olivenöl und 6 EL geriebenem Hartkäse (Emmentaler, Parmesan) und würzen Sie die Mischung mit Pfeffer. Schwitzen Sie etwas Knoblauch in Olivenöl an und geben Sie die Käsemasse zu. Kurz bei mittlerer Hitze ziehen lassen, bis der Käse schmilzt. Die heißen Spaghetti untermischen. Die Pasta mit frischem Basilikum garniert servieren.

Pasta Alfredo

Kochen Sie Pasta nach Wahl in Salzwasser bissfest. Geben Sie über die heiße Pasta etwas Butter, frisch geriebenen Parmesan und Pfeffer aus der Mühle.

Vegetarische Bolognese

Bolognese muss nicht immer auf Hackfleisch basieren: Würfeln Sie Auberginen mit einem scharfen Messer sehr fein. Dann braten Sie die Auberginen in Olivenöl an und geben Zwiebelwürfel sowie geraspelte Möhren (gehören immer in die Bolognese!) dazu. Rühren Sie passierte Tomaten unter und würzen Sie die Sauce mit Salz, Pfeffer und Oregano. Es geht aber noch einfacher: Schwitzen Sie Zwiebelwürfel und Möhrenstreifen in Olivenöl an und geben Sie passierte Tomaten dazu. Dann rühren Sie 1–2 EL Hirse unter und lassen sie in der Tomatensauce ausquellen. Gut abschmecken und mit geriebenem Parmesan zu Spaghetti servieren.

Endlich gilt: Freispruch für das Hühnerei

Eier sind sehr purinam. Sie haben aber einen schlechten Ruf, weil sie reich an Cholesterin sind. Um das Nahrungscholesterin hat sich eine regelrechte Hysterie entwickelt. Dabei ist Cholesterin an sich ein lebenswichtiger Baustein für Hormone, Vitamin D und Gallensäuren (wichtig für die Fettverdauung). Ihr

Körper stellt den wertvollen Stoff sogar selbst her: Etwa 80 Prozent des Cholesterins produziert Ihr Körper in der Leber direkt aus tierischen Fetten, die Sie über die Nahrung aufnehmen. Nur die restlichen 20 Prozent stammen aus dem Verzehr von cholesterinreichen Lebensmitteln. Normalerweise drosselt Ihr Körper seine Eigenproduktion, wenn viel Cholesterin über die Nahrung angeliefert wird. Bei 20–25 Prozent aller Menschen ist dieser Regelmechanismus allerdings gestört. Sie reagieren auf einen hohen Cholesteringehalt der Nahrung tatsächlich mit hohen Cholesterinwerten im Blut. Und noch eine gute Nachricht: Im Eigelb steckt Lecithin und das verhindert die Aufnahme von Cholesterin ins Blut.

Eier sind ein guter Ersatz für Wurst und Fleischwaren auf dem Brot. Genießen Sie aber auch Rührei, Omelett mit Gemüse oder ein Bauernfrühstück (Bratkartoffeln mit Ei). Auch Frittatas oder spanische Tortillas (Gemüsekuchen auf der Basis von aufgeschlagenen Eiern) sind empfehlenswert.

Kartoffeln sind gesunde Sattmacher

Genießen Sie Kartoffeln in allen Variationen: Sie haben einen geringen Puringehalt und sind ein gesunder Sattmacher bei erhöhten Harnsäurewerten. Aber geben Sie acht, wenn Sie mit Übergewicht kämpfen. Kartoffeln in Verbindung mit reichlich Fett mästen Ihr Hüftgold. Meiden Sie dann frittierte Kartoffelgerichte (Pommes, Kroketten, Chips) und andere fettreiche Varianten wie Reibekuchen und Kartoffelsalat mit Mayonnaise. Setzen Sie lieber auf Ofenkartoffeln, Pellkartoffeln und Kartoffelsuppe. Bereiten Sie Ihren Kartoffelsalat selbst zu: mit in Scheiben geschnittenen sauren Gurken, etwas Gurkenwasser und Joghurt. Ein Alternative ist ein Dressing aus Gemüsebrühe und etwas Olivenöl. Schneiden Sie für Kartoffel-Wedges Kartoffeln in feine Spalten. Mischen Sie wenig Olivenöl und etwas Rosmarin nach Geschmack unter die Kartoffelspalten. Dann backen Sie die Kartoffeln im Ofen bei 160 Grad, bis sie goldgelb sind. Salzen Sie die Kartoffeln erst vor dem Servieren, sonst werden sie nicht kross. Bereiten Sie Bratkartoffeln immer in einer beschichteten Pfanne mit wenig Oliven- oder Rapsöl zu. Ideale Kombi: Bratkartoffeln mit Ei – Spiegelei oder Rührei.

Puringehalt von Kartoffeln und Co.

Lebensmittel	gebildete Harnsäure (mg/100 g)
Kartoffelchips mit Salz	69
Kartoffeln, gekocht	18
Kartoffelknödel	18
Pommes frites	18
Kartoffelpüree mit Milch und Butter	11

Käse nicht nur aufs Brot

Alle Käsesorten sind purinarm. Genießen Sie Käse als Alternative zu Wurst auf Ihrem Brot, dann leisten Sie schon einen wertvollen Beitrag zu Ihrer purinarmen Ernährung. Käse schmeckt aber auch gut vom Grill oder im Ofen gebacken: Köstlich ist Frischkäse (z. B. Ziegenkäse), den Sie mit etwas Honig, Tomatenwürfeln und Thymian im Ofen backen. Käse macht sich auch gut als Salateinlage, oder genießen Sie den Klassiker »Tomaten mit Mozzarella«. Überbacken Sie Gemüse oder Kartoffeln mit Käse nach Ihrem Geschmack. Nudeln, Lasagne oder Cannelloni können Sie vegetarisch mit Gemüse (z. B. Spinat oder Mangold) zubereiten und mit Käse gratinieren.

Kennen Sie Paneer?

Paneer ist ein indischer Frischkäse, der aus Kuhmilch hergestellt wird. Indische Restaurants servieren ihn in warmen Speisen z. B. mit Currysauce oder Spinat. Er ist eine sehr gute Wahl bei Gicht. Sie erhalten den Käse in gut sortierten Supermärkten oder im Asiahandel. Sie können den Frischkäse aber auch selbst herstellen.

Paneer selbst machen

Der Paneer nach folgendem Rezept benötigt nur 30 Min. Abtropfzeit und ist danach schön fest. Er wird meist würfelig geschnitten und in Currys verwendet (einfach gegen Ende der Kochzeit zugeben und kurz mitkochen):

Ein Sieb (am besten großmaschig) mit einem sauberen Geschirrtuch auslegen und ins Spülbecken stellen oder hängen. 1,5 l Vollmilch in einen großen Topf unter ständigem Rühren zum Kochen bringen. Sobald die Milch anfängt zu kochen, 5 EL Zitronensaft zugeben und kurz durchrühren. Die Milch trennt sich nun in Molke und flockige Käsemasse. Falls das nicht passiert, geben Sie noch etwas mehr Zitronensaft in die Milch und lassen Sie sie weiterköcheln. Sobald die Milch gerinnt, den Topf vom Herd nehmen und zugedeckt 5 Min. stehen lassen. Den Topfinhalt langsam in das Sieb gießen und etwas abtropfen lassen. Das Tuch über dem Käse zusammenbinden und das Wasser aus dem Käse drücken. Nun den Käse im Tuch auf ein Schneidebrett legen, dieses wiederum ins Spülbecken legen. Den Kochtopf mit Wasser füllen und den Käse damit etwa 30 Min. beschweren.

Milchprodukte fördern die Ausscheidung von Harnsäure

Das Gichtrisiko sinkt mit der Aufnahme von Milchprodukten. Bereits 125 ml Magermilch oder Naturjoghurt pro Tag fördern die Ausscheidung von Harnsäure nachweislich. Vermutlich spielt das Kalzium dabei eine Rolle. Und das ist noch nicht alles: Milchprodukte sind nahezu purinfrei, liefern wertvolles Eiweiß und tragen zur Kalziumversorgung bei. Achten Sie Ihrer Figur zuliebe auf den Fettgehalt von Käse. Weichkäse sollte unter 50 Prozent Fett enthalten, Hartkäse unter

Wichtig für Sie zu wissen

Diese Lebensmittel sind nahezu purinfrei: Milch und Milchprodukte wie Joghurt, Quark und Käse sowie Eier. Wenn Sie Fleisch und Wurst durch diese ersetzen, verringern Sie Ihre Purinaufnahme deutlich.

40 Prozent. Bevorzugen Sie bei Frischkäse dagegen die Rahmstufe.

Fettreiche Kost und Harnsäure

Eine hohe Fettzufuhr begünstigt die Entstehung sogenannter Ketonkörper, die dann die Ausscheidung der Harnsäure über die Niere hemmen. Faustregel: Ihre tägliche Aufnahme an Fett sollte 70 g nicht übersteigen. Eine große Rolle spielt hier die Fettqualität. Ausschlaggebend ist dabei, welche Fettsäuren in Ihren Nahrungsfetten stecken. So schützen manche Fettsäuren das Herz und Ihre Gefäße – andere schaden ihnen.

Welche Fettsäuren stecken in welchen Fetten?

Gesättigte Fettsäuren: Sie wirken sich ungünstig aus, da sie Ihre Blutfette, besonders das schädliche LDL-Cholesterin, erhöhen. Diese Fettsäuren stecken vor allem in tierischen Fetten wie Wurst, Fleisch, Fleischwaren, Butter, Milch und Milchprodukten, aber auch in Palmfett, Kokosfett, Backwaren und fettreichen Süßigkeiten.

Einfach ungesättigte Fettsäuren wirken sich günstig auf Ihre Blutfette und das Herz-Kreislauf-System aus. Gute Quellen: Oliven- und Rapsöl – ideal sind 2–3 EL davon pro Tag.

Mehrfach ungesättigte Fettsäuren: Dazu gehören Linolsäure (Omega-6-Fettsäure) und Linolensäure (Omega-3-Fettsäure). Sie sind für Ihren Körper lebensnotwendig. Gute Quellen sind Pflanzenöle wie Distel-, Lein-, Maiskeim-, Sonnenblumen-, Weizenkeim- und Rapsöl und Kaltwasserfisch (Lachs, Thunfisch, Hering). Essen Sie 2- bis 3-mal pro Woche eine kleine Fischmahlzeit (siehe Tabelle »Ein Überblick über verschiedene Fischsorten« Seite 27).

Der richtige Griff ins Fett-Töpfchen

Ein Zuviel an Fett und damit Kalorien begünstigt Übergewicht und beispielsweise Herz-Kreislauf-Erkrankungen. In Deutschland ist die Fettaufnahme viel zu hoch: Typische Folge ist Übergewicht. Meiden Sie fettreiche Lebensmittel, auch wenn sie keine Purine enthalten. Verzichten Sie lieber auf Chips, Pommes frites, fettreichen Käse oder Wurst, Butter und

Nährwert von Fetten

Lebensmittel	Energie (kcal/ 100 g)	Fett (g/ 100 g)	ges. Fettsäuren (g/ 100 g)	einfach unges. Fettsäuren (g/100 g)	mehrfach unges. Fettsäuren (g/100 g)	Cholesterin (g/ 100 g)	Vitamin E (mg/ 100 g)
Butter	741	83,2	50,5	25,1	3,1	240	2,0
Halbfettbutter	382	39,8	24,1	12,0	1,5	140	1,0
Margarine	709	80,0	20,3	36,7	19,4	7	16,0
Halbfettmargarine	362	40,0	10,2	18,4	9,7	4	6,0
Rindertalg	861	97,0	41,0	48,3	3,1	100	1,3
Schweineschmalz	882	99,7	39,4	45,2	10,8	86	1,6
Frittierfett	883	100,0	44,4	37,8	13,4	30	0,0
Sonnenblumenöl	882	99,8	11,6	22,3	61,4	1	62,5
Olivenöl	881	99,6	14,7	71,2	9,3	1	12,1
Rapsöl	875	99,0	7,7	55,1	31,9	2	22,8
Distelöl	879	99,5	8,9	11,8	74,4	0	44,5
Palmöl	872	98,7	45,9	38,8	9,7	1	9,5
Erdnussbutter	597	50,0	9,8	25,2	12,5	0	6,8
Kakaobutter (in Schokolade)	879	99,5	59,2	32,7	3,2	3	1,1

Schmalz. In der Regel sind pflanzliche Fette gesundheitlich günstiger als tierische. Ausnahme: Palmfett und Kokosöl.

Walnussöl, Traubenkernöl und Kürbiskernöl sind ein guter Begleiter zu Salaten. Ideal ist Olivenöl, das Sie in der kalten und warmen Küche zum Dünsten oder Braten einsetzen können. Wenn Sie Fleisch- und Wurstwaren wegen des hohen Puringehalts meiden, tun Sie auch etwas Gutes für Ihre schlanke Linie. Denn in diesen Produkten lauern versteckte Fette, die Sie hier vielleicht nicht vermuten, die sich aber auf Ihrem Hüftgold niederschlagen.

Am besten meiden: Transfettsäuren

Transfettsäuren sind ungesättigte Fettsäuren, die beim chemischen Prozess der Fetthärtung entstehen. Sie finden Sie in Lebensmitteln, die gehärtete Fette enthalten, wie preiswerte Margarine und fettreduzierte sahneartige Produkte (mit gehärteten Fetten), Nougatcremes, Backwaren (vor allem in billig produzierten Keksen), Butter, Brat- und Frittierfetten. Transfettsäuren sind ein Risiko für Ihre Gesundheit, weil sie wie die gesättigten Fette das gefäßschädigende LDL-Cholesterin in Ihrem Blut erhöhen und das schützende HDL-Cholesterin verringern. Meiden Sie deshalb unbedingt Produkte, in deren Zutatenverzeichnis von »gehärteten Fetten« die Rede ist. Essen Sie möglichst selten Blätterteiggebäcke, Plunderteilchen oder billige Gebäckmischungen.

Wichtig für Sie zu wissen

Bevorzugen Sie zum Dünsten und Braten von Speisen Öle mit einfach ungesättigten Fettsäuren, wie Raps-, und Olivenöl. Verwenden Sie native (kalt gepresste) Öle für die kalte Küche. Ausnahme: Natives Olivenöl eignet sich auch zum Dünsten und Braten bis 180 Grad. Zum Garen bei hohen Temperaturen, etwa um ein Steak anzubraten, verwenden Sie dagegen besser sogenannte raffinierte Öle.

Nüsse sind Fitmacher

Nüsse und Samen sind ausgesprochen gesund. Sie liefern ihrem Körper gesunde ungesättigte Fettsäuren, leicht verwertbares Eiweiß und Mineralstoffe. Der Puringehalt ist sehr unterschiedlich. Bevorzugen Sie hier die purinarmen Sorten (siehe Tabelle). Aber geben Sie acht: In Nüssen steckt auch sehr viel Energie (Kalorien). Gerade wenn Sie etwas abspecken möchten, sollten Sie mit Nüssen sehr vorsichtig umgehen. Beherzigen Sie die einfache Regel: 1 Handvoll Nüsse am Tag ist genug.

Puringehalt von Nüssen

ungünstige Wahl		günstigere Wahl	
Lebensmittel	**gebildete Harnsäure (mg/100 g)**	**Lebensmittel**	**gebildete Harnsäure (mg/100 g)**
Sonnenblumenkerne	160	Paranüsse	22
Sesamsamen	105	Maronen, Pistazien	1
Leinsamen	80	Macadamianüsse	0
Erdnüsse	79	Pekannüsse	0
Haselnüsse, Mandeln	40	Kürbis-, Cashewkerne	0
Walnüsse	25	Pinienkerne	0

Die unterschiedlichen Purine

Im Wesentlichen entsteht die Harnsäure aus diesen 4 Purinbasen: Adenin, Guanin, Hypoxanthin und Xanthin.

Studien haben gezeigt, dass diese verschiedenen Substanzen nicht alle im gleichen Ausmaß einen Anstieg der Harnsäure im Blut bewirken. So wirkt Hypoxanthin am stärksten harnsäurebildend, dicht gefolgt von Adenin. Guanin und Xanthin zeigen eine deutlich schwächere Auswirkung, was eine Erklärung dafür ist, dass Lebensmittel mit ähnlich hohem Puringehalt dann in Untersuchungen deutlich unterschiedliche Auswirkungen auf den Harnsäurespiegel im Blut haben.

Lebensmittel mit einem hohen Gehalt an Hypoxanthin und/oder Adenin (über 100 mg/100 g) sind: Bierhefe, Hefeextrakt, Fleischextrakt, Kalbsbries, Schweineherz, mageres Muskelfleisch, mageres Geflügelfleisch, Garnelen, Fisch mit Haut, Thunfisch, Forelle, Heilbutt, Lachs, Schellfisch, Karpfen, Sprotten, Rohschinken, Innereien.

Lebensmittel mit einem mittleren Gehalt an Hypoxanthin und/oder Adenin (50–100 mg/100 g) sind: fettes Fleisch, Wurstwaren, Hering ohne Haut, Sardellen, Scholle, Muscheln/Austern, Tintenfisch, Sonnenblumenkerne, Sojamehl, Sojafleisch, Quorn (Fleischersatz aus Pilzeiweiß), Zunge.

Lebensmittel ohne oder mit geringem Gehalt an Hypoxanthin und/oder Adenin (unter 50 mg/100 g) sind: Brot, Eier, Gemüse, Pilze, Obst, Getreide, Honig, Zucker, Hülsenfrüchte, Kaviar, Mandeln, Milch, Milchprodukte, Sojasauce.

Vegetarisch oder vegan?

Britische Wissenschaftler wollten es wissen: Gibt es Unterschiede bei den Harnsäurewerten im Blut von Fleisch- oder Fischessern, Vegetariern und Veganern? Das Ergebnis überrascht: Die höchsten Harnsäurewerte im Blut hatten Veganer – also Menschen, die alle tierischen Lebensmittel meiden (auch Eier, Milchprodukte, Honig). Gefolgt von den Fleisch- und Fischessern. Die niedrigsten Harnsäurewerte hatten Vegetarier. Mögliche Erklärung: Untersuchungen zeigten, dass der Verzehr von Milchprodukten und damit Kalzium mit niedrigen Harnsäurekonzentrationen einhergeht. Setzen Sie auf eine vegetarische Ernährung mit reichlich Milchprodukten.

So schützen Sie sich vor Übersäuerung

Bei hohen Harnsäurewerten ist Ihr Körper einfach übersäuert. Auch durch die Zufuhr von bestimmten Lebensmitteln bilden sich in Ihrem Körper in unterschiedlich starkem Maße Säuren oder Basen. Als Richtlinie gilt dabei: Eiweiß wirkt eher säurebildend, Kohlenhydrate eher basenbildend, und Fette verhalten sich neutral.

Reichern Sie Ihren Speiseplan also mit mehr basenbildenden Lebensmitteln an wie Gemüse, Obst, Zitrussäfte und Kartoffeln. Verzehren Sie eiweißreiche Lebensmittel wie Fleisch, Wurst, Fisch, Eier oder Milchprodukte niemals allein, sondern immer zusammen mit Basenbildnern (Salat, Gemüse, Kartoffeln). Was sauer schmeckt, muss noch lange kein Säurebildner sein – Zitrusfrüchte, Kiwi oder Ananas etwa sind Basenbildner. Auch milchsaures Gemüse wie Sauerkraut oder Sauerbohnen wirken basisch. Die belastenden Säuren entstehen erst durch den Ab- und Umbau der Lebensmittel in Ihrem Stoffwechsel.

Die folgende Tabelle zeigt die Säurebelastung von Lebensmitteln – Minuswerte stehen für Basenbildner, Pluswerte für Säurebildner. Hinter dem Kürzel PRAL verbirgt sich der Ausdruck »potential renal acid load«, zu Deutsch: die potenzielle Säurebelastung.

Säurebelastung durch Lebensmittel

Lebensmittel	PRAL
Kartoffeln	−4,0
Obst, Fruchtsäfte	−3,1
Gemüse	−2,8
Fette, Öle	0,0
Milch, Milchprodukte	+1,0
Brot	+3,5
Nudeln	+6,7
Fisch	+7,9
Fleisch	+9,5

– Fazit aus Woche 3 –

Es ist notwendig, dass Sie sich purinarm ernähren. Essen Sie dazu überwiegend vegetarisch mit 2 Portionen fettem Seefisch pro Woche. Genießen Sie purinreiche Lebensmittel wie Hülsenfrüchte und Fleisch nur ab und zu und in geringen Mengen. Ergänzen Sie diese durch reichlich purinarme Sattmacher wie Möhren, Tomaten und Salate.

PURINARME LEBENSMITTEL

Milch & Milchprodukte:

- Brie
- Buttermilch
- Camembert
- Emmentaler
- Frischkäse
- Joghurt
- Molke
- Quark
- Schlagsahne

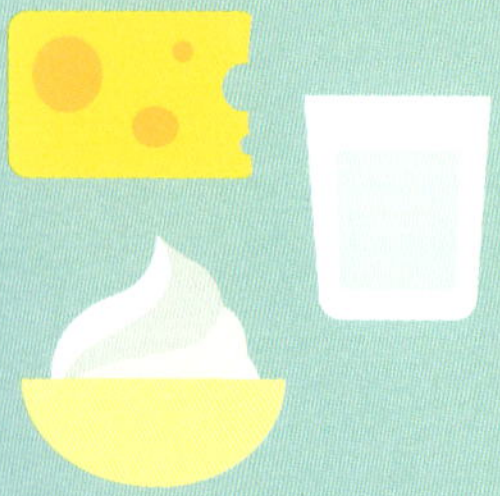

Getreide & Getreideprodukte:

- Cornflakes
- Milchreis
- Müsli (ohne Nüsse)
- Nudeln
- Reis
- Vollkornprodukte

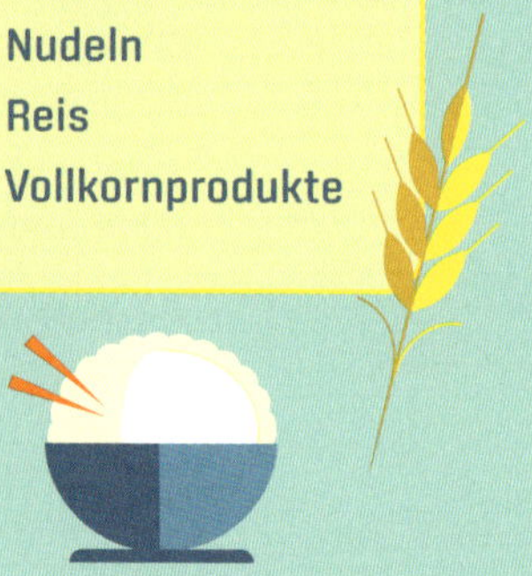

Gemüse & Salat:

- Auberginen
- Chicorée
- Endiviensalat
- Fenchel
- Gurken
- Möhren
- Kohlrabi
- Kopfsalat
- Radieschen
- Rettich
- Rhabarber
- Rote Bete
- Sauerkraut
- Tomaten
- Zwiebeln

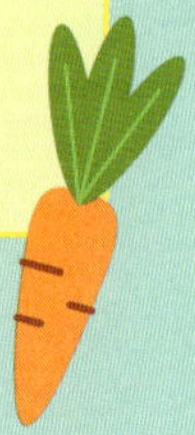

Kartoffeln & Kartoffelprodukte:

- Kartoffelklöße
- Kartoffelpüree
- Kartoffelsuppe
- Salzkartoffeln

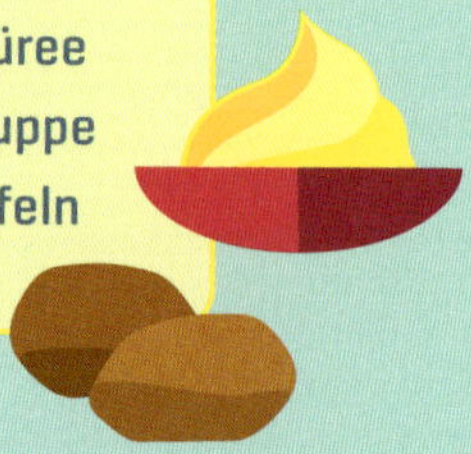

Obst, Früchte & Beeren:

- Äpfel
- Ananas
- Birnen
- Erdbeeren
- Grapefruits
- Heidelbeeren
- Himbeeren
- Johannisbeeren
- Kirschen
- Kiwis
- Melonen
- Orangen
- Pfirsiche
- Stachelbeeren

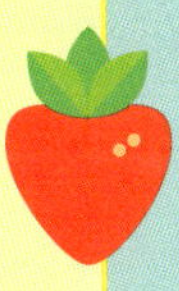

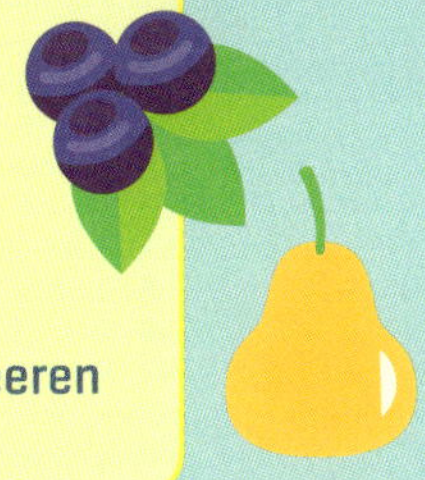

Getränke:

- Gemüsesäfte
- Kaffee
- Mineralwasser
- Tee

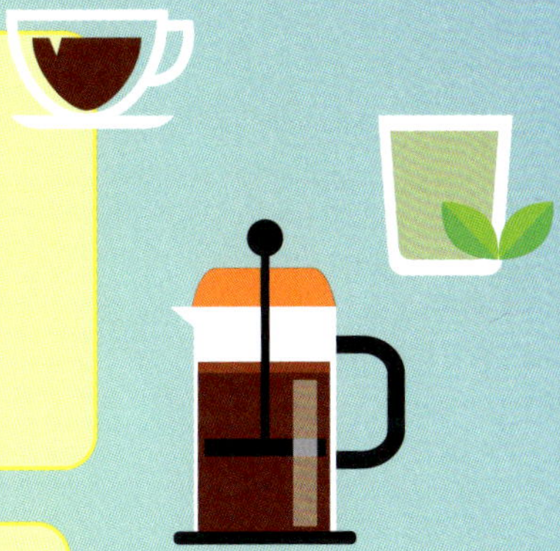

- Eier

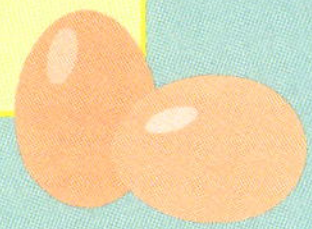

AUFGABE DER WOCHE

ERNÄHRUNGSCHECK

Schritt 1

Erstellen Sie eine Liste Ihrer Lieblingsspeisen.

Schritt 2

Berechnen Sie, wie viel Purin in diesen Gerichten steckt (z.B. anhand von www.gichtinfo.de/purintabelle).

Schritt 3

Welche Ihrer Lieblingsgerichte sind für eine purinarme Ernährung geeignet? Können Sie die Speisen mit höheren Purinwerten anpassen, sodass sie »entschärft« werden?

Woche 4: Viel trinken!

Zu einer gesunden Ernährung bei Gicht und erhöhten Harnsäurewerten gehört natürlich auch das richtige Trinken. Aber wie sieht das aus?

Durch eine gute Flüssigkeitsversorgung spülen Sie Ihre Nieren durch und erleichtern den Organen ihre Ausscheidungsfunktion – auch Harnsäure verlässt den Körper über die Nieren. Aber nur, wenn Sie auf die richtigen Getränke setzen, befreien Sie Ihren Körper auch von der Harnsäure.

Nieren sind lebenswichtig

Nieren sind nicht nur die Entgiftungsorgane Ihres Körpers, sie produzieren auch Hormone und sie regeln die Pegel für Wasser, Salze und den Blutdruck.

Harnsäure, die auskristallisiert, fördert die Entwicklung von Nierensteinen, die gefährliche Stauungen auslösen können. Gefürchtet sind die ausgesprochen schmerzhaften Nierenkoliken. Sie entstehen, wenn ein Nierenstein in den Harnleiter (Weg von der Niere zur Harnblase) gerät und hier zu einer Abflussbehinderung führt. Durch die Stauungen kann der Harnleiter selbst gereizt werden und so die Koliken auslösen. Die größte Gefahr besteht dann darin, dass die Niere durch einen länger anhaltenden Stau völlig funktionsunfähig wird.

Der erste akute Gichtanfall ist dann ein spätes Zeichen für die Belastung der Nieren. Denn lange bevor überhöhte Harnsäurewerte zu Gicht mit akuten Anfällen führen, gefährden sie die Funktionsfähigkeit der Nieren. Erhöhte Harnsäurewerte sind daher immer ein Anlass für Ihren Hausarzt, auf frühe Anzeichen von Nierenleiden zu achten, auch wenn Sie keine Beschwerden haben.

Trinken Sie wirklich genug?

Wie viel Flüssigkeit trinken Sie eigentlich pro Tag? Verspüren Sie regelmäßig Durst? Geben Sie acht! Das ist immer ein Alarmzeichen: Wenn Sie ein Durstgefühl haben, fehlt Ihrem Körper bereits Wasser. Trinken Sie regelmäßig über den Tag verteilt und insgesamt mindestens 1,5–2 l pro Tag – vorzugsweise Wasser und ungesüßte Früchte- oder Kräutertees. Der Grund: Harnsäure scheidet Ihr Körper mit dem Harn aus. Durch reichliches Trinken erleichtern Sie Ihren Nieren die Arbeit. Gleichzeitig verdünnen Sie dadurch die Harnsäurekonzentration in Ihrem Urin und beugen so der Entwicklung von Nierensteinen vor. Achten Sie auch darauf, dass Sie Flüssigkeitsverluste durch starkes Schwitzen (Sport, Hitze, Fieber) ausgleichen.

Warum das Trinken bei Hitze besonders wichtig ist

Im Sommer verliert der Körper vermehrt Wasser über die Haut, die Blutmenge nimmt ab und mit ihr die Aufnahmefähigkeit des Bluts für Harnsäure. Typische Folge: Die Harnsäure kristallisiert früher aus. Trinken Sie daher bei Hitze mindestens 2 l pro Tag. Patienten mit einer akuten Gichterkrankung benötigen sogar 3 l.

Trainieren Sie das Trinken

Mit zunehmendem Alter nimmt Ihr Durstgefühl ab. Viele Menschen bemerken so nicht, dass sie zu wenig trinken. Die Folgen eines Flüssigkeitsmangels können Unwohlsein, Schwächegefühle, Kreislaufprobleme oder sogar Verwirrtheitszustände sein. Besonders hoch ist die Gefahr, dass Sie regelrecht austrocknen, an heißen Sommertagen, in überhitzten Wohnräumen, bei Fieber, Durchfall sowie bei der Einnahme von harntreibenden Medikamenten (Entwässerungsmitteln) oder Abführmitteln. Deshalb ist es ideal, wenn Sie das Trinken regelrecht trainieren.

Ihr Übungsplan zum Trinken

Gewöhnen Sie sich an, regelmäßig zu trinken – auch dann, wenn Sie noch kein Durstgefühl verspüren. Erstellen Sie sich dazu einen Getränkeplan, den Sie gut sichtbar aufhängen. Versuchen Sie ihn mindestens einzuhalten oder sogar noch mehr zu trinken.

Ein paar Tricks, die Ihnen helfen werden, genug Flüssigkeit aufzunehmen:

- Trinken Sie zu jeder Mahlzeit ein Getränk.
- Stellen Sie schon morgens die Getränke, die Sie tagsüber trinken möchten, an gut sichtbarer Stelle bereit.
- Brühen, Suppen und wasserreiche Obstsorten (Melonen, Kiwi, Zitrusfrüchte) enthalten reichlich Flüssigkeit. Sie können einen Teil Ihrer Trinkmenge liefern.
- Trinken Sie vor dem Schlafen 1 großes Glas Wasser. So sorgen Sie für eine Verdünnung des Nachturins. Das schützt vor Nierensteinen.

Ihr Getränkeplan könnte wie folgt aussehen:

- morgens nach dem Aufstehen: 2 Tassen Kaffee oder Tee (à 140 ml)
- über den Vormittag verteilt: 1 Glas dünne Saftschorle oder Buttermilch und 1 Glas Mineralwasser (à 200 ml)
- mittags: 1 Tasse Brühe (140 ml) und 1 Glas Mineralwasser (200 ml)
- nachmittags: 2 Tassen Kaffee oder Tee (à 140 ml)
- abends: 2 Tassen Früchte- oder Kräutertee (à 140 ml) und 1 Glas Mineralwasser (200 ml)

Das ergibt in der Summe etwa 1,8 l Flüssigkeit.

Trinken Sie doch einfach Wasser

In einigen Regionen ist das Leitungswasser von seiner Qualität hochwertiger als Wasser aus dem Supermarkt – das gilt insbesondere, wenn Letzteres in Plastikflaschen abgefüllt ist. Wenn Ihnen stilles Wasser vom Geschmack zu einfach ist, können Sie das Leitungswasser mit einem Wassersprudler (Kosten ca. 100 €) einfach zu Hause aufsprudeln. Ideal ist, wenn Sie das Wasser mit etwas Zitronensaft aromatisieren. In dem Saft steckt viel Vitamin C, das die Ausscheidung von Harnsäure fördert.

Mineralwasser hat es in sich

Studien zeigen, dass Mineralwasser und Heilwasser mit hohem Gehalt an Hydrogenkarbonat helfen können, einen erhöhten Harnsäurespiegel im Blut zu senken. Gleichzeitig können sie den Harn neutralisieren (alkalisieren). Dadurch wird die Harnsäure besser gelöst und kristallisiert nicht so leicht aus. Bei erhöhtem Harnsäurespiegel empfiehlt es sich, dauerhaft täglich 1–2 l Wasser, das reich an Hydrogenkarbonat ist, über den Tag verteilt zu trinken. Am besten auch 1 Glas vor dem Zubettgehen, damit der Harn nachts nicht zu stark konzentriert wird. Während einer Trinkkur kann die Trinkmenge bis auf etwa 3 l gesteigert werden.

Viel oder wenig auf einmal trinken?

Ideal ist es, über den Tag verteilt immer wieder 1 Glas zu trinken. Wie wissenschaftliche Studien zeigen, werden auch die Mineralstoffe aus dem Wasser vom Körper am besten aufgenommen, wenn man es in mehreren kleineren Portionen zu sich nimmt.

Senken Sie Ihr Harnsteinrisiko

Harnsteine entwickeln sich innerhalb Ihres Harntrakts aus Substanzen, die normalerweise in Ihrem Urin gelöst sind: Kalzium, Oxalsäure, Phosphate und Harnsäure (!). Eine hohe Konzentration dieser Substanzen führt nicht unbedingt dazu, dass sich auch Nierensteine bilden. Die Voraussetzung ist, dass in Ihrem Urin gleichzeitig Hemmstoffe wie Zitrat oder Magnesium fehlen. Wenn dies der Fall ist, kristallisieren die Substanzen zu Harnsteinen aus.

Wichtig für Sie zu wissen

Ideal ist Wasser mit einem Hydrogenkarbonat-Gehalt (HCO3) von über 1300 mg/l. Heilwasser, Mineralwasser und Quellwasser entstammen dem Tiefenwasser. Leitungswasser ist dagegen oft eine Mischung von Oberflächen- und Grundwasser.

Beobachten Sie Ihre Urinfarbe
Gut ist, wenn er eine hellgelbe Farbe hat. Ist Ihr Urin dagegen sehr dunkel, sollten Sie rasch noch 1 Glas Wasser trinken.

Ein alkalischer Urin (pH-Wert > 7) fördert die Bildung phosphathaltiger Steine. Ein stark saurer Urin begünstigt dagegen die Bildung von Harnsäure- und Kalziumoxalatsteinen. Durch Ihre Getränkeauswahl können Sie den pH-Wert Ihres Urins beeinflussen. Trinken Sie zur Vorbeugung gegen Harnsäuresteine pro Tag 2,5–3 l hydrogenkarbonatreiches Mineralwasser (Hydrogenkarbonatgehalt mindestens 600 mg/l). Trinken Sie außerdem täglich Zitrussäfte, die den Hemmstoff Zitrat bilden, aber keinen Alkohol.

Diese Lebensmittel senken Ihr Harnsteinrisiko:

- harnneutrale Getränke, für alle Steinarten geeignet: mineralstoffarme Mineralwässer, Leitungswasser, Nieren-, Blasen- und Früchtetees, stark verdünnte Fruchtsäfte
- Lebensmittel, die den Citratanteil im Harn steigern: pflanzliche Lebensmittel, Kartoffeln, Gemüse, Obst, besonders Zitrusfrüchte, Preiselbeeren, Himbeeren, Johannisbeeren
- magnesiumreiche Lebensmittel: Vollkornprodukte, Hülsenfrüchte, Grünkohl, Kohlrabi, Kartoffeln, Nüsse, Obst wie Bananen, Himbeeren, Papayas. Der

Tagesbedarf an Magnesium liegt bei Frauen bei 300 mg, bei Männern bei 350 mg.

Magnesiumgehalt von Lebensmitteln

Lebensmittel	Magnesium (mg/100 g)
Milch und Joghurt	12
Kartoffeln, gekocht	18
Tofu	23
Weißbrot	24
Fisch	ca. 25
Fleisch	ca. 30
Grünkohl	31
Bananen	36
Gouda	37
Kohlrabi	45
Spinat	58
Linsen	77
Weizenvollkornbrot	90
Erbsen	116
Walnüsse	129
weiße Bohnen	132
Haferflocken	140
Kidneybohnen	150
Cashewkerne	270
Leinsamen	350

Mit Kräutertee die Harnsäure rausspülen

Verschiedene Teesorten helfen dabei, Harnsäure auszuscheiden.

Sie haben die Wahl:

- Knoblauchtee wirkt harntreibend. Schneiden Sie dafür 1 Knoblauchzehe in Scheiben und lassen Sie diese in 1 l heißem Wasser 10 Min. ziehen.
- Birkenblättertee wirkt schmerzlindernd und harntreibend. Übergießen Sie dafür 2 EL grob zerschnittene Birkenblätter (aus der Apotheke) mit 1 Tasse kochendem Wasser. 10 Min. ziehen lassen und abseihen. Trinken Sie von diesem Tee 2–3 Tassen täglich zwischen den Mahlzeiten, und das über einen Zeitraum von 4–6 Wochen.
- Brennnesseltee erhöht die Harnsäureausscheidung. Bringen Sie dafür 2 TL getrocknete Blätter in 500 ml Wasser langsam zum Sieden. 10 Min. ziehen lassen, dann abseihen. Über 8 Wochen morgens und abends jeweils 1 Tasse trinken.
- Löwenzahnkraut- oder Löwenzahnwurzeltee wirkt harntreibend. Bringen Sie 2 TL davon in 500 ml Wasser langsam zum Sieden. 10 Min. ziehen lassen, dann abseihen. Über 8 Wochen morgens und abends jeweils 1 Tasse trinken.
- Pfefferminztee ist im Sommer eine Wohltat, da er kühlend wirkt. Gießen Sie ihn mit kochendem Wasser auf. 10 Min. ziehen lassen.

Genießen Sie grünen Tee

Grüner Tee wirkt sich positiv auf Ihre Gesundheit und Ihr Wohlbefinden aus. Dies beruht in erster Linie auf seinem hohen Gehalt an Polyphenolen und hier vor allem auf dem Hauptwirkstoff Epigallocatechingallat (EGCG). Dieser natürliche Pflanzeninhaltsstoff fördert beispielsweise die Fettverbrennung und damit das Abspecken, sollten Sie ein paar Pfunde zu viel auf den Rippen haben (siehe Woche 5 Seite 82). Die Inhaltsstoffe grünen Tees unterstützen Ihre Nieren darüber hinaus bei der Ausscheidung harnpflichtiger Substanzen wie Harnsäure, was bei einer Gichterkrankung begrüßenswert ist. Gießen Sie grünen Tee nicht mit kochendem Wasser auf – das zerstört seine wertvollen Inhaltsstoffe. Lassen Sie das Teewasser auf 80–90 Grad abkühlen. Sie können ihn wunderbar über den gesamten Tag verteilt (auch kalt) trinken.

Kaffeeverbot bei Gicht ist nur ein Mythos

Kaffee, Tee, Kakao und Schokolade sind für Gichtpatienten gut geeignet. Sie enthalten zwar sogenannte Methylpurine, die Ihr Körper aber nicht zu Harnsäure abbaut. Kaffee ist sogar eine Wohltat für Gichterkrankte, denn das Koffein im Kaffee hemmt ähnlich wie das Medikament Allopurinol das Enzym, das Purine zur ungünstigen Harnsäure abbaut. Koffeinfreier Kaffee zeigt diese Auswirkung in viel geringerem Maße, grüner und schwarzer Tee haben diese Wirkung gar nicht. Also Daumen rauf für Kaffeefreunde: Trinken Sie über den Tag verteilt mindestens 4 Tassen Kaffee – das ist tatsächlich ein Teil Ihrer Therapie.

Ist Kaffee ein Flüssigkeitsräuber?

Lange war die Annahme verbreitet, dass man durch Kaffeekonsum im Endeffekt mehr Flüssigkeit ausscheidet als aufnimmt. Daher galt die Empfehlung, zu jeder Tasse Kaffee auch 1 Glas Wasser zu trinken, um den Flüssigkeitsverlust durch den Kaffeegenuss wieder auszugleichen. Neuere Erkenntnisse freuen wohl alle Kaffeeliebhaber: Nach aktuellem Stand der Wissenschaft ist Kaffee ein ganz normales Getränk, das zu unserem Flüssigkeitshaushalt beiträgt. Die Rolle von Kaffee auf den Wasserhaushalt wird von Ernährungswissenschaftlern immer wieder diskutiert. Neueste Untersuchungen zeigten jedoch, dass die Geschichte vom Kaffee als Flüssigkeitsräuber auf einem Irrtum beruht.

Warum Limonade Gichtanfälle auslösen kann

Viele Limonaden sind reich an Fruchtzucker (Fructose). Dieser Zucker ist das einzige Kohlenhydrat, das den Harnsäurespiegel ansteigen lässt. Fruchtzucker steigert nicht nur die körpereigene Purin-Synthese, sondern hemmt zusätzlich die Harnsäureausscheidung. Besonders ausgeprägt ist dieser Effekt ausgerechnet bei Menschen, deren Harnsäurespiegel bereits erhöht ist. Das Fatale: Die negative Wirkung von Fructose auf den Harnsäurespiegel ist mindestens so stark wie der Effekt von Alkohol auf denselben. Schon wenige Minuten nach dem Konsum eines fruchtzuckerhaltigen Getränks steigt der Harnsäurewert im Blut an. Das gilt übrigens nicht für normalen Haushaltszucker – wenn er auch Übergewicht fördert. Wissenschaftliche Studien zeigen Erschreckendes: Softdrinks, die Fruchtzucker enthalten, erhöhen das Risiko eines Gichtanfalls um 25 Prozent und das bereits bei 3 Getränken pro Woche. Der tägliche Konsum eines einzigen solchen Softdrinks verdoppelt das Risiko eines Gichtanfalls sogar. Experten vermuten, dass Fruchtzucker eine große Rolle dabei spielt, dass immer mehr Menschen unter Gicht leiden. Fazit: Löschen Sie Ihren Durst daher besser mit Mineralwasser oder Tee.

Fruchtzucker treibt nicht nur die Harnsäurewerte in die Höhe

Die Industrie stellt Fruchtzucker aus preiswerter Maisstärke her. Dieser Zucker süßt etwas stärker als normaler Haushaltszucker und ist für die industrielle Verarbeitung eine billige Alternative zum teureren Zucker. Besonders in Getränken wird der normale Zucker inzwischen oft durch Fructosesirup ersetzt. Der schädliche Fruchtzucker wird dann auch noch beworben: »mit der Süße von Früchten« oder »mit Fruchtzucker gesüßt«. Das klingt doch gleich viel gesünder, ist es aber nicht, im Gegenteil.

Ein ständig hoher Fruchtzuckerkonsum schadet Ihrem Körper, denn er

- fördert die Entwicklung von Übergewicht und Fettleibigkeit, weil er direkt in Fett umgewandelt und gespeichert wird,
- fördert die Entstehung einer Fettleber und des Metabolischen Syndroms (das sogenannte »tödliche Quartett« aus Übergewicht im Bauchbereich, erhöhten Blutzucker- und Blutfettwerten sowie Bluthochdruck),
- erhöht den Harnsäurewert drastisch und kann somit zu Gicht führen. Und das geht so: Im Körper wird zum Abbau der Fructose der Energieträger Adenosintriphosphat (ATP) verbraucht; zurück bleibt über mehrere weitere Abbaustufen letztendlich Harnsäure als Abfallprodukt! Schon wenige Minuten nach dem Konsum eines fructosehaltigen Getränks steigt der Harnsäurewert im Blut merklich an.
- Außerdem regt Fruchtzucker in größeren Mengen die Insulinproduktion an: Das verlangsamt die Ausscheidung von Harnsäure zusätzlich.

Zuckerfalle Erfrischungsgetränke

Sie strotzen nur so vor Zucker und mästen das Bauchfett. Immer öfter setzt die Industrie den preiswerten Fruchtzucker ein, der dann auch noch die Harnsäurewerte in die Höhe treibt und eine Fettleber fördert.

- **Fruchtsaft** besteht zu 100 Prozent aus Früchten. Aber auch der natürliche Zuckergehalt füttert das Hüftgold! 1 l Apfelsaft liefert etwa 500 kcal.
- **Fruchtnektar** ist eine Mischung aus Trinkwasser und Fruchtsaft oder Fruchtmark. Der Fruchtanteil liegt bei 25–50 Prozent. Fruchtnektar darf zu maximal 20 Prozent aus Zucker bestehen, sodass 1 l Fruchtnektar bis zu 200 g Zucker enthalten kann.
- **Fruchtsaftgetränke** bestehen aus Trinkwasser, Fruchtsaft, Fruchtsaftaromen und Zucker oder anderen Süßungsmitteln. Der Fruchtgehalt ist sehr gering.
- **Limonaden** enthalten Trinkwasser, das mit Zucker, Aromen, Fruchtsaft und/oder Koffein (bei Cola) gemischt wird. 1 l Cola enthält gute 100 g Zucker. Eine Alternative sind Light-Limonaden, die mit kalorienfreiem Süßstoff gesüßt werden.

Was ist mit Fruchtzucker aus Säften und Obst?

Praktisch alle Obstsorten und Fruchtsäfte enthalten nennenswerte Mengen an Fruchtzucker. Besonders hoch ist der Gehalt bei verarbeiteten Früchten, also in getrockneter Form, in Konserven, Säften oder Konfitüren. Auch der Fruchtzucker direkt aus Obst steigert die Harnsäurewerte im Blut, allerdings stecken in den Früchten auch viele wertvolle Vitalstoffe (Vitamine, Mineralstoffe, sekundäre Pflanzenstoffe). Der gesundheitsfördernde Wert übersteigt hier die negative Wirkung des Fruchtzuckers. Essen Sie daher täglich 2 Portionen frisches Obst. Meiden Sie aber Obstsorten, die sehr süß sind, wie Weintrauben oder sehr reife Bananen. Verzichten Sie auf Trockenobst (auch Rosinen).

Wie gesund sind Smoothies?

Smoothies gelten als ausgesprochen gesund, weil sie z. B. entzündungshemmende Antioxidantien enthalten. Smoothies sind sogenannte Ganzfruchtgetränke/Fruchtshakes. Im Gegensatz zu herkömmlichen Fruchtsäften, die aus dem gepressten Saft einer Frucht bestehen, wird bei Smoothies die ganze Frucht verarbeitet. Basis der Smoothies ist somit das Fruchtmark oder Fruchtpüree, das je nach Rezept mit Säften gemischt wird, um eine cremige Konsistenz zu erhalten (aus dem Englischen: smooth = fein, gleichmäßig, sämig).

Die Weltgesundheitsorganisation (WHO) empfiehlt, nicht mehr als 25 g Zucker pro Tag zu verzehren – inklusive Fruchtzucker. In vielen industriell hergestellten Smoothies aus dem Lebensmittelhandel steckt aber oft sehr viel davon – sogar mehr als in der gleichen Menge Cola. Achten Sie hier genau auf die Zutatenliste. Ideal ist es, wenn Sie einen grünen Smoothie im Mixer selbst zubereiten. Verwenden Sie dazu mindestens 50 Prozent Gemüse (Möhre, Kohlrabi, Grünkohl, Spinat) – besser mehr. Auch das Grün von Kohlrabi, Fenchel oder Möhre können Sie verwenden. Für die Süße kommen Apfel und/oder Orange dazu.

Kirschsaft senkt die Harnsäure

Kirschen stehen schon länger im Ruf, ein wirksames Mittel zur natürlichen Vorbeugung gegen Gichtanfälle und zur Senkung des Harnsäurewertes zu sein. Eine US-Studie meldet, dass der Konsum von Kirschen (egal ob als Frucht, Saft oder Konzentrat) das Risiko von Gichtanfällen um 35 Prozent reduzieren kann. Nach der Studie erzielt man die besten Erfolge bei einer »Einnahme« von 2–3 Portionen täglich zu je etwa 10 Kirschen. Ein ähnliches Ergebnis lässt sich durch Kirschprodukte (also insbesondere Kirschsaft) erzielen. Verantwortlich für die positive Wirkung der Kirschen könnten die in ihnen enthaltenen Farbstoffe (Anthocyane) sein. Sie wirken antioxidativ und möglicherweise auch entzündungshemmend. Greifen Sie also gerne zu Kirschen und Kirschsaft, erhoffen Sie sich aber nicht zu viel davon und beenden Sie die Einnahme von harnsäuresenkenden Medikamenten deshalb nicht.

Achten Sie auf die Zutatenliste

Werfen Sie bei süßen Getränken und Fertiggerichten immer einen Blick auf die Zutatenlisten. Meiden Sie alle Lebensmittel mit dem Zusatz von Fruchtzucker.

Die Industrie hat natürlich längst erkannt, dass der Ruf von Fruchtzucker schlechter wird, und tarnt ihn hinter anderen Begriffen. Dadurch verteilt er sich auch auf der Zutatenliste, und man erkennt nicht auf Anhieb, welchen Anteil er an den gesamten Inhaltstoffen hat.

Hinter diesen Zutaten steckt Fruchtzucker:

- Fruchtzucker/Fructose/Fruktose
- Fructosesirup/Fruktosesirup
- Maissirup
- Fructose-Glucosesirup/Fruktose-Glukosesirup
- Glucose-Fructosesirup/Glukose-Fruktosesirup
- Fruchtsüße
- Zuckeralkohol
- Agavendicksaft
- Birnendicksaft

Vorsicht vor Zuckeraustauschstoffen

Neben Fructose erhöhen auch die Zuckeraustauschstoffe Xylit und Sorbit den Harnsäurewert im Blut, wenn sie in größeren Mengen konsumiert werden. Keine Gefahr für die Harnsäurewerte geht von Getränken aus, die mit normalem Zucker oder Süßstoffen gesüßt sind.

Was ist mit dem Gläschen in Ehren?

Alkohol, besonders der in Spirituosen, treibt Ihre Harnsäurewerte gleich mehrfach in die Höhe: Einerseits steigert er die Bildung von Harnsäure sehr stark, andererseits hemmt er gleichzeitig deren Ausscheidung über Ihre Nieren. Beim Abbau von Alkohol wird vermehrt Milchsäure gebildet. Die Folge: Das Blut wird saurer und die Harnsäure löst sich schlechter. Das behindert nicht nur die Harnsäureausscheidung über den Harn, sondern fördert auch das Ausfällen von Harnsäurekristallen. Daher kommt es besonders oft nach dem reichlichen Genuss von alkoholischen Getränken zu einem schmerzhaften Gichtanfall: ein lästiges Übel, das auch die alten Römer schon bestens kannten.

Warum Sie Bier besser meiden

Bierliebhaber trifft es bei Gicht leider doppelt hart: Bier treibt die Harnsäurewerte nicht nur durch den Alkohol nach oben. Der beliebte Gerstensaft ist durch die Bierhefe auch noch ein purinreiches Lebensmittel. Das gilt leider auch für alkoholfreies Bier und ganz besonders für Hefeweizenbier – das besonders reich an Bierhefe ist.

Auch Bier, das mit Limonade gestreckt wurde, ist keine gute Idee: Die Limonade ist reich an Fruchtzucker, die die Harnsäurewerte ansteigen lässt. Deshalb gilt: Meiden Sie Bier unbedingt.

Wein ist nicht so schädlich

Doch es gibt auch eine gute Nachricht: Wissenschaftliche Untersuchen zeigten, dass ein moderater Weingenuss (bei Männern 1–2 Gläser pro Tag; bei Frauen 1 Glas pro Tag) das Gichtrisiko nicht steigert. Achten Sie aber darauf, dass Sie an 3 Tagen pro Woche keinen Alkohol trinken.

Durchschnittlicher Alkoholgehalt von Getränken

Getränk	Alkoholgehalt (Vol.-%)	Alkoholgehalt (g/l)
Bier	4–7	32–55
Wein	6–10	48–80
Wermut	15–18	118–144
Spirituosen	25–45	200–355

– Fazit aus Woche 4 –

Halten Sie Ihre Nieren in Schwung. Sie sind wertvolle Helfer, wenn es darum geht, Ihren Körper von Harnsäure zu befreien!

TIPP 1

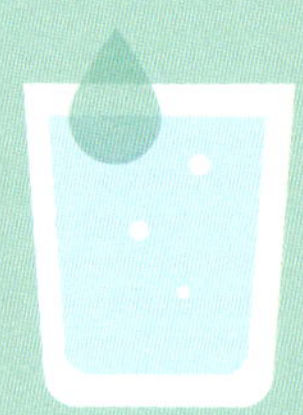

Trinken Sie mindestens 1,5–2 l Wasser oder Tee pro Tag:

Das ist das Minimum zur guten Durchspülung der Nieren.

TIPP 2

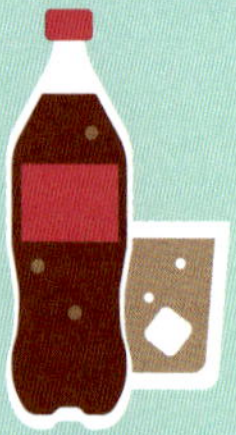

Vorsicht vor Softdrinks mit Fruchtzucker:

Wenn Sie 3 solcher Getränke pro Woche trinken, erhöht sich Ihr Risiko, einen Gichtanfall zu erleiden, um 25 Prozent. Und es verdoppelt sich bei täglichem Konsum eines Softdrinks.

TIPP 3

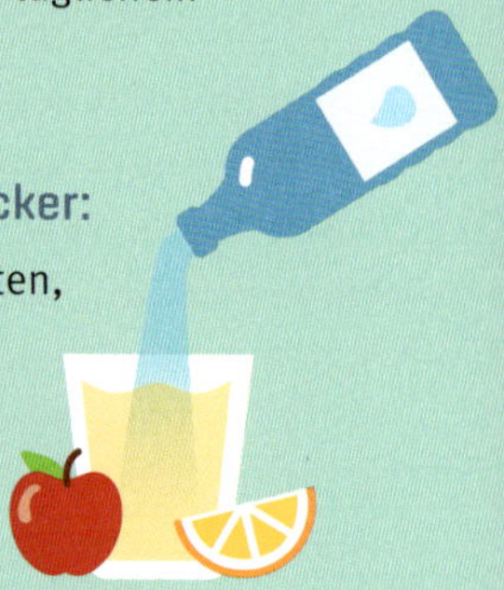

Fruchtsäfte sind reich an Fruchtzucker:

Wenn Sie nicht darauf verzichten möchten, genießen Sie Fruchtsaft als sehr dünne Schorle. Verdünnen Sie dazu 1 Teil Saft mit 3 Teilen Wasser.

TIPP 4

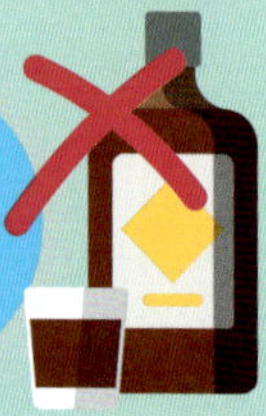

Vorsicht bei Alkohol:

Besonders Hochprozentiges behindert das Ausscheiden von Harnsäure und treibt Ihre Harnsäurewerte so in die Höhe.

TIPP 5

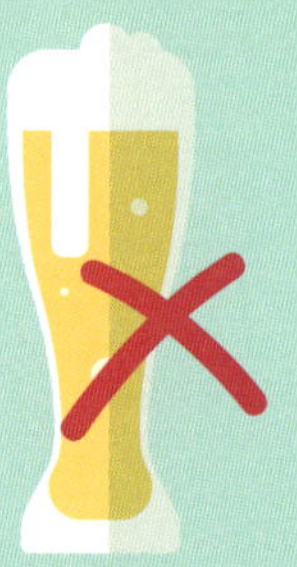

Meiden Sie Bier:

Es enthält selbst viele Purine und wird mit dem enthaltenen Alkohol zum doppelt wirksamen Gift bei Gicht.

TIPP 6

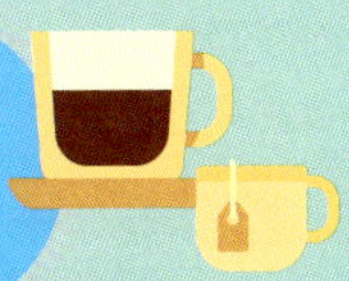

Genießen Sie Kaffee und Tee:
Diese Getränke sind eine Wohltat bei Gicht und tragen ihren Teil zur Deckung Ihres Flüssigkeitsbedarfs bei.

TIPP 7

Aromatisieren Sie Wasser und Tee mit frischem Zitronensaft:
Darin steckt viel Vitamin C, das die Ausscheidung von Harnsäure fördert.

AUFGABE DER WOCHE

IHR TRINKPLAN

Schritt 1

Führen Sie eine Strichliste: Halten Sie fest, was Sie pro Tag an Flüssigkeit aufnehmen, ein Strich entspricht dabei 200 ml. Führen Sie auch auf, wie viel Sie von welchem Getränk (Wasser, Saftschorle, Kaffee etc.) zu sich nehmen.

Schritt 2

Beobachten Sie die Farbe Ihres Urins: Er sollte immer möglichst hell sein. Wenn er sich dunkel verfärbt, ist das ein Zeichen dafür, dass Sie mehr trinken sollten. Trinken Sie vor dem Zubettgehen immer ein großes Glas Wasser, so sorgen Sie für eine Verdünnung des Nachturins und senken Ihr Nierensteinrisiko.

Schritt 3

Motivieren Sie sich zum Trinken: Stellen Sie Ihre geplante Trinkmenge für den Tag gut sichtbar an einen zentralen Platz (z. B. auf den Schreibtisch). So merken Sie schnell, wenn Sie mit der Flüssigkeitsaufnahme hinterherhinken.

Woche 5: Übergewicht ade!

Falls Sie ein paar Pfunde zu viel mit sich herumtragen, ist jetzt der Moment gekommen, dieses Problem in Angriff zu nehmen.

Nehmen Sie sich zum Abnehmen sehr viel Zeit, denn strenge Hungerkuren sind bei hohen Harnsäurewerten keine gute Idee. Durch die Abbauvorgänge beim Abspecken werden körpereigene Zellen abgebaut, wodurch Purine freigesetzt werden. Bei strengen Diäten besteht daher die Gefahr, dass sie einen akuten Gichtanfall auslösen. Also gehen Sie Ihr Gewichts-Management ganz gelassen an.

Wenn Sie langsam abnehmen, bemerkt Ihr Körper nicht, dass ihm ein paar Energiereserven entzogen wurden. Er verzichtet dann auf Energie-Sparprogramme – die Pfunde schwinden langsam, aber dauerhaft. Faustregel: Wenn Sie pro Monat 1–2 Kilo abspecken, sind Sie auf einem sehr guten Weg!

Übergewicht fördert hohe Harnsäurewerte

Auch sehr schlanke Menschen können an Gicht erkranken. Trotzdem begünstigt Übergewicht hohe Harnsäurewerte und kann bestehende Beschwerden verstärken. Besonders Ihre Gelenke leiden unter den überflüssigen Pfunden. Es macht also auf jeden Fall Sinn, unnötige Kilos abzubauen. Gicht wird auch als die »Krankheit der Könige« bezeichnet. Entsprechend wurden Gichtkranke in früheren Darstellungen auch gerne als gut genährte und wohlhabende Menschen dargestellt. Nicht ohne Grund: Wohlhabende hatten (neben eventueller genetischer Veranlagung) zwei wichtige Faktoren zu ihren Ungunsten verändert. Sie leisteten sich eine damals noch teure purinreiche Ernährung (hoher Fleischkonsum) und sie hatten häufig zu viel Speck auf den

Hüften. Übergewicht hat aber gleich zwei negative Auswirkungen in Bezug auf eine Gichterkrankung: Es verstärkt die Bildung von Harnsäure und es verringert deren Ausscheidung über die Nieren. Eine gute Nachricht ist aber: Mit der Abnahme des Körpergewichts sinken auch die Harnsäurewerte in Ihrem Blut wieder.

Wann müssen die Pfunde runter?

Es gibt heute ganz unterschiedliche Methoden, mit denen Sie prüfen können, ob Sie wirklich zu viel Speck auf den Hüften haben und ob eine Gewichtsreduktion angeraten ist. Checken Sie gleich einmal Ihr Gewicht und Ihre Körperfettverteilung. Hier erfahren Sie, wann es sich lohnt, etwas abzuspecken.

Die Broca-Formel

Die einfachste Methode, Ihr Gewicht ganz schnell zu beurteilen, ist sicherlich die Formel nach dem französischen Wissenschaftler Paul Broca: Nehmen Sie einfach Ihre Körperlänge in Zentimetern, ziehen Sie von dieser Zahl 100 ab. Das Ergebnis ist Ihr Normalgewicht nach Broca: Normalgewicht = Körpergröße in cm – 100.

Eine Schwankung von etwa 10 Prozent um das Broca-Gewicht ist noch kein Grund zur Besorgnis. Leiden Sie aber an Bluthochdruck, Diabetes mellitus oder Fettstoffwechselstörungen, sollten Sie Ihr Gewicht genau beobachten. Bei einem Körpergewicht, das 20 Prozent über dem Broca-Gewicht liegt, heißt es runter mit den Pfunden.

Der Körpermasse-Index

Der BMI (Body-Mass-Index; zu Deutsch: Körpermasse-Index) hat sich international zur Beurteilung des Körpergewichts durchgesetzt. Da dieser Wert meistens ganz eng mit dem Körperfettgehalt zusammenhängt, ist er zur Beurteilung des Risikos von Übergewicht besonders gut geeignet, hat aber auch seine Schwächen: Der BMI unterscheidet nicht zwischen Fett- und Muskelmasse. Eine schwergewichtige Sportskanone mit stattlichen Muskeln hat automatisch einen hohen BMI, Speck auf den Rippen wird man hier aber vergeblich suchen und Abnehmen ist natürlich auch nicht nötig. Bringen

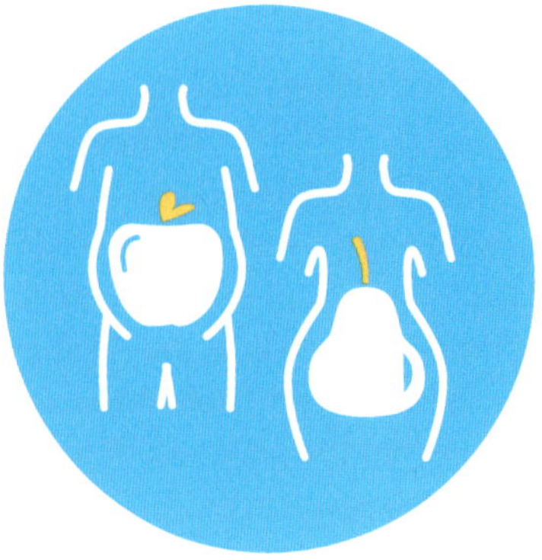

Sie keine großen Muskelpakete auf die Waage, ist der BMI aber ein guter Richtwert: Versuchen Sie das Normalgewicht nach dem BMI zu erreichen (siehe Tabelle »Bewertung des BMI«).

So berechnen Sie Ihren BMI
Sie berechnen den BMI, indem Sie Ihre Körpergröße in Metern mit sich selbst multiplizieren (z. B. bei einer Größe von 1,68 m rechnen Sie 1,68 × 1,68; das ergibt 2,82). Dann teilen Sie Ihr Gewicht in kg durch diesen Wert (z. B. 75 kg/2,82). So erhalten Sie Ihren persönlichen BMI (in diesem Beispiel etwa 26,6).

Bewertung des BMI

Alter in Jahren	wünschenswerter BMI
19–24	19–24
25–34	20–25
35–44	21–26
45–54	22–27
55–64	23–28
über 64	24–29

Im Alter darf es etwas mehr sein
Erwachsene, deren BMI im Bereich zwischen 19 und 28 liegt, gelten dementsprechend als normalgewichtig; alles, was darüber ist, gilt als übergewichtig. Berücksichtigen Sie also, dass Sie mit zunehmendem Alter etwas mehr wiegen dürfen. In dem Beispiel würde ein BMI von 26 nur bei einem Menschen unter 35 Jahren als Übergewicht gewertet.

Wo sitzt der Speck?

Bauchfett feuert Entzündungen an – das gilt auch für Gichterkrankungen. Fettansammlungen im Bauchbereich gelten als besonders problematisch und sind ein typisches Anzeichen für das Metabolische Syndrom (Übergewicht, Diabetes Typ 2, erhöhte Blutfettwerte, Bluthochdruck).

Warum der Apfel das Problem ist

Sind Sie der Apfeltyp oder eher eine Birne? Zeigen sich Ihre Pölsterchen wie ein Schwimmring auf den Hüften, sind Sie wohl ein »Apfel«. Viele Männer gehören zu diesem Typ mit schlanken Beinen und Kugelbauch, während Frauen eher zum Birnentyp neigen – also einem Fettansatz an Po und Beinen.

Die gute Nachricht: Ihr Bauchfett werden Sie schneller los als Fettpolster an Beinen und Po. Die schlechte Nachricht: Das Fett am Bauch ist gefährlicher als Speck an anderen Körperstellen. Das Fettgewebe im Bauch ist aktiv an Ihrem Stoffwechsel beteiligt und begünstigt die Entstehung von Ablagerungen in den Blutgefäßen. Folgen der Arterienverkalkung können Herzinfarkt oder Schlaganfall sein. Übergewichtige Apfeltypen sind für Stoffwechselkrankheiten wie Diabetes Typ 2, Bluthochdruck oder Gicht anfälliger. Typisch weiblich ist der Birnentyp mit einem Fettansatz an Po und Oberschenkeln. Er ist so alt wie die Menschheit und als Notspeicher für Schwangerschaften in schlechten Zeiten vorgesehen.

Der Bauchumfang

Ihr Bauchumfang gibt wichtige Hinweise darauf, ob Ihre Körperform eine Gesundheitsgefahr darstellt. Messen Sie Ihren Bauchumfang im Stehen und mit freiem Oberkörper. Legen Sie das Maßband dafür in der Mitte zwischen dem unteren Rippenbogen und der Oberkante des Beckenkamms an. Messen Sie während der Ausatmungsphase.

Bei Frauen gilt: Bauchumfang über 80 cm: mäßig erhöhtes Risiko

Bauchumfang über 88 cm: deutlich erhöhtes Risiko

Bei Männern gilt: Bauchumfang über 94 cm: mäßig erhöhtes Risiko

Bauchumfang über 102 cm: deutlich erhöhtes Risiko

Abnehmen mit 50 plus

Mit zunehmendem Alter sitzen die Fettpölsterchen hartnäckiger auf den Hüften. Das Abspecken ist viel schwerer als in jungen Jahren. Gleich mehrere Faktoren führen dazu, dass wir mit 50 plus schneller Kilos ansetzen. Unser Körper kommt mit zunehmenden Jahren mit weniger Kalorien aus. So sinkt der Grundumsatz (Ruheumsatz) deutlich, das ist unser Energieverbrauch in Ruhe, den wir also beispielsweise durch Atmung, Herzschlag, Aufrechterhaltung der Körtemperatur und Denken haben. Da im Alter die körperliche Aktivität oft nachlässt, verringert sich auch der sogenannte Leistungsumsatz (Energieverbrauch durch Bewegung). Gleichzeitig nimmt der Anteil der Muskelmasse ab – eines aktiven Gewebes, das viel Energie verbraucht.

Hormone mästen das Bauchfett

Auch die hormonellen Veränderungen im Alter fördern den Speckansatz. Frauen trifft dies meist noch stärker als Männer. Ab etwa dem 40. Lebensjahr sinkt der weibliche Östrogenspiegel – das begünstigt die Fetteinlagerung am Bauch. Männer produzieren ab diesem Alter weniger Testosteron, was die Muskulatur schwinden lässt, der Bauch hingegen wächst. Für beide Geschlechter gilt: Mit zunehmendem Alter produziert der Körper immer weniger Somatropin (Wachstumshormon), das den Fettabbau fördert – besonders in der Nacht.

Warum Fastenkuren einen Gichtanfall auslösen können

Setzen Sie beim Abspecken nicht auf Radikalkuren (z.B. Nulldiät) oder einseitige Diäten.

Dafür gibt es gleich mehrere Gründe:

- Fällt die Kalorienzufuhr unter ein gewisses Minimum (ca. 1200–1400 kcal pro Tag), schaltet Ihr Körper nach 3 Tagen auf ein Notprogramm um. Er beginnt, seinen Energiebedarf aus dem Abbau von Muskelmasse zu decken. Schließlich brauchen Muskeln viel Energie (Kalorien), sogar dann, wenn sie sich kaum bewegen. Da die Energie fehlt, geht es den Muskelzellen noch mehr an den Kragen als den Fettzellen. Dieser Abbau von Muskelzellen setzt viele Purine frei.
- Strenge Diäten und Fasten verlangsamen alle Stoffwechselvorgänge. Dadurch produzieren die Nieren weniger Harn. Als Folge schleusen die Nieren weniger Harnsäure aus dem Körper.
- Bei radikalen Diätkuren oder sogenannten Low-Carb-Diäten (kohlenhydratarme Ernährung) bildet Ihr Körper Ketonkörper. Das Fatale: Genau diese Ketonkörper können die Harnsäureausscheidung über Ihre Nieren blockieren und einen akuten Gichtanfall auslösen.
- Durch strenge Fastenkuren wird viel Körperfett abgebaut. Dadurch steigt der Gehalt an Fettsäuren im Blut, aus denen Ketonkörper gebildet werden. Das hat den gleichen Effekt wie eine fettreiche Ernährung – die Harnsäureausscheidung sinkt und der Harnsäurespiegel im Blut steigt.

5 unschlagbare Argumente für mehr Bewegung

Körperliche Aktivität ist die beste Maßnahme, um Ihren überflüssigen Fettpölsterchen jetzt zu Leibe zu rücken. Sie kurbelt nicht nur Ihren Kalorienverbrauch an, sondern wirkt sich auch positiv auf erhöhte Harnsäurewerte aus.

Das sind die 5 Gründe:

1. Sie steigern Ihren Kalorienverbrauch: Durch Bewegung geben Sie Ihrem Körper die Chance, überflüssige Kalorien direkt zu verbrennen.
2. Sie bauen Muskelmasse auf: besonders durch ein gezieltes und ausreichend dosiertes Krafttraining. Hat Ihr Körper mehr Muskeln, steigt Ihr Grundumsatz. Sie verbrauchen dann ständig mehr Energie, egal ob Sie sich bewegen oder schlafen. Das funktioniert leider auch in die andere Richtung: Schon nach 1 Woche ohne körperliche Aktivität baut Ihr Organismus seine Muskelmasse wieder ab und verbrennt in Ruhe weniger Fett. Gleichzeitig steigt der Körperfettanteil (vor allem das Bauchfett) rapide an.
3. Sie senken Ihren Insulinspiegel nachhaltig durch ausdauernde Bewegung:

Das »Masthormon« Insulin steuert nicht nur Ihren Blutzuckerspiegel, sondern auch die Verarbeitung und das Speichern von Fetten im Körper. In Ihrem Fettgewebe öffnet ein hoher Insulinspiegel die Türen zur Fetteinlagerung in den Körperzellen und blockiert gleichzeitig die Ausgangstüren. Insulin bewacht also Ihre Fettpölsterchen geradezu und ist beim Abspecken ein echter Hemmschuh.

4. Sie werfen Ihren Verbrennungsmotor an: In jeder Muskelzelle sitzen kleine Kraftwerke (Mitochondrien). Sie liefern die Energie für Ihre Muskelarbeit. Regelmäßiges Ausdauertraining bewirkt, dass sich die Mitochondrien vermehren. Rund 1000 dieser Verbrennungsmotoren arbeiten in einer Zelle. Durch gezieltes Training können Sie die Zahl der Mitochondrien deutlich vermehren, ja sogar verdoppeln. Dadurch steigert Ihr Körper seine Fettverbrennung (und seine Ausdauerleistungsfähigkeit).
5. Sie rücken Ihrem Bauchfett zu Leibe: Durch Bewegungsreize schütten Ihre Muskeln sogenannte Myokine (aus dem Griechischen: mys = Muskel; kinein = bewegen) aus. Eine wahre Wunderwaffe unter den Myokinen ist das Interleukin-6: Es steigert gezielt die Fettverbrennung in Ihrer Bauchregion und verbessert die Wirkung des Hormons Insulin. Als Folge muss Ihre Bauchspeicheldrüse weniger Insulin produzieren, das erleichtert Ihrem Körper die Fettverbrennung zusätzlich.

Wie Sie Ihren Pfunden einfach davonlaufen

Ausdauertraining ist die beste Methode, um Ihren Energieverbrauch zu steigern. Wenn Sie bis jetzt eher ein Bewegungsmuffel waren, gehen Sie doch mal strammen Schrittes spazieren (mindestens 2,5 Stunden pro Woche). Sie werden überrascht sein, wie schnell Sie erste Trainingserfolge spüren: Sie halten länger durch, und die Pfunde beginnen zu purzeln. Falls Sie bereits sportlich aktiv sind, ist das Joggen für Sie ideal. Hier ist der Energieverbrauch pro Sporteinheit besonders hoch. Wichtig ist, dass Sie sich regelmäßig bewegen – 5-mal 30 Min. Bewegung in der Woche bringt Ihnen mehr als 1- oder 2-mal ein längeres Sportprogramm von mehr als 1 Stunde.

Laufen ohne Schnaufen

Achten Sie unbedingt darauf, dass Sie beim Sport nicht zu sehr außer Puste kommen. Nur wenn Ihre Muskeln gut mit Sauerstoff versorgt sind (aerobes Training), sind Sie im rundum gesunden Belastungsbereich. Atmen Sie immer gleichmäßig und tief ein. Das wirkt wie eine Sauerstoffdusche auf Ihren Körper – und das bringt Ihre Fettverbrennung zusätzlich auf Trab.

Steuern Sie Ihre Laufgeschwindigkeit über die Atem-Schritt-Regel: 4 Schritte einatmen, 4 Schritte ausatmen. So finden Sie zu Ihrem individuellen Lauftempo.

So viel Energie verbrennen Sie durch Ihre Bewegung

Bewegungsart	Energieverbrauch in kcal pro 15 Min. Aktivität, bei einem Körpergewicht von:				
Sport	**55 kg**	**65 kg**	**75 kg**	**85 kg**	**95 kg**
Aerobic	81	96	110	125	141
Gerätetraining, gemischt	96	113	131	149	165
Gymnastik	54	65	74	85	95
Jogging, langsam	113	132	150	165	195
Jogging, schnell	165	210	240	270	300
Radfahren, 9 km/h	53	63	72	81	92
Radfahren, 15 km/h	83	98	113	128	143
Schwimmen, zügig	128	152	174	198	222
Skifahren, Abfahrt	99	116	134	150	170
Skilanglauf	118	140	161	182	204
Spazierengehen, 3 km/h	43	50	59	67	75
Walking, easy	62	72	84	96	107
Walking, power	80	95	110	125	138
Yoga	51	60	71	78	89
Alltägliches					
Bügeln	26	32	36	41	47
Putzen	51	60	71	78	89
Treppensteigen	112	132	152	174	192

Diese Sportarten bringen Ihre Fettverbrennung in Fahrt

- zügiges Gehen/Walking
- Nordic Walking/Wandern
- Laufen/Jogging
- Radfahren
- Schwimmen
- Skilanglauf
- Tanzen

Wie Krafttraining Ihr Ausdauertraining ergänzt

Besonders effektiv ist es, wenn Sie große Muskelgruppen durch Krafttraining aktivieren: Oberschenkel, Oberarme, Po und Bauch. So können Sie guten Muskelaufbau bei geringem Zeitaufwand erreichen. Wenn Sie durch Ihr Training nur 500 g Muskelmasse aufbauen, verbrennen Sie etwa 50–100 kcal jeden Tag zusätzlich! Auch, wenn Sie sich gerade nicht viel bewegen und nur auf dem Sofa sitzen.

Gute Muskelübungen sind bespielweise:

- Kniebeugen
- Liegestütze
- Sit-ups

Einfache Ernährungstipps für dauerhaften Abspeckerfolg

Schon mit ein paar Änderungen Ihrer Essgewohnheiten können Sie sich von Ihren Fettpölsterchen langsam, aber dauerhaft verabschieden.

Führen Sie zunächst ein Ernährungstagebuch

Schreiben Sie einfach mal 1 Woche lang auf, was Sie jeden Tag essen und trinken. Rechnen Sie Ihre tägliche Kalorienaufnahme aus. Hilfreich ist dabei eine Nährwerttabelle, in der Sie auch viele Fertiggerichte und Portionsgrößen finden (z. B. Die große Warburg/Egert Kalorien- & Nährwerttabelle, TRIAS; oder im Internet: www.kalorientabelle.net). Halten Sie Ihre Kalorienaufnahme auch während der Abnehmphase fest.

Abspecken: So schützen Sie sich vor einem Gichtanfall

Nehmen Sie nicht weniger als 1200–1400 kcal pro Tag auf. So nehmen Sie dauerhaft ab, da Ihr Körper keine Hungersnot zu fürchten hat.

Essen Sie während der Abnehmphase reichlich Gemüse, Salate (z. B. mit Käseeinlage), fettarm zubereitete Kartoffeln (Pellkartoffeln mit Quark, Ofenkartoffeln, Kartoffelstampf), Nudeln mit Tomatensauce und Reis mit Pfannengemüse.

Essen Sie nicht mehr als 3 Mahlzeiten pro Tag

Vergessen Sie Zwischenmahlzeiten. Bei jeder noch so kleinen Nahrungsaufnahme steigt Ihr Blutzuckerspiegel. Das führt zu einer Ausschüttung des »Masthormons« Insulin, das die Fettverbrennung ausbremst. Untersuchungen an der Berliner Charité zeigten, dass bereits eine kleine Mahlzeit mit 500 kcal die Fettverbrennung für 4 Stunden lahmlegt.

Starten Sie satt in den Tag

Das ist der beste Schutz vor Heißhungeranfällen. Vollkornprodukte (Brot, Müsli,

Getreideflocken) sind besonders reich an Ballaststoffen, die in Ihrem Magen-Darm-Trakt aufquellen und ein lang anhaltendes Sättigungsgefühl auslösen. Je grober das Vollkornbrot ist, desto besser ist die Sättigungswirkung.

So starten Sie satt in den Tag:

- Vollkornbrot mit Käse und Tomate
- Vollkornbrot mit Kräuterquark und Ei
- Vollkornbrot mit körnigem Frischkäse und frischem Obst
- Joghurt/Quark mit zuckerfreier Müslimischung und frischem Obst

Meiden Sie Zucker

Das gilt auch für zuckerhaltige Getränke. Nach dem Konsum von Zucker schnellt Ihr Blutzuckerspiegel in die Höhe. Das lockt Insulin aus der Reserve und blockiert das Abspecken. Achten Sie auf die Zutatenliste von Lebensmitteln: Hinter Zutaten, die auf »-ose« enden, versteckt sich meist Zucker wie Glukose, Laktose, Maltose. Das gilt auch für die Bezeichnung »Sirup«.

Das Volumetrics-Prinzip

Sie müssen eine bestimmte Menge an Nahrung zu sich nehmen, bis Sie sich satt fühlen – ganz egal wie viele Kalorien in Ihrem Essen stecken. Achten Sie daher bei dieser Diätform auf die Kaloriendichte von Nahrungsmitteln (kcal/g), die Sie zu sich nehmen. Beispiel Kartoffeln: 100 g Pommes haben etwa 300 kcal; 100 g Kartoffelsuppe (fettarm zubereitet) dagegen nur etwa 40 kcal.

Meiden Sie Lebensmittel, in denen pro 100 g über 225 kcal stecken. Dazu zählen Butter, fettreicher Käse, viele Wurstwaren, Knabberwaren und zuckerhaltige Getränke. Diese Lebensmittel liefern viel Energie, haben aber nur eine geringe Sättigungswirkung.

Ein Überblick über die Kaloriendichte von Lebensmitteln

5 Volumetrics-Topps		5 Volumetrics-Flopps	
Lebensmittel	**Energiedichte (kcal/g)**	**Lebensmittel**	**Energiedichte (kcal/g)**
grüner Salat	0,1	Salami	3,6
entrahmter Joghurt	0,4	Schokoriegel	5,0
Tomatensuppe	0,4	Kartoffelchips	5,4
Äpfel	0,5	Cashewkerne	5,7
Hähnchenbrust	1,0	Butter	7,4

Eiweiß kurbelt Ihren Kalorienverbrauch an

Nehmen Sie beispielsweise 100 kcal in Form von Eiweiß auf, verbrennt Ihr Körper bis zu 25 Prozent dieser Energie allein für die Verwertung des Eiweißes. Zum Vergleich: Bei Fett sind es nur 2–4, bei Kohlenhydraten 4–7 Prozent.

Entdecken Sie den Kombi-Trick

Entscheidend ist hier die Zusammensetzung der Eiweißbausteine (Aminosäuren). Ein besonders hochwertiges Eiweiß bieten Sie Ihrem Körper durch die geschickte Kombination von tierischen und pflanzlichen Lebensmitteln.

Ideal bei Gicht sind diese Eiweißkombinationen:

- Kartoffeln und Ei
- Kartoffeln und Quark
- Rindfleisch (kleine Portion: 80 g) und Kartoffeln
- Bohnen und Mais
- Milch und Weizen
- Ei und Weizen
- Ei und Milch

Kalzium unterstützt Ihren Abnehmerfolg

Über die Rolle von Kalzium im Gewichtsmanagement wird bereits seit den 1970er Jahren geforscht. Seitdem häufen sich wissenschaftliche Studien, die zeigen, dass mit zunehmender Kalziumaufnahme der Körperfettanteil sinkt. Erfreulich ist dabei, dass die gute Kalziumversorgung zu einer Verringerung des Bauchfetts führt, das als besonders gesundheitsschädlich gilt. Versuche mit Fettzellen von Mäusen und Menschen zeigen Folgendes: Ist die Kalziumkonzentration in den Zellen hoch, wird die Fetteinlagerung gehemmt. Umgekehrt stimuliert eine niedrige Kalziumaufnahme die Zellen dazu, Fett zu speichern.

Setzen Sie auf Milchprodukte

Tatsächlich kann Kalzium im Magen-Darm-Trakt Nahrungsfette zu Kalziumseifen binden. So kann eine kalziumreiche Ernährung dazu beitragen, dass die Aufnahme von Fettsäuren in Ihr Blut eingeschränkt wird und mehr Fette ungenutzt ausgeschieden werden. Nachgewiesen ist diese Wirkung durch den Verzehr von Milchprodukten. Durch die Einnahme von Nahrungsergänzungsmittel konnte in Untersuchungen nicht der gleiche Effekt erzielt werden. Man vermutet daher, dass diese Wirkung auch auf sekundären Inhaltsstoffen der Milch beruht wie Molkenproteinen, speziellen Fettsäuren (konjugierte Linolsäure) und Aminosäuren (Valin, Leucin, Isoleucin).

Die 7 idealen Milchprodukte für Ihre Kalziumversorgung:

- fettarme Trinkmilch
- Buttermilch
- Molke

- Joghurt
- Magerquark
- körniger Frischkäse
- Parmesan

Bitter macht schlank

Sauer macht lustig – das ist für Sie bestimmt nichts Neues. Aber wissen Sie auch, dass Bitter schlank macht? Dabei geht es Ihnen vermutlich wie den meisten Menschen, und Sie empfinden einen bitteren Geschmack eher als unangenehm. Diese Vorliebe ist natürlich auch der Lebensmittelindustrie nicht entgangen, und sie hat inzwischen reagiert: Bitterstoffe werden aus industriell verarbeiteten Lebensmitteln konsequent verbannt oder durch spezielle Züchtungen (z.B. bei Äpfeln und Salaten) entfernt. Dabei sind es gerade diese Bitterstoffe, die Ihren Appetit auf ganz natürlichem Weg zügeln.

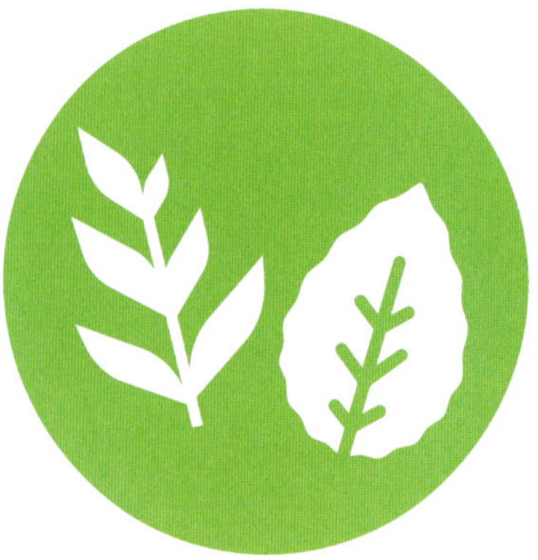

Warum Sie durch Bitterstoffe einfach Gewicht verlieren

Heute ist wissenschaftlich erwiesen, dass die unterschiedlichen Geschmacksqualitäten ganz unbewusst Ihr Ernährungsverhalten steuern. Bitterstoffe regen beispielsweise Ihre Verdauung an, da sie die Produktion von Magensäure, Gallenflüssigkeit und Bauchspeicheldrüsensaft fördern. Gleichzeitig unterstützen Bitterstoffe Ihre natürlichen Darmbewegungen, sodass Nahrungsreste einfach schneller ausgeschieden werden.

Wenn Sie Bitterstoffe regelmäßig zu sich nehmen, werden Ihre Geschmacksnerven empfindlicher und hoch verarbeitete Lebensmittel schmecken einfach nicht mehr so gut. Dadurch ernähren Sie sich automatisch gesünder – von Obst, Gemüse und Vollkornprodukten, die Sie schneller satt machen und die Pfunde purzeln lassen.

Diese Lebensmittel versorgen Sie mit Bitterstoffen:

- Früchte: Zitrusfrüchte wie Grapefruits, Orangen, Zitronen
- Gemüse: Artischocken, Blumenkohl, Endiviensalat, Chicorée, Radicchio, Rucola
- Getreide: Amaranth, Hirse
- Gewürze: Ingwer, Pfeffer, Kardamom
- Küchenkräuter: Estragon, Liebstöckel, Lorbeerblätter, Majoran, Rosmarin, Sauerampfer, Salbei, Thymian

Trinken Sie sich schlank

Für die Wahrnehmungen von Hunger und Durst sind in Ihrem Organismus ein und dieselben Signalstellen zuständig. So kann Durst bei Ihnen Hungergefühle auslösen – auch wenn Ihr Magen noch gut gefüllt ist.

Um dem vorzubeugen, beachten Sie folgende Tipps:

- Trinken Sie etwa 1,5–2 l Flüssigkeit über den Tag verteilt – am besten Wasser.
- Trinken Sie vor jeder Mahlzeit 2 große Gläser Wasser – so meldet sich Ihr Sättigungsgefühl schneller.
- Schwarzer Tee, grüner Tee, Früchtetee und Kaffee (ohne Zucker) halten Ihre Hungergefühle im Zaum.
- Meiden Sie unbedingt zuckerhaltige Getränke wie Limonaden oder Fruchtsaftgetränke.

Durchbrechen Sie Ihre Gewohnheiten

Vielleicht kennen Sie das auch? Manchmal essen Sie gar nicht, weil Ihr Magen knurrt, sondern weil Kummer, Frust, Ärger oder Langeweile Sie plagen. Oft sind es auch lieb gewonnene Gewohnheiten, die Sie zu bestimmten Tageszeiten oder in speziellen Situationen immer wieder zu den gleichen Lebensmitteln greifen lassen: Frühstücken Sie am liebsten mit Brötchen und der Zeitung? Knabbern Sie gerne etwas vor dem Fernseher? Beim Einkaufen darf der Burger einfach nicht fehlen? Viele dieser Marotten führen dazu, dass Sie ganz unbewusst essen und trinken. So ganz nebenbei legen Sie dann auch an Gewicht zu. Das kritische Hinterfragen Ihres eigenen Essverhaltens ist ein wichtiger, aber besonders unbeliebter Schritt bei Ihrem Abspeckprojekt. Denn für Sie heißt das, nach Alternativen zu suchen und neue Strategien zu entwickeln, mit denen Sie diese Situationen anders meistern.

3 allgemeine Tipps gegen ungünstige Gewohnheiten:

1. Schreiben Sie einfach mal auf, in welchen Situationen Sie zu Essen greifen. Fragen Sie sich dann, ob Sie in diesen Situationen auch wirklich Hunger hatten!
2. Setzen Sie sich zum Essen immer ganz altmodisch an einen Tisch. Lenken Sie sich niemals durch Fernsehen, Smartphone oder eine Zeitung vom Essen ab.
3. Essen Sie nur zu festgelegten Zeiten. So lernt Ihr Körper, zu anderen Zeiten kein Essen zu erwarten.

Gewohnheiten und was Sie konkret dagegen tun können:

- Essen Sie hastig? Kauen Sie jeden Bissen 20-mal. Dehnen Sie Ihre Mahlzeit auf 20 Min. aus.
- Essen Sie oft zwischen den Mahlzeiten? Planen Sie 3 feste Mahlzeiten ein und weichen Sie nicht davon ab.

- Essen Sie Ihren Teller grundsätzlich leer, auch wenn Sie schon satt sind? Hören Sie konsequent auf zu essen, wenn Sie satt sind. Füllen Sie Ihren Teller nur mit kleinen Portionen.
- Naschen Sie bei Stress? Bauen Sie Stress lieber durch einen Spaziergang oder Sport ab.
- Essen oder naschen Sie bei Kummer oder Langeweile? Suchen Sie sich eine geeignete Ablenkung, etwa Spazierengehen, einen Kinobesuch, ein Treffen mit Freunden oder Musikhören.
- Naschen Sie oft vor dem Fernseher? Stellen Sie sich dafür klein geschnittenes Gemüse oder Obst bereit.

Das natürliche Sättigungsgefühl erspüren

Wer mit Gewichtsproblemen kämpft, hat oft verlernt, sein Sättigungsgefühl zu erspüren. Bis das Signal »satt« vom Magen aus Ihr Gehirn erreicht, dauert es etwa 20 Min. Vernichten Sie Ihre Portion in 5 Min., hat Ihr Sättigungsgefühl keine Chance, sich zu melden.

So werden Sie dagegen aktiv:

- Trainieren Sie, langsam und mit viel Genuss zu essen. Versuchen Sie, Ihre Mahlzeiten auf mindestens 15 Min. auszudehnen.
- Eine klare, heiße Brühe, die Sie in kleinen Schlucken genießen, ist eine Essbremse.
- Legen Sie nach den ersten Minuten immer eine kleine Pause bei Ihrer Mahlzeit ein.
- Essen Sie kleine Portionen, von einem kleinen Teller, mit einer kleinen Gabel.
- 2–3 Mahlzeiten reichen pro Tag. Zwischenmahlzeiten blockieren die Gewichtsabnahme.
- Essen Sie immer nur, wenn Sie wirklich ein körperliches Hungergefühl (Magenknurren, flaues Gefühl im Magen) verspüren.

Entdecken Sie die Wahrheit über Ihre Hungergefühle

Neben dem Verzicht auf Lieblingsspeisen ist Hunger der größte Stolperstein, an dem viele Menschen mit ihren Abnehmplänen scheitern. Auch in Abspeckzeiten müssen Sie Ihren Hunger stillen, denn wie alle Menschen lieben natürlich auch Sie das Gefühl, satt zu sein. Dieser Instinkt ist ein fester Teil von uns und funktioniert bereits bei Neugeborenen. Hunger ist kein erlerntes Verhalten, sondern ein angeborenes Bedürfnis, das Ihr Überleben sichern soll. Instinkte wie »Hunger« können Sie nicht kontrollieren oder ausschalten. Sie arbeiten in Ihrem Körper auf einer unbewussten Ebene und werden von den mächtigen Signalen Ihres Körpers und Ihrer Sinnesorgane gesteuert. Dabei nutzt Ihr Körper ganz verschiedene Signale, um Ihrem Gehirn mitzuteilen, dass Sie etwas zu essen brauchen. Erst wenn Sie in der Lage sind, eben diese Signale zu kontrollieren, die Ihr Esszentrum von Ihrem Körper erhält, haben Sie einen wichtigen Schlüssel zu Ihrem Abnehmerfolg in der Hand. So vielschichtig, wie die Signale Ihres Körpers für das Hungergefühl sind, sind auch die Ansätze in Ihrer Ernährung, mit denen Sie diese Signale unter Kontrolle bringen können.

So zähmen Sie Ihre Hungergefühle

Wie gesagt gibt es viele Möglichkeiten, mit denen Sie Ihr Sättigungsgefühl erreichen und Hungergefühle hinauszögern können. So überzeugt Ihren Magen im ersten Schritt nur das Volumen der zugeführten Nahrung. Ist Ihr Magen gut gefüllt, gibt das Hungergefühl erst einmal Ruhe. Wie viele Kalorien und Nährstoffe in Ihrem Essen stecken, hat dafür zunächst keine Bedeutung. Vermutlich spielen hier spezielle Dehnungsrezeptoren im Magen eine Rolle. Damit sich bei Ihnen ein Sättigungsgefühl einstellt, muss einiges an Nahrung in Ihren Magen hinein. Ballen Sie einmal Ihre Faust, um eine Vorstellung davon zu bekommen: Etwa die Menge von 2–3 Fäusten löst einen Dehnungsreiz in Ihrem Magen aus, der Sie satt macht. Salate, Obst, Suppen oder eine Gemüsepfanne stillen Ihren Hunger also auch mit wenigen Kalorien.

So bremsen Sie Heißhunger aus

Viele Menschen, die abspecken möchten, hungern sich durch den Tag. Leider endet das Vorhaben dann oft mit einem Heißhungeranfall vor dem Kühlschrank. Davor schützen Sie sich ganz leicht: Essen Sie sich zu den Hauptmahlzeiten (2–3 pro Tag) satt. Damit Sie dann auch lange satt bleiben, wählen Sie ballaststoffreiche Lebensmittel wie Vollkornprodukte, Gemüse oder 1 kleine Portion Hülsenfrüchte (Linsen, Bohnen, Erbsen, Kichererbsen). Ergänzen Sie diese mit sättigendem Eiweiß, Milchprodukten (Joghurt, Hüttenkäse), Fisch und kleinen Portionen Nüssen. Wenn Sie zwischendurch etwas knabbern möchten, wählen Sie Lebensmittel, die Ihren Blutzuckerspiegel nicht in die Höhe treiben. Ideal ist Rohkost wie z. B. Möhren, Paprika, Gurke, Fenchel, Kohlrabi oder Radieschen. Gemüse ist kalorienarm, durch seinen hohen Ballaststoffanteil sehr gut sättigend und belastet die Harnsäurewerte im Blut kaum. Andere geeignete Zwischenmahlzeiten bilden fettarme Milchprodukte wie Joghurt und Quarkspeisen oder auch Obst.

Bauen Sie kleine Sünden in Ihren Speiseplan ein

Heißhunger auf Süßes kann auch etwas mit Gewöhnung zu tun haben. Versuchen Sie daher nicht jeder Versuchung auch direkt nachzugeben, sondern bleiben Sie möglichst konsequent. Legen Sie sich bewusst z. B. nur 1 Stück Schokolade zum Naschen hin und räumen Sie den Rest weg, bevor Sie alles vernichten können. Wenn Sie sich daran gewöhnen, immer nur 1 kleine Portion Süßes zu essen, wird Ihr Heißhunger mit der Zeit leiser werden und letztlich verstummen. Auch Obst in Hauptgerichten, z. B. Milchreis mit Apfel, Gemüse mit Ananas aus dem Wok oder überbackener Pfirsichtoast, reduziert den Süßhunger nach dem Essen, weil Ihr Verlangen nach etwas Süßem schon bei der Hauptmahlzeit befriedigt wird.

Verbieten Sie sich nichts, auch keine Süßigkeiten. Naschen Sie ruhig auch tagsüber mal kleine Portionen. Begrenzen Sie aber die Menge: 1 Tafel Schokolade pro Woche darf es schon einmal sein. Ist sie am ersten Tag vernichtet, gibt es die nächsten 6 Tage eben keinen Nachschub.

Spüren Sie Appetitfallen auf

Natürlich dürfen Sie das essen, was Ihnen auch gut schmeckt, aber eben nicht nur aus reinem Appetit heraus. Oft fällt es uns aber einfach sehr schwer, Hunger und Appetit voneinander zu unterscheiden. Appetit ist ein Verlangen, ein Wohlgefühl für Ihre Seele, aber nicht die Befriedigung Ihres Körpers mit Nährstoffen. So essen wir oft einfach in Stress-Situationen, aus Langeweile, Frust und Ärger.

Äußere Einflüsse wie Fernsehsendungen, Werbung oder das Angebot in Lebensmittelmärkten steigern Ihren Appetit. Aber auch Gerüche lösen häufig ganz schnell Appetit aus: Der Duft aus einer Bäckerei oder der Bratwurstbude führen dazu, dass Ihnen tatsächlich das Wasser im Mund zusammenläuft. Der Drang, Ihren Gaumen etwas zu verwöhnen, ist ganz eng mit dem Geruchsempfinden verbunden. Sogar die Jahreszeit spielt eine Rolle für Ihre Appetitentwicklung: In den Wintermonaten haben Sie durch Lichtmangel ein größeres Verlangen nach Süßem, werden die Tage wieder länger, lässt Ihr Süßhunger wiederum nach. Wenn Sie Ihren Appetit einfach etwas überlisten, haben Sie bereits eine große Hürde auf Ihrem Weg zur Wunschfigur genommen.

So leicht zähmen Sie Ihren Appetit

Jedes Mal, wenn Sie etwas essen möchten, stellen Sie sich folgende Fragen: Ist es Hunger oder Appetit, der mich antreibt? Würde mir jetzt auch eine Scheibe trockenes Brot oder ein Apfel genügen? Trinken Sie dann zunächst 1–2 Gläser Wasser. Danach horchen Sie noch einmal in Ihren Körper hinein, ob Hunger oder Appetit Sie zum Essen antreibt. Wenn Sie mehrere Stunden nichts gegessen haben, ist die Wahrscheinlichkeit sehr groß, dass sich tatsächlich der Hunger meldet. Ist Ihre letzte Mahlzeit noch nicht so lange her, haben Sie wahrscheinlich Durst oder einfach nur Appetit.

Tipp: Wenn Sie entdecken, dass sich gerade nur Ihr Appetit bei Ihnen meldet, lenken Sie sich am besten vom Thema Essen ab so gut es geht. Tun Sie also irgendetwas, das Sie auf andere Gedanken bringt: Vielleicht unternehmen Sie einen Spaziergang, gehen ins Kino oder treffen sich mit Freunden. Durch solche Ablenkungen können Sie Ihren Appetit tatsächlich dauerhaft vertreiben.

Schlafmangel fördert Übergewicht

Wenn Sie zu wenig schlafen, hat das direkte Auswirkungen auf Ihren Hormonspiegel. Durch Schlafmangel sinkt Ihr Leptin-Wert. Leptin ist ein Hormon, das Ihr Hungergefühl hemmen kann und bei der Regulierung Ihres Fettstoffwechsels hilft. Gleichzeitig steigt der Ghrelin-Wert bei Schlafmangel in Ihrem Körper an. Dieses Hormon wirkt beispielsweise appetitanregend. Nutzen Sie aus diesen Gründen jede Gelegenheit, Ihrem Körper etwas Schlaf und Erholung zu gönnen.

So bestimmen Sie Ihren täglichen Energiebedarf

Die folgende Formel setzt Ihr Sollgewicht (siehe Broca-Formel Seite 83) in Bezug zu Ihrer körperlichen Belastung. So erhalten Sie einen groben Richtwert (!), der Ihnen anzeigt, wie hoch Ihr täglicher Energiebedarf in kcal ist. Das ist aber nur ein ungefährer Anhaltspunkt, da beispielweise geleisteter Sport oder ein Mehr an Bewegung nicht berücksichtigt werden.

Rechnen Sie gleich mal mit:

- bei leichter körperlicher Arbeit wie Bürotätigkeit, Hausarbeit, Autofahren: Sollgewicht in kg × **35 kcal**
- bei mittlerer körperlicher Arbeit wie Zustelldienst, Verkauf, Autoreparatur: Sollgewicht in kg × **45 kcal**
- bei schwerer körperlicher Arbeit wie Baugewerbe, Masseurdienste, Landwirtschaft: Sollgewicht × **55 kcal**

Hier ein Beispiel für eine Person, die üblicherweise eine leichte körperliche Arbeit verrichtet und ein Sollgewicht von 80 kg hat: 80 × 35 kcal = 2800 kcal.

– Fazit aus Woche 5 –

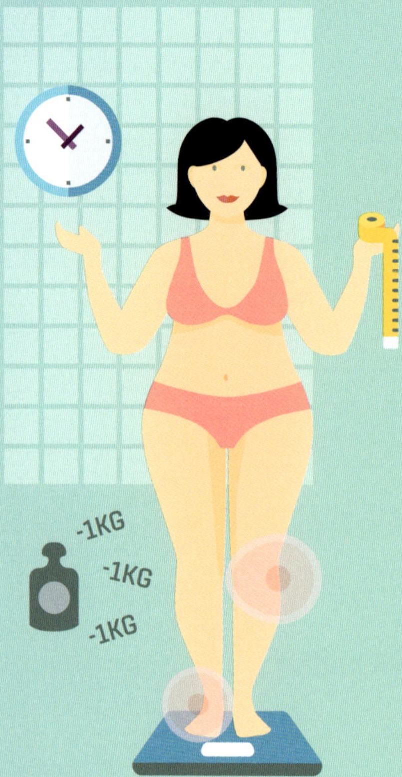

ABNEHMEN SCHONT DIE GELENKE

Durch den Abbau von Übergewicht sinken nicht nur Ihre Harnsäurewerte im Blut, Sie entlasten auch Ihre Gelenke, die die überflüssigen Kilos herumtragen müssen.

LANGSAM, ABER EFFEKTIV

Setzen Sie auf eine langsame Gewichtsreduktion, damit Sie durch das Abspecken keinen Gichtanfall auslösen. Bauen Sie das Übergewicht erst ab, wenn der akute Gichtanfall abgeklungen ist. Gehen Sie dabei den Weg der kleinen Schritte: Wenn Sie 1–2 kg pro Monat abspecken, sind Sie auf einem guten Weg.

DER BMI ALS RICHTWERT

Der Body-Mass-Index zeigt Ihnen an, ob Sie sich im Bereich des Normalgewichts bewegen. Ideal ist z. B. in einem Alter von 45–54 Jahren ein Wert von 22–27.

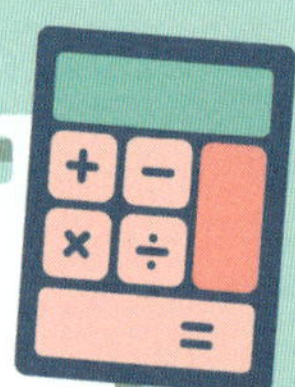

Die Formel zur Berechnung lautet:

$$\text{BMI} = \frac{\text{Körpergewicht (in kg)}}{\text{Körpergröße} \times \text{Körpergröße (in m)}}$$

AUFGABE DER WOCHE

PLANEN SIE IHRE GEWICHTSREDUKTION

Schritt 1

Ermitteln Sie Ihr optimales Körpergewicht nach dem BMI. Das ist Ihr Zielgewicht: Wie viele kg müssen Sie dafür abnehmen?

Schritt 2

Berechnen Sie Ihren täglichen Energiebedarf:
(Körpergröße in cm – 100) × 35 kcal (das Beispiel gilt für eine Person, die einer leichten körperlichen Arbeit nachgeht).

Schritt 3

Erstellen Sie einen Zeitplan für das Erreichen Ihres Ziels. Planen Sie dabei Zwischenziele von Monat zu Monat ein.

Schritt 4

Planen Sie, diese Ziele konkret durch zusätzliche Bewegung oder das Einsparen bei der Kalorienzufuhr zu erreichen: Um 1 kg körpereigenes Fett abzubauen, müssen Sie 7000 kcal einsparen oder durch zusätzliche Bewegung verbrennen.

Woche 6: Bewegung und Entspannung

Sie haben sich inzwischen schon sehr intensiv mit Ihrer Gicht beschäftigt. Jetzt wird es Zeit für ein wenig Entspannung und Erholung.

Eine gute Regeneration finden Sie allerdings nicht auf dem Sofa. Werden Sie körperlich aktiv. Jede Form von Bewegung ist der einfachste und natürlichste Weg, Ihren Körper von Stresshormonen zu befreien.

Für alle Gelenke gilt, dass sanfte Bewegung die Stoffwechsellage im Gelenk verbessert, den Knorpel stärkt und die Funktion erhält. Bei Gicht kommt es zu Ablagerungen im Gelenk sowie in den Schleimbeuteln und Sehnen. Durch eine angemessene Bewegungstherapie kann die Stoffwechsellage verbessert und das Gewebe im Gelenk mobilisiert werden. Das ist ein Ansatz in der Behandlung von Gicht und hohen Harnsäurewerten, der gerne vernachlässigt wird. Ich wünsche Ihnen viel Erfolg, mit einem kleinen, aber trotzdem sehr effektiven Bewegungsprogramm.

Bewegung senkt die Harnsäurewerte

Typische Folgen von Bewegungsmangel sind Übergewicht, Diabetes Typ 2, Rücken- und Gelenkschmerzen oder schwerwiegende Herzerkrankungen. Die gute Nachricht lautet aber: Es ist nie zu spät, Ihren Körper in Bewegung zu bringen und Gesundheitsrisiken zu verringern. Wissenschaftliche Studien zeigen beispielsweise: Wer im Vergleich zu Sofasitzern täglich 8 km geht, kann das Risiko eines akuten Gichtanfalls bereits halbieren.

Setzen Sie bei Gicht auf das »Medikament« Bewegung

Diese positiven Effekte hat körperliche Aktivität:

- Die Ausscheidung von Harnsäure wird über die Nieren deutlich gesteigert.
- Entzündungsreaktionen werden gedämpft, Schmerzen gelindert.
- Die Beweglichkeit der Gelenke bleibt erhalten oder verbessert sich.
- Das Ablagern von Harnsäuresalzen wird verringert.
- Bewegung fördert das Abnehmen.

Trainingstipps für Einsteiger

So fällt Ihnen die Bewegung leicht:

- Wählen Sie eine Sportart, die Ihnen Spaß macht, andernfalls ist das Unternehmen schnell zum Scheitern verurteilt.
- Überlasten Sie sich nicht. Falscher Eifer schadet Ihnen hier nur. Gehen Sie Ihr Bewegungsprogramm langsam an. Wenn Sie sich bei Ihren ersten Aktivitäten überfordern, denken Sie vermutlich nur mit Schaudern an die erlittenen Qualen zurück.
- Das Zauberwort heißt Regelmäßigkeit! Wenn Sie sich einmal pro Woche bis zur völligen Erschöpfung treiben, verbessert das weder Ihre Harnsäurewerte noch verlieren Sie Ihre Pfunde.
- Werden Sie an 3, besser noch an 5 Tagen pro Woche aktiv. Im Idealfall liegen zwischen Ihren Trainingseinheiten nicht mehr als 2 Tage Pause.
- Gönnen Sie sich ab und zu einen Tag Pause, damit sich Ihr Körper erholt.
- Setzen Sie sich nicht zu sehr unter Druck. Bauen Sie auf keinen Fall Stress durch Ihr Bewegungsprogramm auf.
- Bloß nicht krank trainieren! Wenn Sie unter einem fieberhaften Infekt leiden oder sich nicht gut fühlen, schadet übertriebener Ehrgeiz Ihnen nur. Ihr Körper braucht jetzt Ruhe.

So finden Sie Ihre ideale Sportart

Das Wichtigste ist zunächst, dass Ihnen Ihre Bewegung Freude macht.

Ideal ist ein leichtes Ausdauertraining. Seien Sie vorsichtig, wenn Sie unter Gelenkbeschwerden (Knie, Hüfte, Fuß) leiden. Dann lautet die Devise: bewegen, ohne zu belasten! Setzen Sie auf gelenkschonende Formen der Bewegung wie Walken, Radfahren, Rudern, Skilanglauf oder Schwimmen mit Kraulbeinschlag.

Meiden Sie dagegen »Stop and Go«-Sportarten wie Tennis, Fußball oder Squash, die Ihre Gelenke belasten.

Eine Faustregel für richtige Bewegung:

- Gehen Sie jeden Tag 10 000 Schritte oder investieren Sie pro Woche mindestens 2,5 Stunden in Walking, Jogging oder Radfahren.
- Bringen Sie Ihren Kreislauf in Schwung: Versuchen Sie, in 30 Min. 3000 Schritte zu gehen – am besten jeden Tag.

So einfach bringen Sie Bewegung in den Alltag

Um etwas mehr Bewegung in Ihr Leben zu bringen, brauchen Sie keine teure Sportausrüstung. Einen ersten messbaren Schutzeffekt erzielen Sie schon mit einem zusätzlichen Energieverbrauch durch Bewegung von 500 kcal pro Woche. Das bedeutet für Sie eine Gehstrecke von 1–2 km pro Tag.

Tipps, um dies zu erreichen:

- Gehen Sie beim Telefonieren durch Ihre Wohnung oder durchs Büro.
- Besuchen Sie Ihre Kollegen lieber, als zum Telefon zu greifen.
- Gehen Sie kurze Strecken zu Fuß oder fahren Sie mit dem Rad.
- Vergessen Sie den Lift und steigen Sie lieber Treppen.
- Unterwegs mit Bahn oder Bus, steigen Sie eine Station vor Ihrem Ziel aus und gehen zu Fuß weiter.
- Parken Sie Ihr Auto immer etwas abseits und gehen Sie die restliche Strecke.
- Verabreden Sie sich mit Freunden nicht auf Kaffee und Kuchen, sondern zu einem entspannenden Spaziergang.
- Schwingen Sie sich auch mal wieder auf das Fahrrad.
- Nutzen Sie Pausen oder den Feierabend zu einem kleinen Spaziergang.
- Gehen Sie öfter in der Stadt einkaufen, statt im Internet zu shoppen.
- Nutzen Sie die Werbepausen im Fernsehen für ein paar Kniebeugen.
- Machen Sie es wie die Hundehalter: Gehen Sie 3-mal pro Tag eine Runde um den Block – oder leihen Sie sich gleich einen Hund aus.

Sie sind Frühaufsteher?

Dann starten Sie doch schon vor dem Frühstück mit Bewegung. So können Sie die nächtliche Fettverbrennungsphase noch ein wenig verlängern. Überfordern Sie Ihren Körper aber nicht in den frühen Morgenstunden. Achten Sie auch darauf, dass Sie auf keinen Fall zu stark außer Puste kommen. Wenn Sie zu schnell laufen, führt das leicht zu einer Übersäuerung Ihres Körpers durch eine hohe Produktion von Milchsäure (Laktat). Fühlen Sie sich nach Ihrer Sporteinheit den ganzen Tag über frisch und unternehmungslustig, stimmt die Intensität. Sind Sie müde und erschöpft, war es einfach zu viel.

Sie werden eher abends munter?

Wenn Sie abends laufen, walken oder ein wenig Rad fahren, verbrennen Sie nicht nur Fett, sondern steigern auch Ihre Fettverbrennung in der Nacht. Dafür sorgt der sogenannte Nachbrenneffekt: Auch nach dem Training ist Ihr Energieverbrauch über einige Stunden noch leicht erhöht.

Fußpflege: Wie Sie Ihre Nägel richtig schneiden

Da es häufig die Füße bzw. die Zehen sind, die unter einem Gichtanfall zu leiden haben, macht es Sinn, Ihnen besondere Aufmerksamkeit und Pflege zu widmen. Schneiden Sie Ihre Fußnägel immer gerade und nicht zu kurz. Vermeiden Sie es unbedingt, Ihre Fußnägel (gilt auch für die Fingernägel) vorne abzurunden. Vorsicht! Wenn Sie die seitlichen Ecken Ihrer Fußnägel abschneiden, können diese in die Haut wachsen und dort schmerzhafte Entzündungen auslösen.

Wichtig für Sie zu wissen

Übertreiben Sie es nicht. Auch Extremsport kann die Harnsäurewerte nach oben schnellen lassen. Der Grund: Bei jedem Ab- und Umbau von Körperzellen fallen Purine an, die zu Harnsäure umgewandelt werden. Setzen Sie also auf moderaten Freizeitsport.

Hilfe bei eingewachsenen Nägeln

Ursache für eingewachsene Nägel ist meistens schlecht sitzendes Schuhwerk oder falsche Nagelpflege. Bei nur leichten Entzündungen helfen Ihnen Fußbäder mit Kamillenextrakt. Oder Sie pinseln die betroffene Stelle mit einer desinfizierenden Lösung ein, zum Beispiel mit Povidon-Iod (PVP-Iod aus der Apotheke). Gehen Sie aber unbedingt zum Arzt, wenn Ihre Zehe pocht. Es könnte sich in diesem Fall um eine ernsthafte bakterielle Infektion handeln. Die Gefahr besteht, dass sich die Entzündung unter dem Nagelbett ausbreitet.

Fußgymnastik kann Harnsäureablagerungen vorbeugen

Gerade nach einem schmerzhaften Gichtanfall brauchen Ihre Füße etwas Training, um wieder in Form zu kommen. Einfache Gymnastikübungen kräftigen Ihre Fußmuskulatur, steigern die Beweglichkeit und fördern die Durchblutung – das vermindert auch das Risiko von Harnsäureablagerungen am Zehengrundgelenk. Ideal ist es, wenn Sie die kleine Gymnastik täglich in Ihren Alltag einbauen.

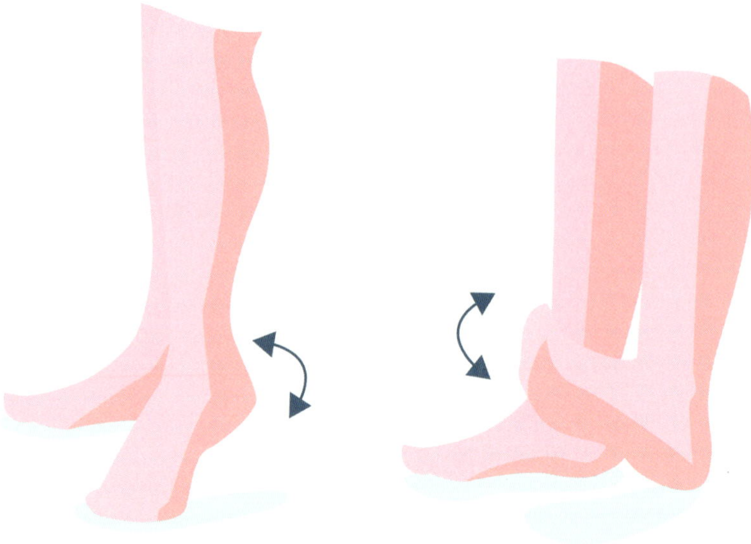

Kreiselübung

Kreiselübung

Sie können die Übung im Stehen oder im Sitzen machen. Sie fördert Beweglichkeit und kräftigt die Waden.

- Stellen Sie sich auf die Zehenspitzen.
- Lassen Sie die Fersen abwechselnd ein paarmal einwärts und ein paarmal auswärts kreisen. Dabei die Zehen immer fest am Boden halten.
- Stellen Sie sich auf die Fersen und lassen Sie die Fußspitzen kreisen. Wechseln Sie dabei die Drehrichtung.

Zehengymnastik

Diese Übung fördert mehr Beweglichkeit und gute Durchblutung. Wiederholen Sie die Übung pro Fuß 5-mal.

- Ziehen Sie so oft wie möglich Ihre Schuhe aus und wackeln Sie mit allen Zehen.
- Spreizen Sie Ihre Zehen so weit wie möglich auseinander.
- Ziehen Sie Ihre Zehen anschließend so kräftig wie möglich zusammen.
- Stellen Sie sich im Sitzen auf die Zehenspitzen, Spannung kurz halten.
- Kleines Stretching: Ziehen Sie einfach Ihre Zehen sanft nach oben. Das dehnt Ihre Zehenbeugemuskulatur.

Rollübung mit Fußball

Diese Übung schult das Koordinationsvermögen und trainiert Ihre Füße und Beine. Wiederholen Sie die Übung 15-mal.

- Setzen Sie sich mit leicht angezogenen Beinen auf den Boden. Die Hände stützen Sie hinter dem Körper seitlich auf.
- Rollen Sie einen mittelgroßen Ball langsam mit beiden Füßen nach vorn und zurück: Ziehen Sie die Beine also abwechselnd an den Körper heran und strecken Sie sie dann wieder. Für einen zusätzlichen Massageeffekt können Sie auch ein Igelball verwenden.

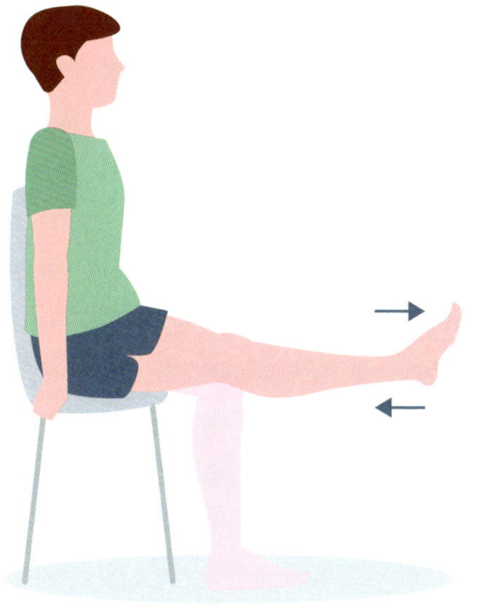

Spreizübung

Spreizübung

Diese Übung dehnt die Fußbänder und trainiert Beweglichkeit. Wiederholen Sie die Übung 10-mal.

- Setzen Sie sich auf einen Stuhl. Die Beine stellen Sie im rechten Winkel auf.
- Heben Sie ein Bein an und strecken Sie es waagerecht aus. Strecken und beugen Sie nun den Fuß im Sprunggelenk abwechselnd. Wechseln Sie Links und Rechts ab.

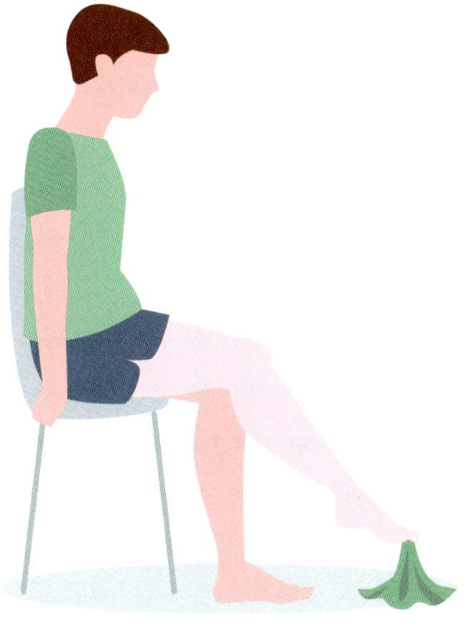

Zehenzange

Zehenzange

Die Übung kräftigt Ihre Zehenbeugemuskulatur und stabilisiert Ihr Fußgewölbe. Wiederholen Sie sie 20-mal.

- Setzen Sie sich auf einen Stuhl oder den Boden.
- Legen Sie ein Handtuch vor Ihre Füße auf den Boden.
- Versuchen Sie, mit Ihren Zehen das Tuch zu greifen, es aufzuheben und es wieder fallen zu lassen.

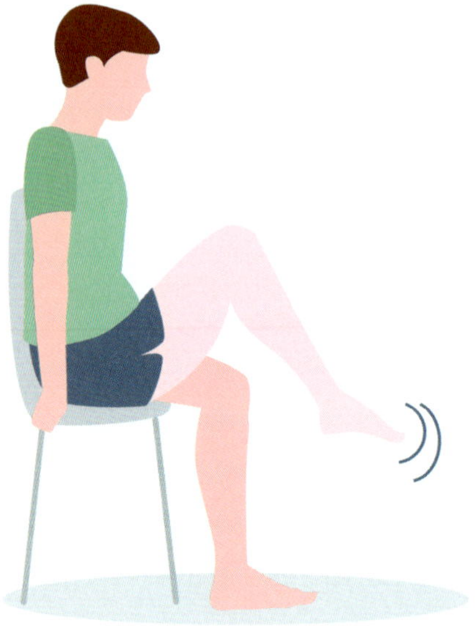

Lockerungsübung

Gehen Sie so oft wie möglich barfuß

Barfußlaufen stärkt Ihre Fußmuskulatur: Ohne Sohlen, Dämpfung und Halt müssen Ihre Füße sensibler auf Unebenheiten im Boden reagieren. Barfußgehen auf Naturböden (Sand, Wiese, Flusskiesel) ist für Ihre Füße eine Art Allheilmittel. Gehen Sie auch in Ihrer Wohnung öfter mal nur auf Socken umher.

Lockerungsübung

Mit dieser Übung entspannen Sie Ihre Füße. Wiederholen Sie die Übung pro Seite 2-mal.

- Setzen Sie sich auf einen Stuhl oder Hocker.
- Heben Sie ein Bein etwas vom Boden ab, bringen Sie dabei das Knie zum Körper.
- Schütteln Sie den Fuß sanft aus.

Warum es sich bei Gicht lohnt, Stress abzubauen

Dauerhafter Stress steht im Verdacht, das Risiko eines akuten Gichtanfalls zu steigern. Unter dem Einfluss von Stresshormonen ist Ihr ganzer Körper in Alarmbereitschaft. Denn in unseren Genen ist noch verankert, dass jetzt entweder ein Kampf oder die Flucht, zum Beispiel vor dem Säbelzahntiger, ansteht. Der Puls ist beschleunigt, der Blutdruck steigt – Verdauung und Stoffwechsel werden heruntergefahren. Das kann auch dazu führen, dass die Harnsäureausscheidung langsamer abläuft. Dauerstress fördert Heißhungerattacken, Übergewicht und besonders den bauchbetonten Fettansatz. Chronischer Stress raubt dem gesamten Organismus außerdem wertvolle Energie, er belastet Herz und Kreislauf, schwächt Nerven und Immunsystem. Übermäßiger langandauernder Stress kann bis zum Burn-out-Syndrom führen, zum Gefühl des völligen Ausgebranntseins und der totalen Erschöpfung.

Damit signalisiert Ihnen Ihr Körper »Überforderung«:

- ständige Müdigkeit
- Kopfschmerzen
- Rückenbeschwerden

- Bluthochdruck
- Magenprobleme
- erhöhte Infektanfälligkeit
- Gewichtszunahme, vorzugsweise mit bauchbetontem Fettansatz

5 goldene Tipps für Ihren Stressabbau

So befreien Sie Ihren Körper auf natürlichem Weg von Stressbelastungen.

Tipp 1: Körperliche Aktivität baut Stresshormone ab

Ihr Körper schreit jetzt geradezu nach Bewegung (wegen des Kampf-oder-Flucht-Reflexes). Schon 3 Bewegungseinheiten von etwa 60 Min. reichen pro Woche aus, um Stress effektiv abzubauen. Bereits durch zügiges Gehen, Wandern oder ein leichtes Jogging erzielen Sie positive Effekte. Ideal zum Stressabbau ist auch Tanzen geeignet. Wichtig ist, dass Ihnen die Bewegung auch wirklich Spaß macht. Wenn Sie sich zum Joggen quälen, bauen Sie nur neuen Stress auf.

Tipp 2: Bauen Sie Muskelmasse auf

Stresshormone werden auch in den Energiezentralen Ihrer Körperzellen (Mitochondrien) abgebaut. Wenn Sie Ihre Muskeln trainieren (Krafttraining), baut Ihr Körper mehr Zellen mit diesen Zentralen auf. Dadurch werden Stresshormone schneller und effektiver abgefangen.

Tipp 3: Trinken Sie die Anspannung weg

In Stress-Situationen verspüren Sie oft kein Durstgefühl, obwohl Ihr Körper durch die stärkere Atmung und eine höhere Schweißproduktion vermehrt Flüssigkeit verliert. Achten Sie darauf, dass Sie regelmäßig über den Tag verteilt ausreichend trinken, um den erhöhten Flüssigkeitsverlust auszugleichen.

Tipp 4: Schaffen Sie sich Freiräume

Sagen Sie auch mal deutlich Nein, wenn Sie immer um Hilfe gebeten werden. Ziehen Sie Grenzen, indem Sie klarmachen: Das geht jetzt nicht.

Setzen Sie für sich selbst darüber hinaus Prioritäten: Trennen Sie das Wichtige von nicht so Wichtigem und erledigen Sie das Wichtigste zuerst; der Rest kann warten! Dazu gehört auch, dass Sie Handy und Computer mal abschalten, um den Kopf wieder frei zu bekommen.

Tipp 5: Setzen Sie auf ein Nickerchen

Machen Sie einmal am Tag eine Schlafpause – etwa in der Mittagspause. Dieser Tagesschlaf hat eine hohe Erholungswirkung auf Ihren Organismus. Schlafen Sie nicht länger als 10–20 Min. (Stellen Sie sich einen Wecker). Wenn Sie länger schlafen, fallen Sie in den Tiefschlaf und haben dann Probleme, wieder fit zu werden.

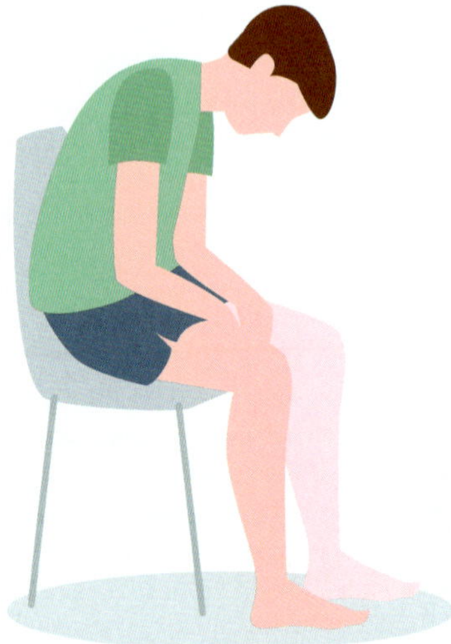

Kutscherhaltung: Diese kurze Übung können Sie bequem jederzeit durchführen.

Hilfe bei Stress: Magnesium

Durch Stress verbrauchen Ihre Körperzellen nicht nur mehr Magnesium, Sie verlieren den wichtigen Mineralstoff auch vermehrt über Schweiß und Urin. Eine schlechte Magnesiumversorgung fördert die Freisetzung von Stresshormonen zusätzlich und kann das Problem so verschärfen.

Gute Magnesiumquellen sind Vollkornprodukte, Gemüse, Obst, Hülsenfrüchte, Nüsse und Milchprodukte. Wichtig ist ein regelmäßiger Verzehr dieser Lebensmittel, da sich ihre Magnesium-Speicher nur langsam füllen. Trinken Sie wenig Alkohol, da er die Ausscheidung von Magnesium zusätzlich fördert.

Verzichten Sie auf Abführmittel und Entwässerungsmittel, die zu enormen Mineralstoffverlusten führen können (siehe auch Tabelle »Magnesiumgehalt von Lebensmitteln« Seite 74).

Nehmen Sie die Kutscherhaltung ein

In früheren Zeiten nutzten Droschkenkutscher diese Übung zur Entspannung auf ihrem Kutschbock und konnten in der Position sogar kurz schlafen. Diese kleine, aber effektive Übung ist ein idealer Begleiter für Ihren Alltag: Sie können sie jederzeit bequem einnehmen – im Büro, in der Bahn oder im Auto (wenn Sie nicht gerade am Steuer sitzen). Durch die Kutscherhaltung bauen Sie nicht nur Stress ab, sondern Sie entspannen auch Ihren Rücken, besonders den Nacken.

So einfach geht es:

- Setzen Sie sich bequem auf einen Stuhl. Stellen Sie Ihre Beine hüftbreit auseinander.
- Beugen Sie sich aus der Taille heraus nach vorn, stützen Sie Ihre Unterarme auf den Oberschenkeln ab und lassen Sie Ihren Kopf hängen.
- Spüren Sie die Dehnung im Nacken und die Entspannung entlang des Rückgrats.
- Richten Sie sich langsam, Wirbel für Wirbel, wieder auf.

Atmen Sie die Anspannung weg mit der 4711-Übung

Wenn Sie Ihrem Körper durch verlangsamtes Atmen eine Art Schlafmodus vorgaukeln, fühlen Sie sich bereits nach wenigen Atemzügen entspannt. Probieren Sie es mit dieser einfachen Übung gleich aus.

- 4 Sekunden einatmen,
- 7 Sekunden ausatmen,
- Dieses Prinzip 11 Min. lang durchhalten.

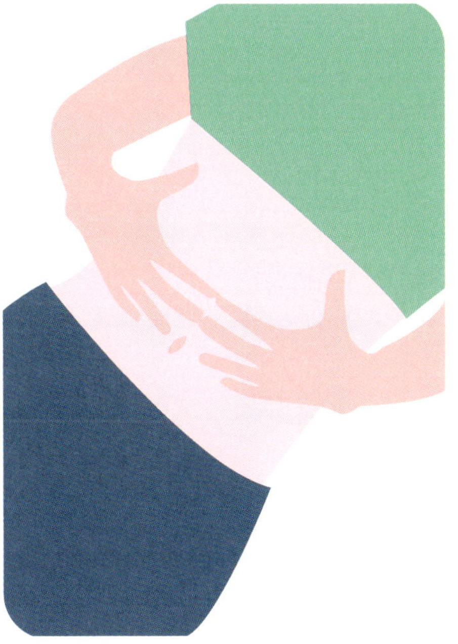

Bauchatmung: Spüren Sie, wie Ihre Hände bei der Einatmung auseinandergleiten und bei der Ausatmung wieder zusammenkommen.

Bauchatmung: Sauerstoffdusche für zwischendurch

In Stress-Situationen atmen Sie durch die Anspannung oft nur noch flach, sodass Ihrem Körper einfach wertvoller Sauerstoff fehlt. Verstärkt wird dieses Problem zusätzlich durch bestimmte ungünstige Körperhaltungen, wenn Sie beispielsweise gekrümmt am Schreibtisch oder im Auto sitzen. Hier hilft Ihnen die sogenannte Bauchatmung, die sich wie eine Sauerstoffdusche auf Ihren Körper auswirkt.

- Die Bauchatmung können Sie im Sitzen oder Liegen durchführen. Ideal ist es, wenn Sie sich auf den Rücken legen und die Beine so anwinkeln, sodass Ihre Füße auf dem Boden stehen. Wenn Sie sie im Sitzen durchführen, setzen Sie sich möglichst aufrecht hin.
- Führen Sie jetzt Ihre Hände auf dem Bauch zusammen, bis sich die Fingerspitzen Ihrer Mittelfinger über dem Bauchnabel berühren.
- Atmen Sie bewusst und langsam in den Bauch. Dabei hebt sich Ihre Bauchdecke an und Sie merken, wie Ihre Finger auseinandergleiten. Halten Sie den Atem für 1 Sekunde an.
- Atmen Sie dann langsam wieder aus, bis sich Ihre Finger wieder berühren.

– Fazit aus Woche 6 –

Sie haben die 6 Wochen gemeistert! Wenn Sie die neue Ernährung und kleine Änderungen im Lebensstil nun beibehalten, gewöhnen Sie sich schnell daran.

11 GOLDENE TIPPS gegen GICHT

1. Bauen Sie Übergewicht ab:

Das entlastet Ihre Gelenke und senkt die Harnsäurekonzentration im Blut. Wenn Sie pro Monat 1–2 kg abspecken, sind Sie auf einem sehr guten Weg.

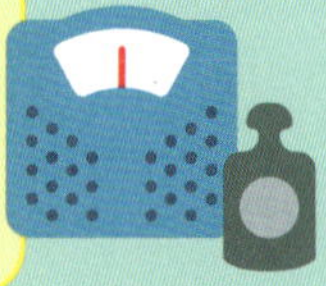

2. Vermeiden Sie Fasten:

Bei radikalen Diätkuren bildet Ihr Organismus Ketonkörper, die die Harnsäureausscheidung über Ihre Nieren blockieren und einen akuten Gichtanfall auslösen können.

3. Trinken Sie 1,5–2 l pro Tag:

Ihr Körper scheidet Harnsäure mit dem Harn aus. Durch reichliches Trinken (vorzugsweise Wasser) erleichtern Sie Ihren Nieren die Arbeit. Gleichzeitig verringern Sie die Harnsäurekonzentration im Urin und beugen so der Entwicklung von Nierensteinen vor.

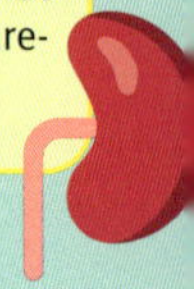

4. Vorsicht bei Alkohol und Bier:

Alkohol steigert die Harnsäurebildung und hemmt gleichzeitig deren Ausscheidung. Das gilt besonders für Bier, das durch die enthaltene Hefe reich an Purinen ist.

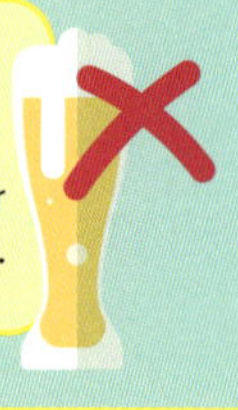

5. Meiden Sie stark purinreiche Lebensmittel.

Dazu zählen Innereien, die Haut von Geflügel, Schwein und Fisch, Sprotten, Ölsardinen und Sardellen sowie Meeresfrüchte.

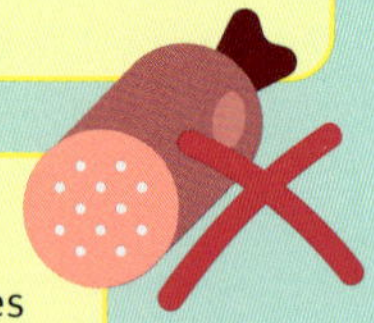

6. Essen Sie wenig Fleisch und Wurst.

Diese enthalten viele Purine. 300–600 g mageres Fleisch oder Wurst reichen pro Woche aus.

7.

Essen Sie 2 Portionen Seefisch pro Woche.

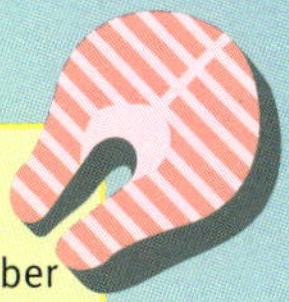

Auch Fisch ist purinreich, Seefisch liefert Ihrem Körper aber wichtiges Jod und wertvolle Omega-3-Fettsäuren, die sich positiv auf Ihre Blutfettwerte auswirken.

8.

Treffen Sie die richtige Wahl:

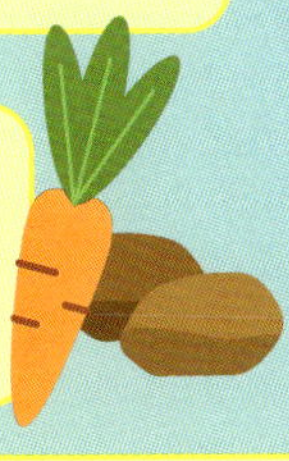

Getreide, Obst, Kartoffeln und Gemüse sind relativ purinarm. Greifen Sie hier reichlich zu. Aber Vorsicht: Hülsenfrüchte sind reich an Purinen!

9.

Greifen Sie zu bei Milch, Milchprodukten und Eiern.

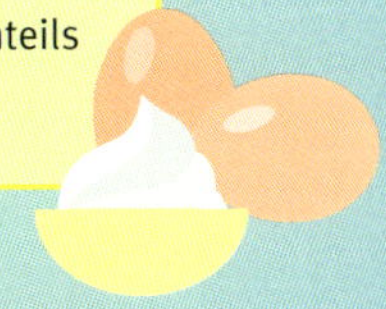

Sie sind nahezu purinfrei. Ersetzen Sie Fleisch und Wurst größtenteils durch diese Lebensmittel.

10.

Meiden Sie Fruchtzucker.

Beim Abbau von Fruchtzucker bildet Ihr Körper vermehrt Harnsäure. Problematisch ist der Fruchtzucker in industriell verarbeiteten Lebensmitteln.

11.

Setzen Sie auf Bewegung.

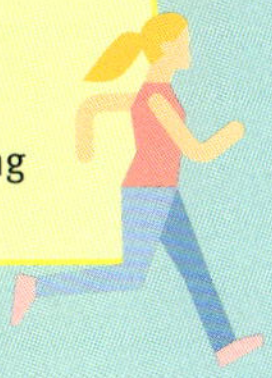

Dadurch bauen Sie nicht nur Kalorien, sondern auch Stresshormone ab. Außerdem verbessert sanfte Bewegung die Stoffwechsellage in den betroffenen Gelenken.

AUFGABE DER WOCHE

FÜHREN SIE EIN SPORTTAGEBUCH

Planen Sie die Zeiten für Ihre körperliche Aktivität im Voraus ein. Halten Sie fest, ob und wie lange Sie körperlich aktiv waren. Notieren Sie auch die Gründe, aus denen der Sport ausfallen musste. Ein kleiner Taschenkalender ist hierbei eine gute Hilfe.

Die Rezepte

Zahlreiche Lebensmittel stehen Ihnen für die gesunde Gichternährung zur Verfügung. Hier finden Sie Tipps für den Alltag sowie Rezepte für köstliche Gerichte.

Gut essen bei Gicht

Eine Ernährung, die einer Gichterkrankung vorbeugt oder bei bereits vorhandenen Symptomen hilft, lässt sich recht gut in den Alltag integrieren. Dennoch sollten Sie dabei ein paar Dinge beachten.

Bevorzugen Sie eine vollwertige Kost auf der Basis von Nudeln, Reis, Kartoffeln, Brot, Gemüse, Obst, Eiern und Milchprodukten. Und schlagen Sie nicht über die Stränge. Wer bei einem Fest zu tief ins Glas guckt oder sich beim Büfett den Bauch mit geräuchertem Lachs oder Braten vollschlägt, macht all die anderen Bemühungen zunichte. Toben Sie sich lieber beim Tanz oder im Gespräch aus und halten Sie beim Essen und Trinken Maß. Dann wird es Ihnen keine Probleme bereiten, schmerzhafte Gichtanfälle zu vermeiden.

Kochen ist besser als Braten

Generell ist das Kochen von Lebensmitteln dem Braten als Zubereitungsart vorzuziehen, wenn Sie hohe Harnsäurewerte haben. Der Grund: Beim Kochen wandert ein Teil der Purine ins Kochwasser über und wird von diesem gebunden. Durch das Kochen in reichlich Flüssigkeit können Sie den Puringehalt auf diese Weise um etwa 10–20 Prozent verringern. Bereiten Sie also beispielsweise lieber Tafelspitz statt eines Steaks zu.

Diese Regel gilt natürlich aber nur, wenn Sie das Kochwasser nicht zur Speisenzubereitung mitverwenden. Ideal ist es, wenn Sie Gemüse nur kurz dünsten, dämpfen oder im Wok garen. So bleiben wertvolle Vitalstoffe (Vitamine, sekundäre Pflanzenstoffe) im Gemüse

erhalten. Bereiten Sie auch öfter mal eine Gemüsesuppe zu. Ihr hoher Flüssigkeitsanteil unterstützt Ihren Körper dabei, Harnsäure auszuscheiden. Verwenden Sie zur Zubereitung eine rein vegetarische Gemüsebrühe – sie ist praktisch frei von Purinen.

Tipps für die Zubereitung

- Instantsuppen, Brühwürfel, fertige Bratensauce, Fixprodukte oder Aufstrichpasten, die Hefeextrakt enthalten, entsorgen Sie besser.
- Ersetzen Sie Tomatenmark durch getrocknete Tomaten oder Paprikapaste (Ajvar).
- Kräuter sind in kleine Mengen kein Problem. Bei Pesto oder Brotaufstrichen ersetzen Sie purinreiche Kräuter (Basilikum, Majoran, Schnittlauch) lieber zu Teilen durch purinarme Varianten (Dill, Liebstöckel, Oregano).
- Brühe: Vorsicht vor Fleischbrühe, Fleischextrakt, Brüh- oder Bouillonwürfeln, die oft sehr purinreich sind. Achten Sie auch auf die Zutatenliste von Fertiggerichten und meiden Sie Produkte mit tierischen Fleischbrühen.
- Backen: Verzichten Sie beim Backen auf Hefe, da sie reich an Purinen ist. Verwenden Sie stattdessen als Triebmittel in Teigen lieber Backpulver, Eier, Eischnee (wie bei Biskuitteig), Stärke oder Maismehl.
- Gelieren: Agar-Agar ist ausgesprochen reich an Purinen. Verwenden Sie für Cremespeisen und Sülzen Gelatine oder Johannisbrotkernmehl.
- Verlängern Sie Fisch oder Fleisch: Panieren oder Überbacken steigert das Volumen Ihrer Mahlzeit und verringert den Anteil von Fleisch oder Fisch an der Gesamtmenge.
- Panieren Sie mit Stärke: Wenden Sie Fleisch oder Fisch in Stärke statt in Mehl. Dann in verquirltes Ei tauchen. Ersetzen Sie die Semmelbrösel außerdem durch Maismehl oder geriebenen Parmesan.
- Entdecken Sie das purinarme Maismehl: Sie können es ganz ähnlich wie normales Weizenmehl in der Küche einsetzen: zum Binden von Saucen und Suppen, für Pfannkuchen und Spätzle. Maisgries können Sie zu Polenta (in Wasser aufkochen und ausquellen lassen) oder Klößchen (z. B. als Suppeneinlage) verarbeiten.

Von Würzmitteln und Co. gebildete Harnsäure

ungünstige Lebensmittel		günstigere Lebensmittel	
Lebensmittel	**gebildete Harnsäure (mg/100 g)**	**Lebensmittel**	**gebildete Harnsäure (mg/ 100 g)**
Hefe	680	Backpulver	0
Agar-Agar	295	Gelatine	0
		Johannisbrotkernmehl	0
Tomatenketchup	129	passierte Tomaten	10
Tomatenmark	91	getrocknete Tomaten	10
		Ajvar	16

Essen im Lokal

Mit einer Gichterkrankung sind Sie selbstverständlich nicht an den heimischen Herd gebunden. Sie können mit Ihrem neuen Wissen sicher problemlos aus der Menükarte die Speisen wählen, die Ihnen guttun und schmecken. Sollten Sie dennoch unsicher sein, bieten wir Ihnen hierzu nachfolgend einige Tipps und Speisenvorschläge.

Mitteleuropäische Küche

Die mitteleuropäische Küche ist leider sehr fleisch- und fettlastig, weshalb Sie ein paar Dinge beachten sollten: Bevorzugen Sie ähnliche Speisen, wie sie bei den Rezepten aufgeführt sind. Beginnen Sie mit einer vegetarischen Suppe oder einem Salat und entscheiden sich – wenn Sie auf Fleisch nicht verzichten können – für eine fettarme Fleischspeise, die mit reichlich Beilagen aus Gemüse oder Kartoffeln serviert wird. Mittlerweile bieten viele Restaurants eine größere vegetarische Auswahl an. Geeignete vegetarische Speisen sind etwa Bratkartoffeln mit Spiegelei, Spaghetti mit Tomatensauce oder Reisgerichte mit Gemüse. Es findet sich bei uns auch eine immer größere Auswahl an asiatischen, orientalischen oder indischen Restaurants, die zahlreiche vegetarische Gerichte und Abwechslung vom Alltag bieten. Meiden Sie allerdings Speisen mit einem großen Anteil von Hülsenfrüchten.

Die richtige Wahl im Restaurant

Richten Sie sich nach folgender Tabelle. Erlaubt ist eine Zufuhr von bis zu 500 mg Harnsäure pro Tag bzw. bis zu 3000 mg Harnsäure pro Woche.

Von verschiedenen Gerichten gebildete Harnsäure

Speise	gebildete Harnsäure (mg/100 g)	Portion (g bzw. ml)	gebildete Harnsäure (mg/Portion)
Backkartoffel mit Kräuterquark	17	250, 50	51
Bockwurst mit Senf und Brötchen	129	115, 15, 50	148
Chili con Carne aus Rindfleisch	80	270	216
Currywurst mit Sauce	84	160	134
Döner mit Fladenbrot, Geflügel und Salat	88	350	308
Falafel mit Fladenbrot, Rohkost und Tahinisauce	42	310	129
Fischstäbchen	109	150	164
Frikadelle	106	150	159
Hamburger mit 100 g Rohfleisch vom Rind	81	185	149
Hotdog im Brot mit Senf	63	110	69
Hummus	33	100	33
Käsespätzle	20	310	62
Kartoffelsuppe mit Würstchen	23	250	58
Lasagne mit Hackfleisch	44	350	154
Leberkäse mit Senf	108	130, 15	141
Linseneintopf mit Würstchen	65	300	195
Nudeln mit Tomatensauce	14	400	54
Pizza Margherita	47	300	141
Rinderroulade mit Sauce	63	250	158
Risotto mit Butter und Parmesan	45	200	90
Rumpsteak, gegrillt	155	200	310
Sushi mit Lachs	64	125	80
Salat mit Schinken, Ei und Käse	25	350	88
Semmelknödel	18	150	27
Spaghetti Bolognese	31	350	109
Wiener Schnitzel vom Kalb	117	170	199

Fruchtjoghurt

Für 2 Portionen
5 Min. + 14 Std. Auftauzeit

400 g TK-Himbeeren (oder Beerenmischung) • 500 g cremiger Joghurt (1,5 % Fett) • Süßstoff (nach Geschmack)

- Beeren am Vortag zum Auftauen in den Kühlschrank stellen. Vor der Weiterverarbeitung dann noch 2 Std. Zimmertemperatur annehmen lassen.
- Am Folgetag mit dem Joghurt mischen und mit Süßstoff abschmecken.

Nährwerte pro Portion
210 kcal • 11 g E • 4,5 g F • 21 g KH • 36 mg Harnsäure

Porridge – süßer Haferbrei

Für 2 Portionen
5 Min. + 5 Min. Quellzeit

4 geh. EL Haferflocken • 1 Prise Salz • 100 ml fettarme Milch • flüssiger Süßstoff (nach Geschmack)

- Haferflocken mit Salz in einem Topf mit 300 ml Wasser verrühren. Bei kleiner Hitze unter Rühren zum Kochen bringen.
- Nach 1 Min. vom Herd nehmen und zugedeckt 5 Min. quellen lassen.
- Milch mit Süßstoff abschmecken. Haferbrei auf 2 tiefe Teller geben und die Milch darübergießen.

Das passt dazu: frische Früchte

Tipp: Um dem Porridge eine fruchtige Note zu verleihen, mit roter Grütze aus dem Kühlregal und gemahlenen Haselnüssen zum Garnieren servieren.

Nährwerte pro Portion
100 kcal • 4 g E • 2 g F • 14 g KH • 20 mg Harnsäure

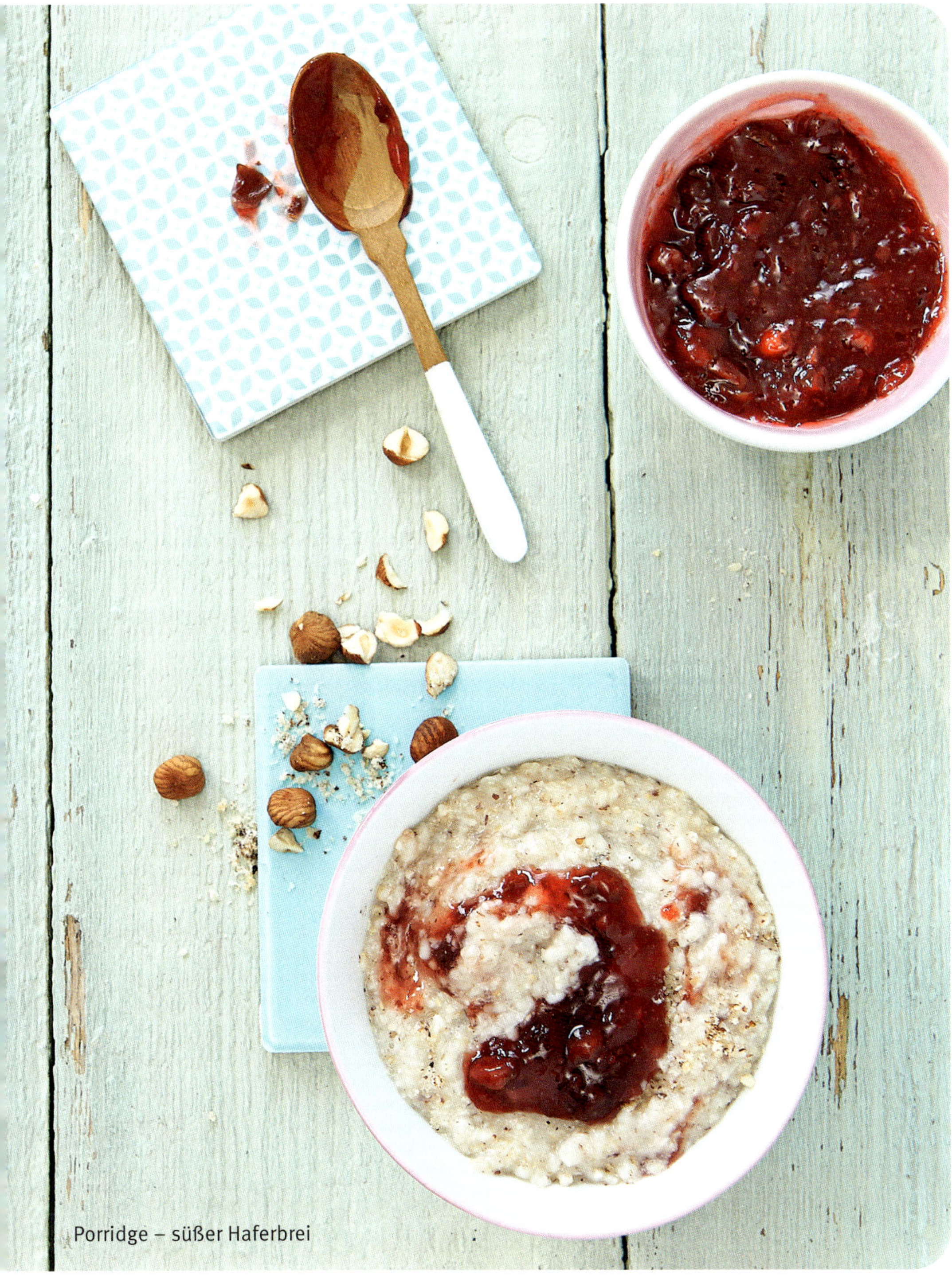

Porridge – süßer Haferbrei

Alt-Wiener Kaiser-Omelett

Für 2 Portionen
25 Min.

4 Eier • 2 EL Kaffeesahne • 3 EL Mehl • 1 TL Zucker • 40 g Butter • 300 g frische Erdbeeren (oder Himbeeren, Blaubeeren oder Apfelkompott)

- Eier trennen. Eigelb schaumig rühren. Sahne und Mehl zugeben und alles zu einem Teig rühren.
- Eiweiß mit Zucker steif schlagen. Eischnee portionsweise unter den Teig ziehen.
- In einer Pfanne 2 Omeletts in Butter ausbacken. Mit Erdbeeren servieren.

Nährwerte pro Portion
320 kcal • 4 g E • 22 g F • 23 g KH • 35 mg Harnsäure

Müsli mit roter Grütze

Für 2 Portionen
5 Min.

6 EL Haferflocken • 400 g Joghurt (1,5 % Fett; oder Buttermilch, fettarme Milch, Sojamilch) • 400 g rote Grütze (aus dem Kühlregal)

- Haferflocken und Joghurt mischen und kurz ziehen lassen.
- Rote Grütze dazu servieren.

Nährwerte pro Portion
285 kcal • 13 g E • 5,5 g F • 41 g KH • 52 mg Harnsäure

Sylter Vollkornbrot

Für 2 Portionen
5 Min.

2 Scheiben Roggen-Vollkornbrot • 2 EL Meerrettichquark (oder Kräuterquark) • 2 Scheiben geräucherter Wildlachs • 2 TL frisch geriebener Meerrettich (oder aus dem Glas) • 2 hart gekochte Eier

- Brot mit Quark bestreichen, mit Lachs belegen und mit Meerrettich bestreuen.
- Eier pellen, in Scheiben schneiden und auf den Lachs legen.

Nährwerte pro Portion
200 kcal • 14 g E • 7 g F • 20 g KH • 23 mg Harnsäure

Türkisches Frühstück

Für 2 Portionen
10 Min.

400 g Tomaten • 400 g Salatgurke • Salz • Pfeffer • 100 g Feta (oder Mozzarella) • 2 Scheiben Vollkornbrot • 2 TL Tomatenmark

- Tomaten und Gurke in Scheiben schneiden und mit Salz und Pfeffer würzen.
- Feta über das Gemüse bröseln.
- Brot mit Tomatenmark bestreichen und zum Salat genießen.

Nährwerte pro Portion
320 kcal • 15 g E • 13 g F • 29 g KH • 64 mg Harnsäure

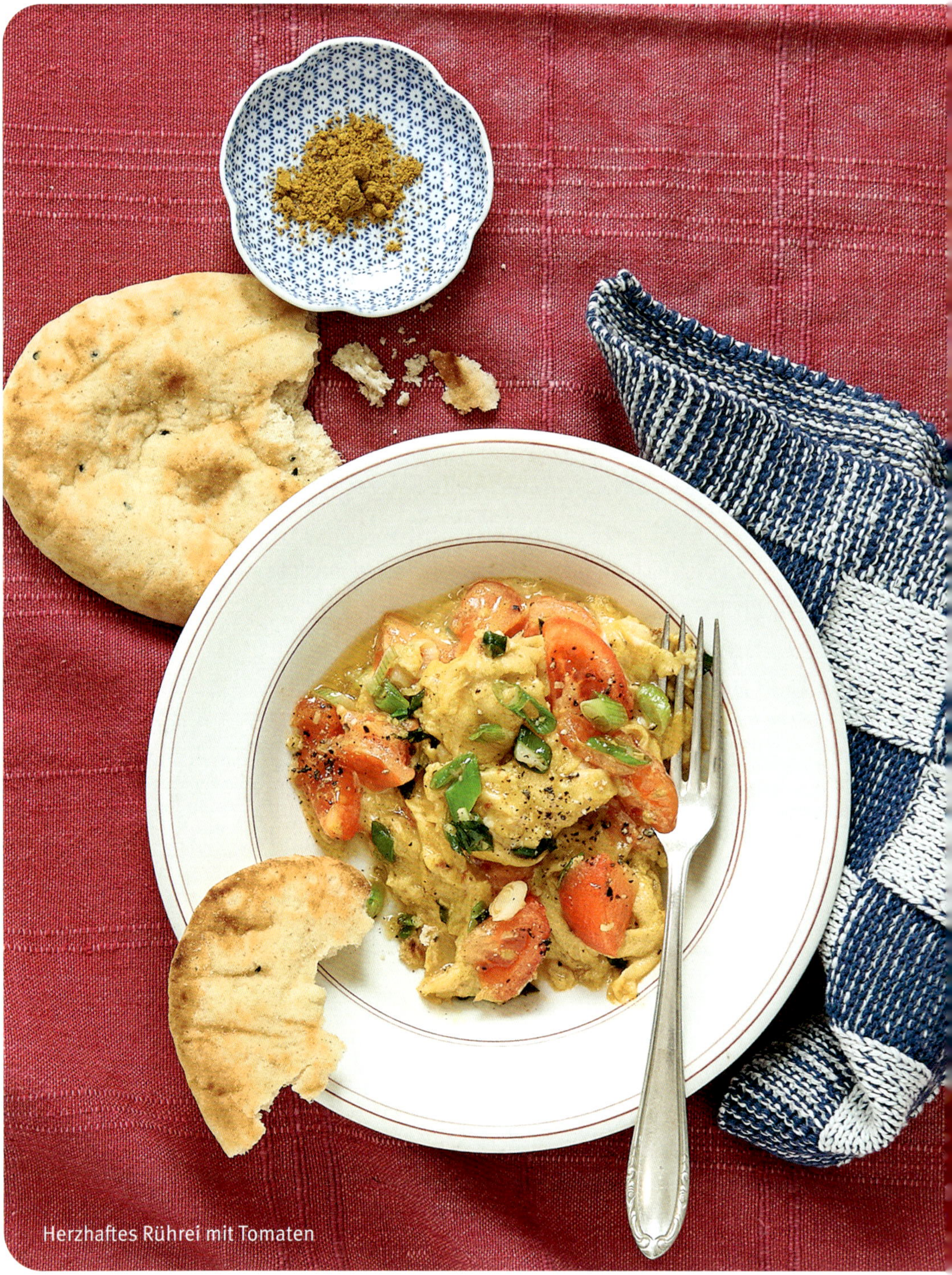

Herzhaftes Rührei mit Tomaten

Herzhaftes Rührei mit Tomaten

Für 2 Portionen
15 Min.

2 EL Raps- oder Olivenöl • 4 Eier • 2 EL Mineralwasser mit Kohlensäure • 4 EL gehackte Frühlingszwiebeln • Salz • 400 g Tomaten • Pfeffer • 4 TL Kürbiskernöl (nach Belieben)

- Öl in einer beschichteten Pfanne erhitzen.
- Eier mit Mineralwasser, Frühlingszwiebeln und etwas Salz verquirlen. Eimasse in die Pfanne geben und langsam stocken lassen. Mit einem Pfannenheber die Eimasse zur Mitte hin zusammenschieben.
- Tomaten vierteln, mit Salz und Pfeffer würzen und nach Belieben mit Kürbiskernöl beträufeln. Zum Rührei servieren.

Nährwerte pro Portion
360 kcal • 24 g E • 38 g F • 3 g KH • 18 mg Harnsäure

»Angemachte« Avocado mit Lachs

Für 2 Portionen
10 Min.

2 sehr reife Avocados (ca. 150 g Fruchtfleisch) • 2 EL Zitronensaft • etwas getrockneter Dill (nach Belieben) • Salz • Pfeffer • 100 g Räucherlachs (oder Graved Lachs)

- Avocados schälen, halbieren, entkernen und das Fruchtfleisch in Streifen schneiden.
- Mit Zitronensaft, Dill, Salz und Pfeffer würzen. Lachs in Streifen schneiden und mit der Avocado genießen.

Nährwerte pro Portion
295 kcal • 12 g E • 24 g F • 5 g KH • 65 mg Harnsäure

Flammkuchen mit Feta

Für 4 Portionen
15 Min. + 15–20 Min. Backzeit

1 Packung Flammkuchenteig (aus dem Kühlregal; 240 g) • 150 g Crème fraîche • Pfeffer • Salz • 200 g Cocktailtomaten • 200 g Feta (oder Mozzarella) • 50 g eingelegte Peperoni (aus dem Glas) • 10 schwarze Oliven ohne Stein • etwas getrockneter Oregano (oder Thymian)

- Den Backofen auf 220 Grad (Umluft: 200 Grad) vorheizen. Teig mit dem Backpapier auf einem Backblech entrollen. Crème fraîche mit Pfeffer sowie Salz würzen und auf dem Teig verstreichen.

- Tomaten in Scheiben schneiden und auf dem Teig verteilen. Feta zerbröckeln. Peperoni und Oliven in Scheiben schneiden und auf dem Flammkuchen verteilen. Mit Oregano, Salz und Pfeffer würzen.

- Den Flammkuchen auf der mittleren Schiene 15–20 Min. backen.

Nährwerte pro Portion
455 kcal • 14 g E • 28 g F • 30 g KH • 49 mg Harnsäure

Lachsschnitte mit Bouillonkartoffeln

Für 2 Portionen
30 Min.

400 g festkochende Kartoffeln • 100 g Knollensellerie • 1 Möhre • ½ Stange Lauch • 125 ml Gemüsebrühe • 2 Lachsfilets (à 150 g) • Salz • Pfeffer • 2 EL Olivenöl • 1 Knoblauchzehe • 2 EL Zitronensaft

- Kartoffeln, Sellerie und Möhre schälen, würfeln. Lauch in Streifen schneiden.

- Brühe aufkochen. Kartoffeln mit dem Suppengemüse in die Flüssigkeit geben. Bei mittlerer Hitze im geschlossenen Topf 10 Min. köcheln lassen.

- In der Zwischenzeit Lachfilets mit Salz und Pfeffer würzen. Öl in einer Pfanne erhitzen und Lachs darin von jeder Seite 2–3 Min. garen.

- Kurz vor Ende der Garzeit gehackten Knoblauch und Zitronensaft zum Fisch geben.

- Lachs und Kartoffeln anrichten und mit dem Fischsud beträufeln.

Nährwerte pro Portion
445 kcal • 32 g E • 21 g F • 30 g KH • 350 mg Harnsäure

Klassisches Kartoffelgratin

Für 4 Portionen

30 Min. + 30–40 Min. Backzeit

- 1 Knoblauchzehe
- 1 EL Butter
- 1,2 kg festkochende Kartoffeln
- 200 ml Milch
- 100 g Sahne
- etwas frisch geriebene Muskatnuss
- Salz
- Pfeffer
- 100 g geriebener Bergkäse (oder Emmentaler)

● Den Backofen auf 200 Grad (Umluft: 180 Grad) vorheizen. Knoblauch schälen und halbieren. Eine Auflaufform mit Butter einfetten und mit den Schnittflächen der Knoblauchzehe einreiben.

● Kartoffeln schälen und in dünne Scheiben hobeln. Milch und Sahne zusammen mit den Kartoffelscheiben in einen Kochtopf geben und bei mittlerer Hitze aufkochen. Mit geriebener Muskatnuss, Salz und Pfeffer würzen. Kartoffelscheiben unter gelegentlichem Rühren 3 Min. köcheln lassen, sodass die Kartoffelstärke die Flüssigkeit binden kann.

● Kartoffeln zusammen mit der Flüssigkeit in die Auflaufform geben und gleichmäßig darin verteilen. Käse über die Kartoffeln geben.

● Das Gratin auf der mittleren Schiene 30–40 Min. backen, bis die Käseschicht knusprig und goldbraun ist.

Das passt dazu: ein frischer Salat

Nährwerte pro Portion

445 kcal • 15 g E • 20 g F • 48 g KH • 50,5 mg Harnsäure

Salat aus gegrilltem Gemüse

Für 2 Portionen
20 Min. + 5 Min. Backzeit

1 kleine Fenchelknolle (250 g) • 1 kleine Aubergine (250 g) • 2 Paprikaschoten (rot und gelb) • 1 ½ EL Olivenöl • Salz • Pfeffer • 1 kleine Bio-Orange • 1 Knoblauchzehe • 1 EL Balsamessig • 1 TL Pinienkerne

- Den Backofengrill vorheizen. Fenchel in 1 cm dicke Scheiben schneiden. Aubergine längs halbieren und in Scheiben schneiden. Tomaten vierteln und Paprika in Streifen schneiden. Alles mit Öl mischen. Salzen und pfeffern.

- Gemüse auf ein mit Backpapier belegtes Blech legen und auf der oberen Schiene 4–5 Min. grillen. Dabei einmal wenden. Anschließend herausnehmen und etwas abkühlen lassen.

- Von der Orange 2 TL Schale abreiben und 4–5 EL Saft auspressen. Knoblauch hacken.

- Orangensaft und -schale mit Knoblauch und Essig verrühren, Gemüse unterheben und mit Salz und Pfeffer abschmecken. Mit Pinienkernen garnieren.

Nährwerte pro Portion
180 kcal • 3,5 g E • 10,5 g F • 10 g KH • 30 mg Harnsäure

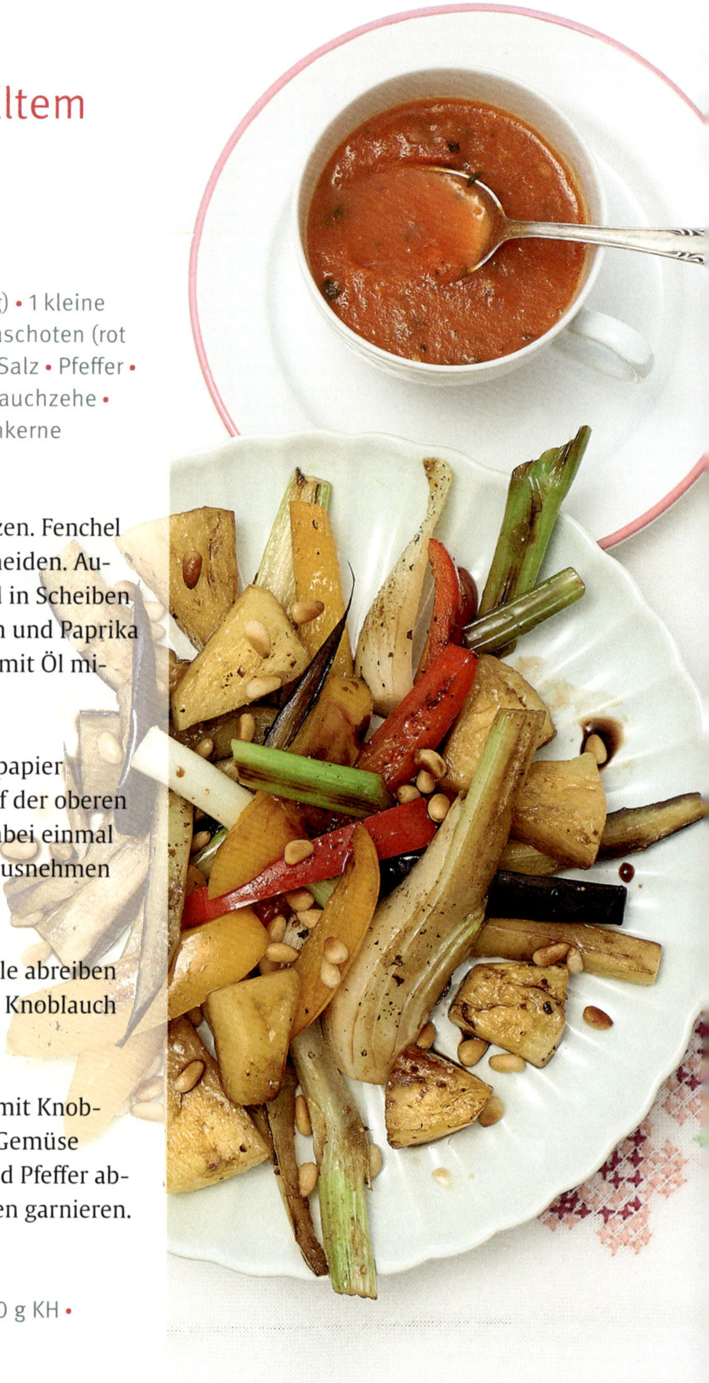

Herzhafter Hühnertopf

Für 2 Portionen
20 Min. + 20 Min. Kochzeit

1 Tomate • 1 Zwiebel • 1 kleine Möhre • 1 Frühlingszwiebel • 1 kleine Fenchelknolle • 1 Stange Staudensellerie • 100 g Hähnchenbrustfilet • 1 EL Olivenöl • 500 ml Gemüsebrühe • 30 g Suppennudeln • 1 TL abgeriebene Bio-Zitronenschale • 1 EL Zitronensaft • Salz • Pfeffer

- Tomate und Zwiebel würfeln. Möhre schälen und in dünne Scheiben schneiden. Restliches Gemüse in kleine Stücke schneiden. Hähnchenbrustfilet würfeln.

- Öl in einem Topf erhitzen und das Fleisch darin anbraten. Zwiebel und Möhre dazugeben und kurz mitbraten. Dann das restliche Gemüse zugeben und 10 Min. mitdünsten.

- Mit Gemüsebrühe ablöschen und Nudeln dazugeben. Die Suppe ca. 10 Min. kochen. Mit Zitronenschale, -saft, Salz und Pfeffer würzen.

Nährwerte pro Portion
395 kcal • 20 g E • 16 g F • 35 g KH • 203 mg Harnsäure

Fränkische Kartoffelsuppe

Für 2 Portionen
20 Min. + 20 Min. Kochzeit

1 Zwiebel • 1 Möhre • 100 g Knollensellerie • 50 g Lauch • 400 g mehligkochende Kartoffeln • 1 EL Rapsöl (oder Olivenöl) • Salz • Pfeffer • etwas frisch geriebene Muskatnuss • 100 g geräucherter roher Schinken (ohne Fett)

- Zwiebel in feine Würfel schneiden. Gemüse putzen und grob würfeln, Lauch in Ringe schneiden. Kartoffeln schälen und grob zerkleinern.

- Öl in einem Topf erhitzen. Zwiebel- und Gemüsewürfel sowie Kartoffelstücke dazugeben und anschwitzen. Mit 500 ml Wasser auffüllen und alles zugedeckt bei mittlerer Hitze ca. 20 Min. kochen, bis das Gemüse weich ist.

- Alles mit einem Pürierstab ganz fein mixen und mit Salz, Pfeffer und Muskat würzen.

- Schinken in Streifen schneiden und in der Suppe servieren.

Nährwerte pro Portion
305 kcal • 14 g E • 7 g F • 39 g KH • 154 mg Harnsäure

Ofenkartoffeln mit Kräutern

Für 2 Portionen
15 Min. + 30–40 Min. Backzeit

500 g mittelgroße festkochende Bio-Kartoffeln • 1 Knoblauchzehe • 2 Zweige Thymian (oder 1 TL getrockneter Thymian) • ½ Zweig Rosmarin (oder 1 TL getrockneter Rosmarin) • ½ EL Sesam • 1–2 EL Olivenöl • Salz • Pfeffer

● Den Backofen auf 200 Grad (Umluft: 180 Grad) vorheizen. Kartoffeln gut abbürsten und längs halbieren. Knoblauch in feine Scheiben schneiden. Die Blättchen bzw. Nadeln der Kräuter abzupfen und grob hacken.

● Kartoffeln, Knoblauch, Kräuter, Sesam und Öl gut durchmischen, dabei mit Salz und Pfeffer würzen.

● Ein Backblech mit Backpapier belegen und Kartoffeln darauf verteilen. Sie sollten möglichst nebeneinander-, nicht übereinanderliegen. Auf mittlerer Schiene 30–40 Min. backen.

Das passt dazu: Quarkdip mit frischem Schnittlauch

Nährwerte pro Portion
330 kcal • 7 g E • 15 g F • 40 g KH • 46 mg Harnsäure

Döppekuchen aus der Eifel

Für 4 Portionen
30 Min. + 2 Std. Backzeit

2 kg festkochende Kartoffeln • 3 Zwiebeln • 100 g durchwachsener Speck • 100 g grobe Mettwürstchen • 2 EL Mehl • 4 Eier • 2 TL Salz • Pfeffer • etwas frisch geriebene Muskatnuss • 2 EL Rapsöl

● Den Backofen auf 240 Grad (Umluft: 220 Grad) vorheizen. Kartoffeln schälen und grob raspeln. In ein sauberes Geschirrtuch geben und ausdrücken.

● Zwiebeln würfeln. Speck in Streifen schneiden. Mettwürstchen in sehr dünne Scheiben schneiden und mit Speck in etwas Mehl wenden.

● Kartoffeln, Zwiebeln, Eier, Mehl, Salz, Pfeffer und Muskat vermengen. Würstchen und Speck untermengen.

● Alles in einer gefetteten Auflaufform auf mittlerer Schiene ca. 2 Std. backen. Nach 1 Std. mit Alufolie abdecken und die Hitze auf 180 Grad reduzieren.

Das passt dazu: Apfelkompott

Nährwerte pro Portion
830 kcal • 25 g E • 40 g F • 85g KH • 122 mg Harnsäure

Leichter Kartoffelsalat

Für 2 Portionen
⏲ 30 Min. + 30 Min. Kochzeit

500 g festkochende Kartoffeln • 4 Essiggurken (plus etwas Gurkenwasser) • 2 Zwiebeln • 500 g cremiger Joghurt (1,5 % Fett) • 2 EL Kürbiskernöl • einige Schnittlauchröllchen • Salz • Pfeffer

- Kartoffeln kochen, pellen, abkühlen lassen und in feine Scheiben schneiden.
- Essiggurken fein hobeln. Zwiebeln fein würfeln und mit den Gurkenscheiben im Gurkenwasser ca. 15 Min. ziehen lassen.
- Joghurt, Zwiebeln, Gurken und Gurkenwasser mischen. Kürbiskernöl und Schnittlauchröllchen unterrühren.
- Kartoffelscheiben unter die Sauce heben. Den Salat mit Salz und Pfeffer abschmecken.

Nährwerte pro Portion
420 kcal • 15 g E • 14 g F • 51 g KH • 61 mg Harnsäure

Matjes mit grünen Bohnen

Für 2 Portionen
⏲ 30 Min.

400 g grüne Bohnen (frisch, TK oder aus der Dose) • Salz • 2 EL Olivenöl • Saft von 1 Zitrone • 2 TL getrocknetes Bohnenkraut • Pfeffer • 1 Matjeshering (ca. 140 g) • einige Zwiebelringe (nach Belieben)

- Frische Bohnen oder TK-Bohnen in kochendem Salzwasser bissfest blanchieren und abtropfen lassen. Konservenbohnen in einem Sieb gut abtropfen lassen.
- Bohnen mit Olivenöl und Zitronensaft mischen, Bohnenkraut unterziehen. Mit Salz und Pfeffer abschmecken.
- Matjes zum Bohnensalat servieren und alles nach Belieben mit Zwiebelringen garnieren.

Nährwerte pro Portion
330 kcal • 15 g E • 25 g F • 11 g KH • 223 mg Harnsäure

Paprikakäse auf Vollkorn

Für 2 Portionen
10 Min.

2 rote Paprikaschoten • 2 TL Paprikapulver • 200 g körniger Frischkäse (oder Magerquark) • Salz • Pfeffer • 2 Scheiben Vollkornbrot • 2 EL Schnittlauchröllchen

- Paprika fein würfeln. Mit Paprikapulver unter den Frischkäse ziehen.
- Den Frischkäse mit Salz und Pfeffer abschmecken.
- Auf dem Brot verteilen und mit Schnittlauchröllchen bestreut servieren.

Nährwerte pro Portion
255 kcal • 17 g E • 5 g F • 29 g KH • 52 mg Harnsäure

Zucchini-Frittata aus Italien

Für 2 Portionen
20 Min. + 50 Min. Backzeit

4 kleine Zucchini • Salz • Pfeffer • 1 Bund Frühlingszwiebeln • 2 EL Olivenöl • 4 Eier • etwas Cayennepfeffer • etwas frisch geriebene Muskatnuss • 2 EL frisch geriebener Parmesan

- Den Backofen auf 200 Grad (Umluft: 180 Grad) vorheizen. Zucchini fein raspeln, salzen und pfeffern. Frühlingszwiebeln in feine Streifen schneiden.
- Eine Auflaufform fetten. Zucchini und Frühlingszwiebeln einfüllen.
- Eier mit Cayennepfeffer, Muskat und Parmesan verquirlen und über das Gemüse gießen. Die Frittata mit Alufolie abdecken und auf mittlerer Schiene ca. 50 Min. backen. Die Alufolie 10 Min. vor Backende entfernen.

Tipp: Für Zucchinipuffer geraspelte Zucchini und Frühlingszwiebeln mit Eier-Parmesan-Mischung vermengen und in wenig Fett in einer Pfanne zu einzelnen Puffern ausbacken.

Nährwerte pro Portion
380 kcal • 5 g E • 28 g F • 7 g KH • 57 mg Harnsäure

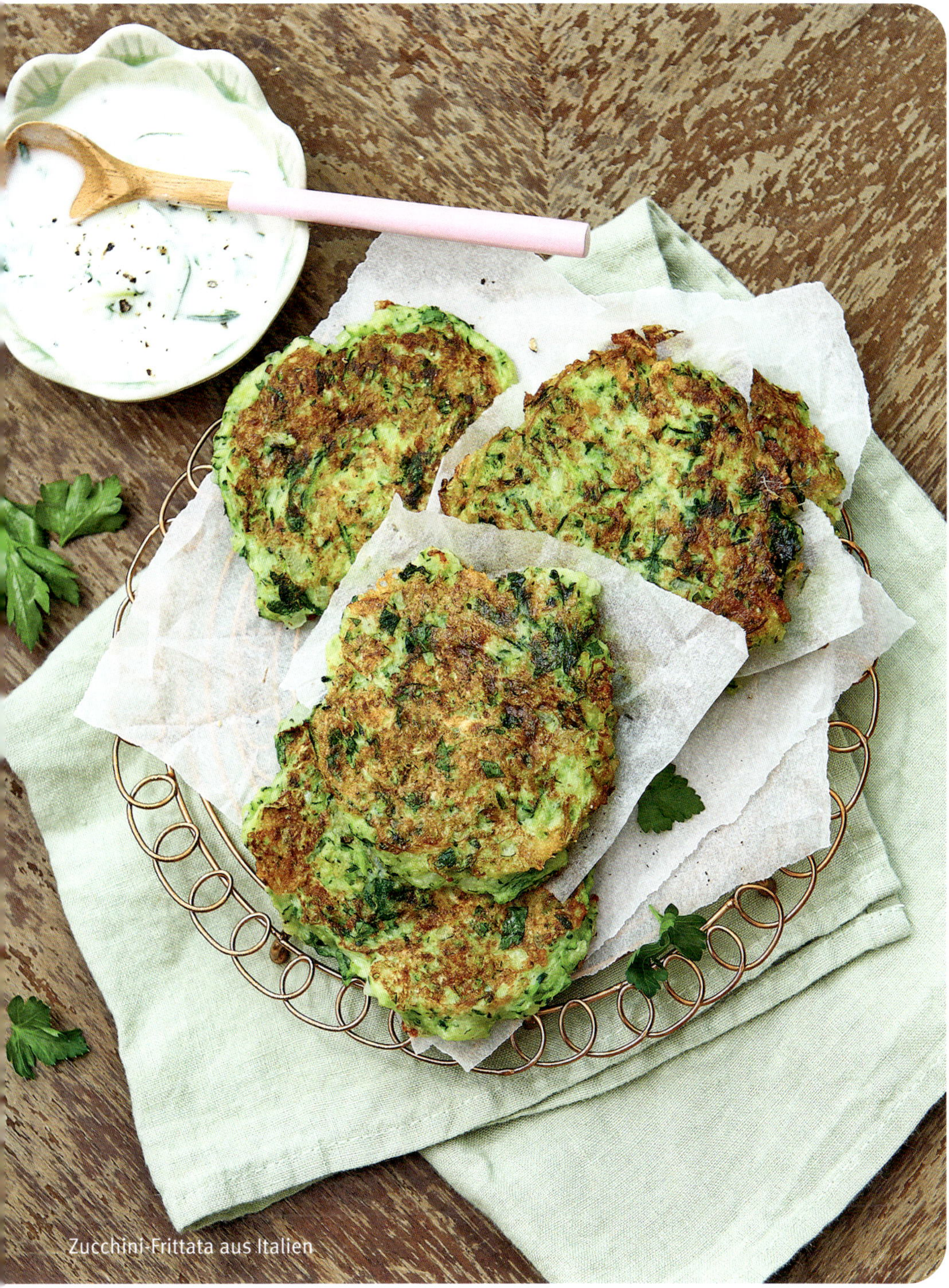

Zucchini-Frittata aus Italien

Chili sin Carne

Für 2 Portionen
20 Min. + 15 Min. Kochzeit

1 Knoblauchzehe • 1 Dose Mais mit Kidneybohnen (170 g Abtropfgewicht) • 1 ½ EL Olivenöl • 1 TL Kreuzkümmel • ½ Dose gehackte Tomaten (200 g) • 250 ml Gemüsebrühe • 75 g TK-Suppengrün • Salz • Pfeffer • ½ Bund Koriandergrün • Saft und abgeriebene Schale von 1 Bio-Limette • 100 g Feta • ½ TL Paprikapulver rosenscharf

- Knoblauch fein hacken. Mais-Bohnen-Mischung abgießen. Öl in einem Topf erhitzen, Kreuzkümmel und Knoblauch darin andünsten.

- Mais, Kidneybohnen, Tomaten, Brühe und gefrorenes Suppengrün dazugeben. Mit Salz und Pfeffer würzen und 15 Min. köcheln lassen.

- Korianderblätter hacken und zusammen mit Limettenschale und -saft zugeben. Feta würfeln.

- Das Chili mit Salz, Paprikapulver und Pfeffer abschmecken. Mit Feta bestreut servieren.

Nährwerte pro Portion
255 kcal • 9 g E • 16 g F • 14 g KH • 55 mg Harnsäure

Caprese

Für 2 Portionen
10 Min.

800 g frische Tomaten • 200 g Mozzarella • 2 EL Kürbiskernöl • Salz • Pfeffer • frisches Basilikum (nach Geschmack; oder Rucola)

- Tomaten und Mozzarella in Scheiben schneiden und auf einem Teller überlappend verteilen.

- Caprese mit Kürbiskernöl, Salz und Pfeffer würzen. Mit Basilikum garnieren.

Nährwerte pro Portion
270 kcal • 16 g E • 15 g F • 14 g KH • 53 mg Harnsäure

Fischtopf »Napoli«

Für 2 Portionen
25 Min. + 15 Min. Kochzeit

2 Knoblauchzehen • 2 Zwiebeln • 2 Möhren • 2 Fenchelknollen • 2 dünne Stangen Staudensellerie • 2 EL Olivenöl • 2 große Zweige Rosmarin • 400 g gehackte Tomaten (aus der Dose) • 500 ml Gemüsebrühe • Salz • Pfeffer • 300 g Lachsfilet (oder Schellfisch, Rotbarsch, Kabeljau, Seelachs)

- Knoblauch, Zwiebeln und Möhren schälen, fein würfeln. Fenchel und Staudensellerie in Streifen schneiden.

- Öl in einem großen Topf erhitzen. Gemüse und Rosmarinzweige kurz darin anbraten. Tomaten und Gemüsebrühe zugeben. Alles salzen, pfeffern und den Sud offen ca. 10 Min. einkochen.

- Fischfilet waschen und in 5 cm breite Streifen schneiden. Auf das Gemüse legen, mit etwas Tomatensauce bedecken.

- Den Deckel auflegen und den Fisch bei kleiner Hitze in 5 Min. gar ziehen lassen. Falls das Gericht zu trocken wird, etwas Wasser oder Weißwein zugeben.

Nährwerte pro Portion
415 kcal • 36 g E • 19 g F • 19 g KH • 280 mg Harnsäure

Eier in Senfsauce

Für 2 Portionen
10 Min. + 8 Min. Kochzeit

6 große Kartoffeln, gekocht • 4 Eier • 8 EL Naturjoghurt • 4 EL Frischkäse • Salz • Pfeffer • 2 EL Senf • Schnittlauchröllchen (nach Geschmack)

- Kartoffeln pellen. Eier hart kochen und ebenfalls pellen.

- Joghurt und Frischkäse zu einer glatten Sauce verrühren. Salz, Pfeffer, Senf und Schnittlauch unterziehen.

- Eier halbieren und mit Kartoffeln und Senfsauce servieren.

Nährwerte pro Portion
460 kcal • 28 g E • 21 g F • 38 g KH • 39 mg Harnsäure

Bunter Wintersalat mit Ei

Für 2 Portionen

20 Min.

2 Möhren • 2 Stangen Staudensellerie • 2 rote Zwiebeln • 200 g gegarte Rote Bete • 2 Knoblauchzehen • 6 EL Gemüsebrühe • 2 EL Olivenöl • 2 EL Balsamessig • 2 TL Dijonsenf • 2 TL frisch geriebener Meerrettich • 2 TL gehacktes Koriandergrün • Salz • Pfeffer • 4 Eier • 200 g Feldsalat

- Möhren schälen und mit Sellerie in dünne Stifte schneiden. Zwiebeln in feine Spalten und Rote Bete in Scheiben schneiden.

- Für die Vinaigrette Knoblauch pressen. Gemüsebrühe, Olivenöl, Essig, Senf, Meerrettich, Knoblauch und Koriander verrühren. Kräftig mit Salz und Pfeffer abschmecken.

- Eier nach Wunsch hart oder weich kochen.

- Feldsalat und Gemüse mit der Vinaigrette mischen, nochmals abschmecken und gepellte Eier darauf anrichten.

Nährwerte pro Portion

400 kcal • 22 g E • 25 g F • 17 g KH • 107 mg Harnsäure

Omelett aus der Provence

Für 2 Portionen

20 Min. + 5 Min. Garzeit

2 Paprikaschoten • 250 g Kirschtomaten • 4 Frühlingszwiebeln • 1 Knoblauchzehe • 1 EL Olivenöl • 1 TL Thymian • Salz • Pfeffer • 3 Eier • etwas Butter • Basilikum (nach Geschmack)

- Paprikaschoten in Streifen schneiden. Tomaten halbieren.

- Frühlingszwiebeln und Knoblauch fein hacken und in einer großen Pfanne in Olivenöl glasig dünsten. Paprika zugeben kurz anbraten. Tomaten ebenfalls in die Pfanne geben und alles mit Thymian, Salz und Pfeffer würzen.

- Eier verquirlen und mit etwas Butter zum Gemüse in die Pfanne geben. Mit Basilikum belegen und bei kleiner Hitze in 5 Min. gar ziehen lassen.

Tipp: Sie können das Gericht mit Kartoffeln vom Vortag aufpeppen.

Nährwerte pro Portion

295 kcal • 15 g E • 19 g F • 13 g KH • 37 mg Harnsäure

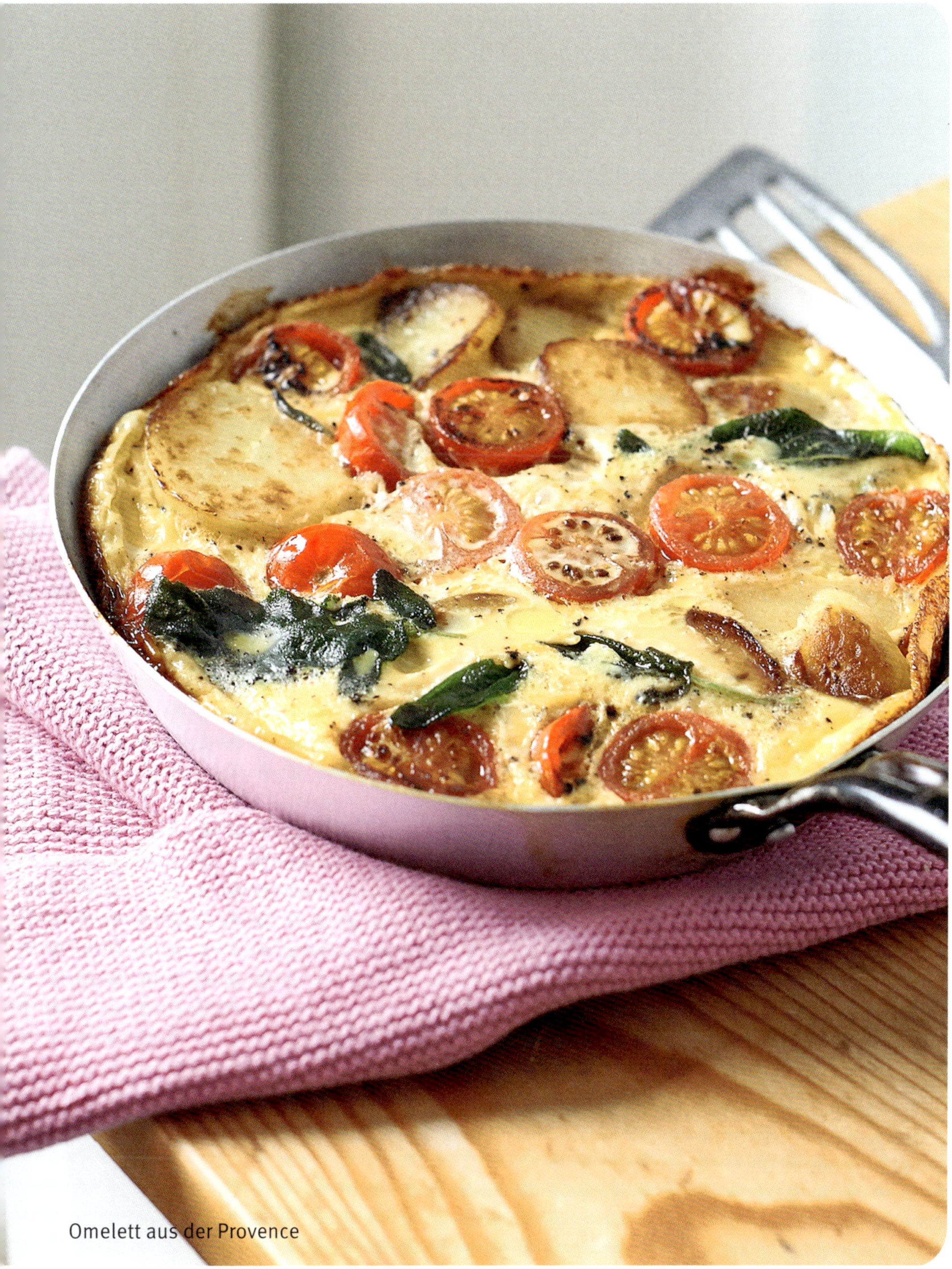

Omelett aus der Provence

Gratinierter Schafkäse

Für 2 Portionen

15 Min. + 15 Min. Backzeit

200 g milder Feta • 500 g Tomaten • 1 Bund Petersilie • 6 Zweige Thymian • 2 Knoblauchzehen • 2 EL Zitronensaft • 2 EL Olivenöl • Salz • Pfeffer • etwas Basilikum zum Garnieren

- Den Backofen auf 200 Grad (Umluft: 180 Grad) vorheizen. Feta in ca. ½ cm dünne Scheiben schneiden. Tomaten in Scheiben schneiden.
- Die Blättchen von Petersilie und Thymian abzupfen und fein hacken. Knoblauch durch die Presse zu den Kräutern drücken. Mit Zitronensaft und Olivenöl zu einer Marinade verrühren, kräftig salzen und pfeffern.
- Käse- und Tomatenscheiben abwechselnd überlappend in eine Auflaufform schichten, dabei jede Lage mit der Marinade bestreichen.
- Auf der mittleren Schiene 15 Min. überbacken. Mit Basilikumblättchen garnieren.

Nährwerte pro Portion

435 kcal • 19 g E • 35 g F • 10 g KH • 29 mg Harnsäure

Chicorée aus der Pfanne

Für 2 Portionen

10 Min. + 5 Min. Garzeit

6 Chicoréestauden • 2 EL Olivenöl • 2 TL Zucker • 200 ml Gemüsefond • 200 g Blauschimmelkäse • Pfeffer

- Chicoréestauden der Länge nach halbieren. Öl mit Zucker in einer beschichteten Pfanne erhitzen. Chicorée mit der Schnittflächen nach unten darin kräftig anbraten.
- Die Hitze reduzieren, Chicorée wenden und Fond angießen.
- Blauschimmelkäse über den Chicorée bröseln. Den Deckel auflegen und das Gericht weiterdünsten, bis der Käse geschmolzen ist.
- Vor dem Servieren mit Pfeffer abschmecken.

Das passt dazu: Weißbrot oder Kartoffeln

Nährwerte pro Portion

535 kcal • 25 g E • 40 g F • 13 g KH • 47 mg Harnsäure

Schneller Waldorfsalat

Für 2 Portionen
15 Min.

300 g Knollensellerie • 2 EL Zitronensaft • 2 EL Olivenöl • 2 Äpfel • 6 EL gehackte Walnüsse • 6 EL saure Sahne (10 % Fett) • Salz • Pfeffer

- Sellerie schälen und fein raspeln (nach Belieben vorher kochen). Mit Zitronensaft und Olivenöl mischen. Äpfel entkernen und in Scheiben schneiden.

- Apfelscheiben und Walnüsse unter den Sellerie mischen. Saure Sahne unterziehen. Den Salat mit Salz und Pfeffer würzen.

Nährwerte pro Portion
360 kcal • 6 g E • 26 g F • 20 g KH • 61 mg Harnsäure

Obatzter mit Paprika

Für 2 Portionen
15 Min.

200 g Magerquark • etwas Mineralwasser mit (reichlich) Kohlensäure • 60 g sehr reifer Brie (45 % Fett) • 2 Zwiebeln • Salz • Pfeffer • 2 TL Zitronensaft • 2 TL Paprikapulver edelsüß • 2 rote Paprikaschoten • 4 saure Gurken • 2 EL Schnittlauchröllchen

- Magerquark mit etwas Mineralwasser glatt rühren. Brie und Zwiebeln sehr fein würfeln und unterziehen. Mit Salz, Pfeffer, Zitronensaft und Paprikapulver abschmecken.

- Paprika in Streifen schneiden und saure Gurken würfeln.

- Obatzter auf einem Teller anrichten und mit den Gurken und Schnittlauchröllchen garnieren. Als Dip zur Paprika servieren.

Das passt dazu: Obatzter schmeckt gut zu Brot und Gemüserohkost (Möhren, Fenchel, Kohlrabi etc.).

Nährwerte pro Portion
200 kcal • 22 g E • 7 g F • 9 g KH • 21 mg Harnsäure

Deftiger Graupentopf

Für 2 Portionen

15 Min. + 25 Min. Kochzeit

4 EL Graupen • 2 Möhren • 2 Scheiben Knollensellerie • 2 kleine Zwiebeln • 2 Knoblauchzehen • 2 Frühlingszwiebeln • 2 EL Olivenöl • 500 ml Gemüsefond • etwas frisch geriebene Muskatnuss • Pfeffer • einige Schnittlauchröllchen und Petersilienblättchen • 4 EL geriebener Parmesan

- Graupen in einem Sieb abspülen. Möhren, Sellerie, Zwiebeln und Knoblauch schälen, sehr fein hacken. Frühlingszwiebeln in Ringe schneiden.

- Öl in einem Topf erhitzen, Gemüse darin andünsten. Graupen zugeben und kurz mitdünsten. Fond zugießen und alles bei kleiner Hitze 25 Min. garen.

- Mit Muskat und Pfeffer würzen und mit Schnittlauch, Petersilie und Parmesan bestreut servieren.

Tipp: Für eine Kartoffelsuppe ersetzen Sie die Graupen durch 250 g Kartoffeln. Wenn Sie die Suppe pürieren möchten, geben Sie etwas saure Sahne zu.

Nährwerte pro Portion

415 kcal • 12 g E • 20 g F • 43 g KH • 86 mg Harnsäure

Frankfurter »Grüne Soße« mit Ei

Für 2 Portionen

15 Min. + 30 Min. Kochzeit

500 g festkochende Kartoffeln • 3 Eier • 125 g Quark (20 % Fett) • 75 g Joghurt (1,5 % Fett) • 100 g saure Sahne • 1 Bund Kräutermischung für Grüne Soße (Schnittlauch, Petersilie, Kresse, Sauerampfer, Borretsch, Kerbel und Pimpinelle; oder 1 Pck. TK-7-Kräuter-Mischung) • Salz • Pfeffer • 1 Prise Zucker

- Kartoffeln kochen, pellen und abkühlen lassen. Eier in 8 Min. wachsweich kochen.

- Quark, Joghurt und saure Sahne verrühren. Die Blätter der frischen Kräuter sehr fein hacken. Frische oder gekühlte Kräuter unter die Sauce rühren und mit Salz, Pfeffer und Zucker abschmecken.

- Eier pellen, halbieren und auf Tellern anrichten. Die Sauce angießen und Kartoffeln separat dazu servieren.

Nährwerte pro Portion

540 kcal • 30 g E • 23 g F • 46 g KH • 112 mg Harnsäure

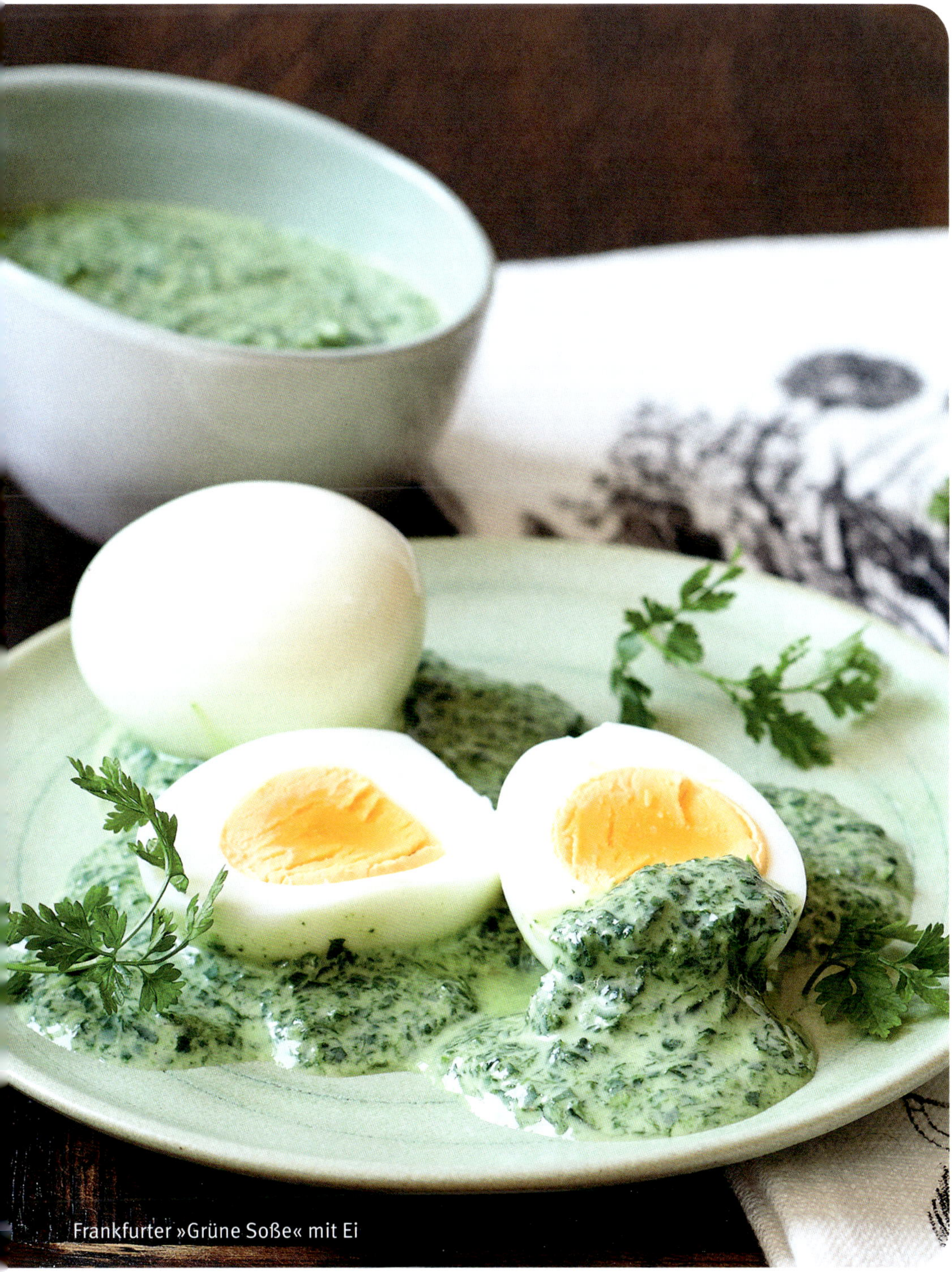
Frankfurter »Grüne Soße« mit Ei

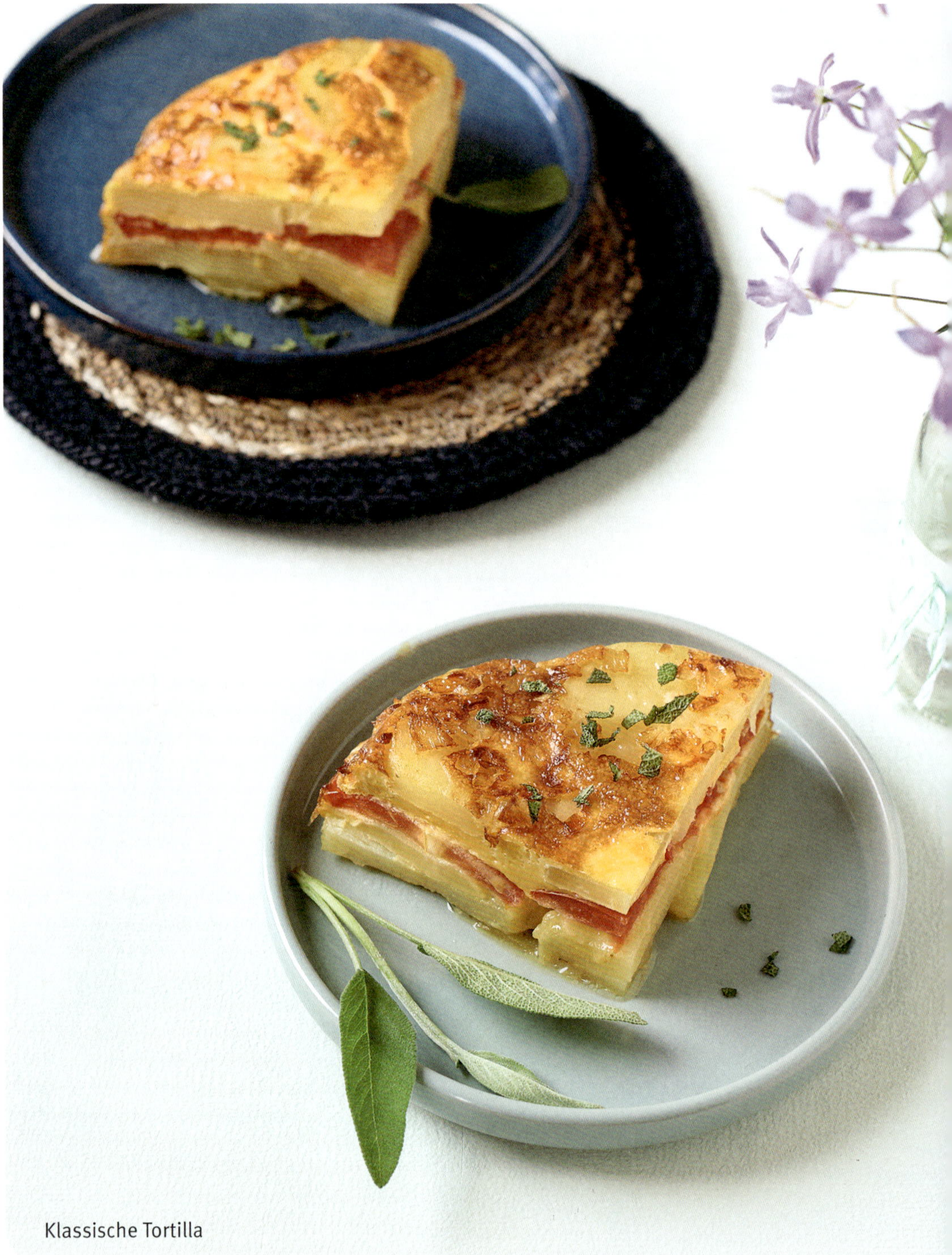

Klassische Tortilla

Klassische Tortilla

Für 2 Portionen
15 Min. + 25 Min. Garzeit

1 Zwiebel • 1 Knoblauchzehe • 2 EL Olivenöl • 250 g gekochte Kartoffeln • 2 Tomaten • 3 Eier • Salz • Pfeffer

- Zwiebel und Knoblauch fein würfeln und in 1 EL Öl glasig dünsten. Kartoffeln pellen und in Scheiben schneiden. Tomaten in Scheiben schneiden.

- Eier verquirlen, den Pfanneninhalt sowie die Kartoffelscheiben zugeben und alles gut mischen. Salzen und pfeffern.

- Restliches Öl in der Pfanne erhitzen, die Kartoffel-Ei-Masse zugeben und Tomatenscheiben zwischen die Kartoffeln schieben. Bei kleiner Hitze (!) ca. 20 Min. stocken lassen.

- Die Tortilla wenden und auf der anderen Seite ca. 5 Min. sanft bräunen.

Tipp: Schmeckt warm und kalt mit einem frischen Salat. Nicht im Kühlschrank aufbewahren, weil die Kartoffeln dann ihren Geschmack verlieren.

Nährwerte pro Portion
360 kcal • 17g E • 21 g F • 22 g KH • 33 mg Harnsäure

Lauchcremesuppe

Für 2 Portionen
15 Min. + 20–25 Min. Kochzeit

2 dünne Stangen Lauch • 2 Frühlingszwiebeln • 2 TL Olivenöl • 4 EL geschrotetes Getreide (z. B. Dinkel) • 500 ml Gemüsebrühe • Salz • Pfeffer • 2 geh. EL Frischkäse (50 %) • einige Schnittlauchröllchen

- Lauch längs halbieren und in fingerdicke Stücke schneiden. Frühlingszwiebeln fein würfeln.

- Öl in einem Topf erhitzen, Lauch und Frühlingszwiebeln darin kurz andünsten. Einige Lauchringe beiseitestellen.

- Getreide sowie Gemüsebrühe dazugeben und alles 20–25 Min. köcheln lassen.

- Mit etwas Salz und Pfeffer würzen. Je nach Geschmack die Suppe pürieren.

- Den Frischkäse einrühren und in der Suppe schmelzen lassen. Mit Lauchringen und Schnittlauchröllchen garniert servieren.

Nährwerte pro Portion
240 kcal • 7 g E • 14 g F • 18 g KH • 104 mg Harnsäure

Herzhaftes Kartoffelgulasch

Für 2 Portionen

20 Min. + 30 Min. Garzeit

2 rote Paprikaschoten • 2 Zwiebeln • 400 g Kartoffeln • 2 EL Olivenöl • 2 TL Paprikapulver edelsüß • 1 Prise Paprikapulver rosenscharf • Salz • Pfeffer • 200 g Sauerkraut • 250 ml Tomatensaft • 2 EL Schmand

- Paprika und Zwiebeln in feine Streifen schneiden. Kartoffeln schälen und grob würfeln.

- Öl in einem großen Topf erhitzen und Zwiebeln darin bei mittlerer Hitze anschwitzen. Kartoffeln und Gewürze zugeben und alles ca. 20 Min. sanft dünsten.

- Sauerkraut und Tomatensaft zugeben und alles 10 Min. köcheln lassen. Mit Schmand garniert servieren.

Nährwerte pro Portion

380 kcal • 8 g E • 18 g F • 40 g KH • 73 mg Harnsäure

Auberginen »Bell'Italia«

Für 2 Portionen

15 Min. + 55 Min. Backzeit

500 g Auberginen • 2 EL Olivenöl • Salz • Pfeffer • 200 g Mozzarella • 2 TL getrockneter Oregano • 800 g gehackte Tomaten (aus der Dose) • frisches Basilikum (nach Geschmack)

- Den Backofen auf 200 Grad (Umluft: 180 Grad) vorheizen. Auberginen in fingerdicke Scheiben schneiden. Mit Olivenöl einpinseln und in eine Auflaufform schichten. Mit Salz und Pfeffer würzen und auf der mittleren Schiene ca. 40 Min. backen, bis sie weich sind.

- In der Zwischenzeit Mozzarella würfeln.

- Auberginen aus dem Ofen nehmen. Oregano darüberstreuen. Tomaten und Mozzarella auf den Auberginen in der Form verteilen.

- Den Auflauf weitere 15 Min. backen, bis der Käse geschmolzen ist. Vor dem Servieren mit frischem Basilikum bestreuen.

Nährwerte pro Portion

335 kcal • 20 g E • 16 g F • 22 g KH • 113 mg Harnsäure

Register

Bibliografische Information der Deutschen Nationalbibliothek
Die Deutsche Nationalbibliothek verzeichnet diese Publikation in der Deutschen Nationalbibliografie; detaillierte bibliografische Daten sind im Internet über http://dnb.d-nb.de abrufbar.

Programmplanung: Uta Spieldiener
Projektmanagement: Anja Bippus
Redaktion: Franziska Sorgenfrei, Augsburg
Bildredaktion: Christoph Frick

Umschlaggestaltung und Layout:
CYCLUS · Visuelle Kommunikation, Stuttgart

Bildnachweis
Umschlagfoto und Bild S. 3: Montage aus CYCLUS · Visuelle Kommunikation, Stuttgart (Icons) und © iStock.com/mfto (Hintergrund)
Foodfotos: Stefanie Bütow, Hamburg; außer S. 4/5 Meike Bergmann, Berlin
Zeichnungen: Grafikbüro Schaaf, Bellheim

1. Auflage 2021

TRIAS Verlag in Georg Thieme Verlag KG,
Rüdigerstraße 14, 70469 Stuttgart, Germany
www.trias-verlag.de

Printed in Germany

Satz und Repro: Reemers Publishing GmbH, Krefeld
gesetzt in Adobe Indesign CC 2020
Druck: AZ Druck- und Datentechnik, Kempten

Gedruckt auf chlorfrei gebleichtem Papier

ISBN 978-3-432-11185-8

Auch erhältlich als E-Book:
eISBN (ePub) 978-3-432-11186-5

1 2 3 4 5 6

Wichtiger Hinweis: Wie jede Wissenschaft ist die Medizin ständigen Entwicklungen unterworfen. Forschung und klinische Erfahrung erweitern unsere Erkenntnisse. Ganz besonders gilt das für die Behandlung und die medikamentöse Therapie. Bei allen in diesem Werk erwähnten Dosierungen oder Applikationen, bei Rezepten und Übungsanleitungen, bei Empfehlungen und Tipps dürfen Sie darauf vertrauen: Autoren, Herausgeber und Verlag haben große Sorgfalt darauf verwandt, dass diese Angaben dem Wissensstand bei Fertigstellung des Werkes entsprechen. Rezepte werden gekocht und ausprobiert. Übungen und Übungsreihen haben sich in der Praxis erfolgreich bewährt.

Eine Garantie kann jedoch nicht übernommen werden. Eine Haftung des Autors, des Verlags oder seiner Beauftragten für Personen-, Sach- oder Vermögensschäden ist ausgeschlossen.

Geschützte Warennamen (Warenzeichen) werden nicht besonders kenntlich gemacht. Aus dem Fehlen eines solchen Hinweises kann also nicht geschlossen werden, dass es sich um einen freien Warennamen handelt.

Datenschutz
Wo datenschutzrechtlich erforderlich, wurden die Namen und weitere Daten von Personen redaktionell verändert (Tarnnamen). Dies ist grundsätzlich der Fall bei Patienten, ihren Angehörigen und Freunden, z. T. auch bei weiteren Personen, die z. B. in die Behandlung von Patienten eingebunden sind.

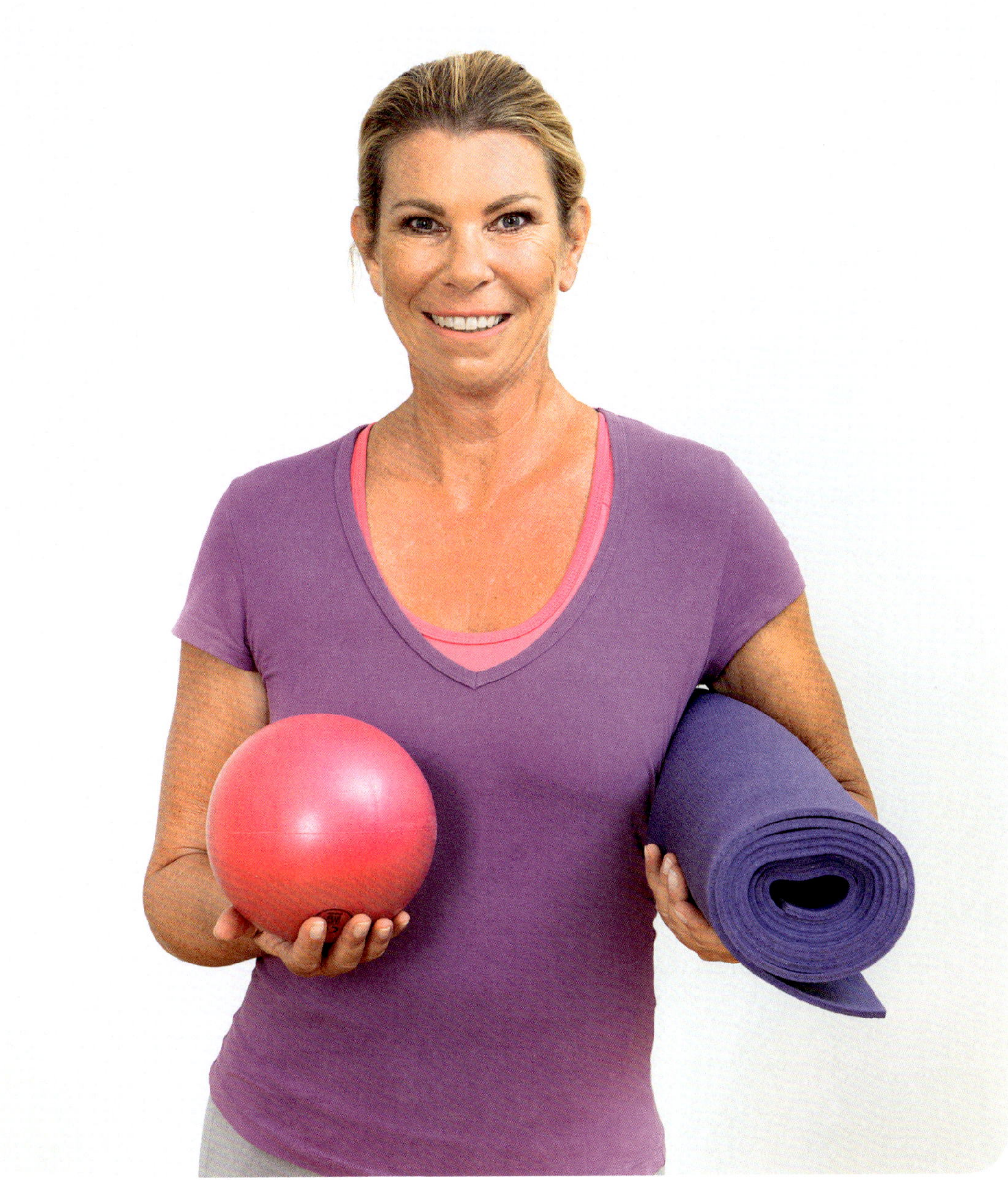

Liebe Leserin,

mit Mitte 40, mitten in den Wechseljahren, habe ich eine Entscheidung getroffen, wie gesund und mit wie viel Lebensqualität ich die zweite Lebenshälfte erleben möchte. Ich wollte weiterhin stark, beweglich und schlank sein sowie leistungsfähig bleiben. Genauso wollte ich meine Vitalität und Energie behalten. Da die Wechseljahre aber einen umfassenden körperlichen Umbruch bedeuten, musste ich meinen Lebensstil mitsamt meinem Sportprogramm an die sich ändernde hormonelle Situation und, damit einhergehend, an die veränderten Bedürfnisse meines Körpers anpassen. So konnte ich meine Ziele erreichen und zugleich die Weichen für eine gesunde, vitale Zukunft stellen.

Mittlerweile habe ich diesen Transformationsprozess nicht nur erfolgreich durchlaufen, sondern gebe mein Wissen auch mit großer Leidenschaft an Frauen in den Wechseljahren weiter, damit sich auch ihr Leben zum Positiven verändern kann.

Mein Herzenswunsch als Menopausen-Coach ist es, Sie für die Zeit des Wandels zu empowern. Mithilfe meines Bewegungsprogramms können Sie die Wechseljahre als Chance für eine Neuausrichtung nutzen, bestehende Wechseljahresbeschwerden lindern und sich für die zweite Lebenshälfte optimal aufstellen.

Lassen Sie uns beginnen!

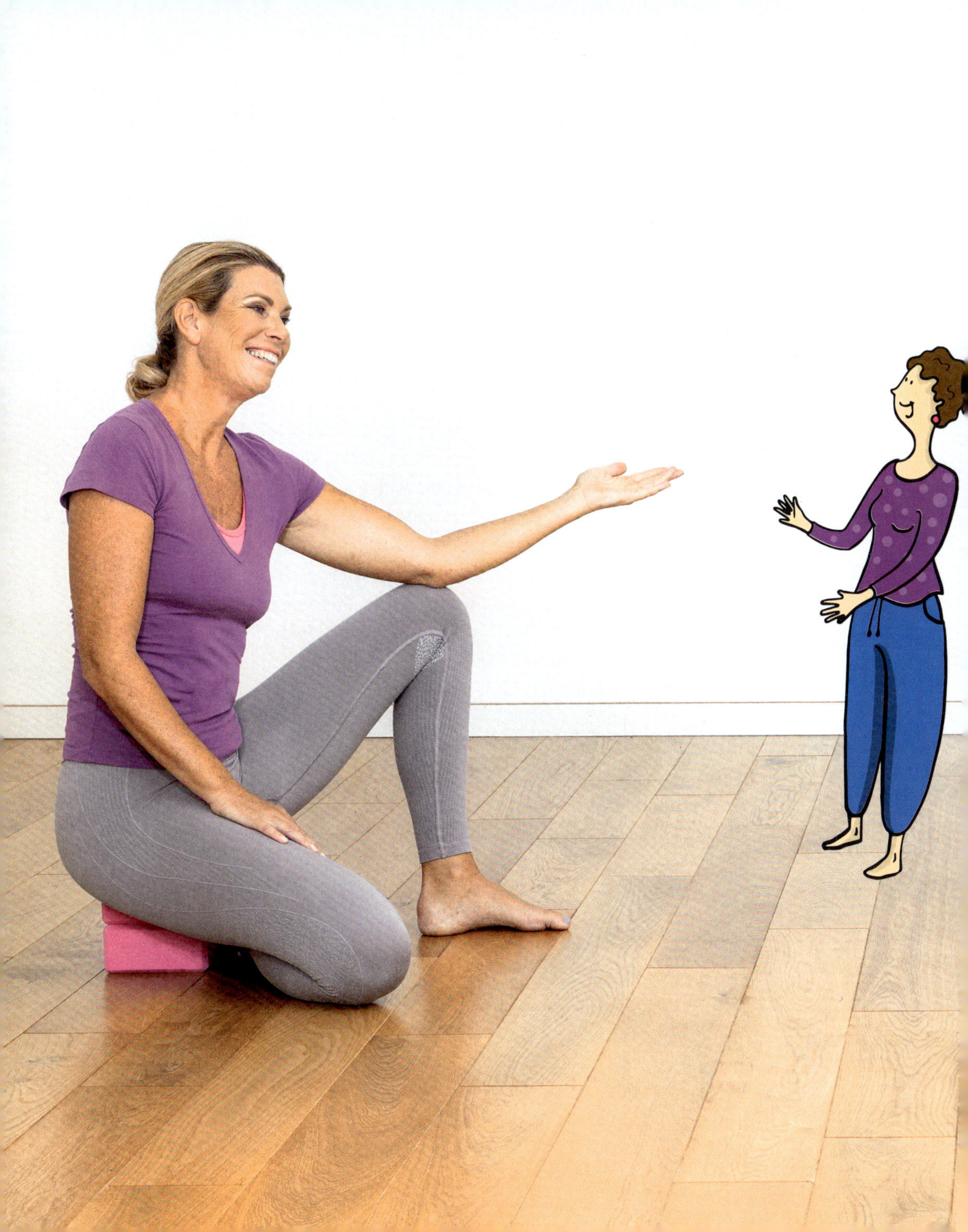

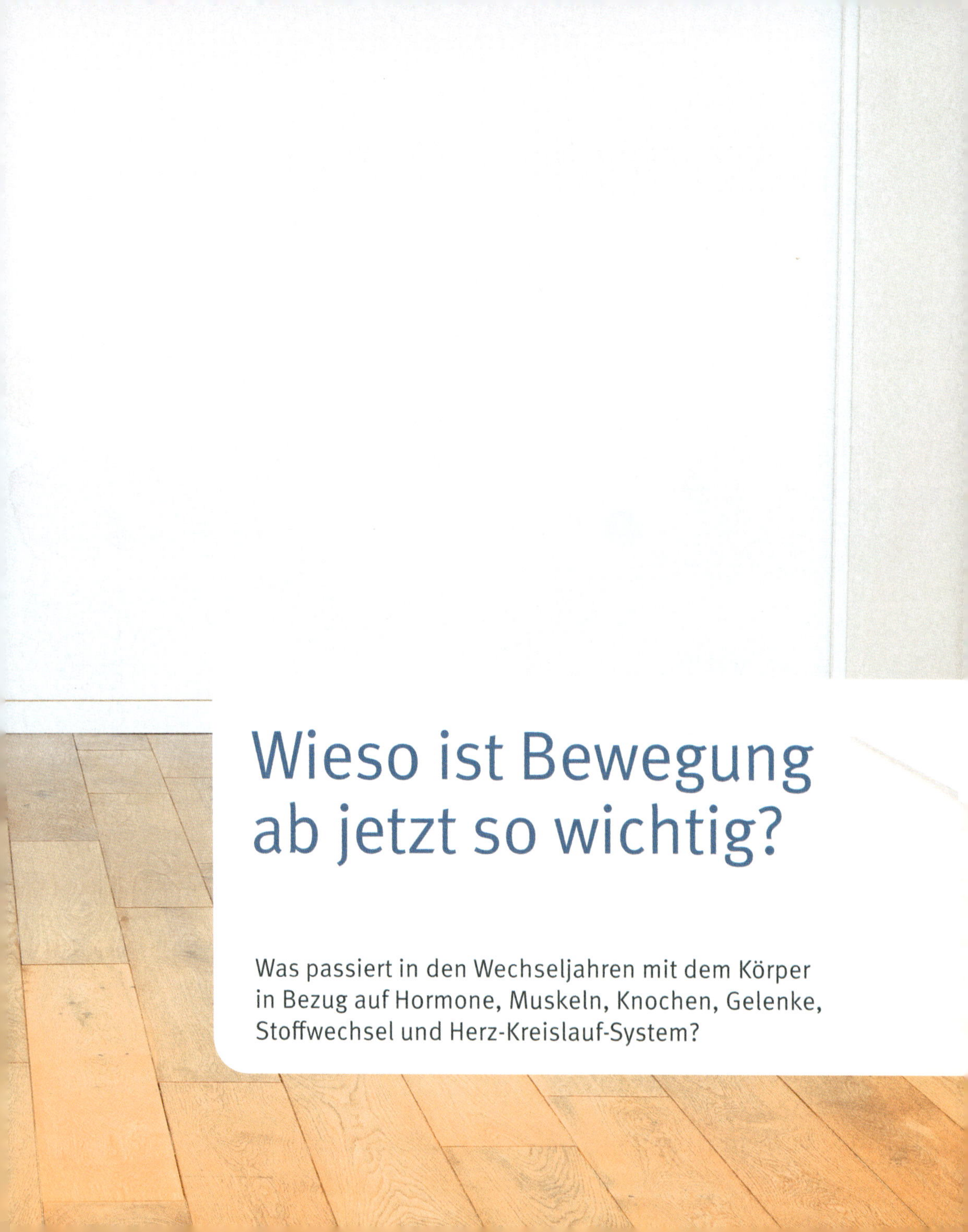

Wieso ist Bewegung ab jetzt so wichtig?

Was passiert in den Wechseljahren mit dem Körper in Bezug auf Hormone, Muskeln, Knochen, Gelenke, Stoffwechsel und Herz-Kreislauf-System?

Was passiert in den Wechseljahren im Körper?

Die Wechseljahre sind nicht einfach nur eine vorübergehende Phase im Leben jeder Frau, sondern haben weitreichende Auswirkungen auf ihre Gesundheit.

Zahlreiche Beschwerden können in dieser Zeit auftreten, z. B. Herzrasen, Schwindelanfälle, Stimmungsschwankungen, Erschöpfungszustände, massiver Muskelabbau, Gelenkschmerzen oder Hitzewallungen. Ursächlich dafür sind sowohl Hormonschwankungen, da die Eierstöcke nicht mehr kontinuierlich und analog zum Zyklus verlässlich die erforderlichen Hormone produzieren, als auch der unwiederbringliche Abfall der Sexualhormone Progesteron, Östrogen und Testosteron, die unseren ganzen Körper beeinflussen.

Die Sexualhormone

Progesteron als Entspannungshormon sorgt für ein belastbares Nervenkostüm und einen regenerierenden Schlaf. Durch den Abfall von Progesteron werden die Wechseljahre eingeläutet. Da die Eisprünge weniger und minderwertiger werden, wird weniger Progesteron produziert. Deshalb haben viele ab dieser Zeit Ein- und Durchschlafstörungen.

Östrogen ist der Oberbegriff für mehrere Hormone aus der Östrogenfamilie, allen

voran das Estradiol, unser bekanntestes und wirksamstes Östrogen. In den Wechseljahren schwankt die Östrogenproduktion in den Eierstöcken stark, bis sie schließlich stetig abnimmt und ganz zum Erliegen kommt.

Besonders die sekundäre Wirkung von Östrogen ist von großer Relevanz. Zu dieser zählen u. a. die Erhaltung der Knochenmasse, der Schutz vor Herz-Kreislauf-Erkrankungen und der anabole Einfluss auf den Stoffwechsel. Durch den anabolen Stoffwechsel werden Zellen, beispielsweise Muskel- und Knochenzellen, aufgebaut. Außerdem schützt Östrogen das Gehirn, sorgt für geschmeidige Gelenke und hält das Bindegewebe straff. Auch für den Verschluss des Harnröhrenschließmuskels ist Östrogen mitverantwortlich. Rezeptoren für Östrogen befinden sich im gesamten Körper.

Testosteron als Powerhormon, dessen Wichtigkeit für Frauen meist unterschätzt wird, unterstützt den Aufbau von Muskulatur, die Proteinsynthese (→ Zellaufbau) und den Proteinstoffwechsel. Es fördert die Bildung von roten Blutkörperchen und deren Eisenaufnahme (→ Leistungsfähigkeit) und regt sowohl den Stoffwechsel als auch die Libido an.

Veränderungen im Zyklus

Die veränderte Hormonsituation führt meist auch zu starken Veränderungen im Zyklus. Die Blutungen werden stärker, die Abstände dazwischen kürzer und PMS (Prämenstruelles Syndrom) nimmt zu.

Bildung der Sexualhormone. Ein Ausschnitt der Stoffwechselwege von Steroidhormonen.

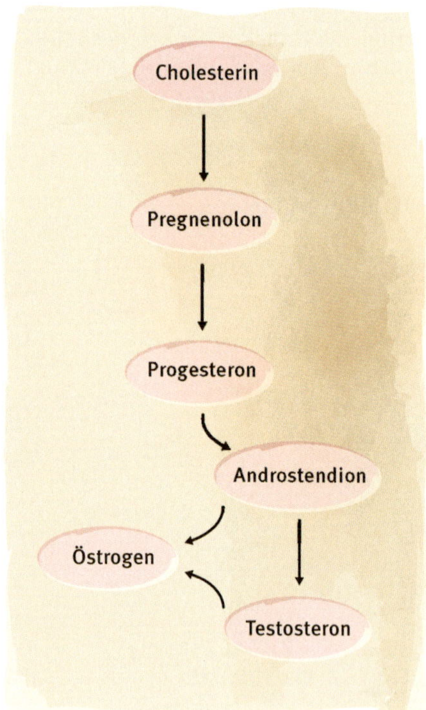

Um zu verstehen, wie es dazu kommt, ist es hilfreich, den Zyklus grundlegend zu betrachten. In der ersten Zyklushälfte wird verstärkt Östrogen in den Eierstöcken produziert, aber auch Testosteron, da Östrogen zum Teil aus Testosteron gebildet wird. Östrogen baut die Gebärmutterschleimhaut auf, damit sich ein befruchtetes Ei gut einnisten kann. Es dominiert die erste Zyklushälfte.

Nach dem Eisprung beginnt mit der zweiten Zyklushälfte die Zeit des Progesterons, das aus der kaputten Eihülle eines herangereiften Eis gebildet wird. Diese Follikelhülle wird zum Gelbkörper umgewandelt, der Progesteron produziert. Progesteron hat die Aufgabe, die Gebärmutterschleimhaut auf ein befruchtetes Ei vorzubereiten. Findet keine Befruchtung statt, wird die aufgebaute Gebärmutterschleimhaut bei der nächsten Regelblutung abgestoßen.

Nach dem erfolgten Aufbau der Schleimhaut durch Östrogen bremst Progesteron nun dessen Wirkung und stellt das Gegengewicht zum Östrogen dar. Aller-

Der weibliche Zyklus

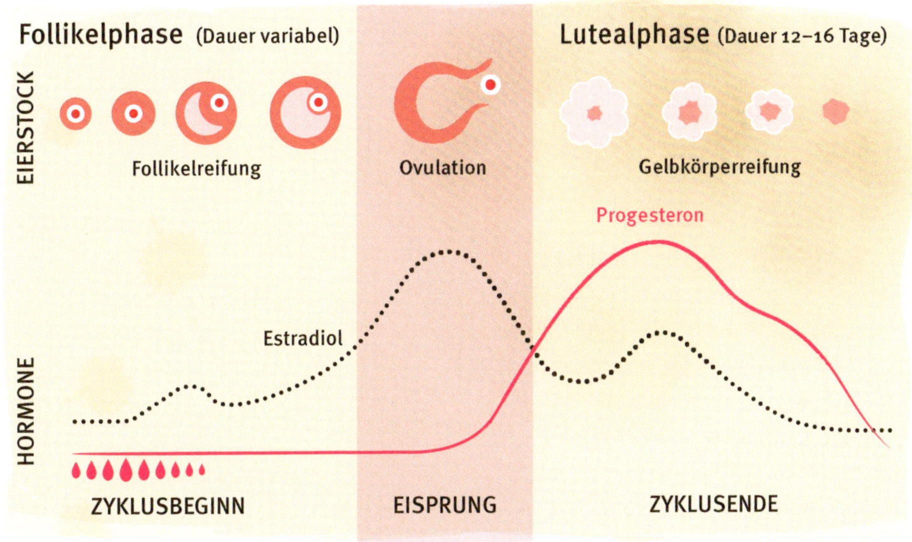

dings wird Progesteron nur nach einem vollwertigen Eisprung in ausreichender Menge gebildet, was bei den Hormonschwankungen in den Wechseljahren oft nicht mehr der Fall ist und daher zu den beschriebenen Veränderungen im Zyklus führt.

Die vier Phasen der Wechseljahre

Die Wechseljahre sind durch vier Phasen gekennzeichnet: die Prämenopause, die Perimenopause, die Menopause und die Postmenopause.

Die Prämenopause beginnt ab Ende 30 und dauert bis etwa Mitte 40 an. In dieser Zeit verändert sich der Hormonhaushalt schleichend, was einen sich langsam ändernden Zyklus zur Folge hat, der wiederum veränderte Befindlichkeiten mit sich bringt. Durch zu wenig oder gar fehlendes Progesteron entfällt das Gegengewicht zum Östrogen in der zweiten Zyklushälfte. Das Östrogen wird dann nicht gebremst und baut übermäßig viel Gebärmutterschleimhaut auf, wodurch es zu sehr starken und langanhaltenden Blutungen kommen kann, weil viel Schleimhaut »abgeblutet« werden muss. Fällt der Eisprung ganz aus, ist der Zyklus oft verlängert und die Blutung setzt später und meist heftiger ein. Es kann aber auch sein, dass die Regel wie gewohnt einsetzt, die Gebärmutterschleimhaut aber nur zum Teil abblutet und nach kurzer Zeit mit einer weiteren Blutung der Rest folgt.

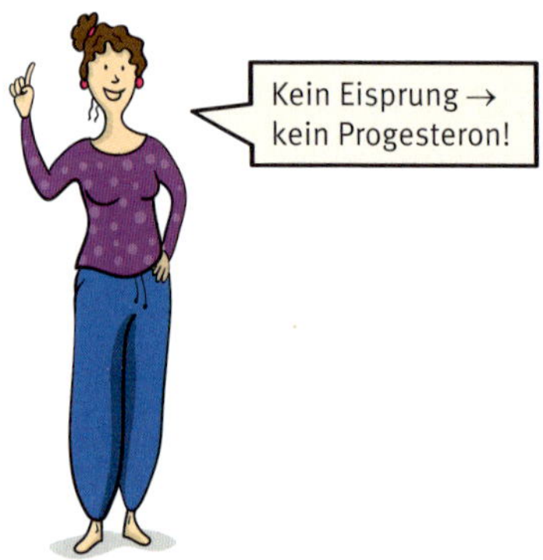

Als Folge des niedrigen Progesteronspiegels tritt PMS oft erstmals auf oder verstärkt sich genauso wie schlechter Schlaf oder gar ausgewachsene Schlafstörungen.

Charakteristisch für die Zeit der Prä- und der nahtlos folgenden Perimenopause ist eine durch niedriges Progesteron bedingte Östrogendominanz.

Die Perimenopause bezeichnet die »eigentlichen Wechseljahre«. Sie ist eine recht lange Phase und kann bis zu acht

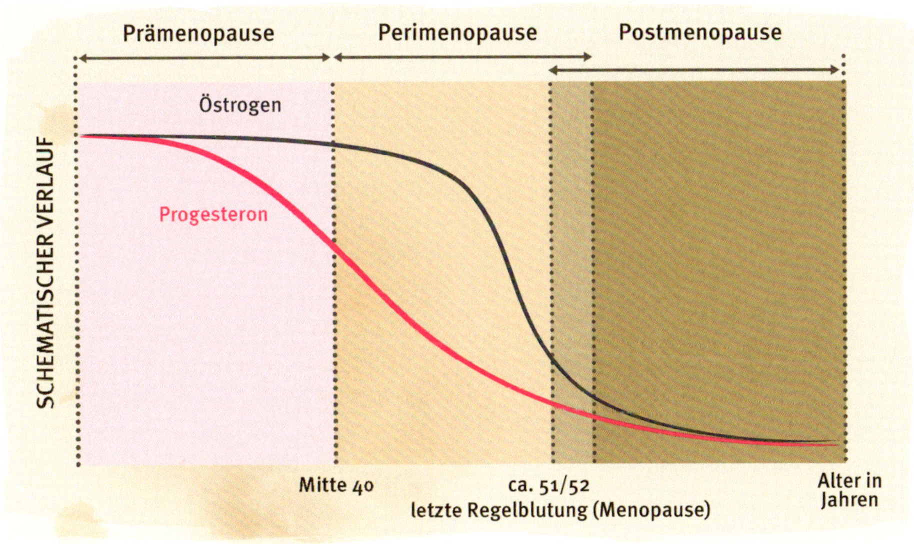

Die vier Phasen der Menopause

Jahre andauern. In der Perimenopause schwankt der Hormonspiegel besonders stark. Generell gilt: Die Eisprünge in der Perimenopause werden immer seltener, was zu hormonellen Verschiebungen führt und sich auf sämtliche Vorgänge im Organismus auswirken kann. Irgendwann ist die Östrogenproduktion dann so gering, dass kein Zyklus mehr abläuft.

Der Tag der letzten Regelblutung ist der Zeitpunkt der Menopause. Im Durchschnitt findet sie mit 51 Jahren statt und kann erst rückwirkend, genau 12 Monate nach der letzten Blutung, bestimmt werden.

Nach der Menopause, also der allerletzten Blutung, beginnt die letzte Phase der Wechseljahre – die Postmenopause.

Bewegung ist unverzichtbar!

Zu Beginn eine wichtige Information: Unser Körper ist für andauernde Bewegung gemacht. Sie ist fest in unserem genetischen Programm verankert!

Muskeln

Wir haben 656 Muskeln. Ab dem 30. Lebensjahr verlieren wir allerdings 1 % Muskelmasse pro Jahr. Leider nimmt diese Prozentzahl ab den Wechseljahren drastisch zu, sodass unsere Muskeln ohne gezieltes Training quasi dahinschwinden. Mit Training hingegen wird das Wachstumshormon HGH ausgeschüttet, welches muskelaufbauend wirkt. Jeder Schritt, den Sie gehen, ist ein Impulsgeber für HGH-Ausschüttung!

Warum aber sind Muskeln so wichtig?

- Sie tragen unser Skelett, den Halte- und Stützapparat. Je besser beispielsweise Ihre Rückenmuskulatur ausgebildet ist, desto weniger Rückenschmerzen werden Sie haben.
- Muskeln haben einen hohen Grundumsatz, wodurch bei guter Muskulatur im Ruhezustand viel Energie verbrannt wird, was sich positiv auf die Figur auswirkt. Wer seine Muskeln nicht genug benutzt, senkt seinen Grundumsatz und fördert den Fettaufbau.

- Sport und Muskeltraining verbrennen Fett. Ergänzend kann man durch effektives Training den Nachbrenneffekt, der für eine gewisse Zeit den Grundumsatz über das Training hinaus erhöht, gezielt nutzen.
- Muskeln stärken das Immunsystem!

Gelenke

Unsere Gelenke leisten täglich viel und werden stark beansprucht. Regelmäßige Bewegung mobilisiert und stärkt die Gelenke. Dadurch gelangt Synovialflüssigkeit, auch Gelenkschmiere genannt, von der Kapsel über das Gelenk bis in den Knorpel und versorgt diesen mit wichtigen Nährstoffen und Sauerstoff. So bleibt ein Gelenk geschmeidig und funktionsfähig. Bei zu wenig Bewegung werden die Gelenke rau und spröde. Knorpelschäden können die Folge sein. Zum Erhalt einer guten, schmerzfreien Funktionsfähigkeit der Gelenke ist Bewegung unerlässlich.

Regelmäßiges Krafttraining stärkt Muskeln, Bänder und Sehnen. Dadurch hat der gesamte Körper eine größere Stabilität, wodurch die Gelenke entlastet werden.

Auch bei den in den Wechseljahren so typischen Gelenkschmerzen gilt: Bewegung statt Schonung! Denn durch Schonen wird aufgrund der fehlenden Bewegung weniger Gelenkflüssigkeit produziert und diese gelangt parallel dazu nicht bis in den Knorpel.

Knochen

Ein großes Risiko für Frauen ist der mit den Wechseljahren verstärkt einsetzende Knochenabbau – auch Osteoporose genannt. Mit Bewegung und Sport kann die Knochenstärke erhalten und der Knochenaufbau gefördert werden. Hierfür eignen sich besonders schnelle, kurze Bewegungen von hoher Intensität, Sportarten, bei denen das eigene Körpergewicht getragen wird, und Krafttraining, da hier das Wachstum der Knochenzellen besonders angeregt wird. Beim Schwimmen oder Radfahren ist die Belastung auf die Knochen zu gering für einen Effekt.

Stoffwechsel

In unserem Körper laufen rund um die Uhr Wachstums-, Regenerations- und Reparaturprozesse auf Zellebene ab. Das führt zu Abfallprodukten in den Zellen, von denen sie ständig gereinigt werden müssen, damit der Körper gut funktionieren kann. Geschehen diese Prozesse nicht, führt das zu vorzeitigem Zelltod durch Überlastung und vorzeitiger Alterung. Zugleich müssen auch neue Zellen aufgebaut werden. Für all das braucht der Körper Energie, die uns die Mitochondrien liefern. Sie sind die Kraftwerke der Zellen und produzieren die Energie, die erforderlich ist, damit unser Stoffwechsel arbeitet.

Über Ihre Lebensweise können Sie Quantität und Qualität der Mitochondrien beeinflussen. Hierbei spielt Bewegung und Sport eine zentrale Rolle. Durch regelmäßiges Ausdauertraining beeinflussen Sie nämlich beides positiv, da die Mitochondrien bei einem hohem Sauerstoffgehalt am wirkungsvollsten arbeiten. Mit langem, moderatem Ausdauertraining im aeroben (sauerstoffreichen) Bereich aktivieren Sie also den Stoffwechsel.

Wechseljahresbeschwerden wie Hitzewallungen & Co

Zahlreiche Studien belegen, dass sich regelmäßige Bewegung positiv auf Symptome der Wechseljahre, z. B. Hitzewallungen, auswirkt, da Bewegung das vegetative Nervensystem in Balance bringt und stabilisiert. Sport baut außerdem Stress ab, lindert Erschöpfungszustände, hebt die Stimmung, unterstützt die Entgiftung, die sich durch die Wechseljahre deutlich verschlechtert, und fördert einen guten Schlaf, der vielen Frauen in den Wechseljahren abhandenkommt. Auch der Stoffwechsel und die Fettverbrennung werden durch Sport angeregt. Regelmäßige, intensive Bewegung hilft darüber hinaus, leistungsfähiger zu bleiben, mehr Energie im Alltag zu haben und das Herz-Kreislaufsystem, das durch das weniger werdende Östrogen seinen Schutz verliert, zu unterstützen.

Sie sehen also, dass es auf zahlreichen Ebenen gute Gründe gibt, genau jetzt, in der Zeit des körperlichen Wandels, aktiv zu werden! Alles, was Sie brauchen, um zu beginnen, ist eine rutschfeste Matte und dann kann es auch schon losgehen.

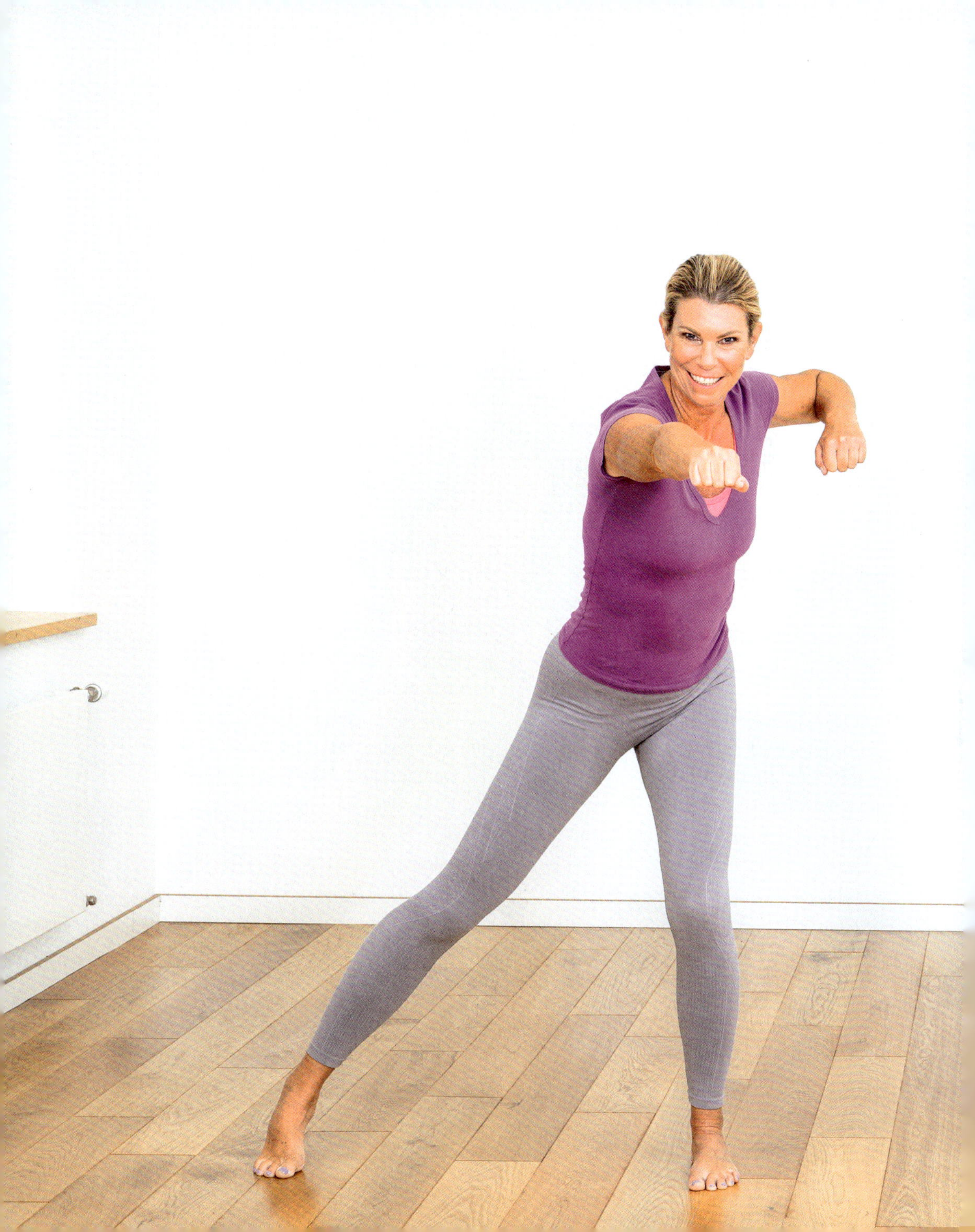

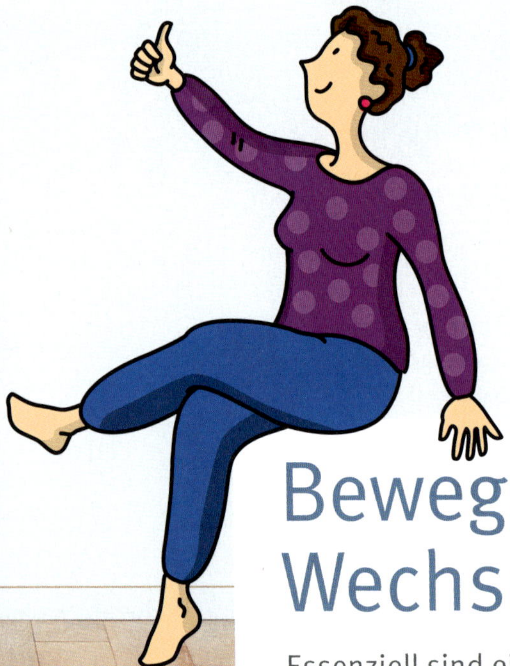

Bewegung für die Wechseljahre

Essenziell sind ein stärkendes Krafttraining, die Förderung der Beweglichkeit der Muskeln sowie Beckenbodentraining.

Vielfältigkeit ist Trumpf – die vier Komponenten!

Sport und Bewegung sind das beste Mittel gegen Wechseljahresbeschwerden, aber auch, um dem körperlichen Abbau, der durch die Wechseljahre beschleunigt wird, entgegenzuwirken.

Generell gilt: Bewegen Sie sich so oft und so vielfältig wie möglich! Vielfältige Bewegung hilft, um auf allen Ebenen fit, mobil und flexibel zu bleiben. Auch zur Prävention vor Alterskrankheiten, Inkontinenz und zur Sturzprophylaxe ist vielfältige Bewegung unerlässlich.

Zur Strukturierung und sinnvollen Anwendung meiner Bewegungs- und Sportprogramme gliedere ich diese in vier Komponenten. So lassen sich die verschiedenen Bereiche gut aufeinander abgestimmt und ausgewogen trainieren:

1. Kraft & Stabilität
2. Leistungsfähigkeit & Ausdauer
3. Beweglichkeit & Flexibilität
4. Koordination & Gleichgewicht

Kraft & Stabilität

Nachdem Sie ja schon erfahren haben, wie sehr wir ab den Wechseljahren an Muskelmasse und -kraft verlieren, ist klar, wie wichtig es ist, gezielt dagegen vorzugehen. Wir brauchen Kraft ganz konkret für den Alltag – zum Tragen,

Heben, Öffnen, usw. Wir brauchen Kraft aber auch, um aus tiefen Sesseln aufzustehen, um Treppen zu steigen oder um mit dem Rad einen Berg hinaufzufahren. Genug Kraft zu haben ist gleichzusetzen mit Lebensqualität und Unabhängigkeit.

Außerdem verleiht uns eine gut trainierte Muskulatur Stabilität, wodurch Gelenke und Knochen besser gestützt und geschützt werden. Ein kräftiger, stabiler Körper meistert die alltäglichen Herausforderungen weiterhin leicht. Ein muskulär gut trainierter Körper ist außerdem sichtbar straff, schön definiert und hat weniger Fettpolster.

Jeder kann mit gezieltem Krafttraining seine Muskulatur erfolgreich aufbauen. Dafür ist es nie zu spät! Die Methoden hierfür sind vielfältig. Ich persönlich liebe es alltagstauglich und bevorzuge deshalb Übungen mit dem eigenen Körpergewicht oder funktionelles Training. Funktionelles Training ist speziell darauf ausgelegt, den ganzen Körper zu trainieren und zu stabilisieren. Dabei werden alltagsnahe Bewegungen ausgeführt, die mehrere Muskelgruppen gleichzeitig beanspruchen. Beim Training mit dem eigenen Körpergewicht werden Muskeln und Gelenke im vollen Bewegungsradius trainiert, wodurch nicht nur die Stabilität, sondern auch die Mobilität und Flexibilität verbessert werden. Besonders aus der Kombination dieser Trainingsmethoden formen Sie also nicht nur Ihren Körper und bauen Muskeln auf, sondern erhalten auch Ihre Gesundheit.

Beide Trainingsformen, Kraft und Stabilität, können Sie unkompliziert in Ihren Alltag einbauen. Damit sind Sie orts- und zeitunabhängig und super flexibel. Die Übungen sind so angelegt, dass Sie durch das selbstgesteuerte Training zunehmend Selbstkompetenz erlangen und mit der Zeit genau wissen, was Sie wie oft und wie lange trainieren müssen, um in Form zu bleiben. Da Sie durch Krafttraining auch Ihre Knochen belasten, werden diese durch das Training ebenfalls gestärkt, genau wie die Gelenke!

Leistungsfähigkeit & Ausdauer

Ein Großteil der Frauen in den Wechseljahren leidet unter einem massiven Energieverlust, der sich parallel negativ auf die allgemeine Leistungsfähigkeit auswirkt. Mit Ausdauertraining können Sie hier gezielt Einfluss nehmen, da sich

durch Ausdauertraining die Zahl der Mitochondrien (Kraftwerke der Zellen) sowohl in den Muskelzellen als auch im Gehirn erhöhen lässt. Mit Sport lassen sich Erschöpfungszustände verbessern, ohne Sport werden sie mehr werden. Ausdauertraining wirkt sich außerdem positiv auf den Blutzuckerspiegel aus, verbrennt Fett, baut nachhaltig Stress ab und unterstützt das Herz-Kreislaufsystem. Vor allem das Herz, das bisher durch Östrogen gut geschützt war, braucht ab den Wechseljahren besonderes Augenmerk. Die Zahl der Herzinfarkte gegenüber Männern nimmt ab den Wechseljahren deutlich zu und überholt diese sogar. Ein weiterer wichtiger Punkt ist die Herzfrequenzvariabilität. Setzen Sie während des Ausdauertrainings höher frequentierte Intervalle (HIT), beispielsweise durch kurze Temposteigerung, fördern Sie damit die Flexibilität Ihres Herzens. Dadurch steigern Sie die Fähigkeit, Ihre Herzfrequenz an körperliche und psychische Anforderungen anzupassen.

Beim Ausdauertraining wird durch den Reiz, den Sie durch die langanhaltende Belastung setzen, der Körper zunächst geschwächt, woraufhin er mit »Aufbau« reagiert, um beim nächsten Mal besser gegen einen Reiz gewappnet zu sein.

Übrigens schläft es sich nach einem erschöpfenden Ausdauertraining besonders gut!

Sport generell, aber besonders Ausdauertraining baut einerseits Stresshormone ab und hebt andererseits die Stimmung. Es vertieft die Atmung, was der Lunge beim Entgiften hilft, während Schwitzen das Entsäuern über die Haut fördert. Auch die Durchblutung und somit die Aktivierung der inneren Organe wird durch anhaltende körperliche Bewegung unterstützt. Für all diese positiven Effekte sollten Sie dreimal pro Woche für mindestens 30 Minuten sportlich in Schwung kommen.

Mögliche Arten für Ausdauertraining gibt es viele: Joggen, Schwimmen, Radfahren, Walken oder Wandern sind ideal. Bei der Auswahl sollte der allgemeine Fitness- und Gesundheitszustand berücksichtigt werden. Bei bestehenden Krankheiten oder Schmerzen befragen Sie bitte Ihren Arzt, welche Sportart für Sie passend ist. Natürlich spielt auch die Freude an der Bewegung eine wichtige Rolle, die sich oft erst nach einigen absolvierten Trainingseinheiten einstellt. Bleiben Sie also dran! Ausdauersport ist kein Sprint, sondern ein Marathon, für den Sie aber belohnt werden!

Beweglichkeit & Flexibilität

Mit zunehmendem Alter wird die Beweglichkeit spürbar schlechter. Sich zu bücken oder sich zu drehen wird mühsam oder gar schmerzhaft. Besonders in den Wechseljahren verkleinert sich der Bewegungsradius drastisch, vor allem wenn die als Begleiterscheinung bekannten Gelenkschmerzen hinzukommen. Weniger Beweglichkeit schränkt aber nicht nur die Bewegungsflexibilität ein, sondern hat oft auch eine schlechte Haltung zur Folge. Außerdem treten durch mangelnde Beweglichkeit schnell körperliche Beschwerden aufgrund muskulärer Dysbalancen auf.

Einmal entstandene Dysbalancen sind nur mit sehr viel Beweglichkeitstraining wieder aufzulösen. Mit rechtzeitigem Beweglichkeitstraining können Sie Ihren Bewegungsspielraum vergrößern und verhindern so, dass sich Ihre Muskeln verkürzen oder verspannen. Dadurch fallen Ihnen alle Arten an Bewegung im Alltag, in der Freizeit und beim Sport deutlich leichter und Sie entwickeln eine vielleicht bisher nicht gekannte Bewegungsfreude.

Koordination & Gleichgewicht

Koordination ist das Zusammenspiel von Sinnesorganen, zentralem Nervensystem und Muskulatur. Dieses Zusammenspiel wird durch unsere modere Lebensweise leider sträflich vernachlässigt, ist aber besonders für die zweite Lebenshälfte von zentraler Bedeutung. Zum einen brauchen Sie eine gute Koordination und infolgedessen ein gutes Gleichgewicht, wenn Sie weiterhin ein aktives Leben führen möchten, um beispielsweise mit Ihren Kindern über einen Baumstamm zu balancieren, mit ihnen Inlineskaten zu gehen oder Schlittschuh zu laufen. Zum anderen sind bei der Sturzprophylaxe Koordination und Gleichgewicht das A und O. Mit zunehmendem Alter nimmt nämlich einerseits die Sturzgefahr zu, wie in den Wechseljahren besonders durch Konzentrationsstörungen, Überforderung und Schwindelanfälle. Andererseits fallen Stürze nicht mehr so glimpflich aus wie in jüngeren Jahren und können langwierige und unangenehme Verletzungen nach sich ziehen. Deshalb sollten kleine Gleichgewichts- und Koordinationsübungen unbedingt in das Training sowie in den Alltag eingebunden werden.

Test »Gesunder Lebensstil und die vier Komponenten«

Bevor Sie mit dem Training beginnen, ist eine kurze Bestandsaufnahme sinnvoll. Mit Beantwortung der Fragen ermitteln Sie Ihren Status Quo in Bezug auf Kraft, Ausdauer, Beweglichkeit und Koordination.

Ergänzend können Sie damit im Laufe der nächsten Wochen und Monate regelmäßig überprüfen, ob Sie vielleicht schon eine Verbesserung Ihres Status erreicht und Fortschritte gemacht haben, oder ob Sie einen möglicherweise bereits guten Zustand bei einer Komponente erhalten konnten. Erfolge können sehr motivierend sein, um nach dem Einstieg ins Training dranzubleiben, es zu etablieren und schließlich zur Routine werden zu lassen. Obwohl es in diesem Buch in erster Linie um Bewegung geht, habe ich einige Fragen zur Überprüfung des Lebensstils eingefügt, da ein gesundheitsfördernder Lebensstil ab den Wechseljahren ein absolutes Muss ist, um vital, leistungsfähig und gesund zu bleiben.

Die Auswertung ist einfach: Alles, was Sie mit »Nein« beantwortet haben oder nicht schaffen, sollten Sie zuerst verbessern, bevor Sie an dem weiterarbeiten, was schon ganz gut funktioniert.

Test Gesunder Lebensstil

- Ernähren Sie sich überwiegend pflanzlich? ☐ Ja ☐ Nein
- Essen Sie täglich grünes Blattgemüse oder Kreuzblütler? ☐ Ja ☐ Nein
- Essen Sie täglich Nüsse, Sprossen oder Samen? ☐ Ja ☐ Nein
- Essen Sie regelmäßig fettreichen Seefisch, Avocados oder Olivenöl? ☐ Ja ☐ Nein
- Enthält jede Ihrer Mahlzeiten ausreichend Proteine? ☐ Ja ☐ Nein

- Essen Sie wenig industriell verarbeitete Lebensmittel? ☐ Ja ☐ Nein
- Trinken Sie selten Alkohol? ☐ Ja ☐ Nein
- Schlafen Sie sieben bis acht Stunden pro Nacht? ☐ Ja ☐ Nein
- Schlafen Sie vor Mitternacht? ☐ Ja ☐ Nein
- Wachen Sie morgens vor dem Wecker auf und fühlen sich ausgeruht? ☐ Ja ☐ Nein
- Gehen Sie täglich zu Fuß? ☐ Ja ☐ Nein
- Gehen Sie täglich Treppen? ☐ Ja ☐ Nein
- Sind Sie in Ihrer Freizeit körperlich aktiv? ☐ Ja ☐ Nein
- Überprüfen Sie regelmäßig Ihre Blutwerte? ☐ Ja ☐ Nein
- Überprüfen Sie regelmäßig Ihr Mikronährstoffprofil (Vitamine, Mineralstoffe, Spurenelemente)? ☐ Ja ☐ Nein

Test Kraft und Stabilität

Halten Sie die nachfolgend beschriebenen Positionen jeweils 45–60 Sekunden.

Wandsitzen – hier überprüfen Sie die großen Muskelgruppen von Beinen und Gesäß. Stellen Sie sich mit dem Rücken gerade an eine Wand, die Füße hüftbreit auseinander. Gehen Sie dann mit den Füßen so weit nach vorne von der Wand weg, bis Sie quasi an der Wand sitzen. Der Rücken liegt dabei komplett an der Wand an, Becken, Oberschenkel und Waden befinden sich im rechten Winkel zueinander.

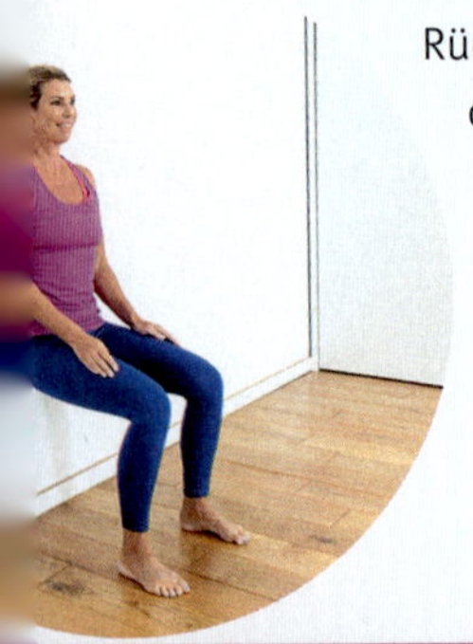

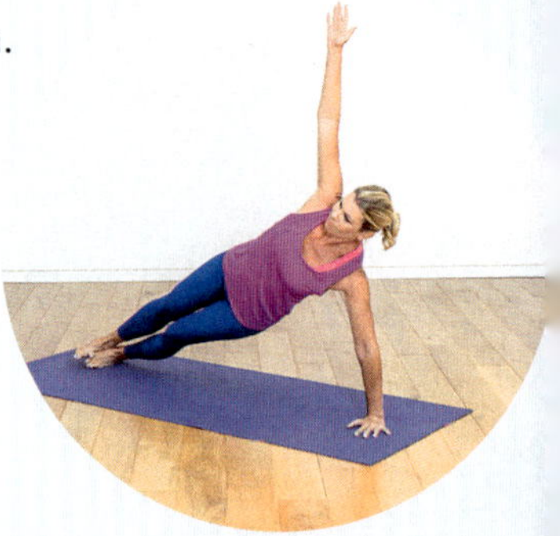

Seitlicher Einarmstütz (Seite 51) – zur Überprüfung der Rumpf-, Bauch- und Schultermuskulatur. Heben Sie in Seitlage Ihr Becken an und stützen sich auf den gestreckten Arm. Bilden Sie mit dem gesamten Körper eine gerade Linie und heben Sie den freien Arm gestreckt nach oben.

Beckenlift (Seite 42) – zum Überprüfen der Gesäß-, hinteren Oberschenkel- und unteren Rückenmuskulatur. Legen Sie sich auf den Rücken, stellen Sie die Füße hüftbreit auseinander auf und spannen Sie den Beckenboden an. Die Arme liegen entspannt neben dem Körper. Nun rollen Sie Ihr Becken und den Rücken kontrolliert so weit wie möglich nach oben und halten die Position.

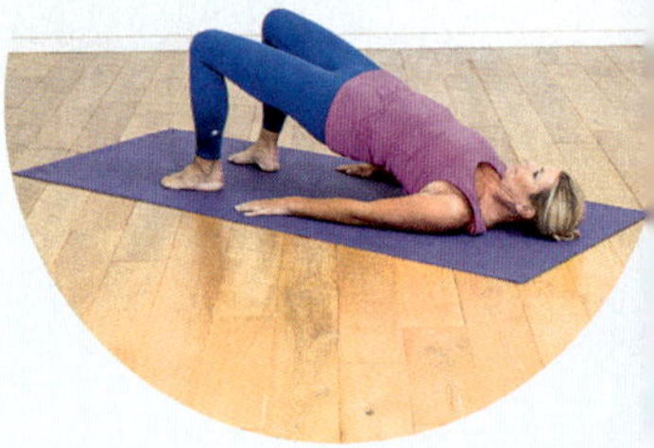

Bei den nachfolgend beschriebenen Übungen wiederholen Sie die Bewegungen dynamisch.

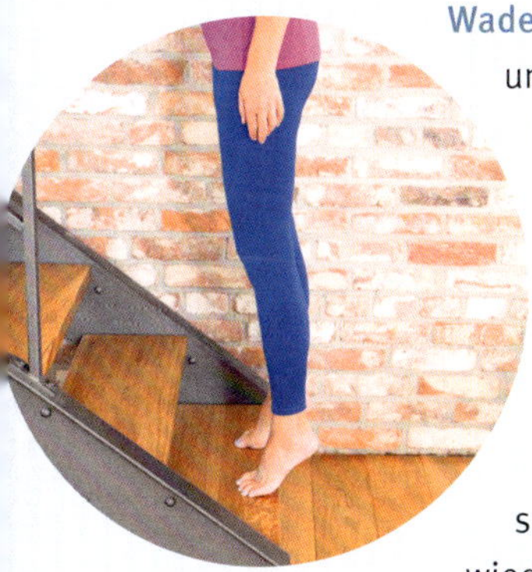

Wadenlift – Test für Waden- und Fußmuskulatur sowie für das Gleichgewicht. Stellen Sie sich mit dem Vorderfuß auf eine Treppenstufe, die Fersen schweben frei. Nun gehen Sie 25- bis 30-mal auf die Zehenspitzen und langsam wieder zurück.

Enge Liegestütze (Seite 34) – Test für Arm- und Schultermuskulatur. Laufen Sie aus dem Vierfüßlerstand mit den Händen so weit nach vorne, bis Sie mit dem Becken vor der Kniescheibe sind. Die Schultern befinden sich vor den Händen, die Arme sind gestreckt. Nun senken Sie den Oberkörper bis kurz über den Boden ab, das Becken darf nicht durchhängen. Die Arme befinden sich dabei eng neben der Brust, die Ellenbogen zeigen nach hinten.

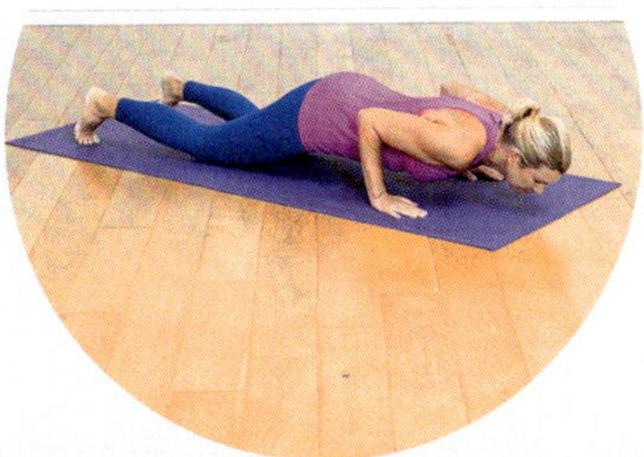

Drücken Sie sich zurück in die Ausgangsposition und wiederholen Sie 7-mal.

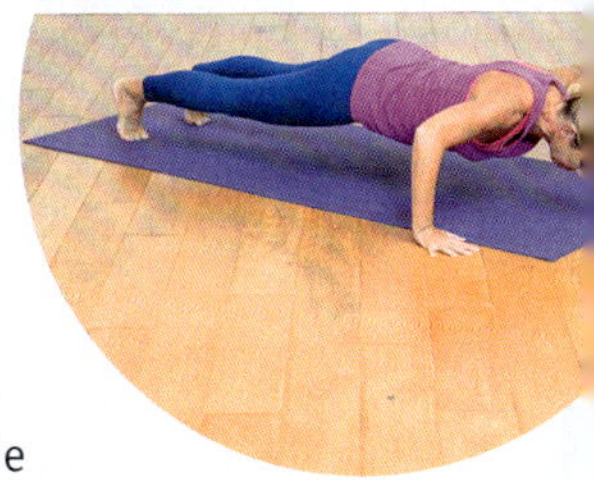

Breite Liegestütze – Test für Schulter-, Arm-, Brustmuskulatur und die gesamte Körperstabilität. Sie gehen mit dem Körper in eine Bretthaltung, die Hände sind breit auseinander, die Füße hüftbreit aufgestellt. Senken Sie den gesamten Körper gerade ab, das Becken darf nicht durchhängen, und drücken Sie sich zurück in die Ausgangsposition. Wiederholen Sie 7-mal.

Test Ausdauer

- Können Sie drei Stockwerke hochlaufen oder flott raufgehen ohne stehen zu bleiben und aus der Puste zu kommen?
- Schaffen Sie in 2 Minuten 200 Knieheber auf Hüfthöhe (auf der Stelle laufen oder gehen und dabei die Knie auf Hüfthöhe anheben)?
- Können Sie 30 Minuten am Stück zügig schwimmen, stramm Radfahren oder flott gehen?

Test Beweglichkeit und Flexibilität

- Test für die hintere Oberschenkel-, Gesäß- und Rückenmuskulatur: Erreichen

Sie bei gestreckten, hüftbreit auseinander stehenden Beinen Ihre Zehenspitzen?

- Test für die Hüfte, hintere Oberschenkel- und Wadenmuskulatur: Können Sie im »Hund« (umgekehrtes V) stehen und kommen mit den Fersen nah oder ganz auf den Boden?
- Test für Hüft- und Oberkörperbeweglichkeit: Können Sie in eine tiefe Hocke gehen, bei der der ganze Fuß auf dem Boden bleibt, der Rumpf aufrecht ist, Sie die Handflächen vor der Brust zusammen- und mit den Ellenbogen die Knie auseinander drücken?
- Test für die Beweglichkeit der Wirbelsäule und des unteren Rückens: Können Sie auf dem Rücken liegend die geschlossenen Knie im rechten Winkel zur Hüfte auf eine Seite bringen, ohne dass die Schulterblätter den Kontakt zum Boden verlieren?
- Test für die Beweglichkeit des Schultergürtels: Können Sie mit aufgestellten Beinen auf dem Rücken liegend Ihre Arme hinter dem Kopf völlig gestreckt auf dem Boden ablegen?

Test Gleichgewicht und Koordination

- Können Sie 10 Sekunden mit geschlossenen Augen auf einem Bein stehen?
- Können Sie draußen über ein kleines Geländer, eine Brüstung, eine Stange oder Ähnliches balancieren?
- Können Sie, die Arme gestreckt nach oben gehoben, einen Arm vorwärts und den anderen Arm gleichzeitig rückwärts kreisen?

Muskeln kräftigen!

Seit jeher war meine hintere Oberschenkelmuskulatur, die zum Strecken der Hüfte und zum Aufrichten des Beckens sehr wichtig ist, nur schwach ausgebildet. In Folge dessen hatte ich jahrelang Beschwerden am Iliosakral-/Kreuz-Darmbeingelenk und war dort sehr verletzungsanfällig. Da auch ich seit den Wechseljahren verstärkt meine gesamte Muskulatur trainieren muss, begann ich gezielt, meinen Schwachpunkt zu trainieren – was wirklich mühsam war. Nach einiger Zeit spürte ich allerdings erste Erfolge, die mich motivierten, am Ball zu bleiben. Heute ist meine ischiocrurale Muskulatur gestärkt, richtet das Becken auf und stabilisiert den Rumpf. Ich habe dort keinerlei Schmerzen mehr und bin in diesem Bereich beweglicher sowie stabiler als je zuvor, was zeigt, wie sinnvoll gezieltes Krafttraining ist.

Praxisteil Aufwärmen

Aufwärmen und Mobilisation vor dem Training sind wichtig, um sowohl den ganzen Körper als auch Muskeln, Gelenke, Sehnen und Bänder im Speziellen auf die anstehenden Übungen vorzubereiten und Verletzungen vorzubeugen. In der Praxis erlebe ich leider immer wieder, wie wenig Beachtung dem Aufwärmen geschenkt wird. Deshalb weise ich eindringlich darauf hin, dass das Nichtbeachten des Aufwärmens leicht zu unangenehmen oder sogar langwierigen Verletzungen führen kann, z. B. zu Muskelfaserrissen. Der Körper wird quasi auf Betriebstemperatur gebracht, wodurch das anschließende Training leichter fällt. Ich empfehle beim Aufwärmen, achtsam in den Körper reinzuspüren, ob irgendetwas klemmt oder schmerzt, um dies beim Training zu berücksichtigen.

Generell gilt: Bringen Sie zuerst den ganzen Körper in Schwung! Dafür können Sie 5 Minuten zügig auf der Stelle gehen, laufen, Hampelmänner machen oder tanzen. Danach bewegen Sie einmal den ganzen Körper von oben nach unten durch. Führen Sie dafür kreisende Bewegungen mit Schultern, Armen, Rumpf, Hüfte, Beinen und Füßen aus.

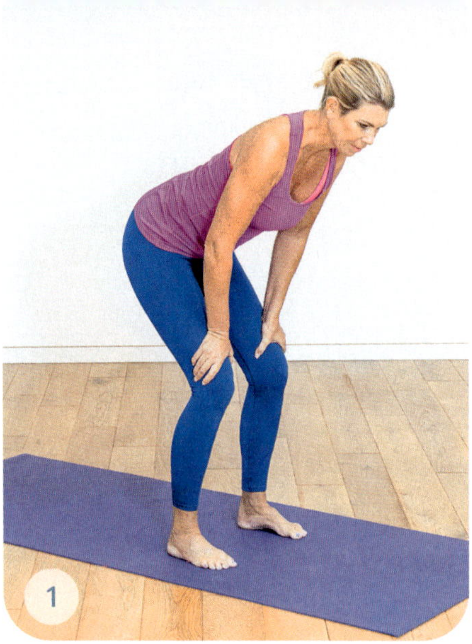

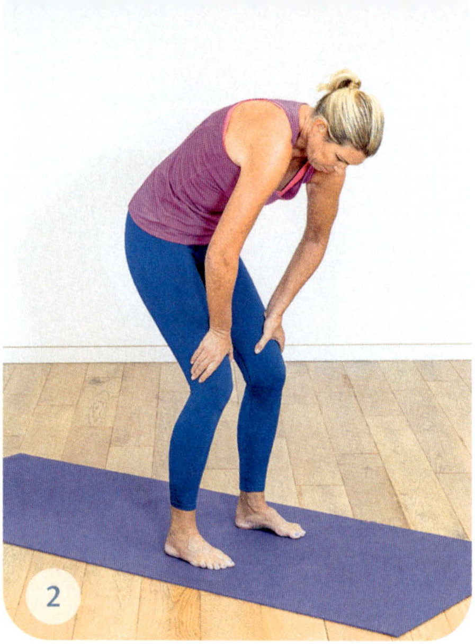

Mobilisation der Wirbelsäule vertikal

Stehen Sie breiter als hüftbreit mit leicht gebeugten Knien und stützen Sie die Hände kurz über den Knien auf den Oberschenkeln ab. Der Rücken ist gerade, der Blick gehoben. 1

Nun rollen Sie 10-mal in einen Katzenbuckel und wieder zurück. 2 Die Bewegung startet immer im unteren Rücken. Alternativ können Sie die Übung auch im Vierfüßlerstand machen.

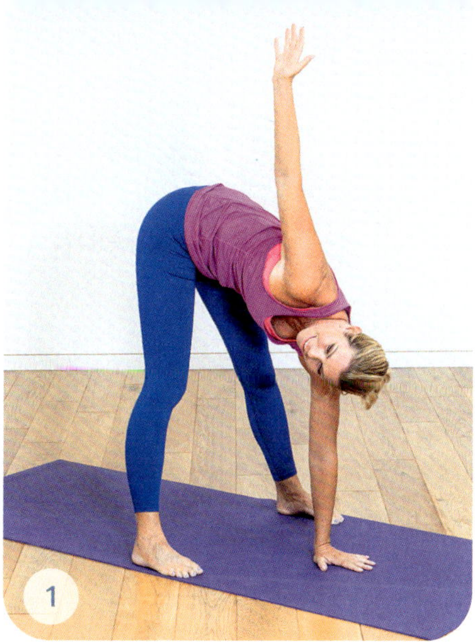

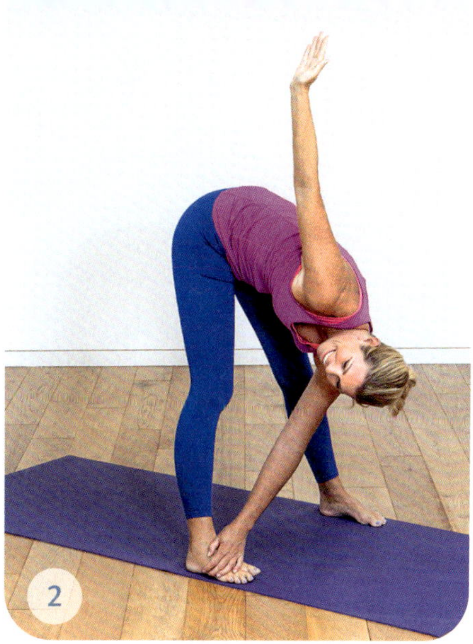

Mobilisation der Wirbelsäule horizontal

Stellen Sie sich mit gegrätschten Beinen stabil hin und führen Sie Ihren Oberkörper langsam so weit nach unten, bis Ihre Hände den Boden berühren. Dann führen Sie einen Arm gestreckt in den Himmel und öffnen dabei Ihre gesamte Seite, der Blick folgt der Hand, die Hüfte bleibt stabil. (1) Kommen Sie langsam zurück in die Ausgangsposition. Wiederholung pro Seite 10-mal.

Variante: Legen Sie die Hand auf dem Boden auf den diagonalen Fuß: linke Hand auf rechten Fuß und umgekehrt. (2)

Praxisteil Kraft & Stabilität

Wichtig beim Krafttraining sind zwei Faktoren:

1. die Regelmäßigkeit und
2. der gesetzte Reiz.

Zu 1.: Nur wenn Sie Ihre Muskeln ab jetzt regelmäßig beanspruchen, werden Sie Erfolg haben. Zweimal die Woche ist Pflicht! Dabei können Sie zweimal die Woche große Trainingseinheiten oder aber auch mehrfach die Woche kurze Trainings absolvieren. Achten Sie nur bitte darauf, kontinuierlich und ausgewogen alle Muskelgruppen gleichmäßig zu bearbeiten.

Zu 2.: Muskeln müssen brennen, um zu wachsen! Nur wenn Sie einen entsprechend hohen Reiz im Training setzen, wird sich der Muskel aufbauen. Deshalb ist Krafttraining auch anstrengend und, wenn Sie es richtig machen, spüren Sie nach dem Training, dass Sie etwas getan haben. Natürlich wollen wir keine Muskelberge wie ein Bodybuilder aufbauen! Das Ziel ist eine schön definierte Muskulatur, die Leistung bringt.

Anleitung

Die Haltepositionen sollten zwischen 10 und 60 Sekunden gehalten und jeweils 3-mal wiederholt werden. Beginnen Sie ruhig mit kurzen Zeitintervallen. Bei regelmäßigem Training werden Sie sich schnell steigern können.

Die dynamischen Übungen sollten 12- bis 20-mal ausgeführt und ebenfalls 3-mal pro Training wiederholt werden. Eine Übungswiederholung nennt man »Satz«.

Gehen Sie mit der Belastung an Ihre Grenze, aber keinesfalls darüber hinaus.

Achten Sie nach dem Training auf genügend Regenerationszeit für die beanspruchte Muskulatur. Trainieren Sie niemals die gleiche Muskelgruppe an zwei aufeinanderfolgenden Tagen, da der Muskelaufbau nicht unter Belastung, sondern in der Pause erfolgt.

Suchen Sie sich für einen Trainingssatz mehrere Übungen aus, die unterschiedliche Muskelgruppen beanspruchen, und die Sie im ersten Satz dann nacheinander absolvieren. Im zweiten und dritten Satz halten Sie die gleiche Reihenfolge ein.

Beispiel Training Tag 1: Übungen für Bauch, Rücken und Trizeps
Beispiel Training Tag 2: Übungen für Oberschenkelinnenseite, Bizeps und Schultern.

Zur besseren Orientierung nenne ich bei der Übungsbeschreibung die Muskulatur, die trainiert wird.

Generell benötigen Sie für die Übungen keine Hilfsmittel. Für höhere Beanspruchung können Sie Wasserflaschen/kleine Hanteln bis zu zwei Kilo oder ein Fitnessband einsetzen.

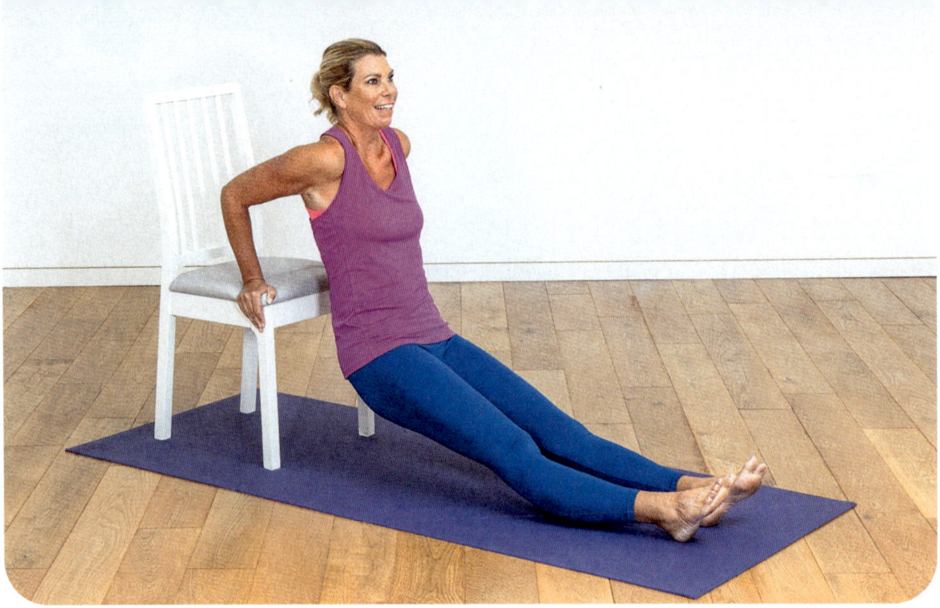

Trizeps-Dips

» Für die hinteren Oberarme und die Schultern.

Setzen Sie sich auf die Kante eines stabilen Stuhls und umfassen Sie mit den Fingern die Stuhlkante, die Arme sind nah am Körper. Lösen Sie das Gesäß vom Stuhl und strecken Sie die Beine lang nach vorne aus. Nun beugen Sie die Arme, die Ellenbogen gehen dabei nach hinten und das Gesäß senkt sich bis kurz über den Boden ab. Drücken Sie sich aus den Armen wieder hoch in die Ausgangsposition.

Anfänger können die Übung mit aufgestellten Füßen und gebeugten Knien machen.

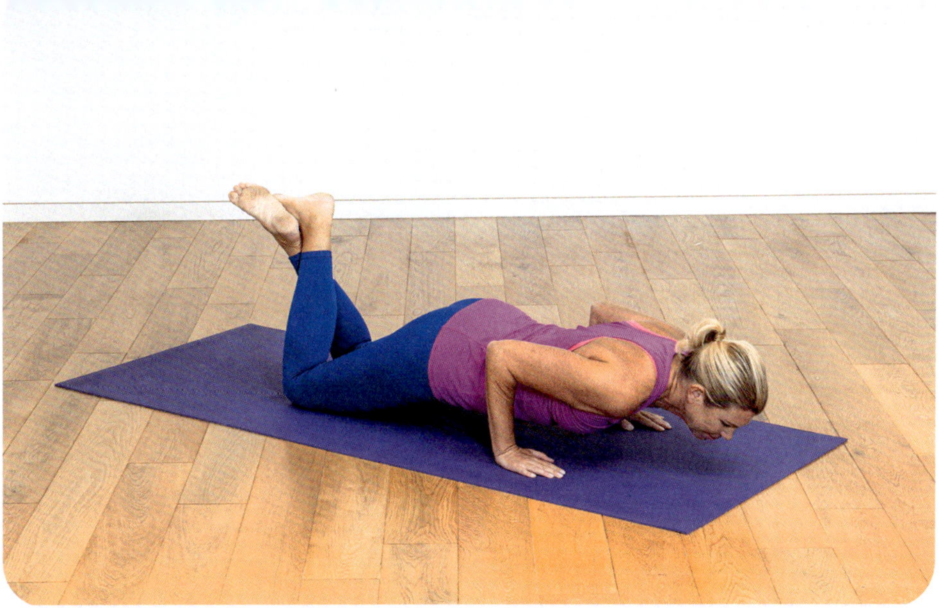

Enge Liegestütze

» Für die hinteren Oberarme und den Deltoideus (Schultermuskel).

Laufen Sie aus dem Vierfüßlerstand mit den Händen so weit nach vorne, bis Sie mit Ihrem Becken vor der Kniescheibe sind. Die Unterschenkel schweben etwas in der Luft, die Füße sind überkreuzt. Die Schultern befinden sich vor den Händen, die Arme sind gestreckt. Nun senken Sie den Oberkörper bis kurz über den Boden ab, das Becken darf nicht durchhängen!

Die Arme befinden sich dabei eng neben der Brust, die Ellenbogen zeigen nach hinten. Drücken Sie sich zurück in die Ausgangsposition. Diese Übung ausnahmsweise nur 5- bis 10-mal wiederholen.

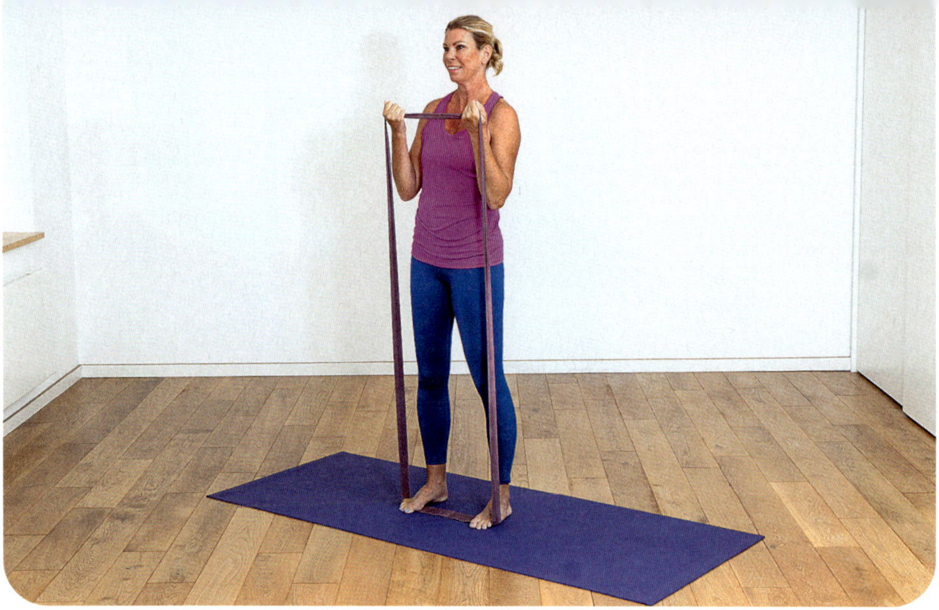

Bizeps-Curls mit Fitnessband

» Für die vorderen Oberarme.

Stellen Sie sich, die Füße hüftbreit geöffnet, auf Ihr Fitnessband. Umfassen Sie mit den Händen das Band so, dass die Handinnenflächen nach vorne zeigen. Beugen Sie nun unter Spannung des Bands die ausgestreckten Arme so weit es geht zu sich und strecken Sie sie wieder.

Um die Zugspannung zu erhöhen und die Übung zu erschweren, verkürzen Sie das Band und/oder machen die Übung nur mit einem Arm.

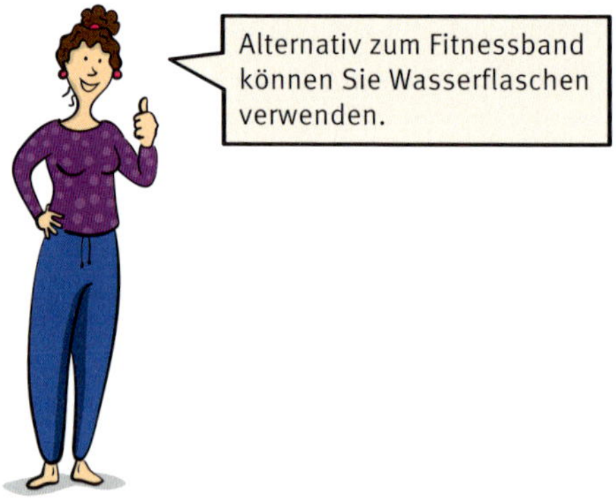

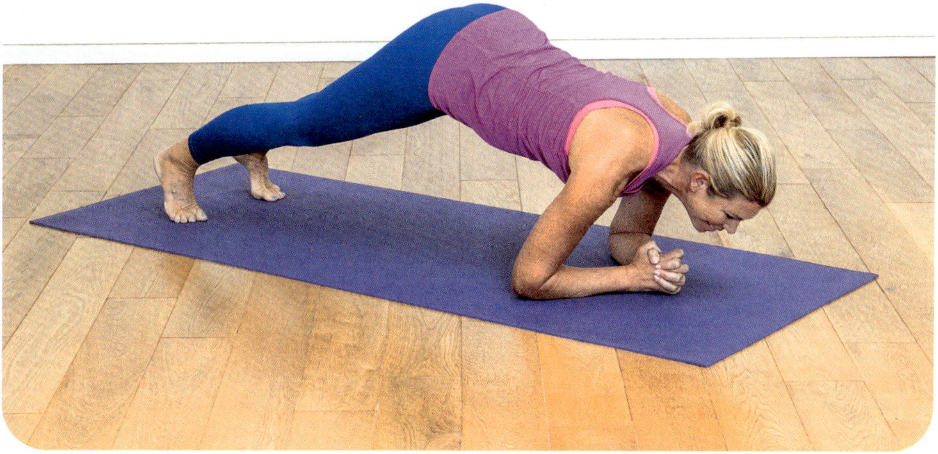

Delfin

» Für die Schultern und den Trizeps.

Legen Sie im Vierfüßlerstand die Hände vor sich auf den Boden und falten Sie die Hände. Achten Sie darauf, dass Sie den untenliegenden kleinen Finger nach innen klappen, damit Sie eine breite Auflagefläche haben. Die Ellenbogen sind etwa schulterbreit auseinander. Schieben Sie nun Ihr Gesäß nach hinten oben, ähnlich wie beim »Herabschauenden Hund« (Seite 82). Nun befinden Sie sich in Ihrer Ausgangsposition. Von hier aus schieben Sie sich so weit wie möglich nach vorne, sodass Ihr Kinn vor den gefalteten Händen ist – und wieder zurück.

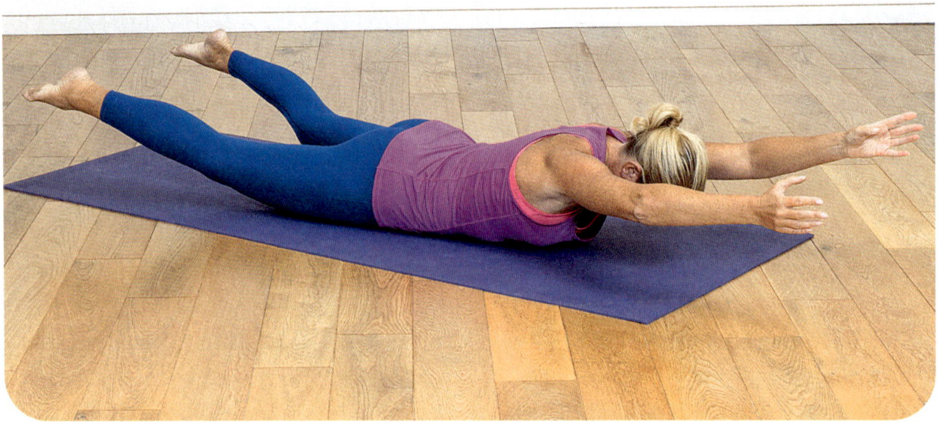

Superman

» Für den Rücken, das Gesäß und die hintere Oberschenkelmuskulatur.

Legen Sie sich mit langgestreckten Armen und Beinen auf den Bauch, die Stirn ist auf dem Boden abgelegt. Nun heben Sie die gestreckten Arme und Beine an und halten diese so lange wie möglich oben. Der Kopf wird in Verlängerung der Wirbelsäule gehalten und entsprechend der Bewegung leicht angehoben.

Diagonaler Vierfüßlerstand

» Für den Rücken und das Gesäß.

Heben Sie aus dem Vierfüßlerstand das rechte Bein und den linken Arm gestreckt an, bis diese eine Linie mit dem Oberkörper bilden. Der Kopf wird dabei in Verlängerung der Wirbelsäule gehalten. (1) Nun führen Sie den linken Ellenbogen mit dem rechten Knie unter dem Oberkörper langsam zusammen (2) und wieder auseinander bis zur Streckung. Anschließend wechseln Sie die Seite.

Seitlicher Tap

» Für die seitliche Bauchmuskulatur.

Legen Sie sich auf den Rücken und stellen Sie die Füße breiter als hüftbreit auf. Ziehen Sie den Bauchnabel nach innen und den Beckenboden nach oben. Nun heben Sie Kopf, Schultern und Arme, während gleichzeitig der untere Rücken flach am Boden bleibt. Kommen Sie in eine Art Pendelbewegung, bei der Sie mit der rechten Hand den rechten Fußknöchel berühren und anschließend mit der linken Hand den linken Fußknöchel. (3)

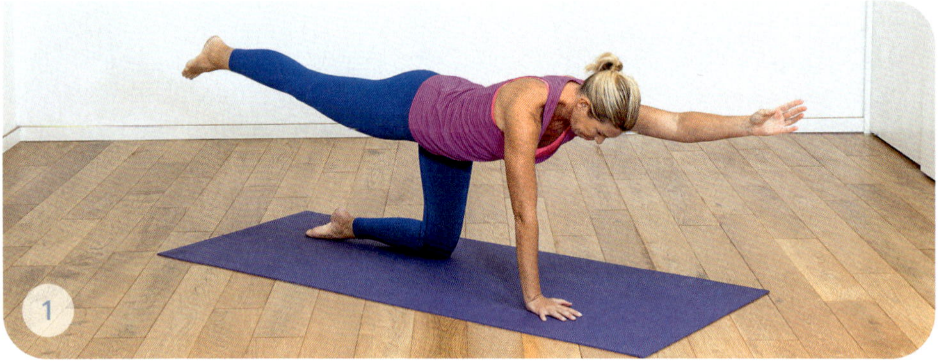
1

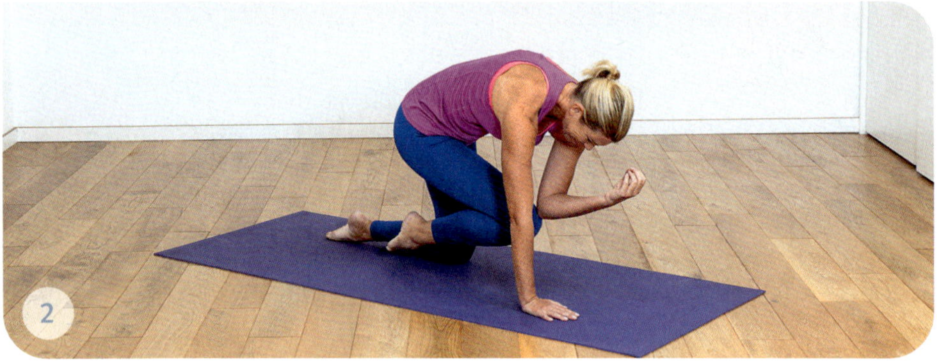
2

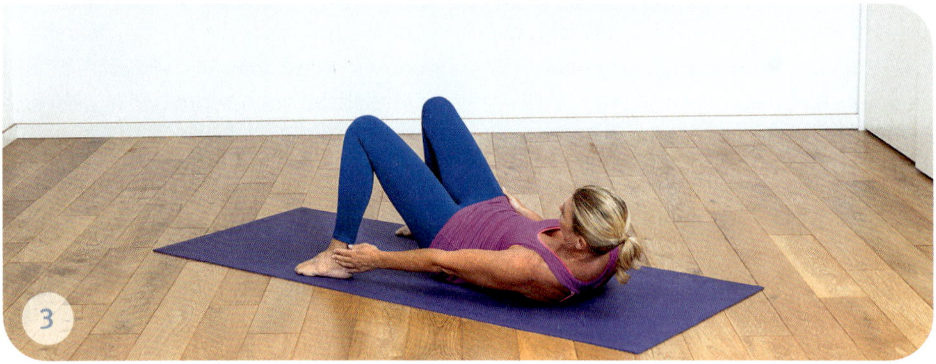
3

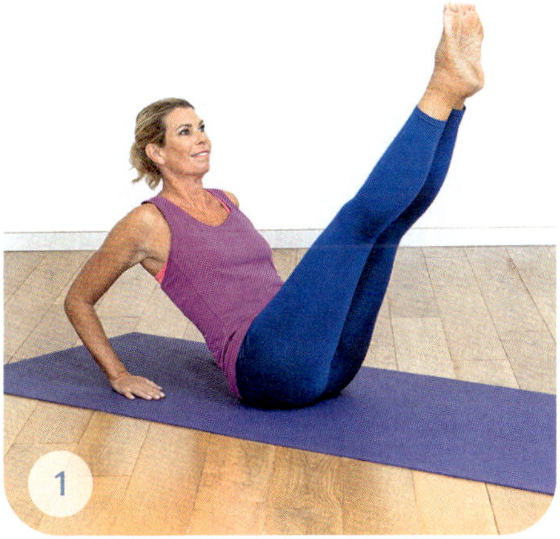

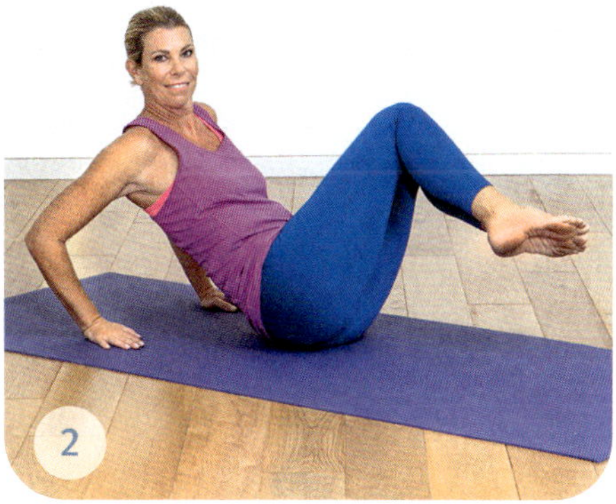

Crunch im Sitzen

» Für die gesamte Bauchmuskulatur.

Setzen Sie sich mit aufgestellten Füßen auf den Boden und stützen Sie die Hände mit den Fingern nach vorne hinter Ihrem Gesäß ab. Ziehen Sie den Bauchnabel nach innen und den Beckenboden nach oben. Nun heben Sie die Beine gestreckt an und beugen Sie sie wieder, indem Sie die Knie in Richtung Brust ziehen. (1) Die Füße bleiben immer in der Luft. Wiederholen Sie diesen Ablauf zuerst gerade, anschließend zur rechten und zur linken Seite. (2)

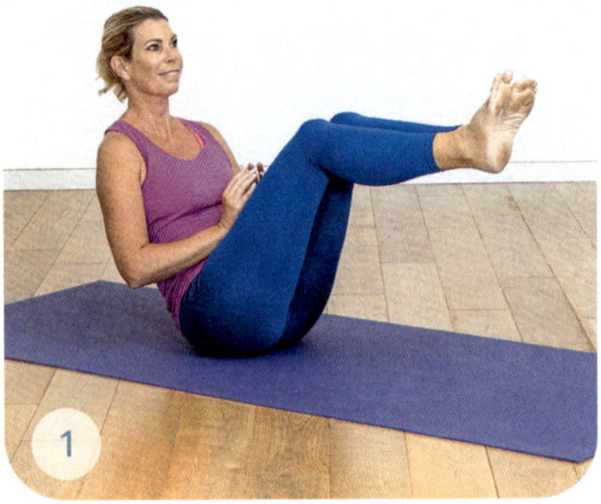

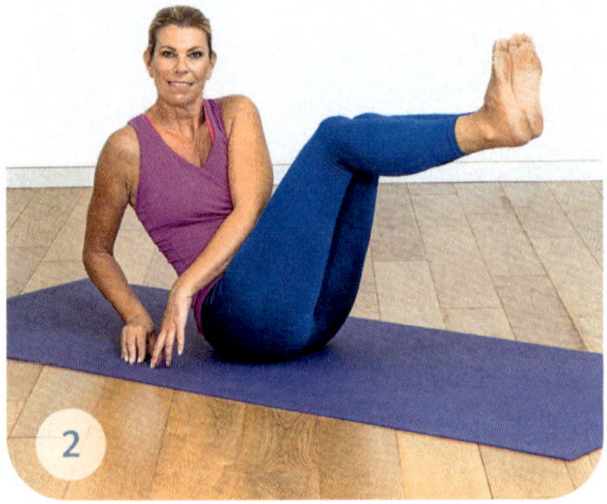

Russian Twist

» Für die gesamte Bauchmuskulatur.

Setzen Sie sich mit aufgestellten Füßen auf den Boden und stützen die Hände mit den Fingern nach vorne hinter Ihrem Gesäß ab. Ziehen Sie den Bauchnabel nach innen und den Beckenboden nach oben. Heben Sie beide Beine so an, dass sich Ober- und Unterschenkel sowie Füße im rechten Winkel zueinander befinden. (1) Führen Sie nun die Hände eng über dem Bauch zusammen, dann abwechselnd zur rechten und linken Seite, wobei Sie immer kurz dicht neben dem Gesäß den Boden berühren. (2) Schaffen Sie so viele Wiederholungen wie möglich in einer bestimmten Zeit, beispielsweise in 30 Sekunden.

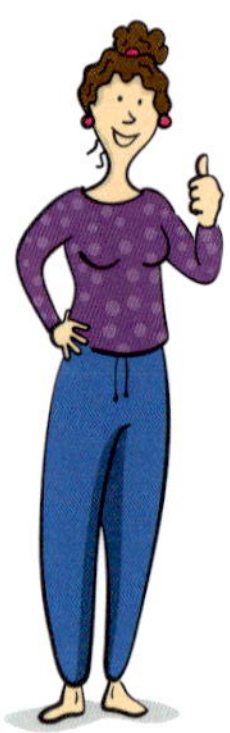

Zur Intensivierung können Sie die Übung mit einem Gewicht erschweren, indem Sie eine Wasserflasche oder eine Hantel in den Händen halten.

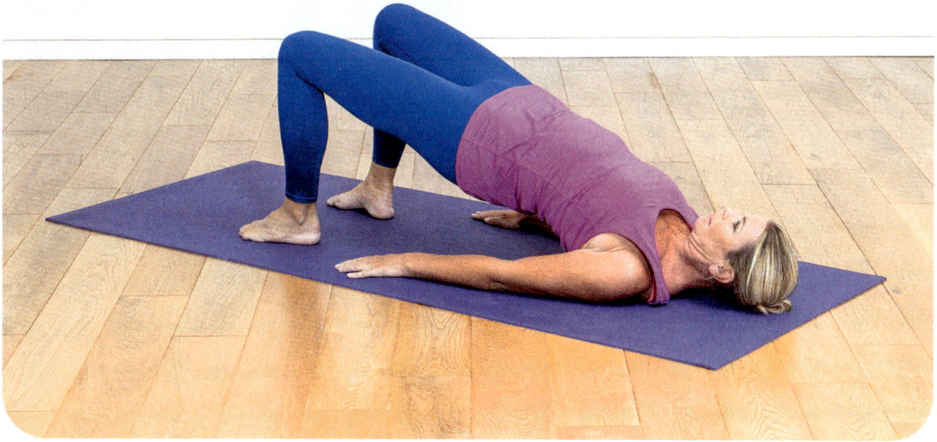

Beckenlift

›› Für Gesäß und Oberschenkelrückseite.

Legen Sie sich auf den Rücken, die Füße sind hüftbreit aufgestellt, die Arme liegen seitlich neben dem Körper. Ziehen Sie den Bauchnabel nach innen und den Beckenboden nach oben. Der gesamte Rücken liegt plan auf. Heben Sie das Becken an und rollen Sie sich Wirbel für Wirbel so weit hoch, bis nur noch die Schultern den Boden berühren. Halten Sie diese Position. Lösen Sie die Halteposition durch kontrolliertes Abrollen wieder auf.

Variante für Fortgeschrittene: Lösen Sie im Beckenlift ein Bein vom Boden und halten Sie es getreckt kurz über dem Boden in der Luft. Das Becken bleibt dabei gerade oben im Lift.

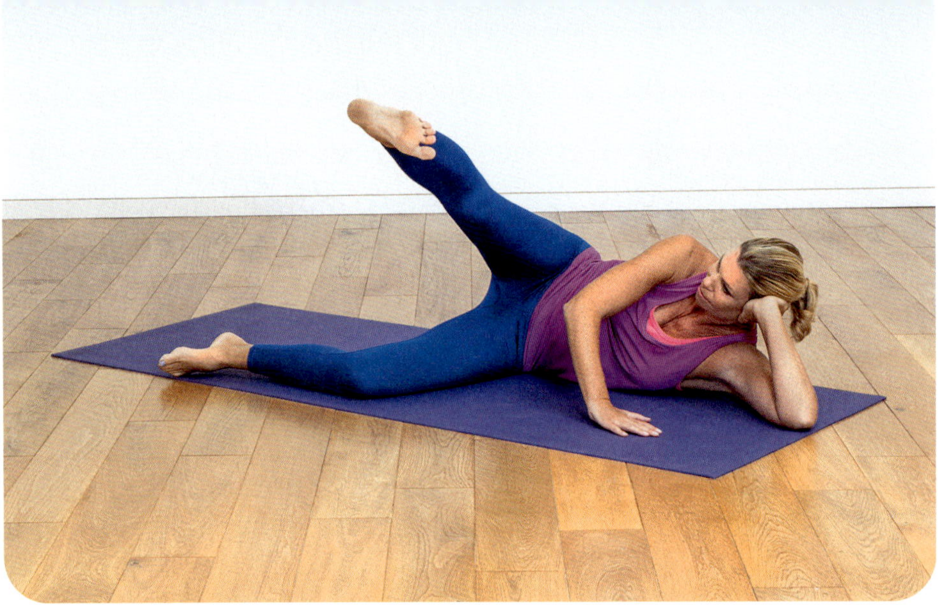

Einseitiger Beinheber im Liegen

» Für das Gesäß.

Legen Sie sich lang ausgestreckt auf die linke Seite, stützen Sie Ihren Kopf mit der linken Hand ab und platzieren Sie Ihre rechte Hand etwas höher als Brusthöhe vor dem Körper. Ziehen Sie Ihr linkes Bein an, sodass es im rechten Winkel vor Ihnen liegt. Führen Sie das rechte Bein gestreckt über das linke nach vorne, heben Sie es mit angezogener Fußspitze kontrolliert hoch und senken Sie es bis kurz über den Boden wieder ab. Wechseln Sie dann die Seite.

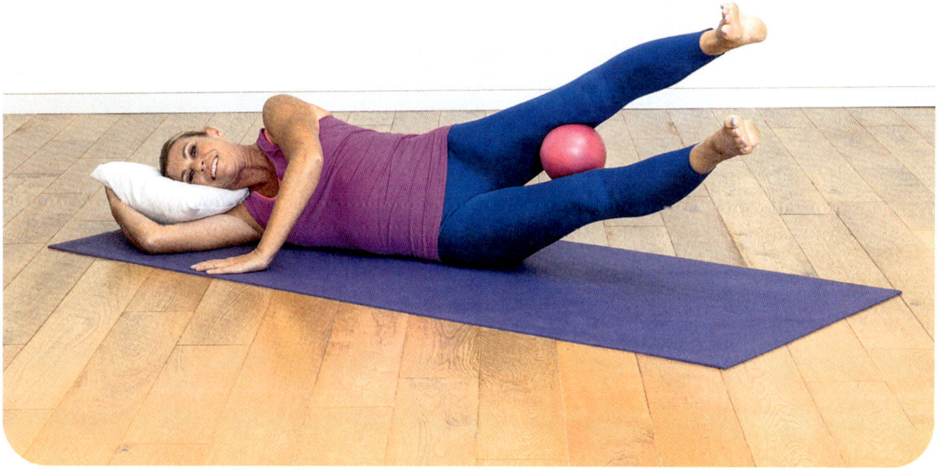

Inner Thighs High mit geschlossenen Beinen

» Für die inneren Oberschenkel und die seitlichen Rumpfmuskeln.

Legen Sie sich lang ausgestreckt auf die rechte Seite, legen Sie Ihren Kopf auf einem Kissen ab und platzieren Sie Ihre linke Hand vor dem Körper. Klemmen Sie einen Gymnastikball, ein festes Kissen, eine klein gefaltete Decke oder einen Yogablock kurz über den Knien zwischen die Oberschenkel. Heben Sie die geschlossenen Beine hoch und halten die Position.

Variante: Heben und senken Sie die Beine bis kurz über den Boden ab und wieder hoch.

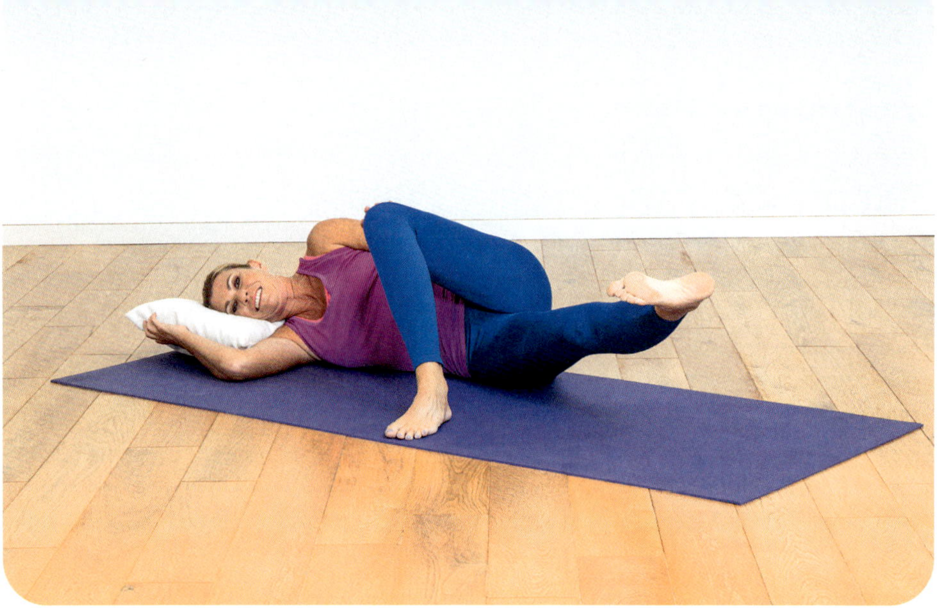

Inner Thighs High einbeinig

» Für die inneren Oberschenkel.

Legen Sie sich lang ausgestreckt auf die rechte Seite, legen Sie Ihren Kopf auf einem Kissen ab und stellen Sie den linken Fuß auf Hüfthöhe vor sich auf. Heben Sie das rechte Bein gestreckt so weit wie möglich an und halten Sie die Position.

Variante: Heben und senken Sie das innere Bein dynamisch.

Beinpresse

» Für die inneren Oberschenkel.

Setzen Sie sich auf einen Stuhl, die Füße fest in den Boden gedrückt, der Beckenboden ist hochgezogen. Klemmen Sie einen Ball, ein festes Kissen oder einen Yogablock zwischen die Beine. Drücken Sie die Oberschenkel so fest wie möglich zusammen und halten Sie sie zusammengepresst. 1

Variante: Öffnen Sie die Beine leicht, nur so weit, dass der Gegenstand nicht hinunterfällt, und schließen Sie sie dann wieder mit aller Kraft. Wiederholen Sie das mehrfach.

Plank

» Zur Stabilisierung des gesamten Körpers.

Gehen Sie in den Unterarmstütz, Ellenbogen und Schultergelenke sind senkrecht übereinander platziert, der Kopf befindet sich mit Blick nach unten in Verlängerung der Wirbelsäule, die Schultern werden von den Ohren weggezogen. Spannen Sie den gesamten Rumpf und das Gesäß an. Dabei bildet der Körper eine gerade Linie, das Becken hängt nicht durch und darf auch nicht angehoben werden! 2 Halten Sie die Position so lange, wie Sie die gerade Körperlinie aufrechterhalten können.

Variante: Wer etwas mehr Herausforderung sucht, drückt sich hoch in die hohe Plank, bei der die Arme gestreckt sind, und hebt gleichzeitig den linken Arm und das rechte Bein und umgekehrt gestreckt an, um diese Position einige Sekunden zuhalten. 3 Diese Variation ist auch ein tolles Gleichgewichtstraining!

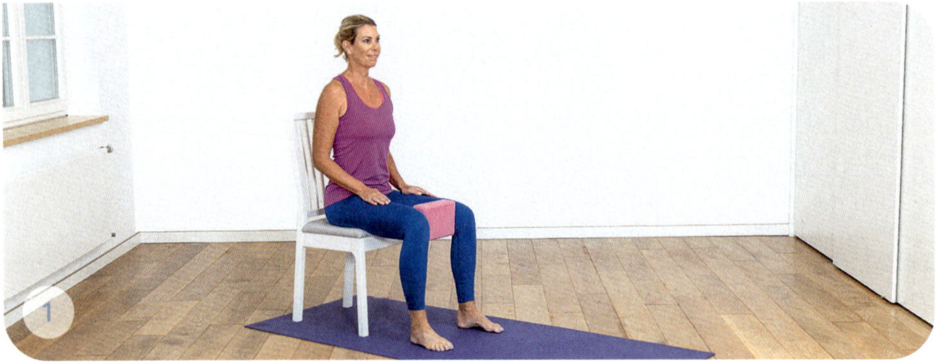
1

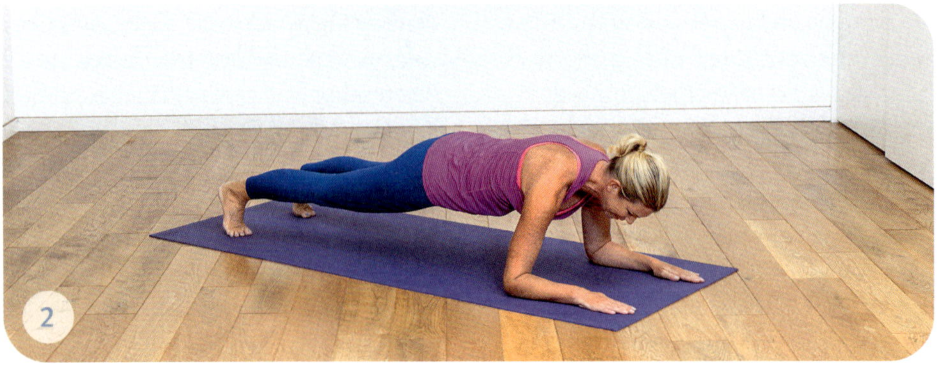
2

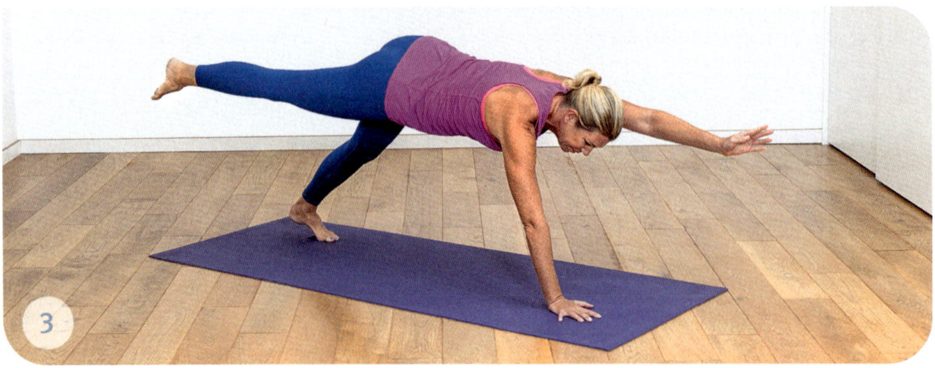
3

Squat

» Zur Stabilisierung des gesamten Körpers.

Stellen Sie sich mit schulterbreit und leicht nach außen geöffneten Füßen aufrecht hin. Führen Sie das Gesäß nach hinten, als wenn Sie sich hinsetzen wollen würden, und parallel die gestreckten Arme neben die Ohren. Der Oberkörper neigt sich dabei etwas nach vorne, der Kopf wird in Verlängerung der Wirbelsäule gehalten. Gehen Sie so weit in die Kniebeuge, bis die Oberschenkel parallel zum Boden sind. Die gesamte Bewegung geht nach hinten unten. Dabei dürfen die Knie nicht vor die Zehenspitzen kommen. (1) Richten Sie sich anschließend wieder auf. Achten Sie besonders auf die richtige Ausführung des Squats und führen Sie die Bewegung langsam aus.

Einarmstütz

» Zur Stabilisierung des gesamten Körpers.

Setzen Sie sich auf die linke Seite, stützen sich mit der linken Hand ab und heben das Becken hoch, bis der Stützarm gestreckt ist und der Körper mit gestreckten Beinen eine gerade Linie bildet. Die Füße sind übereinandergestapelt. Heben Sie den rechten Arm gestreckt in die Luft und halten Sie die Position. (2)

Variante für Fortgeschrittene: Führen Sie den rechten Arm unter der linken Körperseite nach hinten durch und wieder zurück in die Ausgangsposition. Wiederholen Sie die Bewegung. (3)

Variante für Beginner: Stützen Sie sich auf den ganzen Unterarm und heben sich dann in einen niedrigeren Seitstütz.

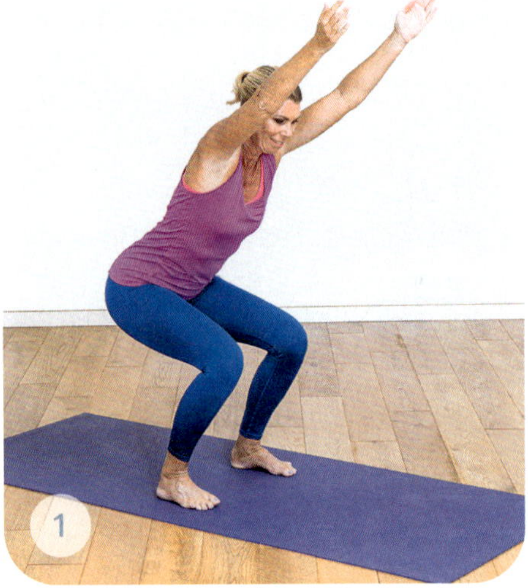
1

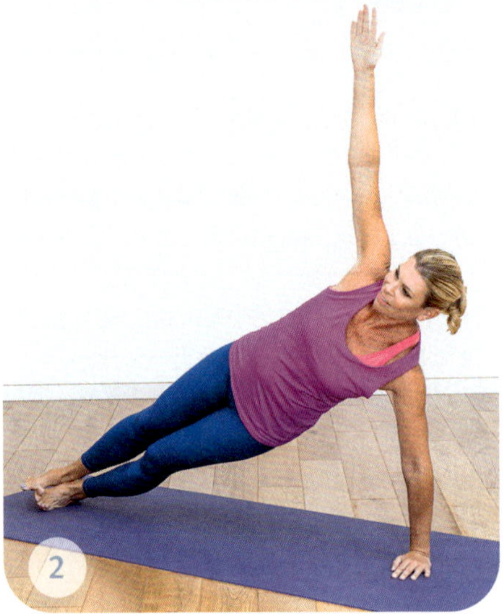
2

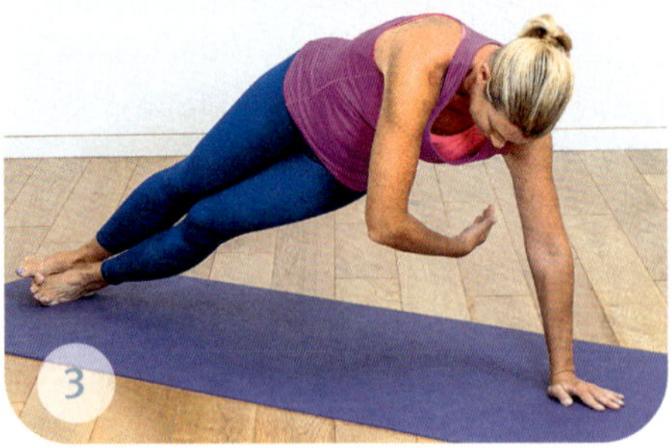
3

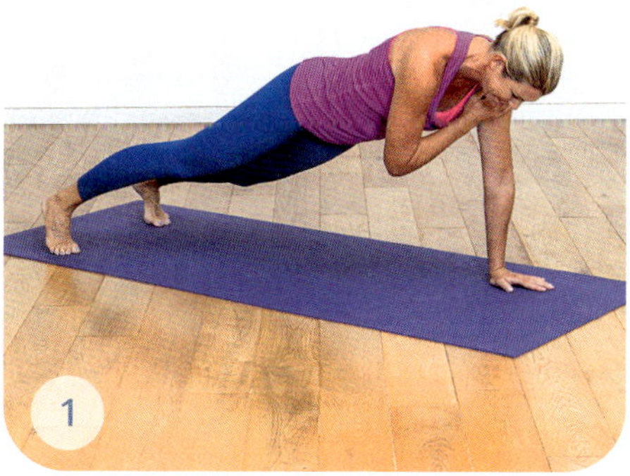
1

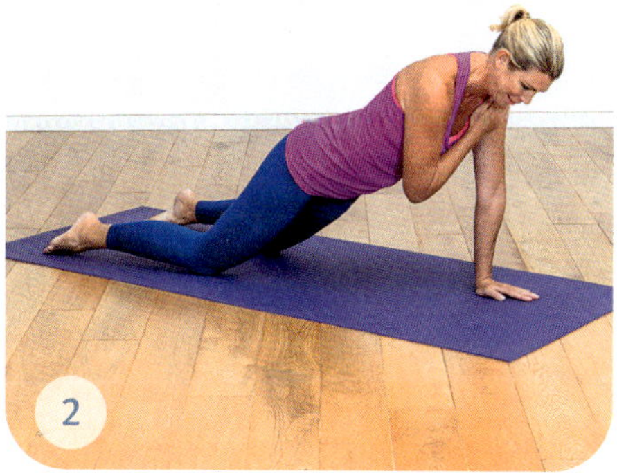
2

Schulterklopfen

» Zur Stabilisierung des gesamten Körpers.

Gehen Sie in die hohe Plank, die Hände befinden sich unter den Schultern, der Bauch ist nach innen gezogen. Spannen Sie den gesamten Körper an und bilden Sie eine gerade Linie. Nun lösen Sie die rechte Hand vom Boden und führen Sie sie zu Ihrer linken Schulter und wieder zurück. 1 Machen Sie das Gleiche mit der rechten Hand. Wichtig dabei ist, mit dem Körper stabil in der Mitte zu bleiben und nicht hin- und her zu schwanken.

Variante für Beginner: Laufen Sie aus dem Vierfüßlerstand mit den Händen so weit nach vorne, bis Sie mit ihrem Becken vor den Kniescheiben sind. Lassen Sie die Füße entspannt auf dem Boden liegen. Die Schultern befinden sich über den Händen, die Arme sind gestreckt. Nun lösen Sie die rechte Hand vom Boden und führen sie zu Ihrer linken Schulter und wieder zurück. 2 Machen Sie das Gleiche mit der rechten Hand.

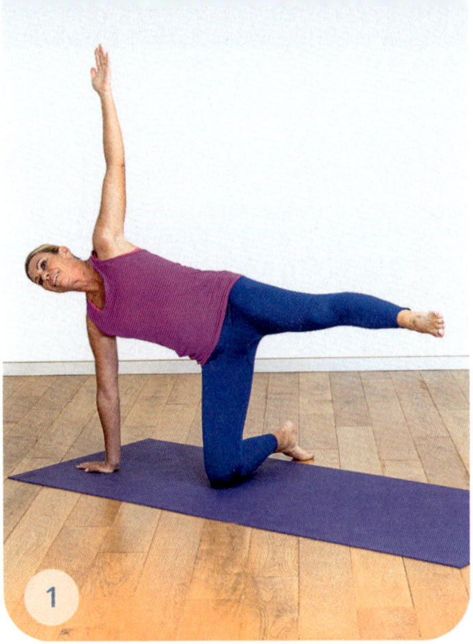
1

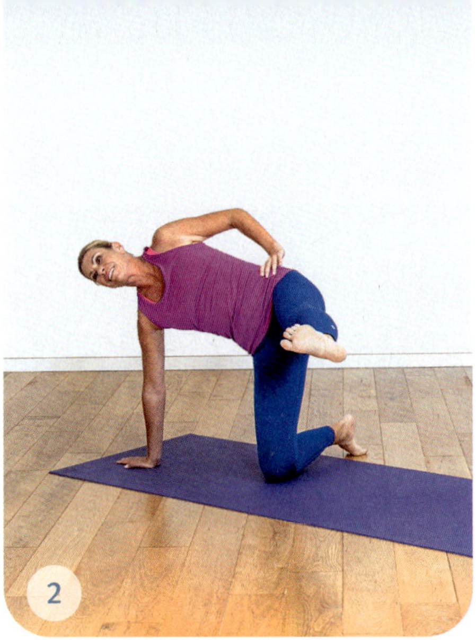
2

Seitlicher Einarmstütz

›› Zur Stabilisierung des gesamten Körpers.

Aus dem aufrechten Kniestand beugen Sie sich so weit über die linke Seite, bis Ihre rechte Hand sich auf dem Boden abstützen kann. Führen Sie das linke Bein gestreckt seitlich nach oben, bis es mit dem Rumpf eine Linie bildet. Der linke Arm ist in die Flanke gestützt oder gerade nach oben gestreckt. Senken Sie das gestreckte Bein bis kurz über den Boden ab und heben es wieder an, bis es wieder eine Linie mit dem Körper bildet. 1 Seitenwechsel.

Variante für Fortgeschrittene: Ziehen Sie die Zehen des in der Luft gestreckten Beins an und führen Sie es wie ein Pendel langsam nach vorne und hinten. Achten Sie darauf, dass das Bein die Höhe hält! 2

Mehr Bewegung in den Alltag integrieren

Dass Sitzen das neue Rauchen ist, ist mittlerweile hinlänglich bekannt. Wie viele Stunden verbringen Sie täglich im Sitzen?

Leider lässt unsere moderne, westliche Lebensweise nur noch wenig Raum für Bewegung. Sich dem zu widersetzen ist eines meiner wichtigsten Lebensmottos: Bewegung, Bewegung, Bewegung – so oft und so abwechslungsreich wie möglich. Wer sich moderat bewegt, verbrennt Kalorien und hat gleichzeitig weniger Hunger. Wenn man das auch noch draußen an der frischen Luft und, noch besser, in der Natur machen kann, erzielt man gleich mehrere positive Nebeneffekte.

Gehen-gehen-gehen: Jeder Schritt, den wir gehen, löst einen Impuls für die Produktion von HGH aus. HGH ist ein Wachstumshormon mit gewebeaufbauender und regenerationsfördernder Wirkung. Es lässt Muskeln wachsen, Fett schmelzen und wird oft mit einem Jungbrunnen verglichen. In Anti-Aging-Kliniken wird HGH gespritzt. Dies ist nicht nötig, denn mit Gehen, Laufen, Springen und Hüpfen können Sie die Ausschüttung von HGH selbst initiieren. Überprüfen Sie in den kommenden Wochen täglich, ob Sie in Ihrem Alltag mehr gehen können. Nehmen Sie jede Treppe, die sich Ihnen bietet, steigen Sie auf dem Weg zur Arbeit eine Station früher aus der U-Bahn aus oder eine Station später ein. Nutzen Sie die Mittagspause für einen Spaziergang. Laden Sie sich eine Schrittzähler-App herunter und überprüfen Sie, wie viel oder wie wenig Sie täglich gehen. 7500 Schritte pro Tag sind optimal für die Gesundheit und sollten Ihr tägliches Ziel sein. Ich

selbst habe mir angewöhnt Telefonkonferenzen, soweit möglich, und längere private Telefonate durch die Landschaft marschierend zu erledigen. Schlechtes Wetter und falsche Jahreszeiten gibt es dabei nicht! Entdecken Sie das Gehen für sich neu! Probieren Sie neue Strecken aus und erledigen Sie Dinge, die sie bisher mit dem Auto gemacht haben, zu Fuß. Gehen oder Nicht-Gehen ist eine Frage der Gewohnheit!

Rad statt Auto: Kleine Einkäufe können wunderbar mit dem Rad erledigt werden. Vielleicht finden Sie auch eine schöne Strecke zur Arbeit, die Sie mit dem Rad fahren können oder Sie drehen nach dem Abendessen noch eine kleine Runde.

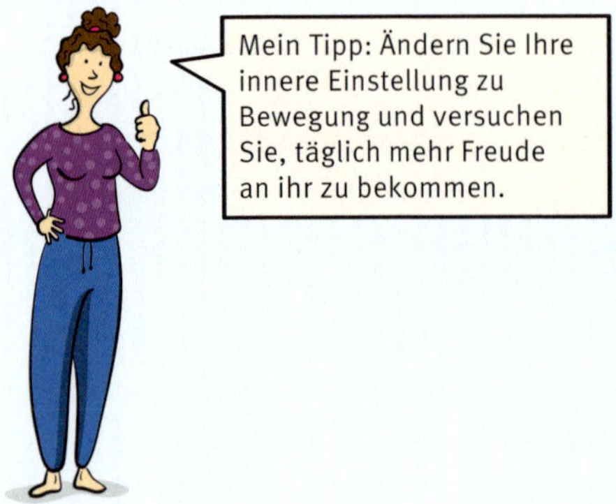
Mein Tipp: Ändern Sie Ihre innere Einstellung zu Bewegung und versuchen Sie, täglich mehr Freude an ihr zu bekommen.

Bei der Arbeit stehen: Wenn Sie eine sitzende Tätigkeit ausüben, ist es sinnvoll, einen Teil Ihrer Arbeitszeit im Stehen zu verbringen. Ein Stehtisch ist ideal, um dem stundenlangen Sitzen bei der Arbeit zu entkommen.

Die eigene Einstellung zu Bewegung: Obwohl der menschliche Körper für Bewegung gemacht ist, liegt Bequemlichkeit ebenso in seiner Natur. Der Verstand sagt, Bewegung muss sein, aber der Körper spürt das nicht? Dann nutzen Sie Ihren Verstand für die ersten Wochen und folgen ihm. Nach einiger Zeit versuchen Sie mehr und mehr zu spüren, wie gut Ihnen die Bewegung im Alltag tut und wie sie zu einem Bedürfnis wird. Speichern Sie dieses Gefühl ab, denn um neue Verhaltensweisen nachhaltig zu etablieren, muss der Mensch spüren und fühlen, wie gut sich das für ihn anfühlt!

Praxisteil Leistungsfähigkeit & Ausdauer

Neben dem reinen Ausdauertraining wie Joggen, Walken, Schwimmen oder Radfahren eignet sich besonders hochintensives Intervalltraining (HIT), um die Leistungsfähigkeit zu steigern. HIT ist extrem vielfältig, flexibel anpassbar und überall einsetzbar. Hierbei wechseln sich sehr intensive Belastungsphasen mit kurzen Erholungsphasen ab. Beide Phasen ergeben zusammen ein Intervall. Sie können Intervalleinheiten in Ihr Ausdauertraining einbauen, indem Sie mehrfach das Tempo für kurze Zeit maximal erhöhen und danach langsam in Bewegung bleiben, beispielsweise durch einen Sprint. Oder aber Sie fügen Kraftübungen in Ihr Ausdauertraining ein.

Sie können aber auch ein reines HIT-Training absolvieren, für das Einsteiger nur wenige Minuten und Profis maximal 30 Minuten brauchen. Die Kombination aus Kraft- und Cardio-Übungen ist absolut effektiv, da sie den Stoffwechsel optimal in Schwung bringt und die Fettverbrennung steigert. Durch den erhöhten Sauerstoffbedarf und die große Differenz zwischen Ruhe- und Belastungspuls entsteht ein besonders wirksamer Nachbrenneffekt. Das bedeutet, dass der Körper auch nach dem Training noch erheblich Kalorien verbrennt! Intervalltraining kann sogar effektiver sein als reine Langzeitausdauereinheiten. HIT steigert nämlich die Ausdauer und körperliche Fitness sehr schnell – drei- bis viermal so schnell wie beim herkömmlichen Laufen, da der Wechsel zwischen den beiden Belastungsintensitäten den Körper viel mehr beansprucht als ein Training im gleichmäßigen Tempo.

Wichtig ist, den Körper vor dem HIT-Training gut aufzuwärmen und nach dem Training zu dehnen. Auch sollten zwischen zwei HIT-Trainings mindestens

48 Stunden liegen, da der Körper diese Zeit zur Regeneration braucht. Die Belastungs- und Erholungsintervalle können Sie flexibel auf Ihr Fitnesslevel abstimmen und variieren, genauso wie die Dauer Ihres Trainings. Hier ein Beispiel: In den ersten Trainingseinheiten belasten Sie nur 15 Sekunden und pausieren dann 15 Sekunden, im Laufe der Zeit steigern Sie sich langsam auf 20/20, 30/20, 40/20. Sehr fitte Frauen trainieren mit 50/10 Intervallen. Hilfreich zum Zeitstoppen sind Intervall-Timer-Apps, oder Sie nutzen den Timer Ihres Handys.

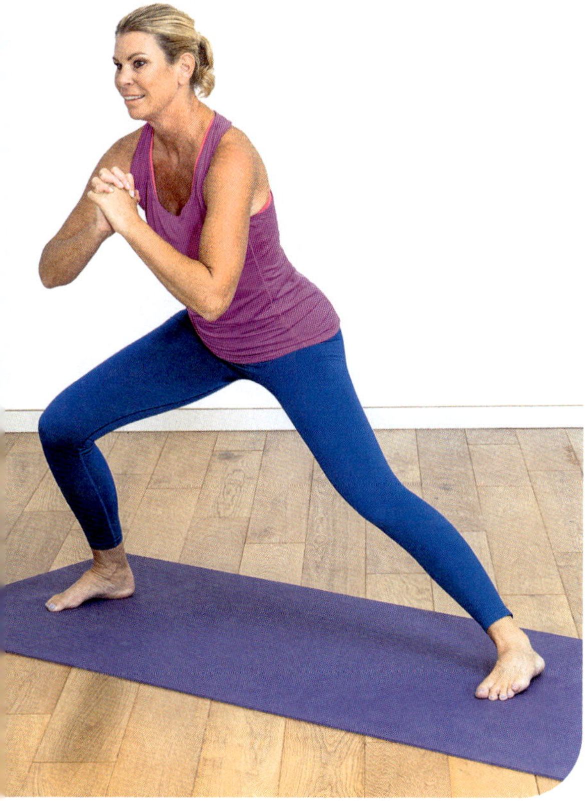

Kniebeuge mit Side Step

Sie stehen mit geschlossenen Beinen und halten die Hände vor der Brust gefaltet. Öffnen Sie durch einen Seitschritt nach rechts die Beine breiter als hüftbreit, machen Sie eine Kniebeuge mit möglichst geradem Rücken, richten sich wieder auf und setzen den rechten Fuß zurück neben den linken in die Ausgangsposition. Wiederholen Sie den Ablauf nach links.

Ausfallschritt nach hinten

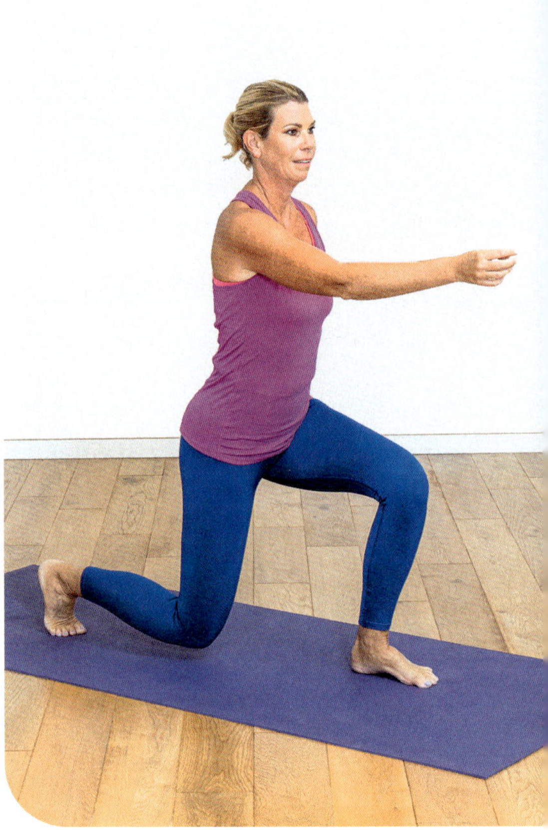

Sie stehen mit geschlossenen Beinen und setzen den rechten Fuß nach hinten, beugen das linke Knie und kommen dadurch in einen tiefen Ausfallschritt. Die Arme schwingen wie beim Gehen mit. Richten Sie sich wieder auf und kommen Sie zurück in die Ausgangsposition. Seitenwechsel.

Wichtig: Gehen Sie nur so tief in den Ausfallschritt, dass Sie auch gut wieder hochkommen können, ohne Ihre Stabilität zu verlieren.

Variante für Fortgeschrittene: Sie können in den Ausfallschritt springen und wieder zurückspringen.

Skating Schritte

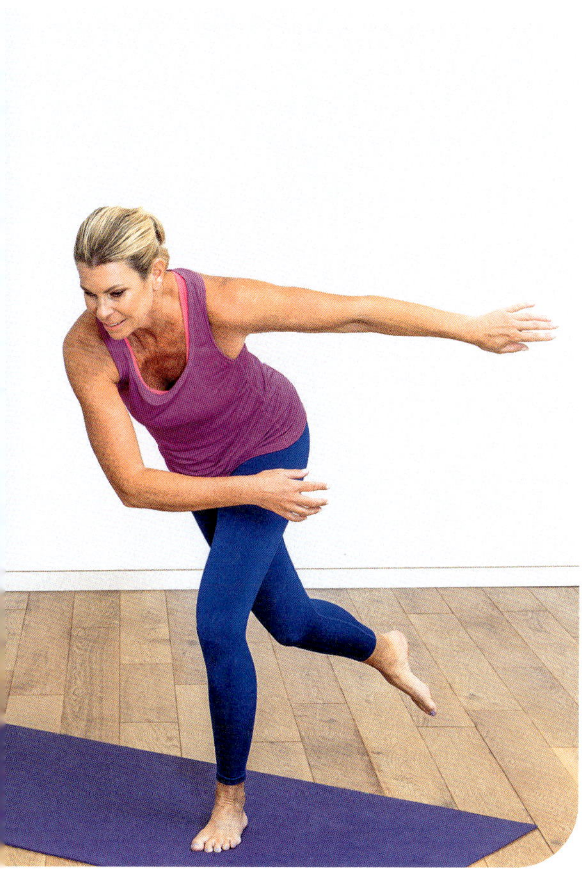

Aus dem Stand machen Sie einen Schritt nach links, heben den rechten Fuß nach hinten-oben-links und schwingen die Arme parallel auch nach links, so als wenn Sie einen Schlittschuhschritt machen würden. Von links wechseln Sie auf die gleiche Weise nach rechts, usw. Hier können auch Anfängerinnen gut von einer auf die andere Seite springen.

Knie hoch

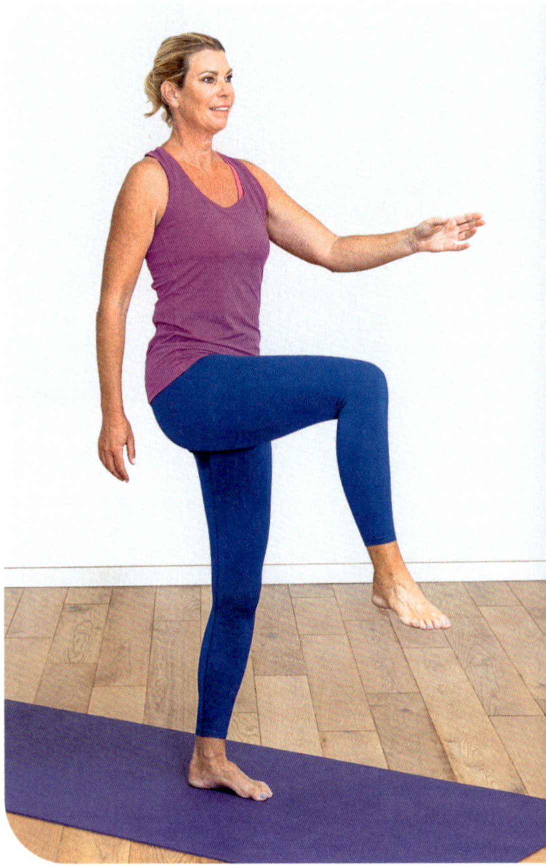

Gehen oder laufen Sie auf der Stelle und ziehen Sie dabei die Knie hoch bis zur Hüfte oder zumindest so hoch wie möglich. Die Arme schwingen der Bewegung entsprechend mit.

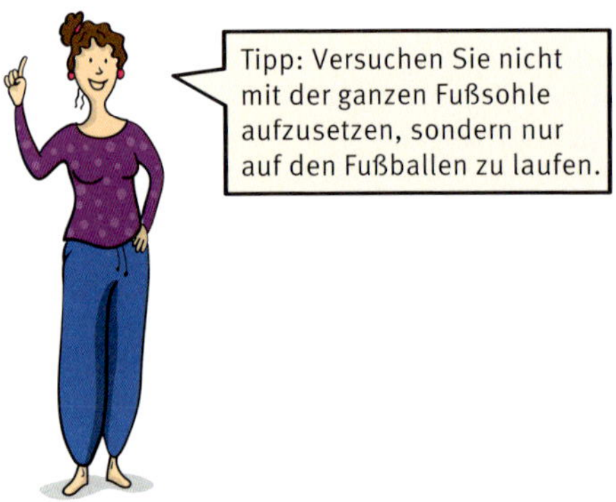
Tipp: Versuchen Sie nicht mit der ganzen Fußsohle aufzusetzen, sondern nur auf den Fußballen zu laufen.

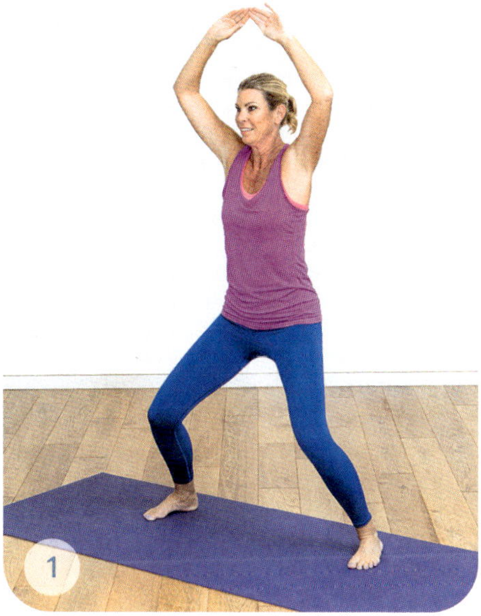

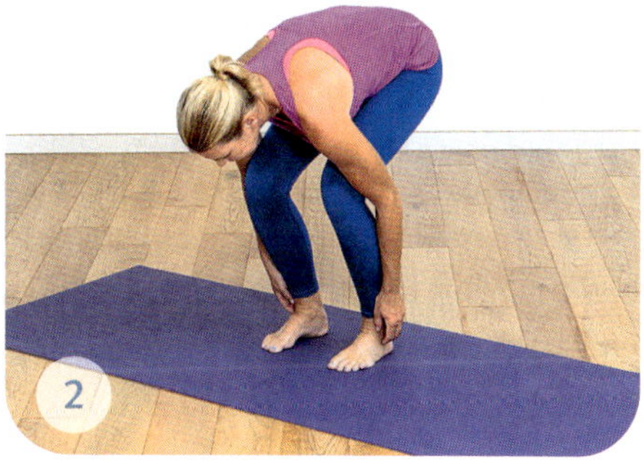

Hampelmänner

Aus dem Stand mit geschlossenen Beinen machen Sie Hampelmannsprünge, indem Sie in eine leichte Grätsche springen und dabei die Arme über dem Kopf zusammenführen und dann wieder in die Ausgangsposition zurückspringen. 1

Variante für Fortgeschrittene: Starten Sie aus einer leichten Kniebeuge und berühren dabei mit den Händen rechts und links Ihre Waden oder Fußknöchel. 2

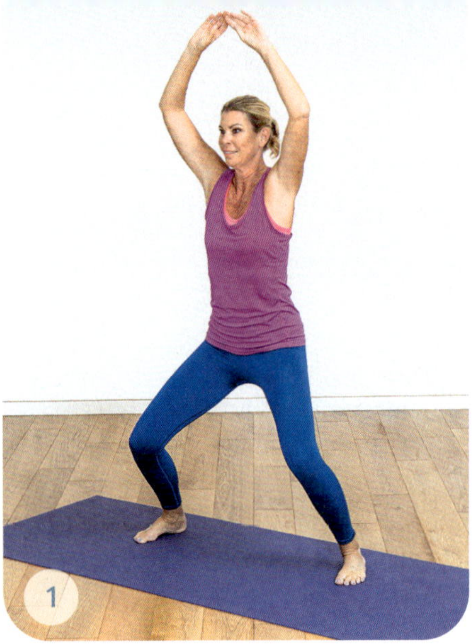

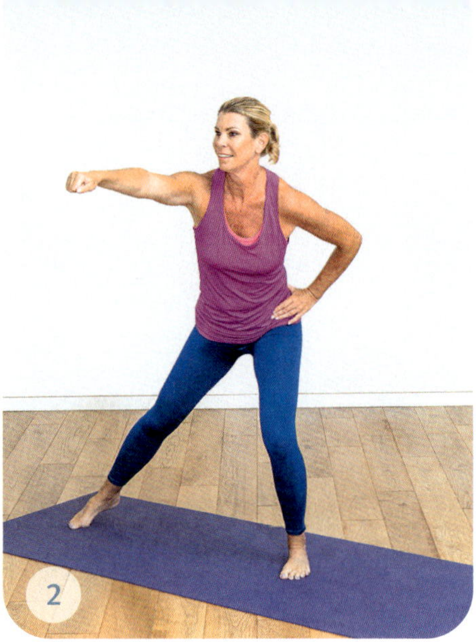

Hampelmann mit Punch

Aus dem Stand mit geschlossenen Beinen machen Sie Hampelmannsprünge, indem Sie in eine leichte Grätsche springen und dabei die Arme über dem Kopf zusammenführen und dann wieder in die Ausgangsposition zurückspringen. 1 Dann legen Sie Ihr Gewicht auf das linke Bein als Standbein, tappen mit dem rechten Fuß in einer Grätsche einmal kurz auf den Boden und boxen dabei einmal mit dem rechten Arm nach vorne. 2 Kommen Sie zurück in die Ausgangposition, machen Sie einen weiteren Hampelmannsprung und wiederholen Sie das Boxen mit links.

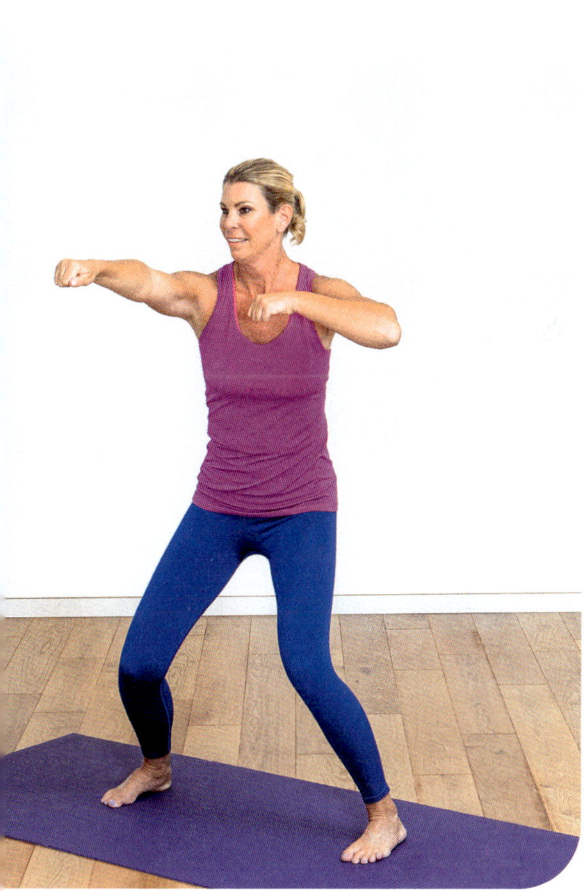

Leichte Kniebeuge mit Boxen

Kommen Sie in einen Stand mit breiter als hüftbreit geöffneten Beinen und beugen Sie die Knie leicht – etwa halb so tief wie bei einer Kniebeuge. Spannen Sie den gesamten Rumpf und den Beckenboden an und halten Sie beide Hände auf Höhe des Schlüsselbeins. Vor dort boxen Sie nun abwechselnd mit links und rechts kontrolliert, aber zügig nach vorne.

Schnelles Trippeln

Kommen Sie in einen Stand mit breiter als hüftbreit geöffneten Beinen, halten Sie die Hände etwa auf Kinnhöhe, gehen Sie auf die Fußballen und trippeln Sie nun so schnell wie möglich auf der Stelle. Auch hier sollten Bauch und Beckenboden angespannt sein.

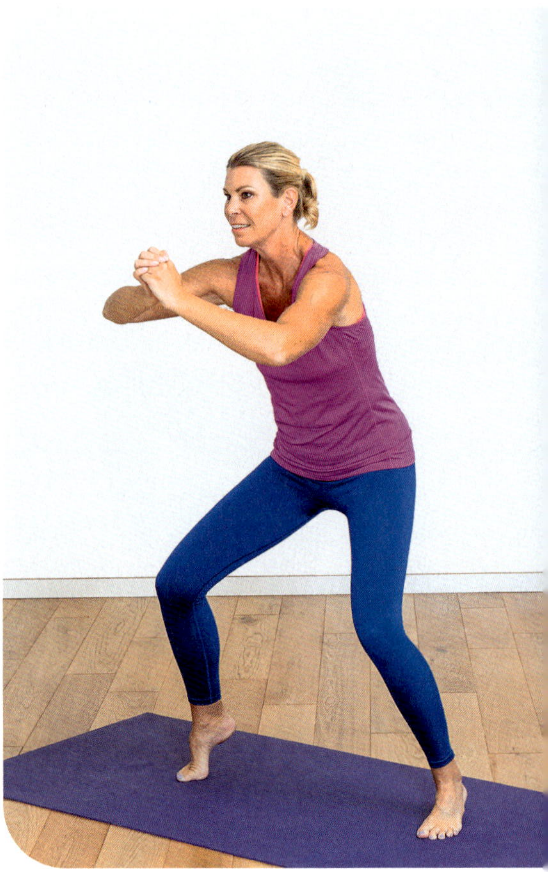

Ausfallschritt Hops

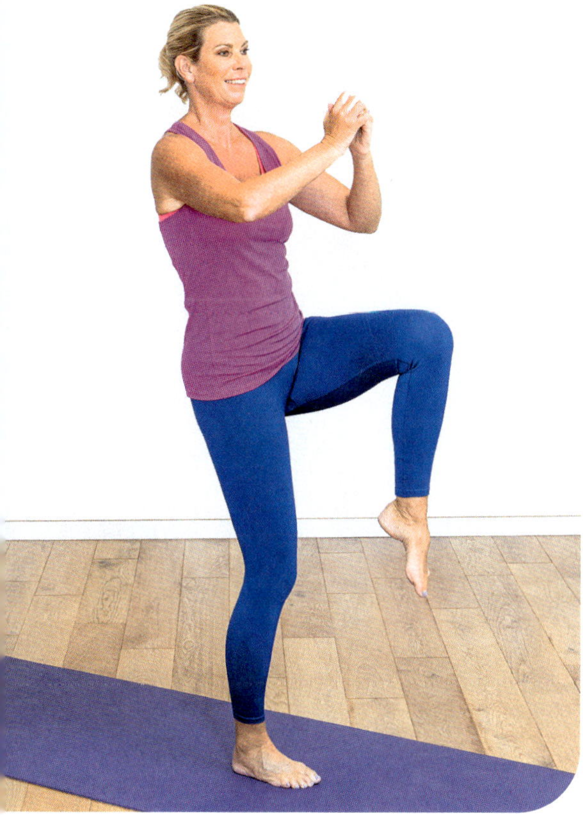

Gehen Sie in einen nicht zu tiefen Ausfallschritt und halten Sie dabei die Hände vor der Brust, die Ellenbogen zeigen nach außen. Nun drücken Sie sich mit dem vorderen Fuß hoch, und zwar so weit, dass dieser den Boden kurz verlässt. Dann setzen Sie den Fuß wieder auf, gehen zurück in den Ausfallschritt und wiederholen den Ablauf.

Twist Jumps

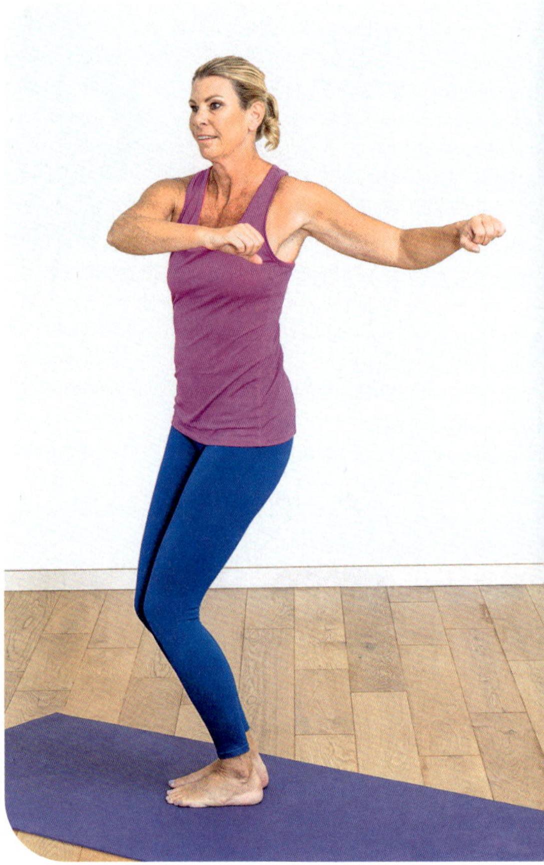

Aus dem Stand mit geschlossenen Füßen hüpfen Sie, von den Fußballen aus, leicht auf der Stelle. Dabei halten Sie die Hände vor der Brust, die Ellenbogen zeigen nach außen. Bei jedem Hüpfer drehen Sie Oberkörper und Becken in entgegengesetzte Richtungen. Sie »verwringen« sich quasi wie bei einem Twist.

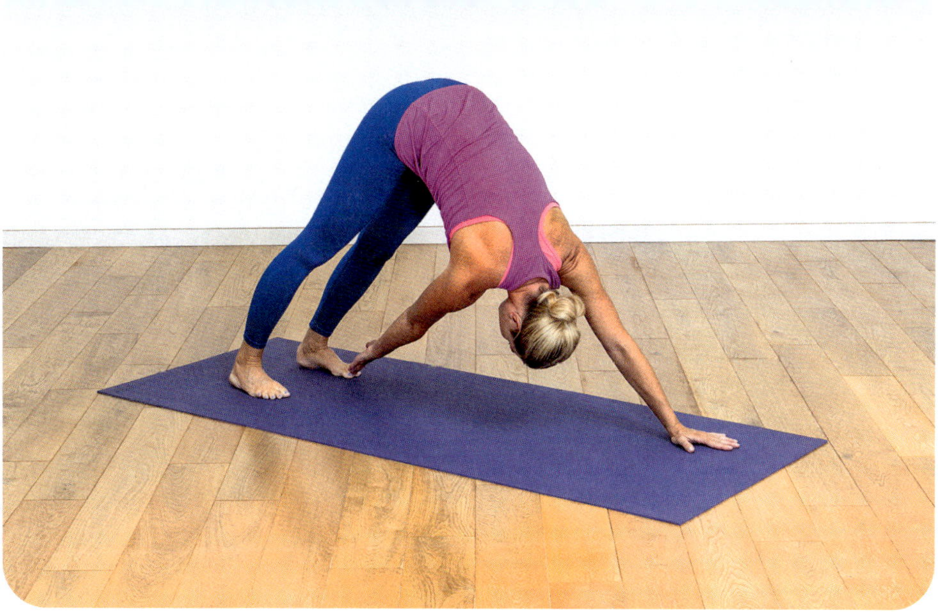

Herabschauender Hund mit Fußtap

Kommen Sie in den Herabschauenden Hund (Seite 82) und berühren Sie aus dieser Position heraus einmal mit der rechten Hand die linke Fußspitze, finden Sie zurück in die Ausgangsposition und berühren Sie dann mit der linken Hand die rechte Fußspitze.

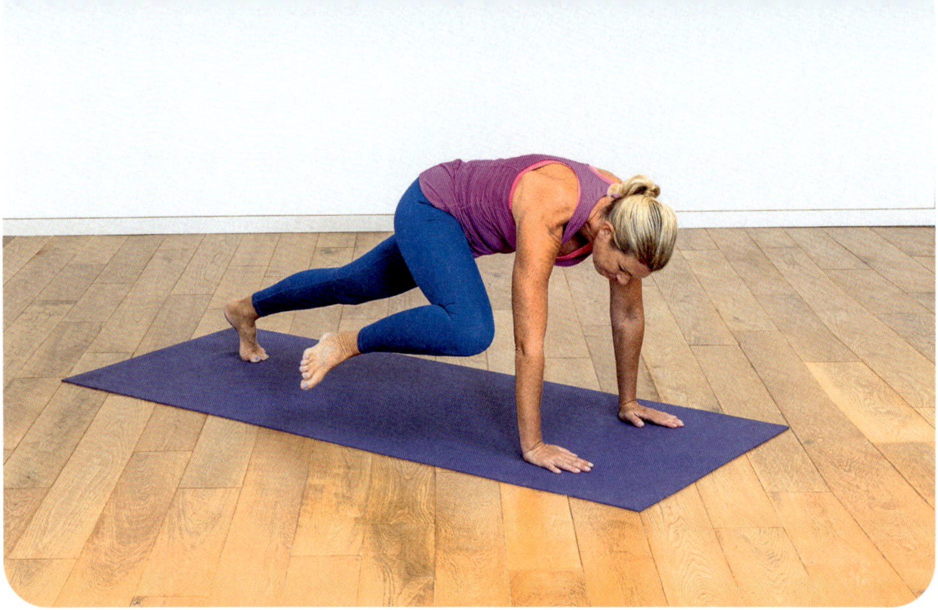

Hohe Plank mit Knie anziehen

Kommen Sie in eine hohe Plank, die Arme befinden sich unter den Schultern und sind gestreckt, der Körper bildet eine gerade Linie bis zu den aufgestellten Füßen. Nun ziehen Sie abwechselnd das rechte Knie zur rechten Achselhöhle und das linke Knie zur linken Achselhöhle. Dabei bleibt der gesamte Körper angespannt und die Plank wird durchgehend gehalten.

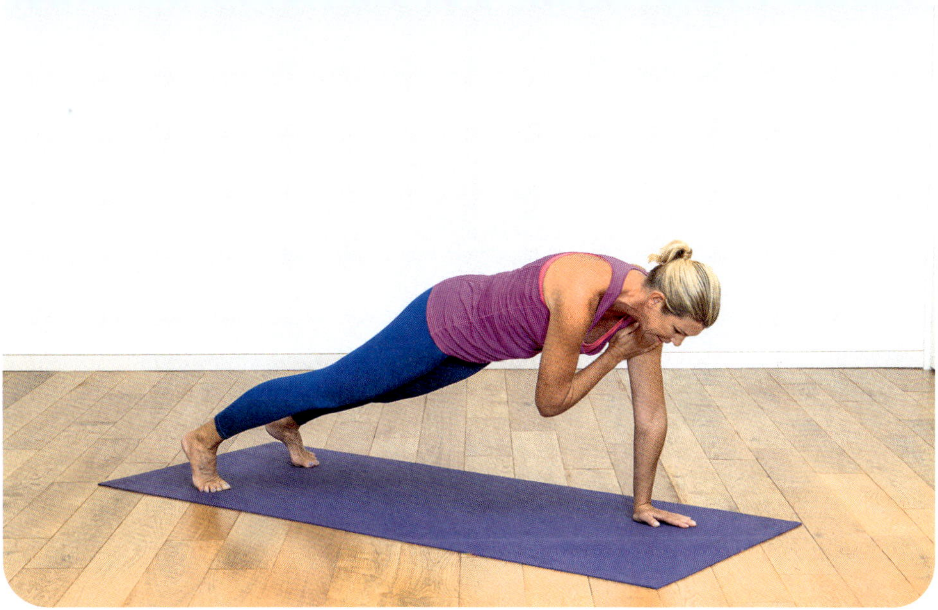

Schultertap

Kommen Sie in eine hohe Plank, die Arme befinden sich unter den Schultern und sind fast gestreckt, der Körper bildet eine gerade Linie bis zu den aufgestellten Füßen. Nun lösen Sie die rechte Hand vom Boden und berühren kurz mit ihr die linke Schulter. Dabei sollte der gesamte Körper ruhig bleiben und keine Schaukelbewegung entstehen. Dies gelingt nur, wenn Rumpf, Po und Beine angespannt sind. Seitenwechsel.

Variante für Anfänger: Legen Sie aus der hohen Plank heraus die Knie ab und schieben das Becken vor die Knie, sodass kein Gewicht auf der Kniescheibe lastet. Die Unterschenkel liegen auf dem Boden. Jetzt führen Sie die Bewegung wie oben beschrieben aus.

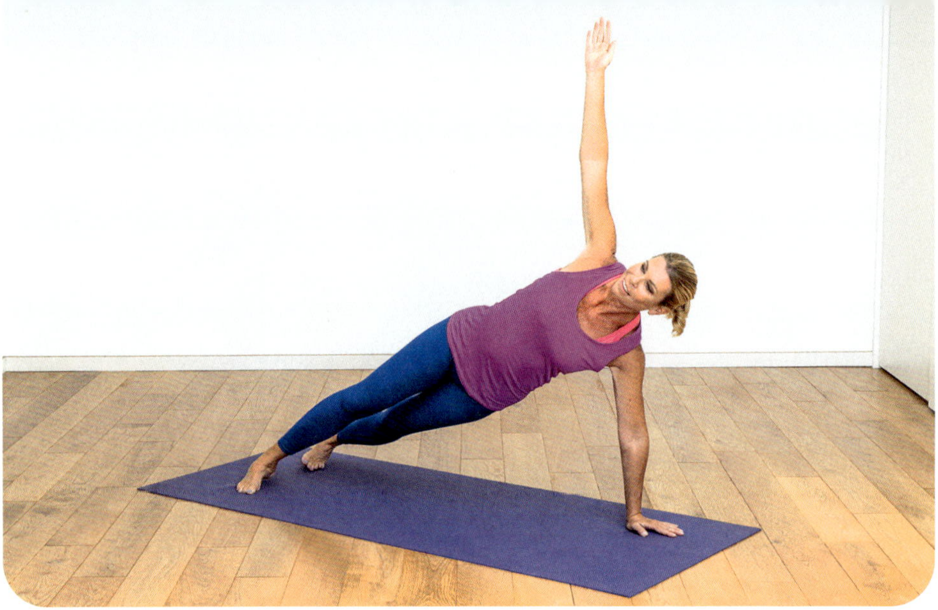

Plank mit Aufdrehen

Kommen Sie in eine hohe Plank, die Arme befinden sich unter den Schultern und sind gestreckt, der Körper bildet eine gerade Linie bis zu den aufgestellten Füßen, oder kommen Sie alternativ in den Unterarmstütz. Von hier öffnen Sie sich nach rechts, indem Sie die rechte Schulter nach hinten aufdrehen und den rechten Arm gestreckt zum Himmel führen. Die Füße drehen sich mit. Drehen Sie sich zurück in die Ausgangsposition und führen Sie die Bewegung zur anderen Seite aus.

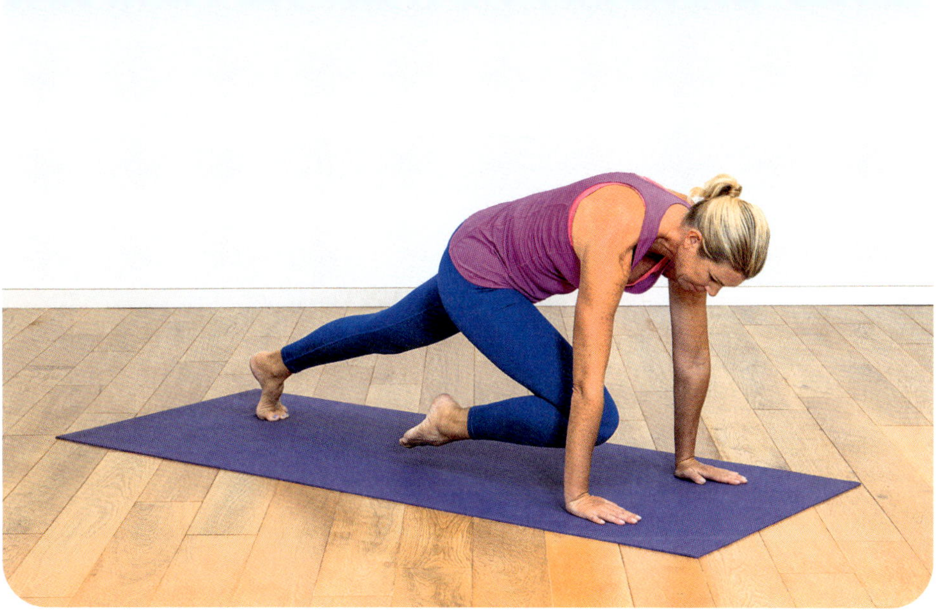

In der Plank laufen

Kommen Sie in eine hohe Plank, die Arme befinden sich unter den Schultern und sind fast gestreckt, der Körper bildet eine gerade Linie bis zu den aufgestellten Füßen. Gehen oder laufen Sie in der Plank auf der Stelle, in dem Sie abwechselnd das rechte und das linke Knie so weit wie möglich nach vorne ziehen.

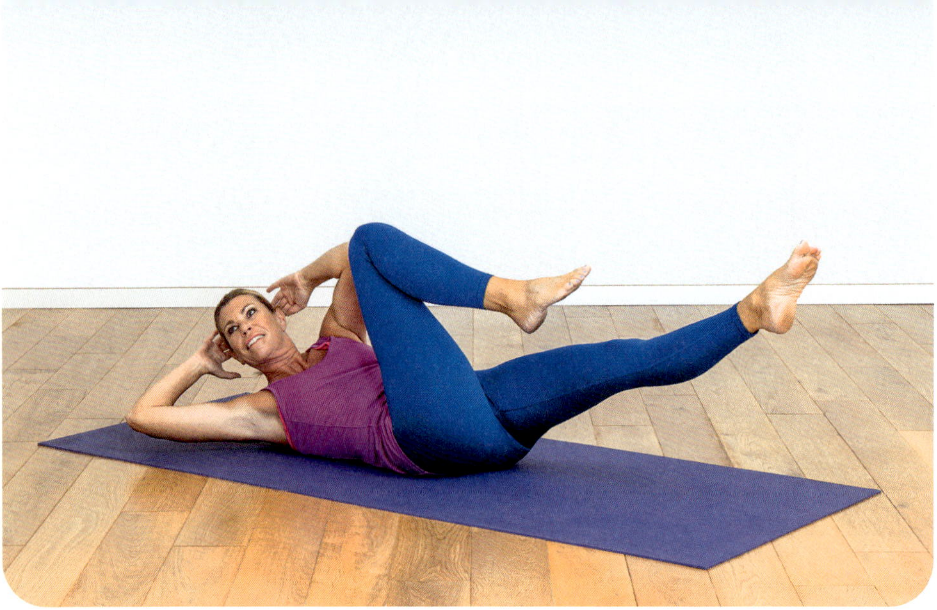

Fahrrad-Crunches

Legen Sie sich auf den Rücken und heben Sie die Beine so an, dass Sie einen rechten Winkel von den Oberschenkeln zum Becken sowie von den Ober- zu den Unterschenkeln haben. Nun heben Sie auch Kopf und Schultern an, die Hände sind jeweils rechts und links an den Kopf gelegt. In dieser Ausgangsposition ziehen Sie den Beckenboden nach oben und drücken den unteren Rücken in den Boden. Nun »fahren Sie mit den Beinen Fahrrad« und berühren dabei überkreuz mit dem linken Ellenbogen das rechte Knie, wenn es angezogen ist, und umgekehrt.

Varianten von Kniebeugen

Grundposition: Sie stehen mit breiter als hüftbreit geöffneten Beinen und machen mit möglichst geradem Rücken eine Kniebeuge, die Hände werden vor der Brust gehalten. 1

Variante 1: Drücken Sie sich aus der Kniebeuge fest hoch, sodass Sie einen kleinen Hüpfer machen, und gehen nach der Landung gleich in die nächste Kniebeuge. 2

Variante 2: Bei jeder Beuge drehen Sie die gerade nach vorne ausgerichteten Füße auf, bei jeder Streckung drehen Sie die Füße nach innen. 3

Variante 3: Bei jeder Streckung aus der Kniebeuge führen Sie die Arme gestreckt neben die Ohren und lassen sie mit der nächsten Beuge wieder sinken.

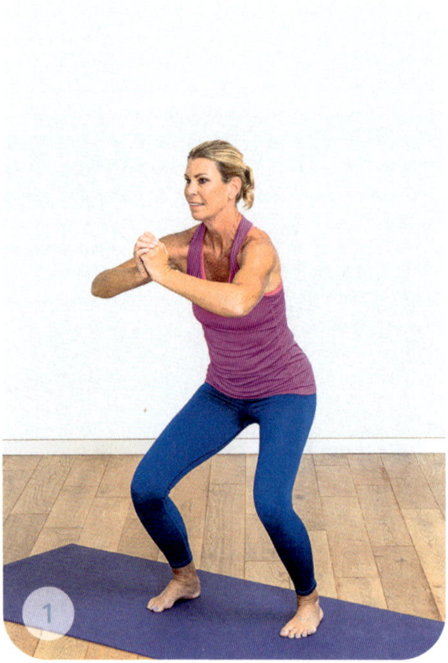
1

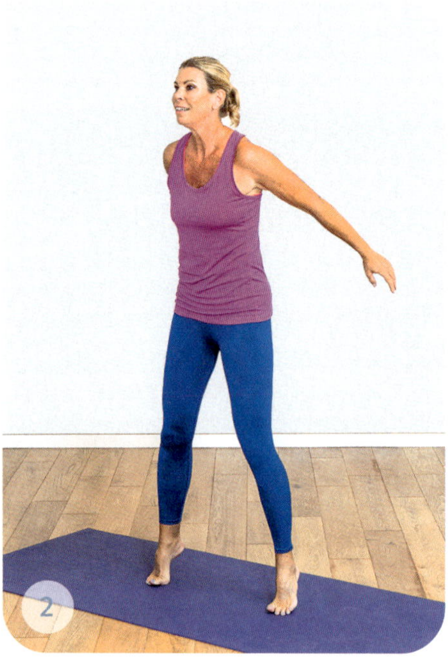
2

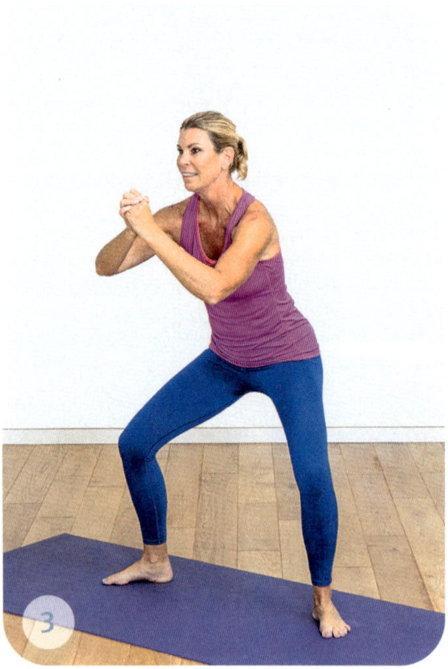
3

Die richtige Ernährung in den Wechseljahren

Gutes Essen trägt wesentlich zu unserem Gesundheitszustand bei und lässt uns ein aktives Leben führen.

Ernähren wir uns unserem biologischen Alter entsprechend, können wird die Nahrung sogar als Jungbrunnenquelle nutzen. Konkret bedeutet das, sich ausgewogen, abwechslungsreich, frisch, viel pflanzlich, saisonal, regional und unverarbeitet zu ernähren.

Differenzierter möchte ich drei richtungsweisende Themen betrachten:

- Proteine
- Phytoöstrogene
- Omega-3-Fettsäuren

Proteine: Ab den Wechseljahren verlieren wir spürbar Muskelmasse und verwerten Proteine weniger effektiv. Proteine sind aber die Baustoffe unserer Zellen, also auch für Muskelzellen und Knochen. Insofern sind Proteine unerlässlich zum Erhalt oder Aufbau von Muskulatur und der Stärkung von Knochen. Gleichzeitig halten Proteine lange satt und spielen eine wichtige Rolle für das Immunsystem, für Hormone, Enzyme, Schlaf und für die Verdauung. Die durchschnittliche Empfehlung lautet: mindestens 1 Gramm Eiweiß pro Kilogramm Körpergewicht pro Tag ist »ausreichend« – also Note 4. Ausreichend reicht aber ab den Wechseljahren nicht mehr aus, deshalb sollte es mehr als 1 Gramm Eiweiß pro Kilogramm Körpergewicht täglich sein. Tierische Proteine können vom Körper besser verwertet werden als pflanzliche Proteine. Deswegen empfehle ich, qualitativ hochwertige tierische Ei-

weißquellen wie Hühner- und Rindfleisch, Fisch, Hüttenkäse, Magerquark, Parmesan und Eier ausgewählt in die Ernährung einzubauen. Gute pflanzliche Eiweißlieferanten sind Sojaprodukte, Nüsse, Samen, Kerne, Linsen, Bohnen, Amaranth, Quinoa, Weizenkleie und Haferflocken. Ein Auswahl davon sollte täglich verwendet werden.

Phytoöstrogene sind sekundäre Pflanzenstoffe, die chemisch dem vom menschlichen Körper produzierten Östrogen ähneln und östrogenartig wirken. Verschiedene Studien belegen, dass Phytoöstrogene Wechseljahresbeschwerden lindern – und das allgemeine Wohlbefinden steigern können. Hauptquelle für Phytoöstrogene sind Soja und Sojaprodukte. Aber nicht nur in Soja, sondern auch in allen Hülsenfrüchten stecken wertvolle Phytoöstrogene in Form von Isoflavonen, so z. B. in Kichererbsen, Linsen und Erbsen. Auch Leinsamen und Sesam sind reich an Phytoöstrogenen. Achten Sie darauf, nur geschrotete Leinsamen und geschälten Sesam zu verwenden. Vollkornprodukte, Sonnenblumenkerne und Kreuzblütengewächse wie Brokkoli, Blumenkohl, Grünkohl, Kohlrabi oder Rosenkohl sind ebenfalls reich an Phytoöstrogenen.

Gesunde Darmflora: Wichtig für Sie zu wissen: Der Aufbau der Darmflora, also die Zusammensetzung aus nützlichen und schädlichen Mikroorganismen im Darm, ist bei jedem Menschen individuell. Je gesünder ein Mensch sich ernährt – also mit viel Gemüse, vielen Ballaststoffen, wenig Weißmehl, nur ausgewählten tierischen Produkten und wenig Zucker –, desto gesünder ist auch seine Darmflora. Menschen mit einer gesunden Darmflora können die oben genannten so wichtigen sekundären Pflanzenstoffe besser verwerten.

Omega-3-Fettsäuren haben eine zentrale Bedeutung bei der Hormonproduktion. Demzufolge ist eine Ernährung mit vielen ungesättigten Fettsäuren von Vorteil. Omega-3-Fettsäuren halten außerdem Herz und Blutgefäße gesund, die durch das abfallende Östrogen nicht mehr wie bisher geschützt sind. Gute Omega-3-Fette finden Sie in Avocados, Lachs, Nüssen, Samen und hochwertigen Ölen wie Olivenöl oder Leinöl.

Praxisteil Beweglichkeit & Flexibilität

Wie wichtig Beweglichkeit für unsere Lebensqualität ist, habe ich ja bereits im ersten Buchteil beschrieben. Jetzt geht es darum, die Beweglichkeit als Ganzes sowie die Flexibilität und Elastizität unserer Muskeln, Sehnen und Bänder zu verbessern. Dafür dehnen wir alle großen Muskelgruppen gezielt. Der Dehnzustand sollte mindestens 20 Sekunden und höchstens 3 Minuten lang gehalten werden, leichtes Federn bei den Übungen ist erlaubt, da es hilft, Verklebungen der Faszien (Bindegewebe, das die Muskeln und Organe umhüllt) zu lösen. Mit zunehmendem Alter verringert sich nämlich der Flüssigkeitsanteil im Körper, wovon auch die Faszien betroffen sind. Überwiegend wird das Fasziengewebe dann aus steifen unflexiblen Kollagenfasern gebildet, bei gleichzeitig immer weniger werdendem wässrigen Anteil. Darüber hinaus wachsen die Faszien zunehmend ineinander, was Verklebungen zur Folge hat. Verklebungen und eine steife Struktur schränken nicht nur die Beweglichkeit ein, sie sind auch für Schmerzen in den betroffenen Körperregionen verantwortlich.

Atmen Sie beim Dehnen tief und ruhig nur durch die Nase. Auch nach einem intensiven Kraft- oder Ausdauertraining sollten Sie die beanspruchte Muskulatur dehnen. Das lockert nicht nur, sondern trägt auch zur Regeneration bei.

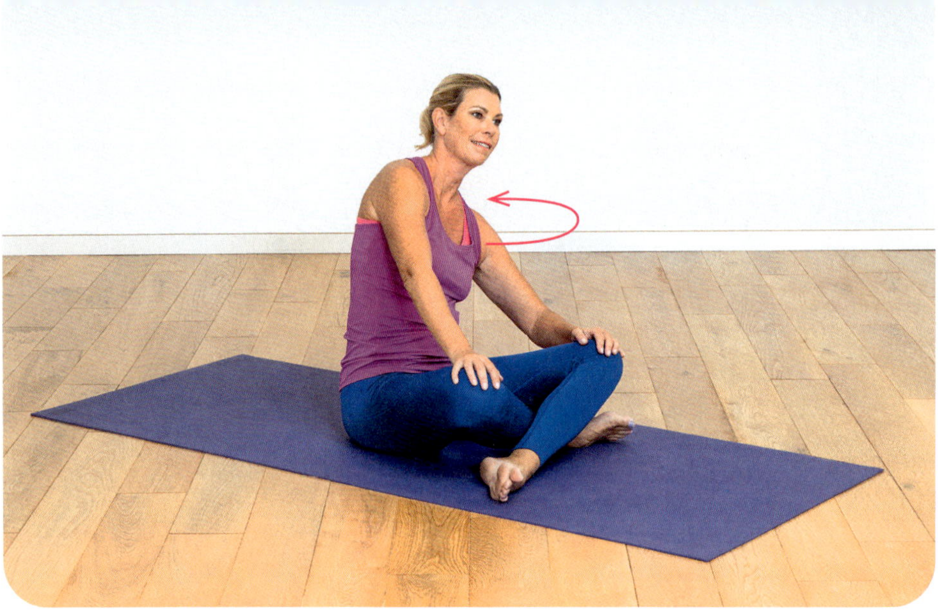

Sufi – Oberkörperkreisen

Setzen Sie sich mit gekreuzten Beinen auf den Boden, ähnlich wie in einem Schneidersitz, legen Sie allerdings die Unterschenkel parallel zueinander, sodass die linke Ferse unter dem rechten Knie liegt und umgekehrt. Die Innenseite Ihrer Beine bildet ein Dreieck und die Hände liegen auf den Knien. Nun machen Sie große Kreise mit dem Oberkörper um die eigene Achse über vorne-seite-hinten-seite-vorne. Die Richtung der Kreise folgt dem vorneliegenden Bein. Wichtig ist, dass Sie mit beiden Sitzhöckern fest auf dem Boden bleiben. Anschließend führen Sie die Kreise nur mit der Brustwirbelsäule aus – der Rest des Körpers bleibt ruhig. Wechseln Sie die Beine und damit die Drehrichtung, wenn Sie eine spürbare Lockerung empfinden. An Stellen, an denen Sie sich verspannt fühlen, können Sie die Position auch halten oder leicht federn, bis sich die Verspannung lockert.

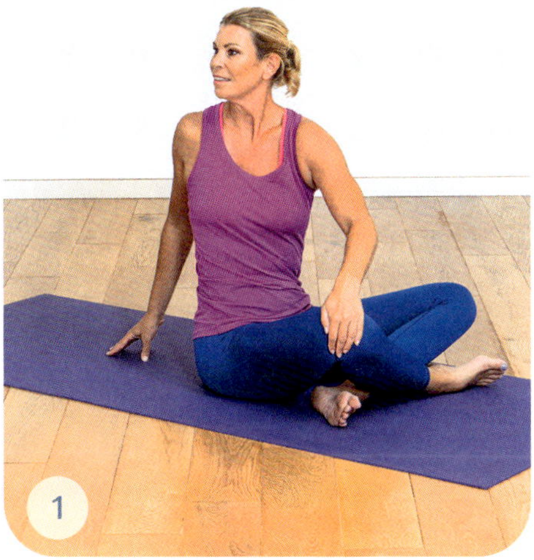

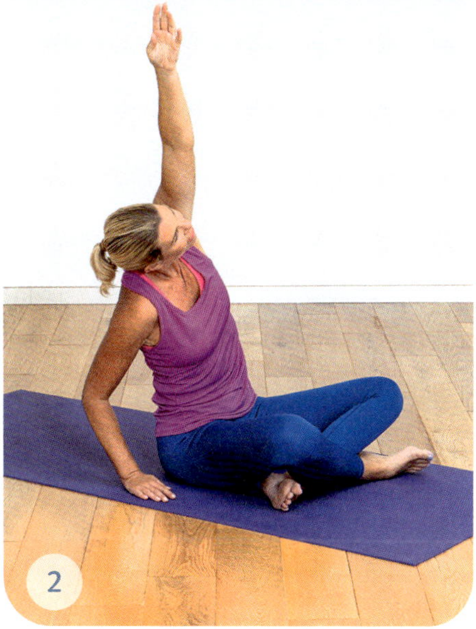

Kreuzbeinsitz mit Oberkörperrotation

Sie bleiben in der vorherigen Position sitzen, richten sich gerade auf und führen die gestreckten Arme nach oben neben die Ohren. Von hier drehen Sie sich so weit es geht nach hinten. Dabei drehen Sie sich nach rechts, wenn das rechte Bein vorne liegt oder umgekehrt. Legen Sie die vordere Hand auf dem Knie ab und unterstützen Sie durch leichten Druck die Rotation. Die hintere Hand wird hinter dem Rücken aufgesetzt. Die Sitzhöcker bleiben fest auf dem Boden. 1

Variante: Legen Sie aus der aufrechten Position die rechte Hand neben Ihr Becken auf den Boden und führen Sie den linken Arm gestreckt neben Ihr Ohr. Nun dehnen Sie sich nach rechts in eine Seitwärtsbeuge, bis Sie einen Zug in der linken Flanke spüren. Die Sitzhöcker bleiben fest auf dem Boden, der Blick ist nach oben zum linken Arm gerichtet. 2

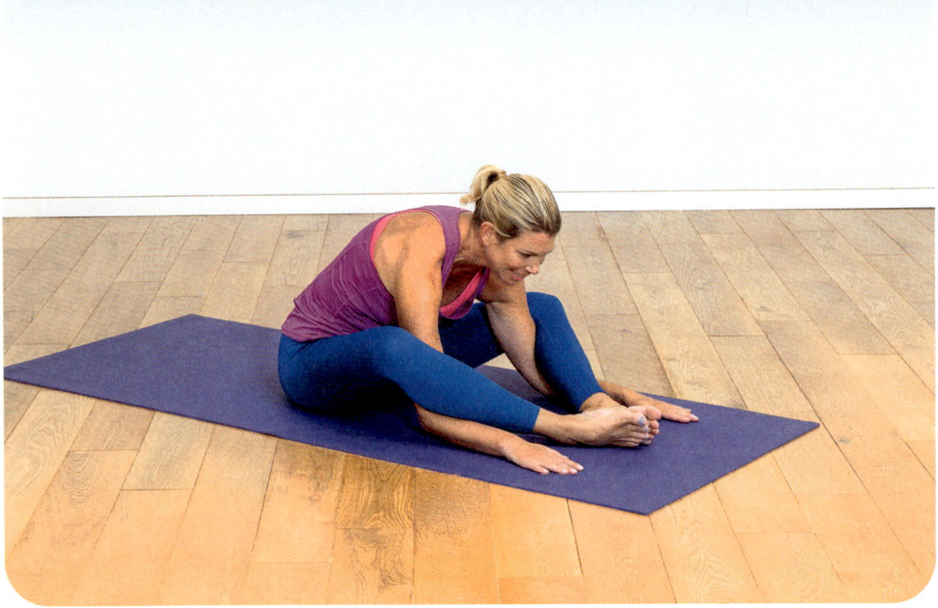

Sitzende Raute

Strecken Sie im Sitzen Ihre Beine vor sich in eine Rautenform. Die Fußsohlen liegen dabei aneinander, die Knie fallen leicht nach außen. Beugen Sie sich nun aus dem Becken heraus mit langem Rücken über Ihre Beine. Achten Sie darauf, dass der Rücken möglichst gestreckt bleibt. Mit den Händen können Sie Ihre Zehen umfassen und sich leicht nach vorne ziehen. Oder Sie schieben die Arme unter Ihren Beinen durch nach vorne und legen die Ellenbogen auf dem Boden ab.

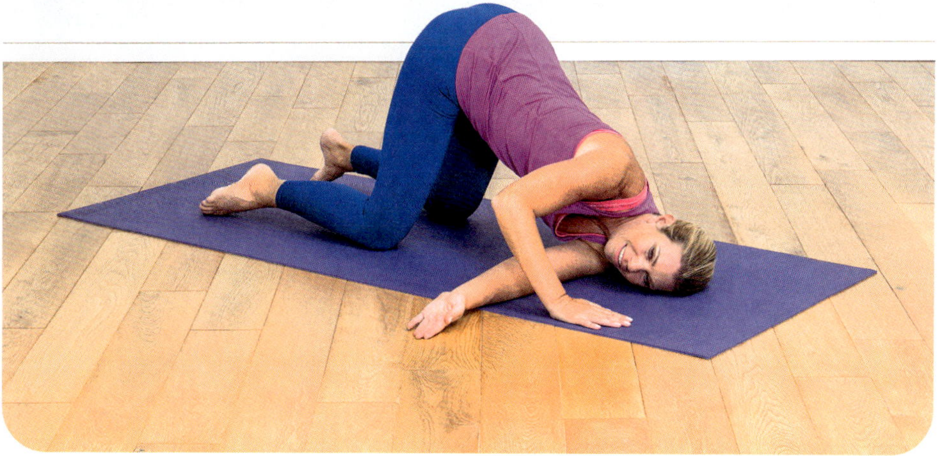

Vierfüßlerstand mit Nadelöhr

Begeben Sie sich in den Vierfüßlerstand. Die Knie sind hüftbreit auseinander und genau unter dem Becken, die Hände unter den Schultern. Schieben Sie nun den linken Arm unter dem rechten Arm durch, senken Sie dabei den Oberkörper ab und drehen ihn so weit zur Seite, dass Sie Ihre linke Gesichtshälfte und die linke Schulter auf dem Boden ablegen können. Drehen sie den Oberkörper so weit wie möglich auf! Die Stützhand befindet sich dabei direkt vor Ihrem Gesicht. Wichtig: Das Gesäß bleibt stabil in der Ausgangsposition! Lösen Sie die Rotation langsam auf, gehen Sie zurück in die Ausgangsposition und machen Sie die Übung zur anderen Seite.

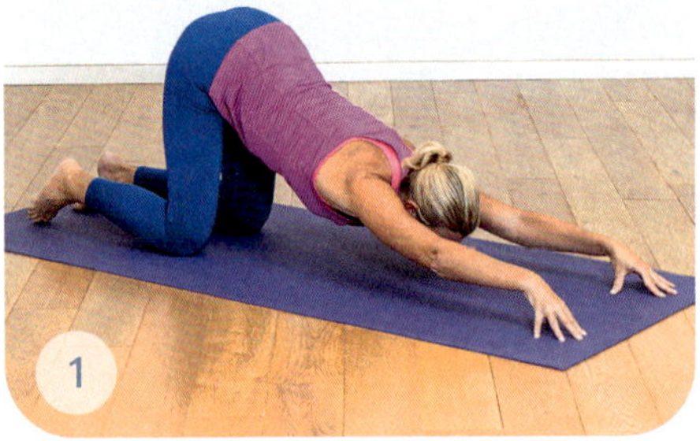

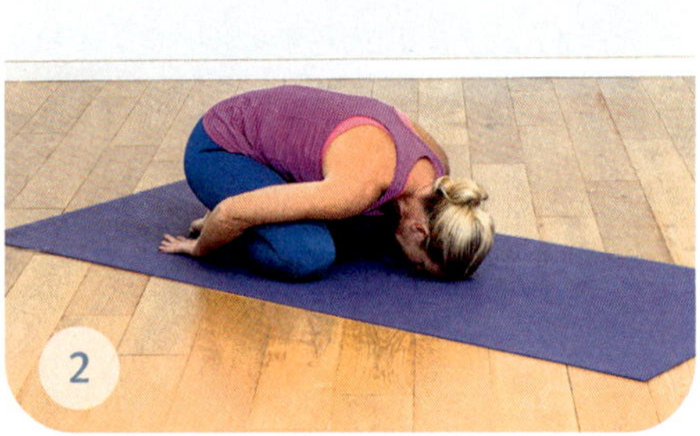

Schmelzendes Herz

Strecken Sie aus dem Vierfüßlerstand Ihre Arme auf dem Boden gestreckt nach vorne und kommen Sie dabei auf die Fingerspitzen, bleiben aber mit dem Becken in der Ausgangsposition über den Knien. Nun sinken Sie mit dem Brustbein so tief wie möglich in Richtung Boden und halten den Kopf dabei gerade in Verlängerung der Wirbelsäule. (1) Sollten Sie so beweglich sein, dass Sie mit dem Brustbein auf den Boden kommen, setzen Sie das Kinn auf. Nach einiger Zeit können Sie sich von den Fingerspitzen lösen und die ganzen Handflächen aufsetzen. Ergänzend können Sie abschließend leicht mit den Schultern bei gestreckten Armen hin und her rotieren. Lösen Sie die Übung auf und machen Sie eine kleine Pause in der Kind-Haltung. Hierfür setzen Sie sich mit dem Po auf die Fersen, öffnen die Knie weiter und legen Oberkörper und Stirn entspannt zwischen den Beinen auf dem Boden ab. Die Arme ruhen dabei seitlich neben den Beinen. (2)

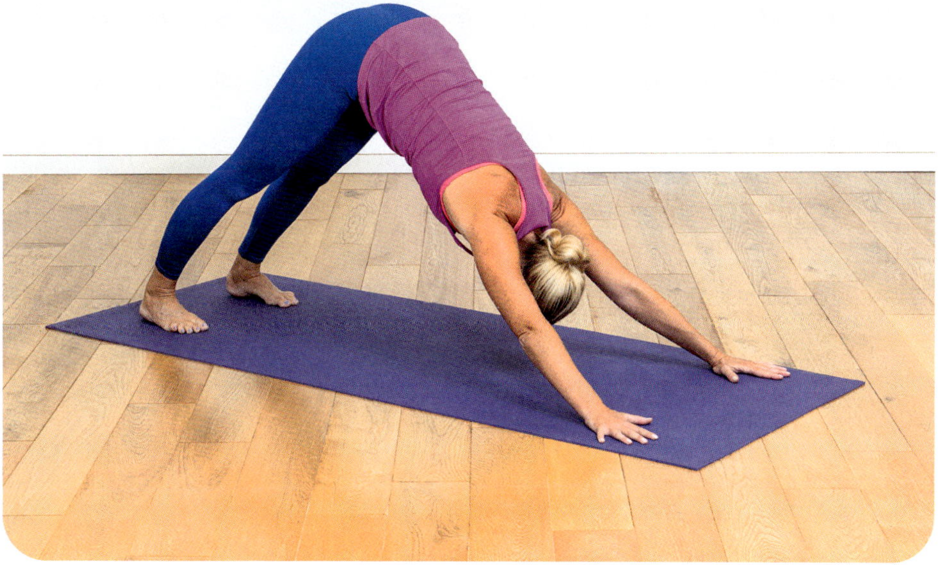

Herabschauender Hund

Schieben Sie aus dem Vierfüßlerstand den Po so weit nach hinten-oben, bis Sie in einem umgekehrten V stehen. Die Arme sind gestreckt und die Hände drücken fest in den Boden. Versuchen Sie, auch die Beine zu strecken und schieben Sie abwechselnd eine Ferse in Richtung Boden, als wenn Sie auf der Stelle gehen würden. Halten Sie den Kopf entspannt in Verlängerung der Wirbelsäule und richten Sie den Blick in Richtung Füße. Ziehen Sie die Schulterblätter auseinander und lassen Sie das Brustbein sanft in Richtung Boden schmelzen. Sollte die Dehnung in den Waden oder der Oberschenkelrückseite zu stark sein, beugen Sie die Knie leicht. Nach einer Weile beenden Sie das Auf-der-Stelle-Gehen und kommen in die volle Dehnung, indem Sie beide Fersen gleichzeitig in Richtung Boden schieben.

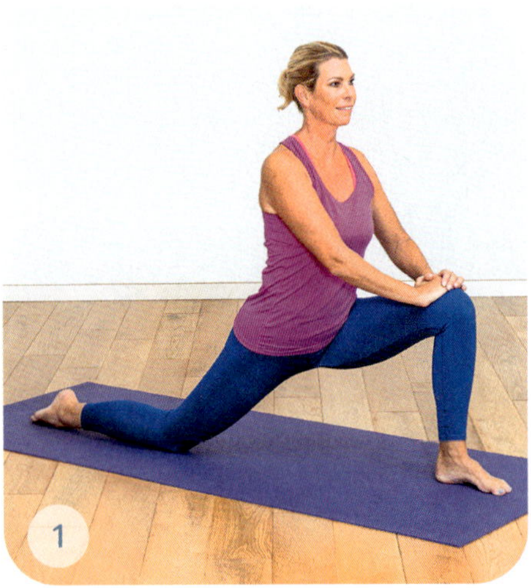

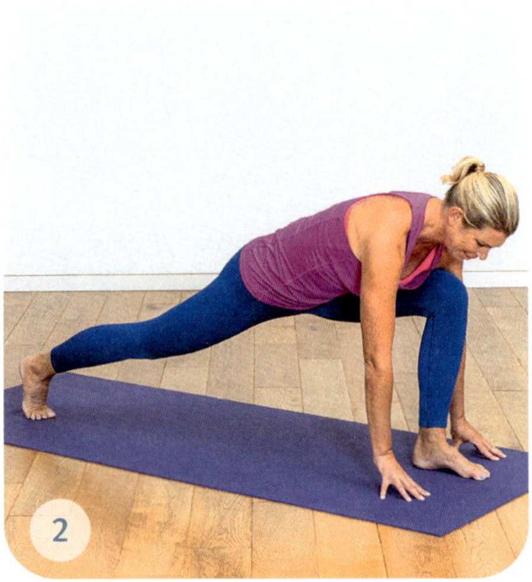

Kniender Ausfallschritt für Hüft- und Leistendehnung

Im Kniestand setzen Sie ein Bein weit nach vorne, schieben Ihr Gesäß gerade ausgerichtet in Richtung aufgestelltes Bein und verlagern Ihr Gewicht vor die Kniescheibe. Stützen Sie sich mit den Händen auf dem vorderen Knie ab, richten Sie den Oberkörper auf und schieben Sie sich tiefer in den Ausfallschritt. 1

Variante: Setzen Sie die Hände neben dem vorderen Fuß auf den Boden, stellen Sie die Zehen des hinteren Beins auf und strecken Sie dieses. 2 So erreichen Sie eine noch tiefere Dehnung. Für mehr Flexibilität machen Sie kleine Bewegungen mit Ihrem Becken in alle Richtungen.

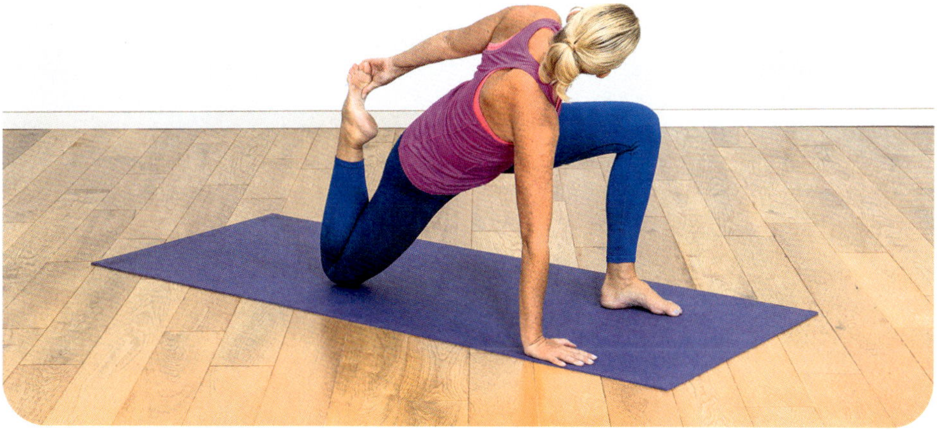

Kniender Ausfallschritt für Oberschenkel- und Leistendehnung

Sie befinden sich im knienden Ausfallschritt, das linke Bein ist vorne. Stützen Sie die rechte Hand auf dem Boden ab, drehen Sie sich nach links und greifen Sie mit der linken Hand den Fußrücken des rechten Fußes. Ziehen Sie die Ferse des linken Fußes in Richtung Po und schieben Sie Ihr Becken gleichzeitig tief in den Ausfallschritt. Achten Sie darauf, dass Ihr Becken gerade ausgerichtet ist. Nun lehnen Sie sich mit dem Oberkörper etwas nach hinten, ziehen die Schulterblätter zusammen und schieben das Brustbein nach vorne, ohne die Position des Beckens zu verändern. Führen Sie die Übung dann zur anderen Seite aus.

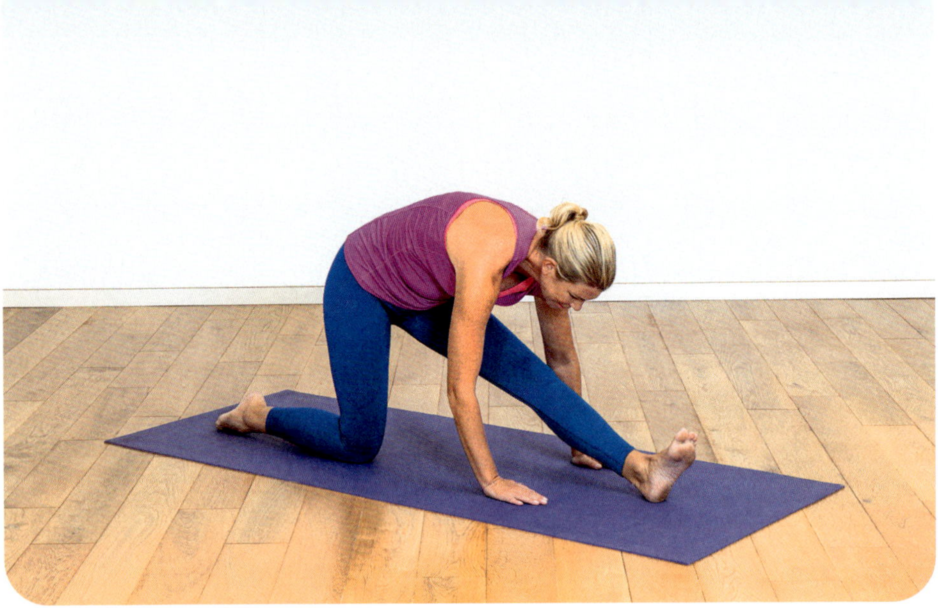

Kniender Ausfallschritt über das gestreckte Bein

Aus dem knienden Ausfallschritt schieben Sie Ihr Gesäß so weit nach hinten, bis Ihr vorderes Bein komplett gestreckt ist. Korrigieren Sie das hintere Bein im Bedarfsfall, damit sich das Gesäß exakt über dem Knie befindet und Knie und Unterschenkel im rechten Winkel zueinander stehen. Das Becken ist gerade nach vorne ausgerichtet. Nun stützen Sie Ihre Hände rechts und links neben dem gestreckten Bein etwa auf Kniehöhe auf den Boden, ziehen die Zehen an und beugen sich mit langem Oberkörper über das gestreckte Bein.

Sollte die Dehnung am Anfang zu stark sein, beugen Sie das Bein leicht und führen ein paar kleine Kreise mit dem Becken aus. Mit der Zeit wird Ihnen die Übung leichter fallen und Sie werden das Bein ganz strecken können.

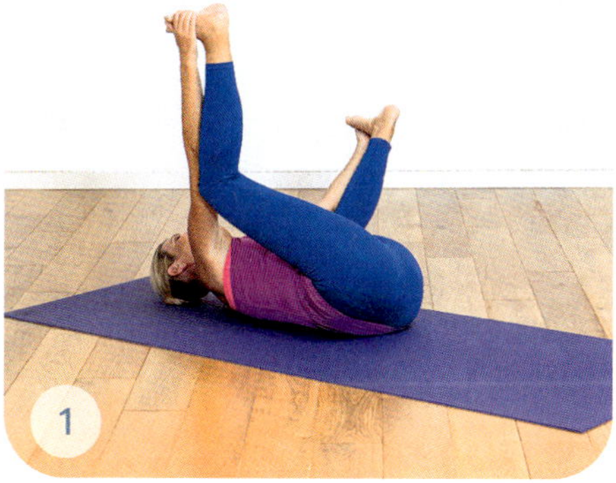
1

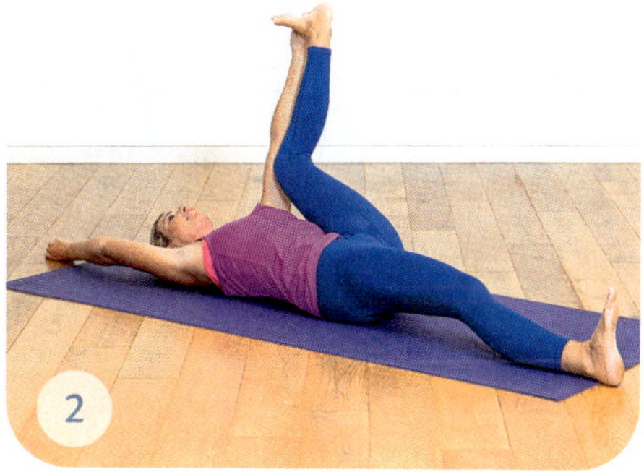
2

Happy Baby

Legen Sie sich auf den Rücken, die Füße sind aufgestellt. Heben Sie nun beide Beine so an, dass sich die Knie in Richtung Schultern bewegen und die Fußsohlen nach oben zeigen. Greifen Sie die Außenkanten Ihrer Füße und öffnen Sie dabei die Beine. Ziehen Sie die Knie in Richtung Achselhöhlen und dehnen Sie Ihr Steißbein in Richtung Boden. Schultern und Kopf liegen entspannt auf dem Boden. Gerne können Sie im Happy Baby auch hin- und herschaukeln. 1

Zum Auflösen der Position stellen Sie die Füße wieder auf dem Boden ab und lassen die Knie zusammensinken. Bleiben Sie noch einen Moment so liegen.

Variante: Strecken Sie bei unveränderter Position ein Bein lang am Boden aus. 2

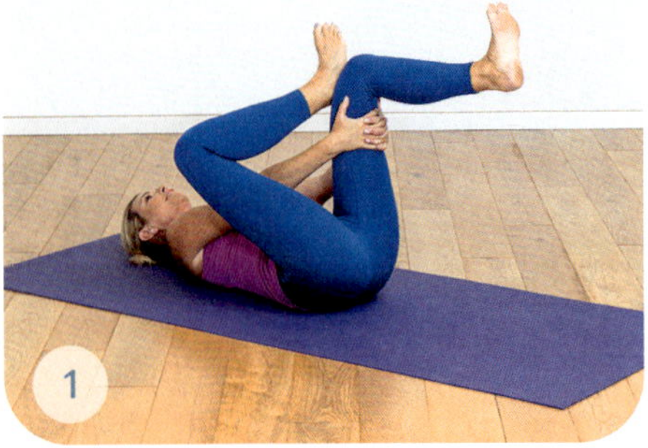

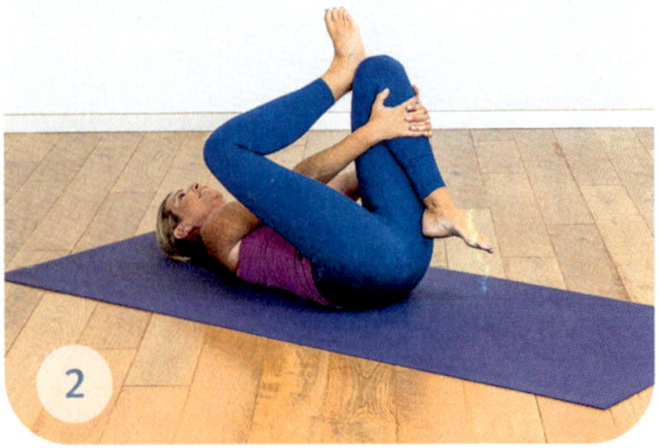

Gehaltenes Dreieck

Legen Sie sich auf den Rücken und heben Sie die Beine so an, dass sich Hüfte, Ober- und Unterschenkel im rechten Winkel zueinander befinden. Nun legen Sie den rechten Knöchel auf das linke Knie und ziehen die Zehen an. Dabei entsteht ein Dreieck, durch das Sie mit den Händen greifen, den linken Oberschenkel umfassen und ihn zu sich ziehen. Das rechte Knie öffnet nach außen und die Hüfte ist gerade ausgerichtet. (1) Wechseln Sie die Seite.

Variante: Lassen Sie im gehaltenen Dreieck liegend den linken Unterschenkel runterhängen, sodass er an der linken Oberschenkelrückseite anliegt. Umfassen Sie nun das Schienbein knapp unter dem Knie und ziehen Sie das Bein zu sich ran. (2)

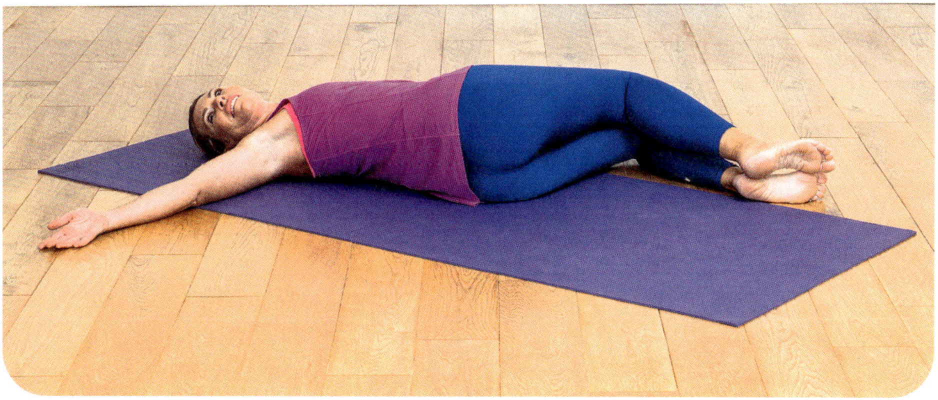

Drehung Lendenwirbelsäule im Liegen

Legen Sie sich auf den Rücken und heben Sie die Beine so an, dass sich Hüfte, Ober- und Unterschenkel im rechten Winkel zueinander befinden. Die Arme sind weit ausgestreckt und die Schultern liegen flach auf dem Boden. Lupfen Sie den Po ein klein wenig nach rechts und legen Sie dann die geschlossenen Beine im rechten Winkel auf der linken Seite ab, ohne dass die Schultern den Kontakt zum Boden verlieren. Gerne können Sie den Kopf anschließend nach rechts drehen. Führen Sie die Übung dann auch zur anderen Seite aus.

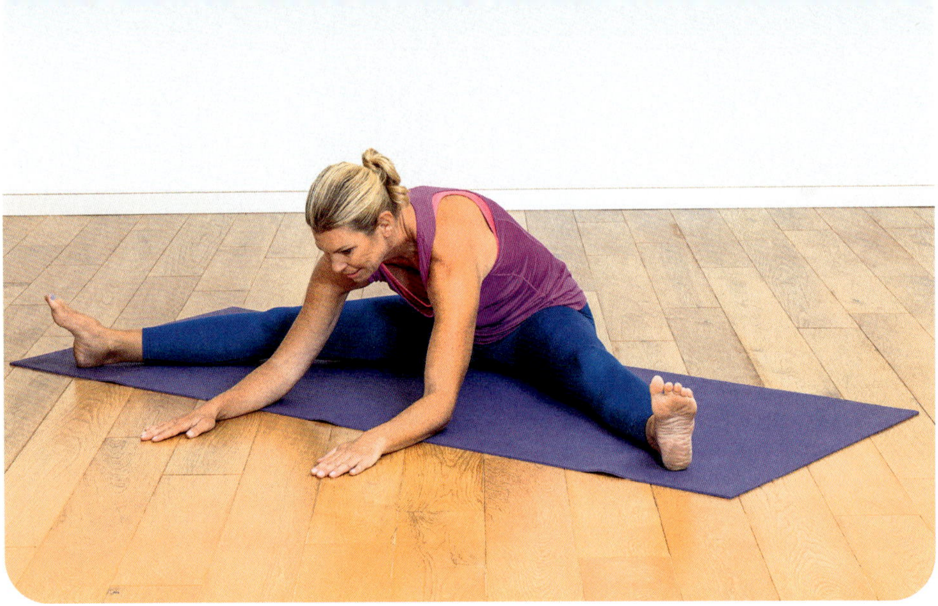

Vorbeuge in der sitzenden Grätsche

Setzen Sie sich mit weit auseinander gegrätschten Beinen so hin, dass Sie bei gestreckten Beinen aufrecht und auf den Sitzhöckern sitzen. Sollten Sie das Becken nicht aufrichten können und hinter den Sitzhöckern sitzen, legen Sie eine Decke zur Erhöhung unter den Po. So fällt das Sitzen leichter. Ihr Oberkörper ist aufrecht, die Beine sind gestreckt und die Zehen zeigen nach oben.

Nun wandern Sie mit den Händen so weit wie möglich nach vorne und beugen sich dabei mit langem Rücken aus dem Becken heraus nach vorne. Gerne können Sie mit den Händen mal zum rechten Fuß, mal zum linken Fuß wandern, ohne die Vorbeuge aufzulösen. Zum Auflösen drücken Sie die Beine fest in den Boden und richten sich mit langem Rücken wieder auf.

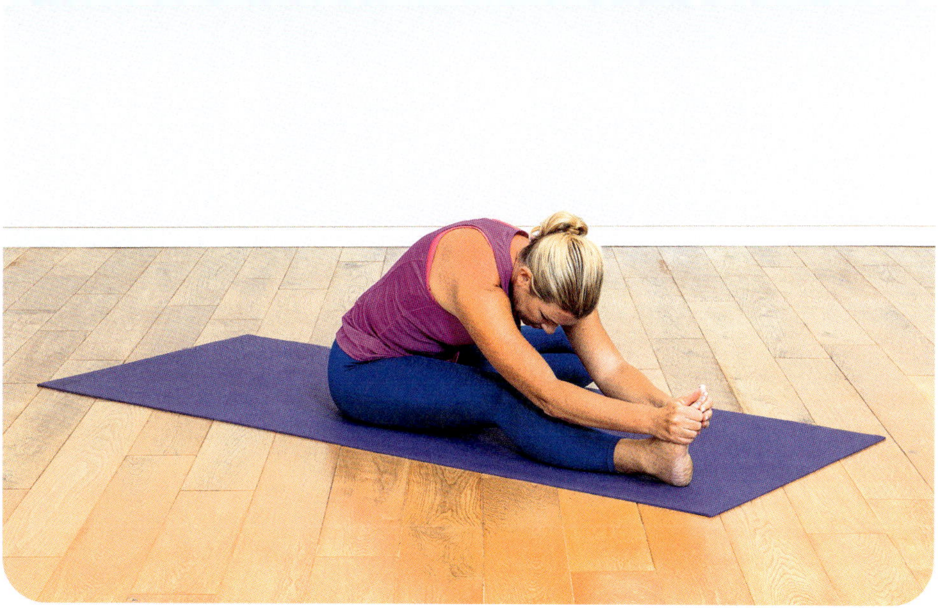

Vorbeuge im sitzenden Winkel

Setzen Sie sich mit lang gestreckten Beinen aufrecht hin. Ziehen Sie das linke Bein an und legen Sie die Fußsohle möglichst weit oben an die Innenseite des rechten Oberschenkels. Nun stützen Sie sich mit den Händen direkt hinter dem Gesäß ab und richten sich lang auf. Dann beugen Sie sich mit möglichst geradem Rücken über das gestreckte Bein und umfassen mit den Händen die Zehen. Sollte das nicht möglich sein, legen Sie die Hände auf dem Schienbein ab. Dabei bleiben beide Sitzbeinhöcker fest auf dem Boden, das Becken ist gerade ausgerichtet. Zum Auflösen der Position rollen Sie sich kontrolliert hoch. Seitenwechsel.

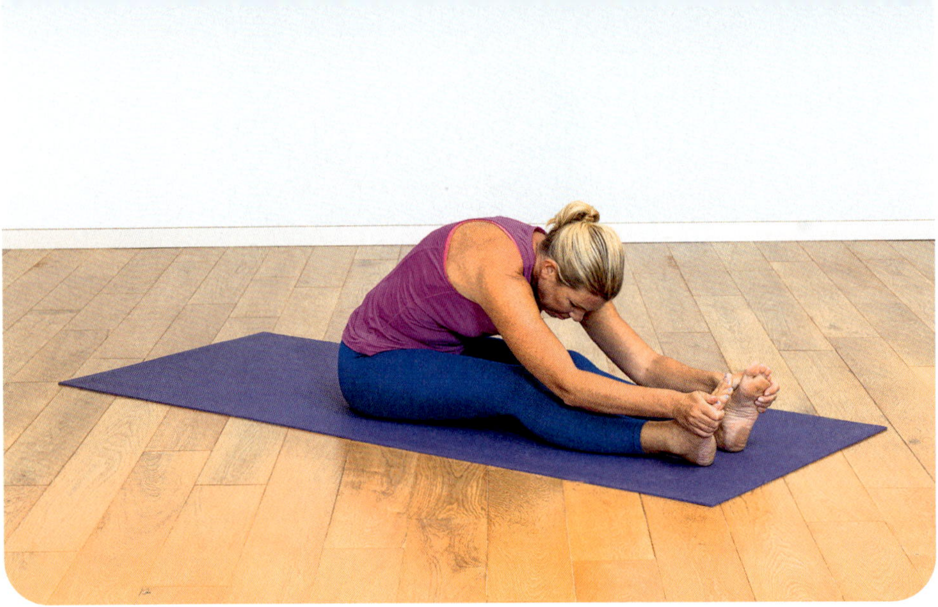

Vorbeuge über die gestreckten Beine im Sitzen

Setzen Sie sich mit lang gestreckten Beinen aufrecht hin, die Zehen zeigen nach oben. Beugen Sie sich aus der Hüfte heraus über die getreckten Beine nach vorne und legen Sie die Arme entweder neben den Beinen ab, ergreifen Sie die Zehen oder umfassen Sie den ganzen Fuß. Ziehen Sie den Oberkörper nun noch etwas weiter nach vorne und richten Sie sich abschließend langsam wieder auf, wobei Sie die gestreckten Beine in den Boden drücken.

Sollte die Dehnung für Sie anfangs zu groß sein, führen Sie die Übung mit leicht gebeugten Beinen aus.

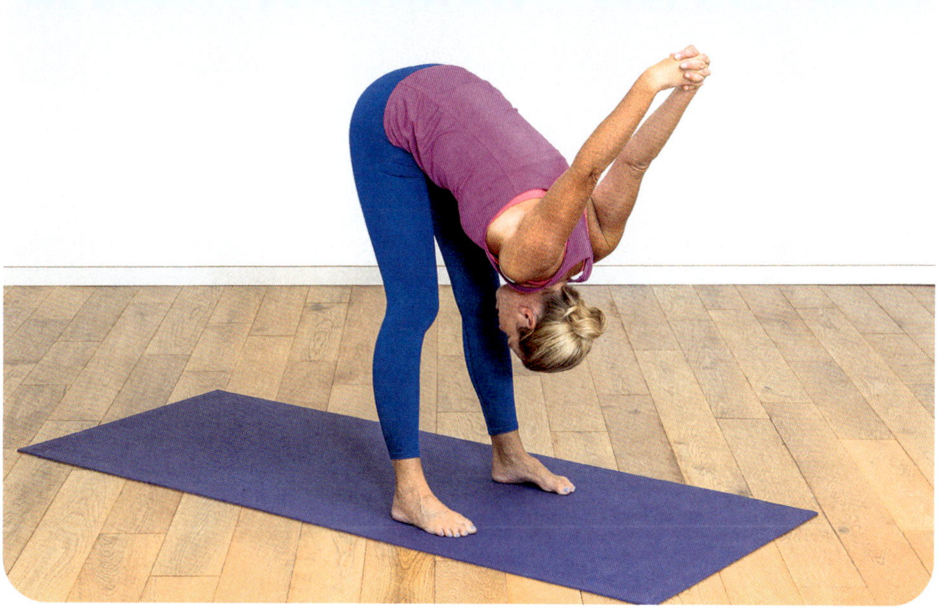

Vorbeuge im Stand und Schulterdehnung

Stellen Sie sich aufrecht hin, die Füße sind schulterbreit auseinander. Falten Sie die Hände hinter dem Rücken und strecken Sie die Arme – dabei öffnet sich der Brustkorb. Heben Sie die gestreckten Arme so weit wie möglich nach oben, ohne dabei ins Hohlkreuz zu fallen. Halten Sie die Schulterdehnung eine gewisse Zeit. Anschließend beugen Sie sich mit dem Oberkörper über die gestreckten Beine nach vorne-unten, mit dem Scheitel in Richtung Boden. Dabei führen Sie die Hände so weit wie möglich nach oben. Auch bei dieser Übung können Sie die ersten Male Ihre Beine leicht beugen, wenn die Dehnung zu groß ist. Zum Auflösen lassen Sie die Hände los, legen sie auf den Oberschenkeln ab und rollen sich Wirbel für Wirbel nach oben in den Stand. Spüren Sie hier einen Moment nach.

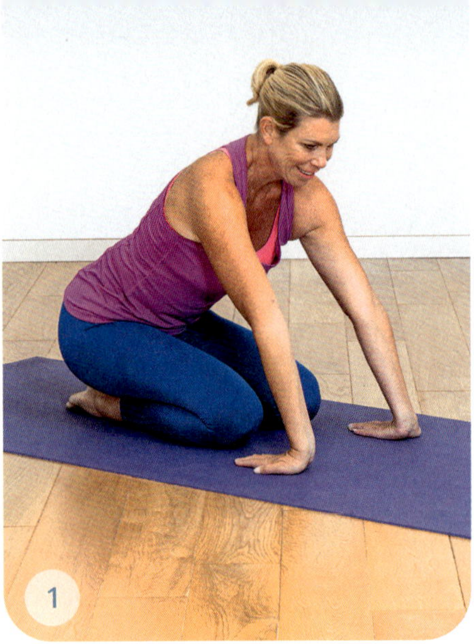

1

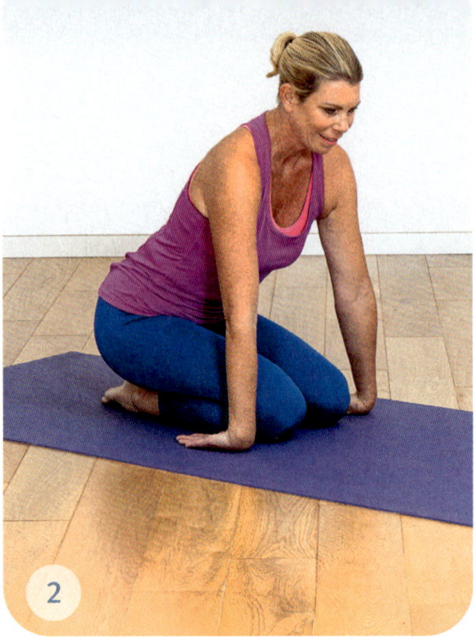

2

Dehnung der Handgelenke

Setzen Sie sich auf Ihre Fersen, der Fußrücken liegt auf dem Boden. Falls notwendig, legen Sie ein Kissen unter die Füße. Nun platzieren Sie die Hände schulterbreit vor den geschlossenen Knien flach auf dem Boden, sodass die Finger zu Ihnen zeigen und die Innenseiten der Unterarme nach vorne gestreckt sind. Die Position der Hände können Sie je nach gewünschter Dehnung anpassen. Dabei darf sich auch, wenn nötig, der Po von den Fersen heben. 1

Nach dem Dehnen der Handgelenksinnenseite drehen Sie die Hände um, um den Handrücken zu dehnen. Dafür legen Sie den Handrücken mit zu Ihnen zeigenden Fingern neben den Oberschenkeln auf den Boden, strecken die Ellenbogen und drehen die Innenseite der Unterarme nach vorne, also von Ihnen weg. So entsteht ein schöner Zug auf dem Handrücken und auf der Außenseite des Handgelenks. 2

Organisations- und Motivationstipps

Sie müssen für sich selbst herausfinden, wie und wann Sie Ihren Körper am besten in Bewegung bringen – alleine oder mit anderen oder je nach Situation mal das eine und mal das andere.

Abwechslung ist auf jeden Fall immer gut. Sollten Sie Ihre Kinder nachmittags zum Sport bringen müssen, nutzen Sie die Wartezeit, um in dieser selbst aktiv zu werden. Haben Sie lange Bürotage, dann schauen Sie, ob Sie in der Mittagspause oder direkt nach der Arbeit, also bevor Sie zu Hause der Alltag einholt, Gelegenheit für Sport finden können.

Was trainiere ich wann und wie oft? Ich empfehle zwei Trainingseinheiten pro Woche aus dem Bereich »Leistungsfähigkeit & Ausdauer« (Seite 54) sowie zwei Trainingseinheiten »Kraft & Stabilität« (Seite 31). Die Bereiche »Beweglichkeit & Flexibilität« (Seite 76) und »Koordination & Gleichgewicht« (Seite 96) setzen Sie entweder als aktive Erholung an freien Tagen ein oder Sie runden damit Ihr Training im Anschluss an die jeweilige Ausdauer- bzw. Krafteinheit ab. Wichtig bei der Organisation Ihres Trainings ist es, die Art der Bewegung von dem einen auf den anderen Tag zu wechseln, also beispielweise nicht zwei Ausdauereinheiten an zwei aufeinanderfolgenden Tagen zu absolvieren. Der spezifische Reiz, den Sie durch Ihr Training gesetzt haben, schwächt den Körper zunächst, das veranlasst ihn aber gleichzeitig dazu, z. B. Ausdauer und Leistungsfähigkeit aufzubauen, damit er für den nächsten Reiz besser gerüstet ist. Täglich die Ausdauer zu trainieren, ist also weder erforderlich noch effektiv. Deswegen machen Sie am Tag nach dem Ausdauer-

training etwas anderes. Das kann Kraft-, Beweglichkeits- oder Koordinationstraining sein.

Trainingsdisziplin: Aus eigener Erfahrung weiß ich, dass es wirklich schwer ist, im Alltag Zeit für Sport zu finden. Da dieser aber nachweislich signifikant positiven Einfluss auf die Erhaltung der Gesundheit sowie auf Wechseljahresbeschwerden wie z. B. Hitzewallungen hat, sollten Sie hier unbedingt eine Routine entwickeln. Nach einiger Zeit werden Sie merken, wie gut Ihnen der regelmäßige Sport tut. Hilfreich kann es sein, sich zum Sport mit Ihren Freundinnen zu verabreden. Sie können alle Übungen aus diesem Buch auch gemeinsam mit Ihren Freundinnen machen. Vielen Frauen helfen feste Verabredungen, um sich nicht durch den alltäglichen Wahnsinn vom Sport abhalten zu lassen oder um dem Lockruf des Sofas zu widerstehen.

Der innere Schweinehund: Bei Problemen, den inneren Schweinehund zu überwinden, gilt es, das »Prinzip des Minimalziels« anzuwenden. Nehmen Sie sich einen Moment Zeit und überlegen Sie ganz genau, wie viel Sie persönlich pro Woche mindestens trainieren möchten und was genau Sie trainieren möchten. Schreiben Sie Ihr Minimalziel auf! Gehen Sie dann Wochentag für Wochentag durch und planen Sie, wann, wie und wo Sie Ihr Minimalziel unterbringen können. Welche Voraussetzungen müssen dafür erfüllt sein und wie können Sie diese schaffen? Schließen Sie schriftlich einen Vertrag mit sich selbst und halten Sie darin konkret Ihr Minimalziel und dessen Umsetzung fest. Das kann Ihnen helfen, wenn es mal schwierig ist, Ihre Routine einzuhalten. Tragen Sie zusätzlich Ihre Sporteinheiten als festen Termin in Ihrem oder noch besser im Familien-Kalender ein. Das ist beim kontinuierlichen Einhalten der Sporteinheiten ebenfalls hilfreich. Legen Sie auch gleich Ersatzzeiten fest, die fix gelten, falls Sie es aus einem unvorhersehbaren Grund einmal nicht schaffen, einen festen Termin einzuhalten.

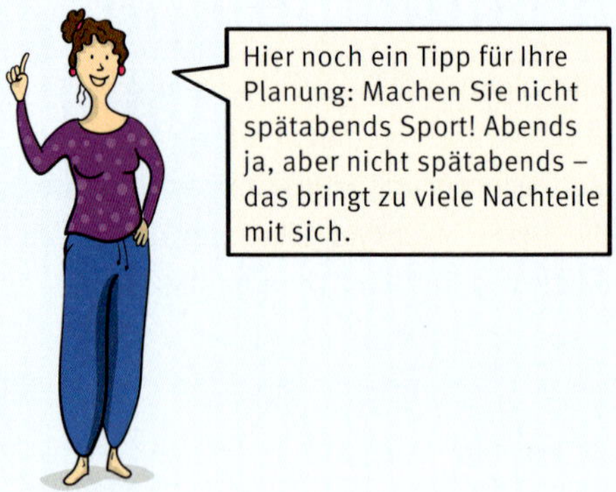
Hier noch ein Tipp für Ihre Planung: Machen Sie nicht spätabends Sport! Abends ja, aber nicht spätabends – das bringt zu viele Nachteile mit sich.

Praxisteil Koordination & Gleichgewicht

Mit dem Training von Koordination und Gleichgewicht schulen Sie besonders die Genauigkeit von Bewegungsabläufen, die Feinabstimmung mehrerer Bewegungen miteinander und eine kurze Reaktionszeit auf überraschende Impulse. Dabei ermöglicht die intramuskläre Koordination das Zusammenspiel von Nerv und beteiligtem Muskel innerhalb eines gezielten Bewegungsablaufs und die intermuskuläre Koordination das Zusammenspiel aller an einem Bewegungsablauf beteiligten Muskeln.

Alle folgenden Übungen werden mit offenen Augen gemacht. Wenn Sie mehr Herausforderung wünschen, können Sie die Augen, nachdem Sie in der Übung die Balance gefunden haben, schließen.

Finden Sie Ihre Balance

Kleine Gleichgewichtsübungen lassen sich besonders gut in den Alltag einbauen. Viele Alltagsdinge wie z. B. Zähneputzen oder Gemüseschneiden lassen sich auf einem Bein stehend erledigen, genauso wie das An- und Ausziehen von Strümpfen und Schuhen. Nutzen Sie auf Spaziergängen Gelegenheiten zum Balancieren, beispielsweise auf Baumstämmen oder über Steine. Hilfreich ist auch, Jonglieren zu üben. Hierfür brauchen Sie nur ein paar Tennisbälle und schon kann es losgehen. Auch das Training auf einem Balancekreisel, auf dem Sie beispielsweise bei Telefonaten stehen, können Sie unkompliziert in Ihren Alltag integrieren. Auch tanzen trainiert ganz hervorragend die Koordination! Frischen Sie doch mal Ihre Tanzkünste auf, lassen sich von Ihren Kindern die coolsten Moves zeigen oder besuchen Sie einen Zumbakurs.

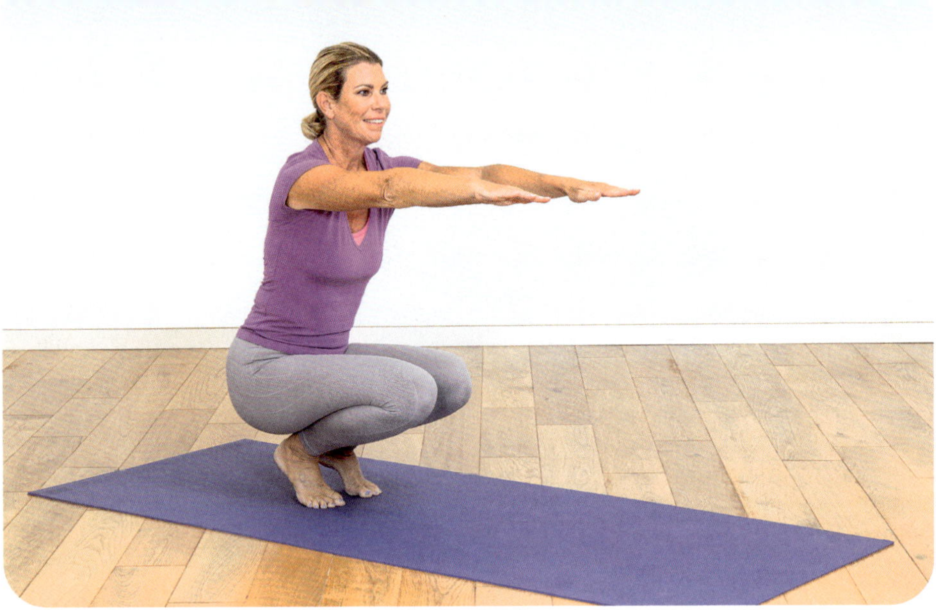

Balance in der Hocke

Setzen Sie sich in den Fersensitz und lassen Sie die Arme entspannt neben dem Körper hängen. Kommen Sie von hier auf die Zehen, richten Sie den Oberkörper auf, bleiben Sie dabei aber tief in der Hocke und führen Sie die Hände vor der Brust zusammen.

Wenn Sie hier eine gute Balance gefunden haben, strecken Sie die Arme gerade vor sich aus, bleiben ein paar Momente so und umfassen dann Ihre Knie mit den Armen, wobei Sie die Stirn in Richtung Beine bringen. Halten Sie diese Position.

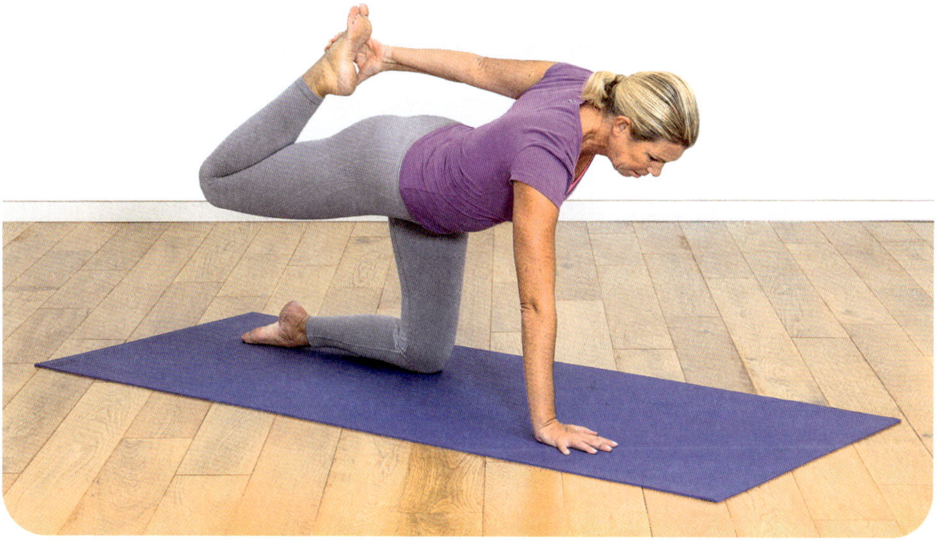

Balance im Vierfüßlerstand

Kommen Sie in den Vierfüßlerstand, heben Sie das rechte Bein und den linken Arm an und strecken Sie beides lang aus. Dann führen Sie den linken Arm nach hinten, beugen das rechte Bein nach oben und greifen mit der linken Hand den rechten Fußknöchel. Der Kopf bleibt in Verlängerung der Wirbelsäule, der Blick ist nach unten gerichtet. Halten Sie diese Position. Anschließend wechseln Sie die Hand, indem Sie die linke Hand wieder auf den Boden absetzen und den rechten Fuß mit der rechten Hand greifen.

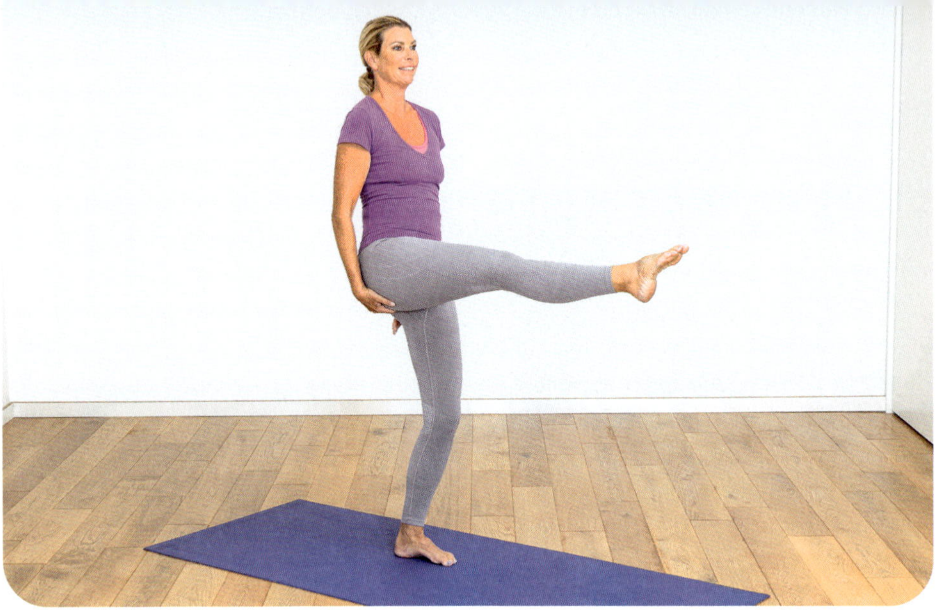

Dynamische Balanceübung

Stehen Sie mit geschlossenen Füßen aufrecht. Fixieren Sie mit den Augen einen Punkt auf Augenhöhe. Heben Sie nun das rechte Knie an und ziehen Sie es mit Unterstützung der Hände so weit wie möglich zur Brust. Wenn Sie sicher stehen, strecken Sie das rechte Bein nach vorne aus, halten es einen Moment und setzen es dann weit nach hinten ab, sodass Sie in einem großen Ausfallschritt stehen. Führen Sie die Arme gestreckt neben dem Kopf nach oben. Dann lösen Sie das rechte Bein vom Boden und kommen zurück in den Einbeinstand mit hochgezogenem rechtem Knie. Wiederholen Sie diesen Ablauf mehrmals und wechseln Sie erst dann die Seite.

Übungsreihe Einbeinstand

Einbeinstand mit hochgezogenem Knie vorne: Stehen Sie mit geschlossenen Füßen aufrecht. Fixieren Sie mit den Augen einen Punkt auf Augenhöhe. Heben Sie nun das rechte Knie an und ziehen Sie es mit Unterstützung der Hände so weit wie möglich zur Brust. Dort halten Sie die Position und kreisen den Fuß erst mit dem Uhrzeigersinn, dann dagegen. (1)

Einbeinstand mit Oberkörperdrehung: Im Einbeinstand lösen Sie die rechte Hand aus der Halteposition, führen den Arm gestreckt nach hinten und drehen sich nach rechts. Kopf und Blick folgen dabei dem ausgetreckten Arm. (2) Kommen Sie zurück in die Ausgangsposition.

Einbeinstand Ferse zum Po: Aus dem Einbeinstand mit hochgezogenem Knie vorne führen Sie das rechte Bein nach hinten und ziehen mit beiden Händen die Ferse zum Po. Halten Sie die Position. (3)

Baum: Lassen Sie den rechten Fuß langsam los, führen Sie ihn an die Innenseite Ihres linken Oberschenkels und setzen Sie die Fußsohle weit oben am inneren Oberschenkel ab. Drücken Sie Fußsohle und Oberschenkel gegeneinander und finden Sie einen guten Stand. Dann heben Sie beide Arme über die Seiten so weit nach oben, bis Sie die Handflächen über dem Kopf zusammenlegen können. Halten Sie zunächst die Position und dehnen Sie sich dann in der vollen Streckung leicht nach rechts und links. (4)

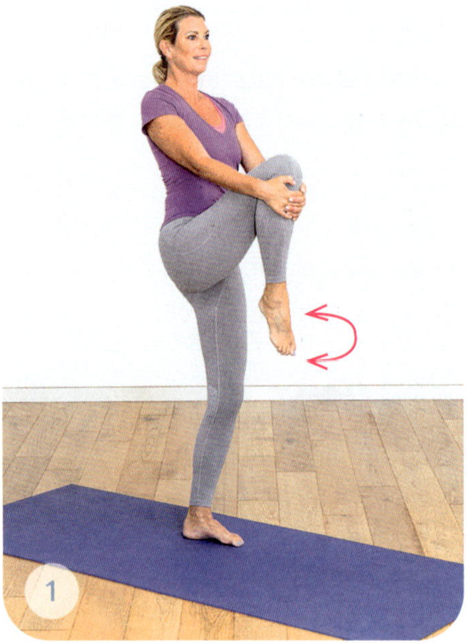
1

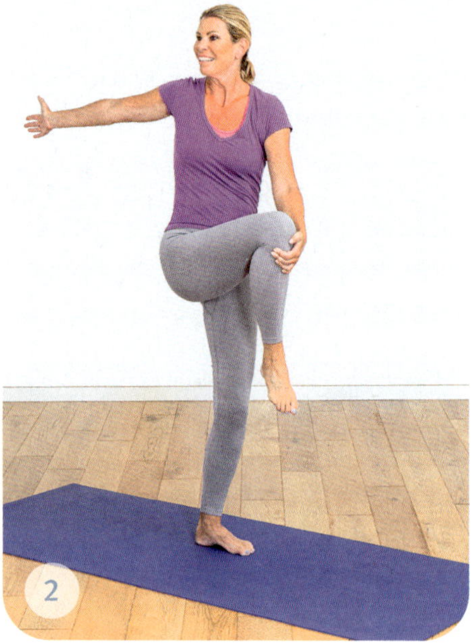
2

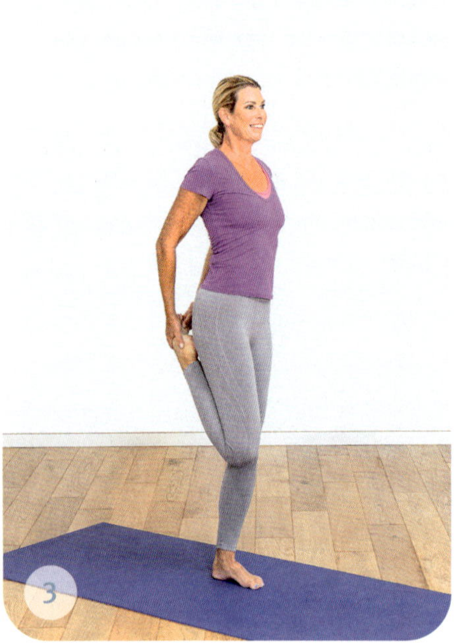
3

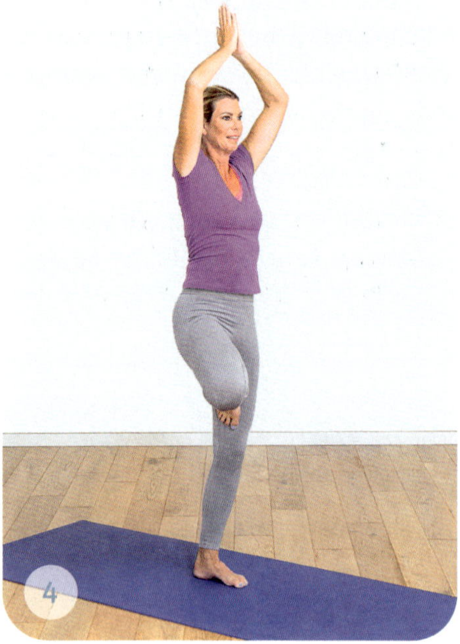
4

Tanzender Krieger: Aus dem Baum kommend führen Sie Ihren rechten Fuß wieder nach hinten, greifen ihn mit der rechten Hand, strecken die Fußsohle nach oben und beugen sich mit dem Oberkörper nach vorne. Dabei halten Sie zur Balance die linke Hand vor dem Gesicht. 5

Standwaage: Im tanzenden Krieger lassen Sie nun das rechte Bein los, strecken es hochgehalten lang nach hinten aus, führen die Arme neben den Körper, die Hände zeigen zueinander, und neigen den Oberkörper so weit nach vorne, bis Oberkörper und Bein eine gerade Linie parallel zum Boden bilden. Dabei sind Bauch und Beckenboden angespannt. 6 Die Arme können alternativ vor der Brust zusammengeführt werden, sodass sich die Handflächen berühren, oder sie können in Verlängerung des Oberkörpers lang nach vorne ausgestreckt werden.

Stehende Hüftbeuge: Lösen Sie die Standwaage langsam auf, führen Sie das rechte Bein nach vorne und legen Sie den rechten Außenknöchel knapp über dem linken Knie auf dem Oberschenkel ab. Das rechte Knie ist dabei nach außen platziert. Nun beugen Sie das linke Knie und neigen gleichzeitig den Oberkörper in Richtung Boden. Die Hände sind dabei vor der Brust zusammengeführt. 7 Da diese Position sehr herausfordernd ist, können Sie auch zwei Bücher, Yogablöcke o.ä. vor sich auf den Boden legen und Ihre Hände darauf abstützen, um besser die Balance zu halten. 8

Von hier kommen Sie abschließend in den »Herabschauenden Hund« (Seite 82), um den Körper wieder neutral auszurichten, und dann zur Beruhigung Ihres Systems in die »Kind-Haltung«. Machen Sie dann die Übungsreihe mit der anderen Seite.

Natürlich können Sie auch nur einzelne Positionen aus der Reihe absolvieren. Wichtig ist aber, beide Seiten gleichmäßig zu trainieren.

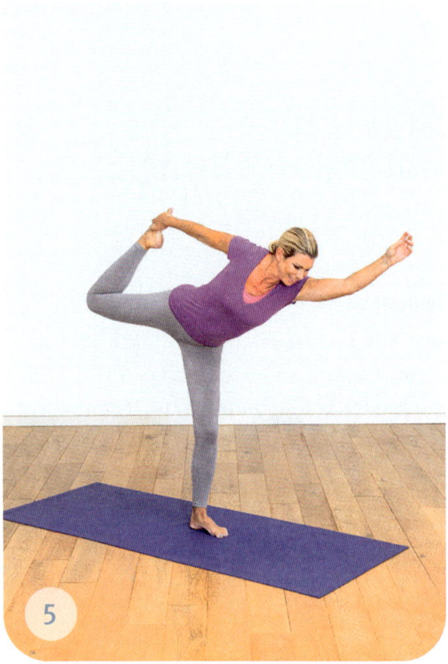
5

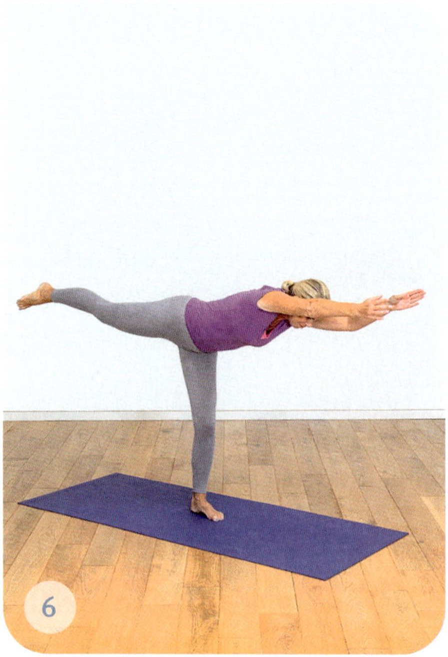
6

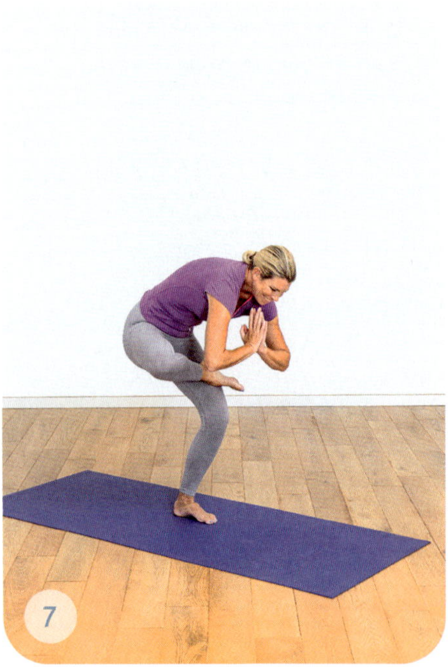
7

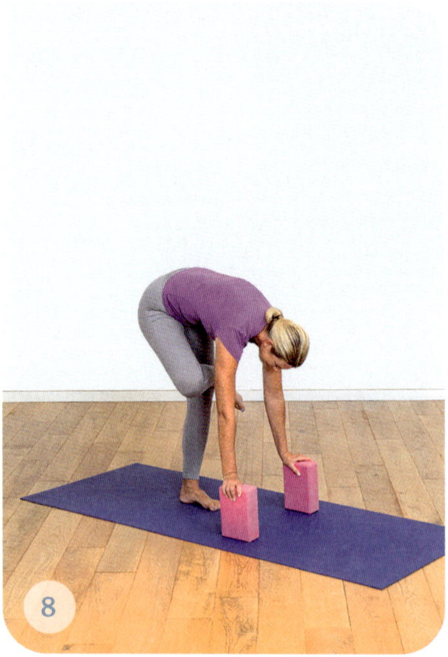
8

Brainfitness Fingerübung V-Pistole

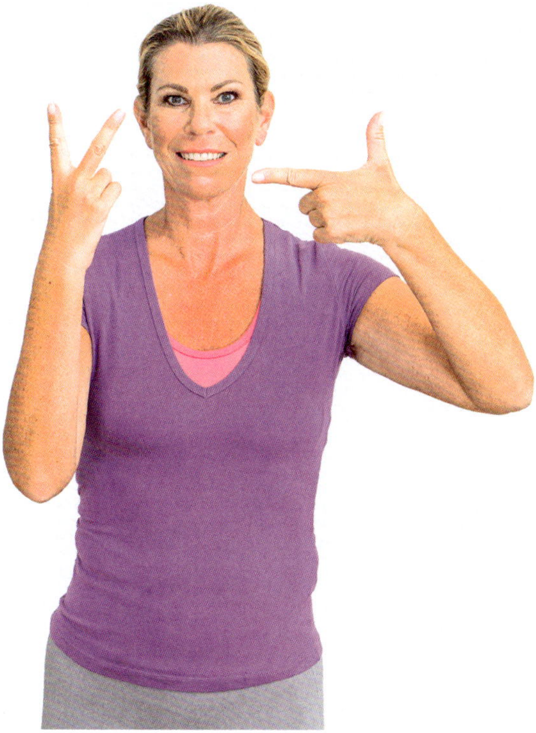

Zeigen Sie mit der rechten Hand ein V – wie das Victoryzeichen. Mit der linken Hand formen Sie eine Pistole, die auf das V zeigt. Nun wechseln Sie die Hände und zeigen mit der linken Hand das V und mit der rechten Hand die Pistole. Wechseln Sie einige Zeit hin und her bis Ihnen die Übung leichter fällt.

Koordination entgegengesetztes Armkreisen

Heben Sie beide Arme gestreckt neben dem Kopf nach oben und kreisen Sie dann gleichzeitig den rechten Arm vorwärts und den linken Arm rückwärts – also in entgegengesetzte Richtungen. Beide Arme kommen gleichzeitig wieder oben an. Wenn der Ablauf gut funktioniert, wechseln Sie die Seiten und kreisen den linken Arm vorwärts und den rechten Arm gleichzeitig rückwärts.

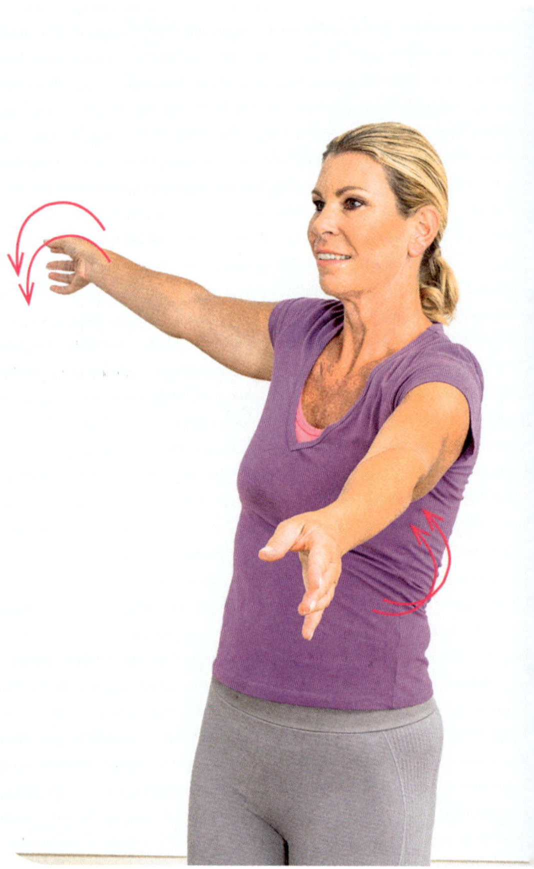

Beckenbodentraining

Wirksame Übungen für eine gesunde Körpermitte: stark und stabil sowie elastisch und flexibel.

Der Beckenboden ist das weibliche Kraftzentrum. Er ist eine Muskelplatte, die den Ausgang des Beckens nach unten abschließt. Die Muskelplatte besteht aus drei handtellergroßen Muskelschichten, die fächerartig übereinanderliegen. Sie können sich die Muskelplatte wie ein kleines Trampolin vorstellen.

Die Muskeln des Beckenbodens setzen vorne am Schambein, hinten am Kreuz-Darmbein und seitlich an den Sitzhöckern an. Über Sehnen und Faszien ist der Beckenboden mit dem Rückenstreckermuskel und den queren Bauchmuskeln verbunden, wodurch er uns eine aufrechte Haltung ermöglicht und das Becken stabilisiert. Weitere Funktionen des Beckenbodens sind das Stützen und Halten der inneren Organe sowie der Blase, der Gebärmutter und des Enddarms. Auch das willentliche Öffnen und Schließen von Blase und After wird über den Beckenboden gesteuert. Beim Husten oder Niesen sorgt der Beckenboden für Druckentlastung und spielt auch bei einem erfüllten Sexualleben eine große Rolle.

Der Beckenboden wird sehr häufig im Alltag unbewusst belastet und strapaziert. Dies geschieht z. B. durch Laufen, Springen, Hüpfen, Aufstehen, Hinsetzen, aber auch durch schweres Tragen, Niesen und Husten. Um den Beckenboden zu schonen, ist es wichtig, sich im Alltag achtsam zu bewegen und den Beckenboden bei für ihn ungünstigen Bewegungen zu entlasten. Aktivieren Sie die gesamte Körpermitte mit Bauch- und Rückenmuskulatur sowie Beckenboden bei belastenden Bewegungen. Heben Sie schwere Gegenstände aus hüftbreitem Stand mit gebeugten Knien und geradem Oberkörper. Husten und niesen Sie bei seitlich gedrehtem Oberkörper und angehobenem Arm in Ihren Ellenbogen.

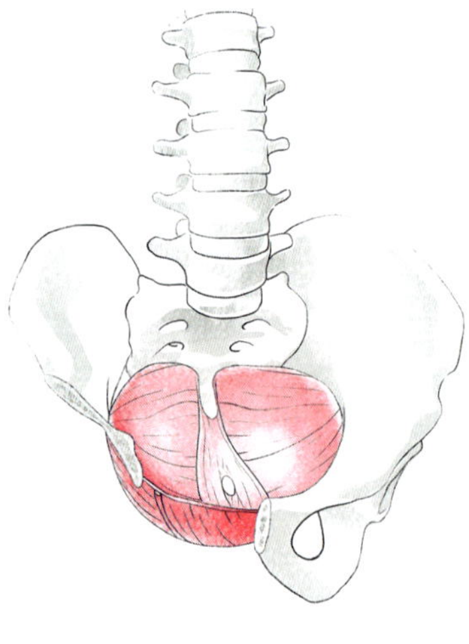

Liesner F. Mein Beckenbodenbuch. Stuttgart: TRIAS; 2018

Was passiert in den Wechseljahren?

Durch den sinkenden Östrogenspiegel wird die Beckenbodenmuskulatur dünner und weniger elastisch. Auch die Spannkraft und Elastizität der Faszien lässt nach. Hinzu kommt der generelle Muskelabbau, der auch den Beckenboden betrifft. Außerdem ist der Beckenboden möglicherweise durch Schwangerschaften und Geburten geschwächt, verletzt oder nicht wieder richtig aufgebaut worden. Auch viele Alltagsbewegungen belasten die Beckenbodenmuskulatur. Folge all dieser Punkte ist ein zunehmend schwacher Beckenboden.

Auswirkungen eines schwachen Beckenbodens

Das für viele Frauen größte Problem ist die mit einem schwachen Beckenboden sehr oft einhergehende Inkontinenz. In Deutschland sind Schätzungen zufolge 15 Millionen Frauen von Inkontinenz

betroffen. Inkontinenz schränkt die Betroffenen in ihrer Lebensqualität massiv ein, erzeugt soziale Isolierung und ist im Alter der zweithäufigste Grund für eine Heimunterbringung. Darüber hinaus kann es bei einer schwachen Beckenbodenmuskulatur auch zu einer Absenkung der Gebärmutter, der Blase und des Enddarms kommen. Das kann so weit gehen, dass diese Organe sogar von außen sicht- und fühlbar sind. Auch Rücken- und Beckenschmerzen hängen oft mit einem schwachen Beckenboden zusammen, genauso wie Schmerzen beim Wasserlassen und beim Sex sowie Orgasmusprobleme.

Was tun bei Beckenbodenschwäche?

Zum Glück lässt sich der Beckenboden, wie jeder andere Muskel auch, gezielt trainieren.

Dafür ist allerdings eine gute Wahrnehmung des Beckenbodens erforderlich. Da man den Beckenboden im Alltag nicht spürt, sondern erst, wenn er Probleme macht, haben sehr viele Frauen ihren Beckenboden noch nie richtig wahrgenommen oder sich gar mit ihm beschäftigt, außer vielleicht in Bezug auf Schwangerschaft und Geburt. Von daher habe ich das Beckenbodentraining in drei Teile gegliedert: Eine Wahrnehmungsschulung, ein gezieltes Aufbautraining sowie Entspannungs- und Entlastungsübungen für die Beckenbodenmuskulatur. Denn auch ein verspannter Beckenboden kann unangenehme Schmerzen bereiten. Außerdem kann generell nur ein entspannter Muskel kräftig und flexibel arbeiten.

Wichtig: Beim Beckenbodentraining stehen kleine, gezielte Bewegungen im Fokus. Es kann einige Wochen dauern, bis Sie Ihren Beckenboden spüren und ansteuern können. Geben Sie sich die Zeit und bleiben Sie dran, irgendwann wird es gelingen! Halten Sie beim Beckenbodentraining auf keinen Fall die Luft an! Die Atmung kann Sie bei den Übungen unterstützen. Wiederholen Sie jede Übung bis zu 10-mal und machen Sie zwei bis drei Sätze. Sie können die Übungen untereinander kombinieren – am besten wählen Sie aus jedem Bereich mehrfach die Woche einige aus.

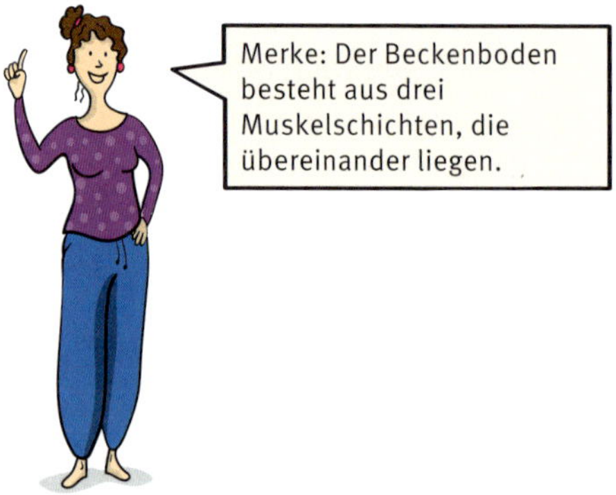
Merke: Der Beckenboden besteht aus drei Muskelschichten, die übereinander liegen.

Wahrnehmung: spüren, ansteuern, koordinieren

Die Übungen zur Wahrnehmung machen Sie entweder aufrecht auf einem Stuhl zentral auf Ihren Sitzhöckern sitzend oder auf dem Rücken liegend mit aufgestellten Beinen. Später können Sie auch integriert im Alltag stehend und ganz nebenbei gemacht werden. Bis auf den zu erspürenden und zu aktivierenden Muskel sind alle anderen Muskeln unbeteiligt und gelöst!

Erspüren und Ansteuern der äußeren Muskelschicht: Gehen Sie mit Ihrer Aufmerksamkeit zu Ihrem Harnröhrenschließmuskel und stellen Sie sich vor, Sie müssten Wasserlassen. Mit der Ausatmung spannen Sie den Muskel so an, als wollten Sie den Harnstrahl aufhalten, mit der Einatmung lassen Sie den Muskel wieder los. Wiederholen Sie die An- und Entspannung rhythmisch mal langsam, mal schnell, mal leicht, mal stark. Natürlich können Sie das auch bei einem tatsächlichen Toilettengang immer mal wieder probieren.

Das Gleiche versuchen Sie anschließend mit Ihrem Afterschließmuskel. Meist fällt das etwas schwerer, weil dieser deutlich weniger benutzt wird als der Harnröhrenschließmuskel. Stellen Sie sich vor, Sie wollten eine Blähung zurückhalten oder müssten zur Toilette, obwohl sich gerade keine in der Nähe befindet. Oft sind solche Gedanken hilfreich, um den Muskel besser ansteuern zu können.

Die Scheide hat eher einen Schnür- als einen Schließmuskel. Gehen Sie mit Ihrer Aufmerksamkeit zu Ihrer Scheide. Stellen Sie sich vor, wie Sie mit Ihrer Scheide behutsam etwas umschnüren wollen, beispielsweise einen Finger. Versuchen Sie, den Scheiden-Schnür-Muskel ebenfalls durch abwechselndes Umschnüren und Loslassen zu erspüren und anzusteuern. Achten Sie auch hier auf verschiedene Intensität und spielen Sie mit An- und Entspannung.

Wenn Sie die äußere Muskelschicht gut erreichen, können Sie einen Schritt weiter gehen und sich der mittleren Muskelschicht zuwenden.

Erspüren und Ansteuern der mittleren Muskelschicht: Die Ausgangsposition ist wie gehabt aufrecht, zentral auf den Sitzhöckern sitzend oder auf dem Rücken liegend mit aufgestellten Beinen. Ihren Scheidenmuskel können Sie ja bereits gut an- und entspannen. Probieren Sie nun eine neue Bewegungsrichtung aus, indem Sie über die Aktivierung der mittleren Beckenbodenmuskelplatte die Sitzbeinhöcker zueinander ziehen und wieder loslassen. Visualisieren Sie zu Beginn die Bewegung. Die mentale Vorstellung kann sehr hilfreich sein. Oft folgt der Körper dann leichter der Aufgabenstellung. Auch hier unterstützen Sie die Anspannung mit der Ausatmung und die Entspannung mit der Einatmung. Spielen Sie mit Tempo und Intensität der Bewegung.

Wenn Sie die Übung nach einiger Zeit korrekt ausführen, spüren Sie dabei einen leichten Zug an der Innenseite der Sitzbeinhöcker.

Die innere Muskelplatte ist die am tiefsten liegende Muskelschicht. Diese ist am schwierigsten zu erspüren, anzusteuern und zu aktivieren. Aber auch hier geht es nur um kleine Bewegungen, die mit regelmäßigem Üben zu schaffen sind.

Erspüren und Ansteuern der inneren Muskelschicht: Stellen Sie sich vor, wie Sie Ihr Scham- und Ihr Steißbein zueinander ziehen. Unterstützen Sie die Vorstellung mit Ihrer Atmung und achten Sie darauf, dass alle anderen Muskeln dabei entspannt sind. Möglicherweise müssen Sie erst eine Zeit lang die Bewegung visualisieren, bis sie etwas spüren und die Muskelschicht ganz sanft Ihrer Vorstellung folgt. Da die Beckenbodenmuskulatur nur schwach mit dem Gehirn vernetzt ist, dauert es oft länger, bis die neuen Bewegungsaufgaben von der Muskulatur willentlich umgesetzt werden können. Ein Erfolg ist es schon, wenn Sie bei dieser Aufgabe, dem Zusammenziehen von Scham- und Steißbein, einen Unterschied zu der Aktivierung der äußeren Muskelschicht mit dem Schnürmuskel feststellen können. Wenn Sie das erreicht haben, sind Sie auf dem richtigen Weg! Auch hier macht Übung den Meister!

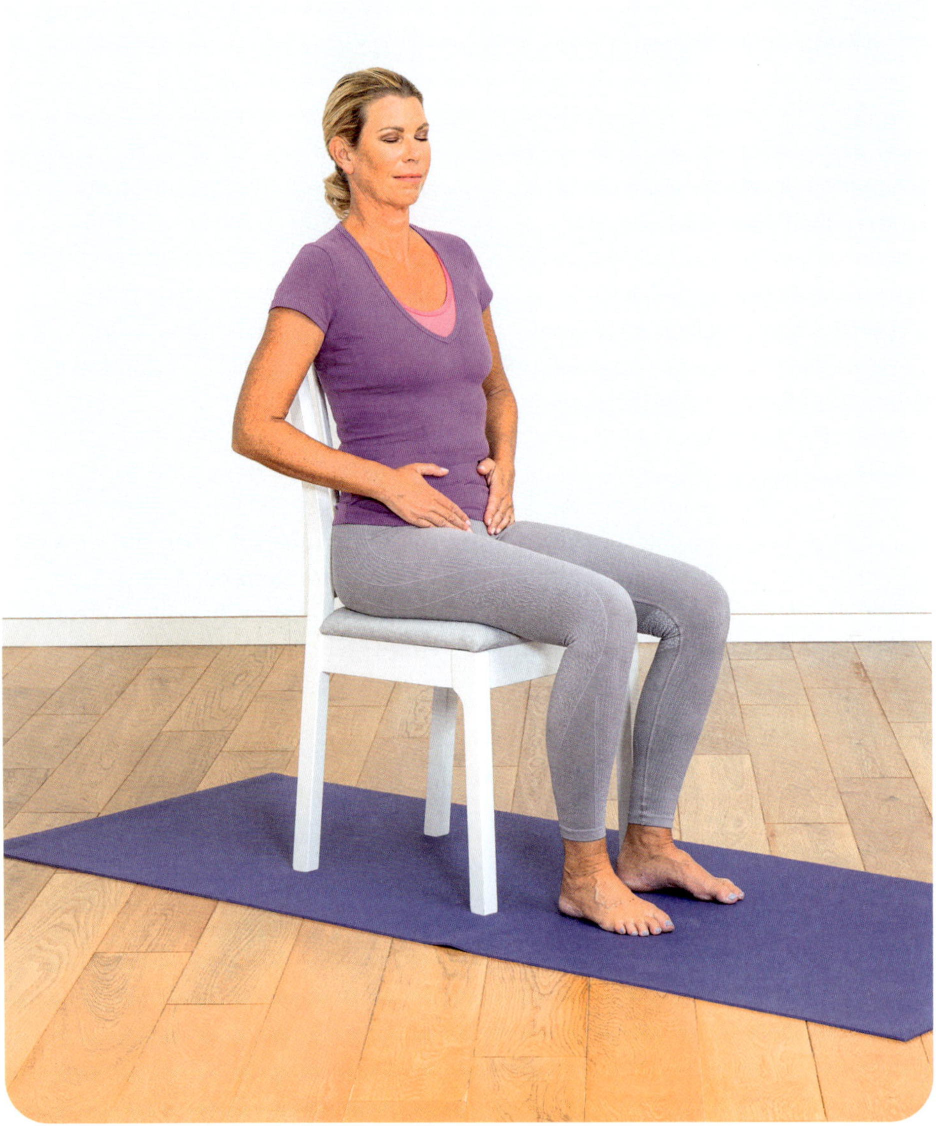

Kräftigung: Murmel greifen

Setzen Sie sich aufrecht auf einen Stuhl zentral auf die Sitzhöcker. Die Füße stehen hüftbreit parallel auf dem Boden und die Hände ruhen auf den Oberschenkeln. Atmen Sie gleichmäßig und bewusst. Nun stellen Sie sich vor, dass Sie mit Ihrer Scheide eine Murmel greifen, umschließen und ganz in sich aufnehmen möchten. Halten Sie die Umschließung mehrere Sekunden an und lassen Sie dann den Beckenboden langsam wieder los. Achten Sie darauf, dass bei der Übung sowohl der Kiefer als auch die Gesäßmuskeln entspannt bleiben und Sie nur den Beckenboden für das Aufnehmen der Murmel einsetzen.

Kräftigung: Fahrstuhl

Setzen Sie sich aufrecht auf einen Stuhl zentral auf die Sitzhöcker. Die Füße stehen hüftbreit parallel auf dem Boden und die Hände ruhen auf den Oberschenkeln. Atmen Sie gleichmäßig und bewusst. Aktivieren Sie, beginnend mit der äußeren Muskelschicht, nacheinander alle drei Muskelschichten des Beckenbodens und ziehen Sie diese nach innen und oben – so hoch wie möglich. Das Bild eines Fahrstuhls vor Ihrem inneren Auge kann die Bewegung gut unterstützen. Oben angekommen bleibt der Fahrstuhl einige Sekunden stehen, bevor er kontrolliert Stockwerk für Stockwerk wieder abwärtsfährt und Muskelschicht für Muskelschicht losgelassen wird. Unten angekommen ist der Beckenboden wieder völlig gelöst.

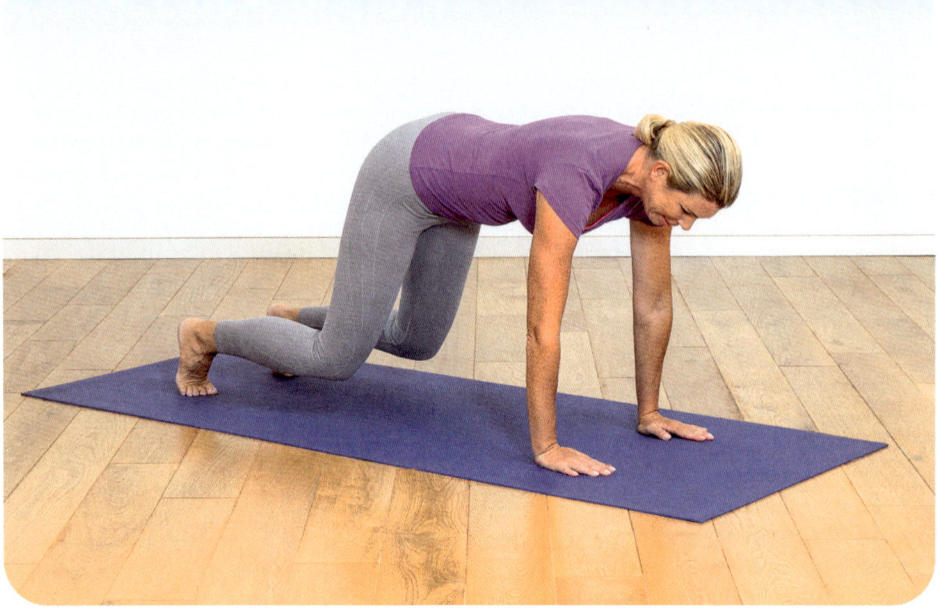

Kräftigung: Bär

Kommen Sie in den Vierfüßlerstand, die Hände sind genau unter den Schultern aufgestellt, die Knie befinden sich unter dem Becken, der Kopf wird in Verlängerung der Wirbelsäule mit Blick nach unten gehalten, die Zehen sind aufgestellt. Nun aktivieren Sie mit der nächsten Ausatmung den Beckenboden, ziehen ihn nach innen-oben und heben dabei leicht die Knie vom Boden. Halten Sie diese Position einen Moment und lösen Sie sie dann langsam und kontrolliert wieder auf. Machen Sie die Übung für weniger Belastung und Druck gerne auf einem Teppich oder legen Sie sich eine flache Decke unter die Knie.

Kräftigung: Alltagsbewegungen

Da der Beckenboden bei manchen Alltagsbewegungen sehr strapaziert wird, trainieren wir mit den nächsten beiden Übungen zwei Situationen, die sich negativ auf den Beckenboden auswirken und die durch gezieltes Üben das reflektorische Dagegenhalten des Beckenbodens verbessern können.

Aufstehen – Hinsetzen. Setzen Sie sich aufrecht auf einen Stuhl. Die Füße stehen hüftbreit parallel auf dem Boden und die Hände ruhen auf den Oberschenkeln. Mit der nächsten Ausatmung neigen Sie den Oberkörper etwas nach vorne, aktivieren den gesamten Beckenboden und erheben sich vom Stuhl. Die Ausatmung erfolgt über die gesamte Bewegung. Im aufrechten Stand angekommen lassen Sie den Beckenboden los und atmen einmal ein. Mit der nächsten Ausatmung aktivieren Sie den Beckenboden erneut, beugen den Oberkörper nach vorne und setzen sich langsam wieder auf dem Stuhl ab. Dann lassen Sie den Beckenboden wieder los, atmen ein und mit der nächsten Ausatmung wiederholen Sie das Aufstehen.

Luftballon aufblasen. Analog zum Husten, Niesen oder zum Heben einer Last können Sie mit dem Aufblasen eines Luftballons verstärkt den Beckenboden in Belastungssituationen trainieren, bei denen ein Druck im Bauchraum entsteht. Setzen Sie sich aufrecht auf einen Stuhl zentral auf die Sitzhöcker. Die Füße stehen hüftbreit parallel auf dem Boden, eine Hand ruht auf den Oberschenkeln und mit der anderen halten Sie den aufzublasenden Luftballon. Nun holen Sie Luft, aktivieren den Beckenboden und blasen in den Luftballon. Mit der nächsten Einatmung lassen Sie den Beckenboden kurz los und mit dem nächsten Pusten spannen Sie ihn wieder an. Blasen Sie den Luftballon ganz auf und wiederholen Sie das gerne mehrfach.

Wichtig: Blasen Sie nur mit so viel Druck, wie Sie das Gefühl haben, dass der Beckenboden gleichwertig dagegenhalten kann! Mit der Zeit wird er ja kräftiger, sodass Sie auch kräftigter pusten können.

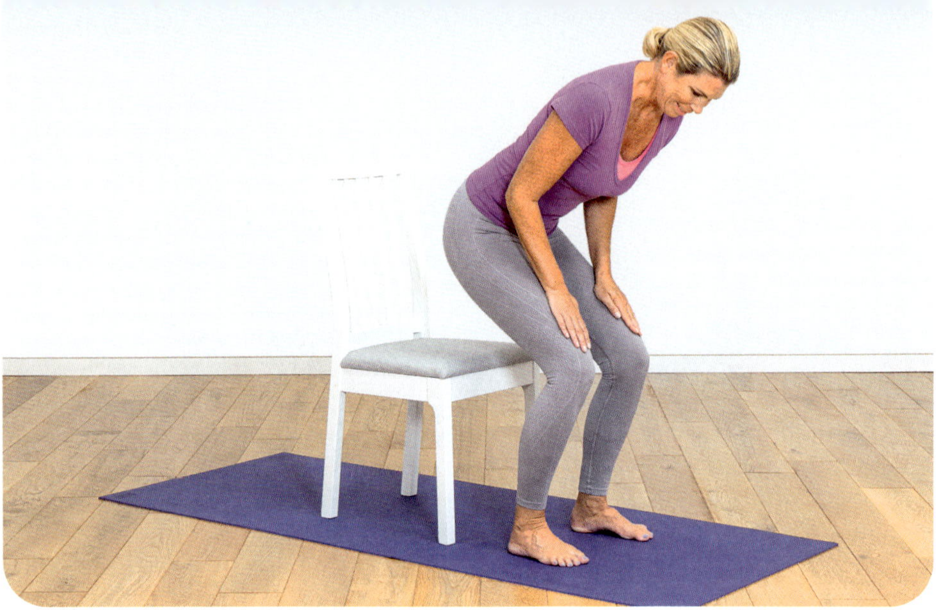

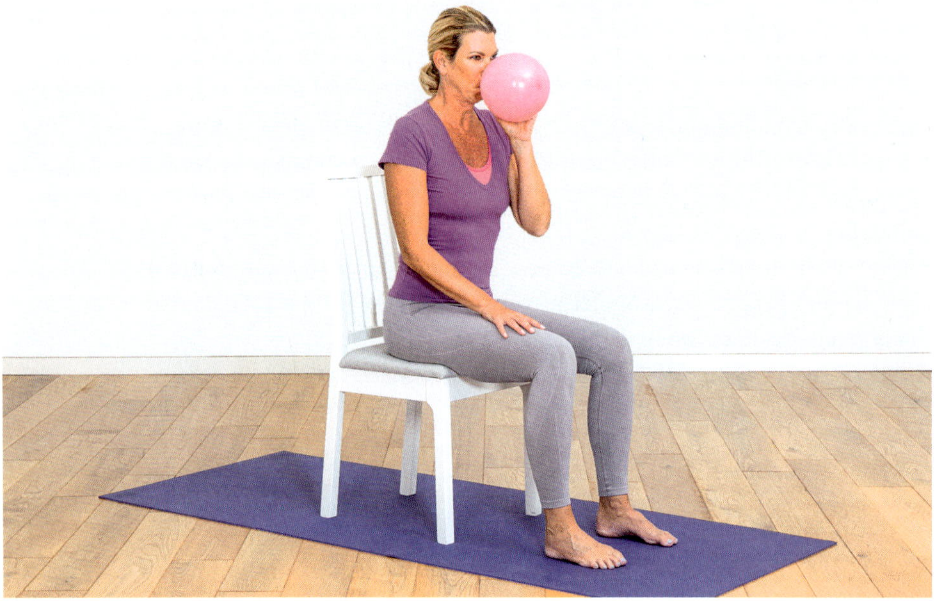

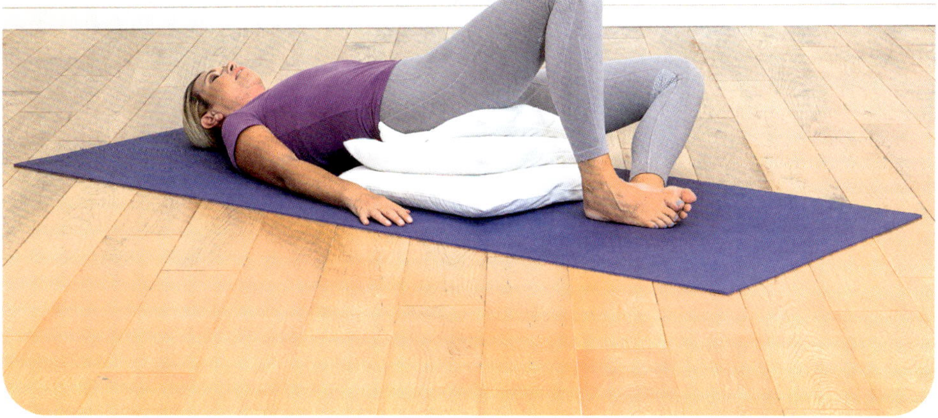

Entlastung/Entspannung: Schaukelnder Hüftöffner

Setzen Sie sich mit dem Po auf einen Stapel von Kissen, führen Sie die Fußsohlen aneinander und lassen Sie die Knie nach außen fallen. Legen Sie sich dann auf den Rücken ab. In der Rückenlage ist Ihr Becken deutlich erhöht, sodass es leicht zu Ihnen hin gekippt ist. Die Arme liegen neben dem Körper. Genießen Sie zunächst einen Moment lang diese entlastende Position und machen Sie dann mit Ihrem Becken kleine Schaukelbewegungen nach links und rechts. Dabei bewegen die Beine sich mit. Zum Auflösen der Position drehen Sie sich auf die rechte Seite und drücken sich mit den Händen hoch in den Seitsitz.

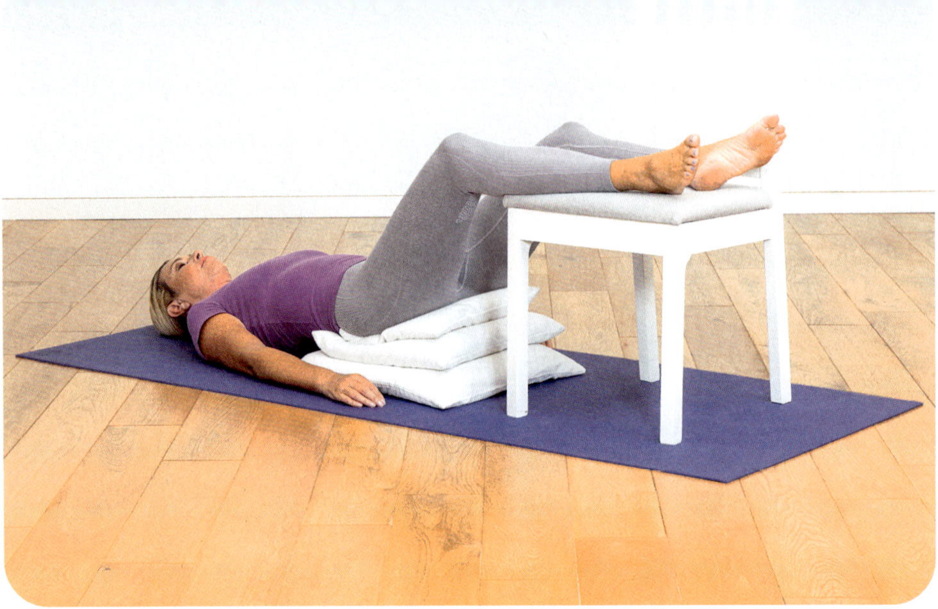

Entlastung/Entspannung: Tiefe Brücke

Legen Sie sich auf den Rücken. Das Becken liegt auf Kissen oder auf einer zusammengefalteten Decke deutlich erhöht. Die Unterschenkel legen Sie auf einem Stuhl, einem Sofa oder ähnlichem noch höher ab, die Beine sind dabei so weit geöffnet, wie es für Sie angenehm ist. In dieser Position wird der Beckenboden maximal entlastet. Atmen Sie nun bewusst tief und langsam in den unteren Bauch und den Beckenboden. Konzentrieren Sie sich auf Ihre ruhig fließende Atmung, lassen Sie mit jedem Atemzug mehr los und sinken Sie immer tiefer und schwerer in den Boden.

Wichtig: Der Kiefer ist entspannt und die Zunge vom Gaumen gelöst.

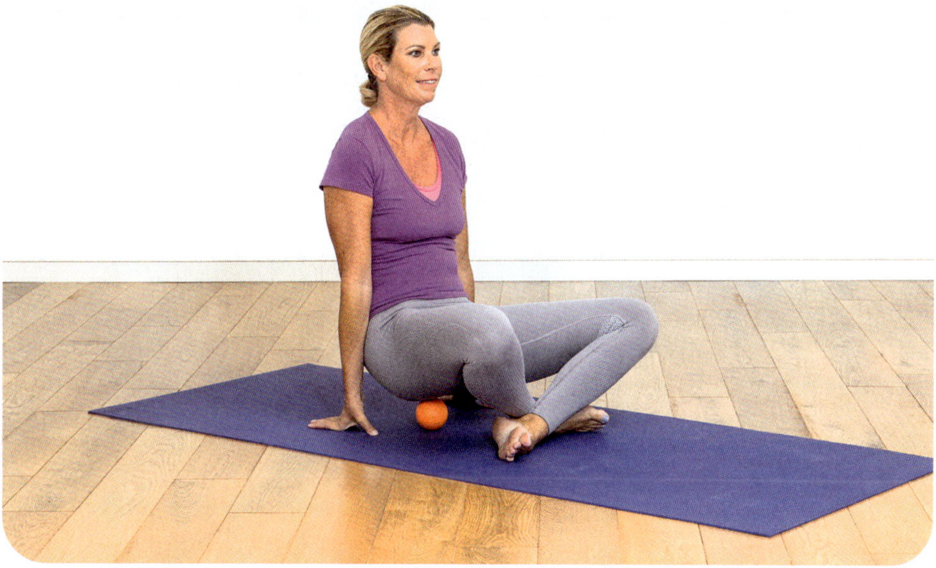

Entspannung: Beckenbodenmassage mit kleinem Ball

Setzen Sie sich im Schneidersitz aufrecht hin, platzieren Sie die Hände seitlich hinter Ihrem Gesäß und stützen Sie sich mit ihnen ab. Legen Sie einen kleinen Ball unter den Beckenboden zwischen die Sitzbeinknochen und das Steißbein und lassen Sie Ihr Gewicht langsam so weit auf den Ball sinken, wie es sich für Sie gut anfühlt. Entspannen Sie Ihre Hüften und machen Sie mit dem Becken kleine Bewegungen in alle Richtungen. Dadurch massieren Sie Ihren Beckenboden. Das kann an der ein oder anderen Stelle etwas schmerzhaft sein. Gehen Sie dort nur leicht in den Schmerz hinein, gerade so viel, dass die Verspannung sich lösen kann. Wenn die Massage zu stark ist, verkrampft sich der Beckenboden und der Schmerz verstärkt sich.

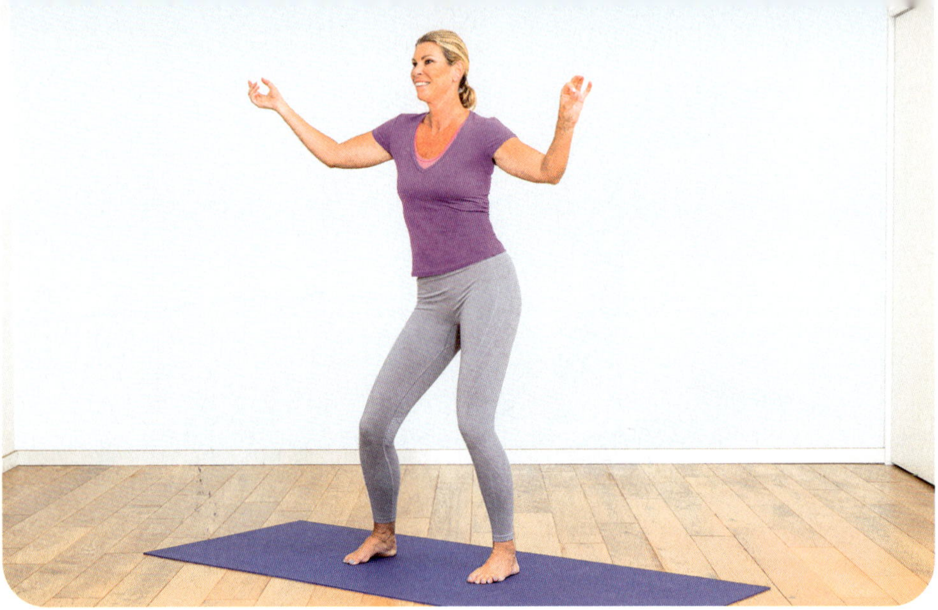

Bauchtanz für Elastizität und Flexibilität

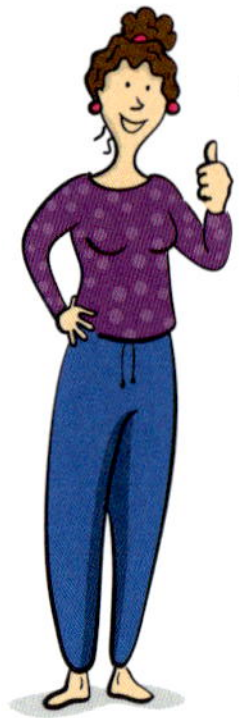
Lassen Sie sich von Shakira und ihrer Musik inspirieren und tanzen Sie aus den Hüften heraus los.

Unser Beckenboden ist an allen Bewegungen der Hüfte beteiligt, weswegen der »Bauchtanz« die Elastizität des Beckenbodens besonders fördert.

Stellen Sie die Füße schulterbreit parallel auf, beugen Sie die Knie leicht, halten Sie Ihre Arme auf Brusthöhe und bewegen Sie Ihr Becken mit langsamen weichen Bewegungen in alle Richtungen. Dann kippen Sie das Becken sanft vor und zurück. Danach gehen Sie mit den Hüften in kreisende Bewegungen. Spielen Sie dazu gerne Musik ab und erhöhen Sie das Tempo Ihrer Hüftkreise. Nun kicken Sie die Hüfte aus der neutralen Position heraus mehrmals nach links und rechts. Wichtig ist, dass der Oberkörper dabei relativ ruhig bleibt und der Fokus ganz auf der Bewegung der Hüften liegt.

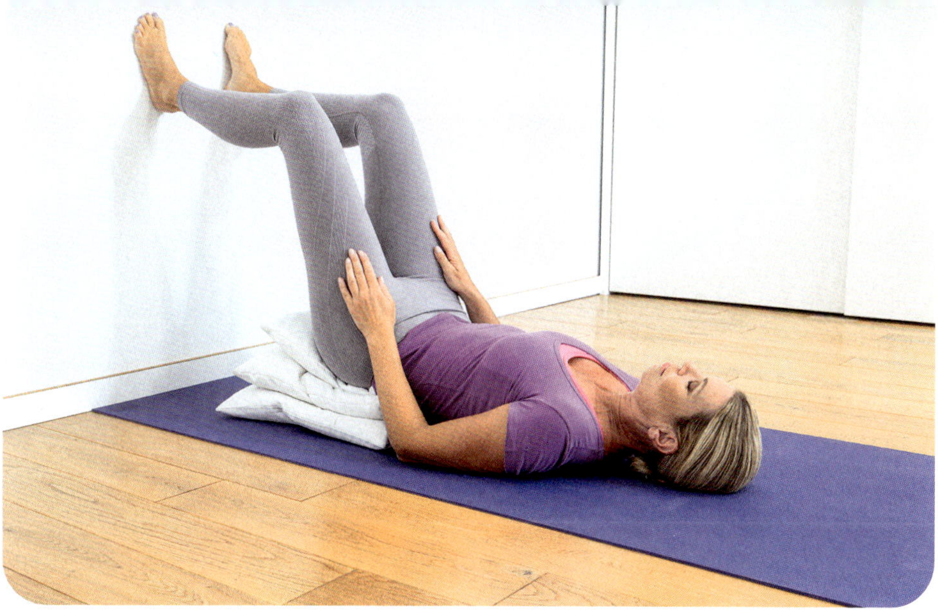

Entlastung/Entspannung: Fersen in die Wand

Legen Sie sich nah an einer Wand auf den Rücken, das Becken wird auf Kissen gelagert und ist dadurch deutlich erhöht. Die Beine strecken Sie lang an der Wand nach oben aus. Genießen Sie einen Moment diese entlastende Liegeposition. Dann rutschen Sie mit den Füßen an der Wand so weit nach unten, bis Beine und Becken im rechten Winkel zueinander sind. Ihre Hände sind auf den Oberschenkeln abgelegt. Nun drücken Sie mit den Fußsohlen in die Wand und kippen dabei Ihr Becken zu sich. Lösen Sie den Druck der Füße und rollen Sie Ihr Becken zurück in die Ausgangsposition. Wiederholen Sie diese kleine Schaukelbewegung mehrfach.

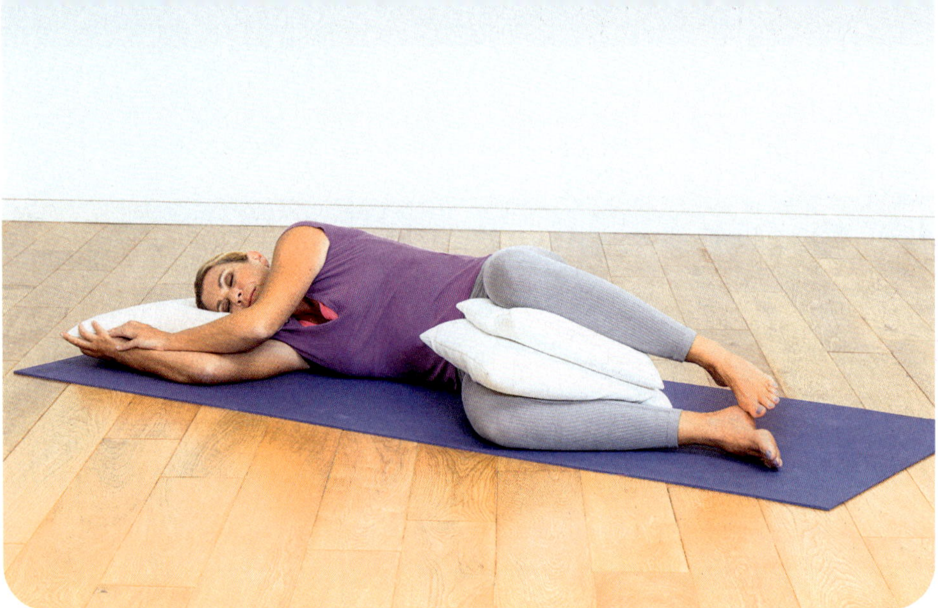

Entspannung: Schlafposition

Besonders gut tut es Ihrem Beckenboden, wenn Sie ihm nach einem langen Tag zum Einschlafen besondere Entlastung schenken. Dazu legen Sie sich auf die Seite, ziehen die Knie an und platzieren ein oder mehrere Kissen zwischen Ihren Beinen. Die Beine sollten durch die Kissen hüftbreit geöffnet sein. Die Muskulatur des Beckenbodens und des unteren Rückens kann in dieser Position optimal entlastet und entspannt werden. Lassen Sie mit jedem Atemzug mehr los, werden Sie gefühlt immer schwerer und geben Sie Ihr Gewicht an die Matte ab.

Trainingspläne

Hier finden Sie exemplarisch zwei Trainingspläne, an denen Sie sich orientieren können.

Wichtig beim Training zu beachten ist, dass Sie alternierend trainieren, also nicht zwei Übungen für die gleiche Muskelgruppe nacheinander machen. Auch sollte die trainierte Muskelgruppe einen Tag Pause bekommen, bevor sie erneut trainiert wird. Außerdem sollten sich Ausdauer und Krafttraining tageweise abwechseln.

Trainingsplan Kraft & Stabilität

Für Einsteiger empfehle ich 8–10 Wiederholungen und 2 Sätze pro Übung, für Fortgeschrittene 10–15 Wiederholungen und 3 Sätze pro Übung. Profis dürfen bei 3 Sätzen mit den Wiederholungen an ihre Belastungsgrenze gehen. Nach dem Training sollte die Muskulatur jeweils für 20 Sekunden gedehnt werden.

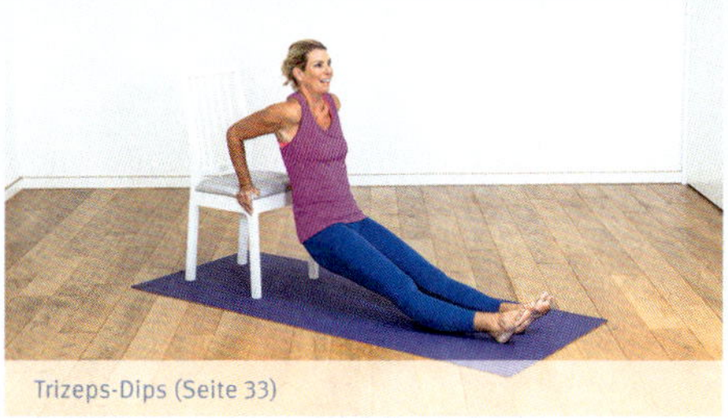

Trizeps-Dips (Seite 33)

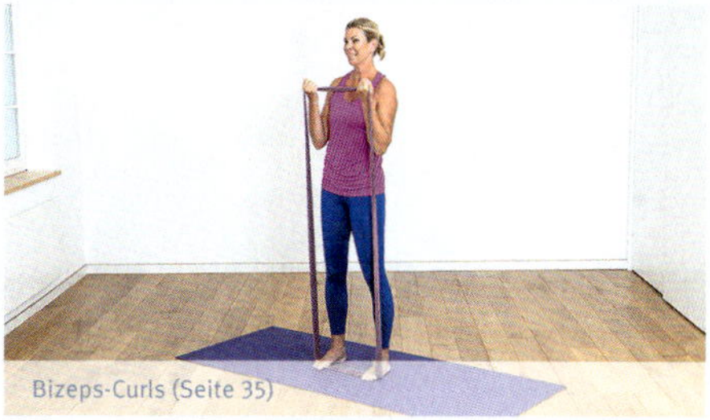

Bizeps-Curls (Seite 35)

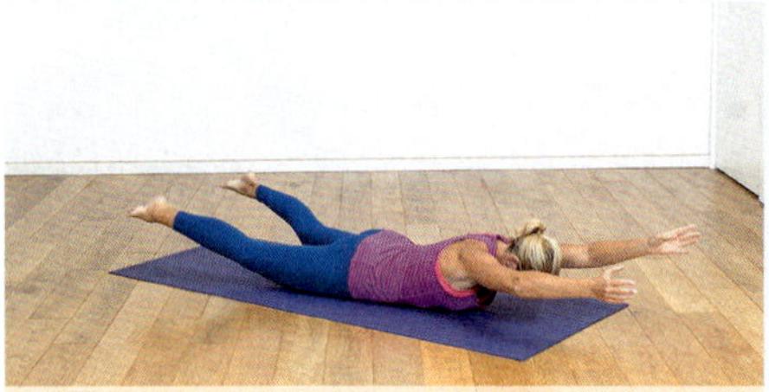

Superman (Seite 37)

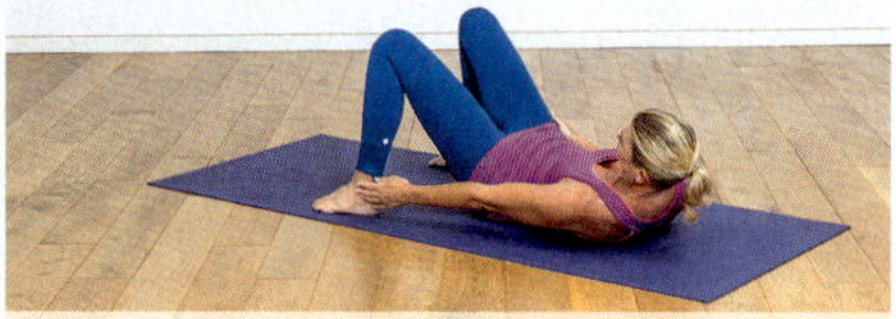

Seitlicher Tap (Seite 38)

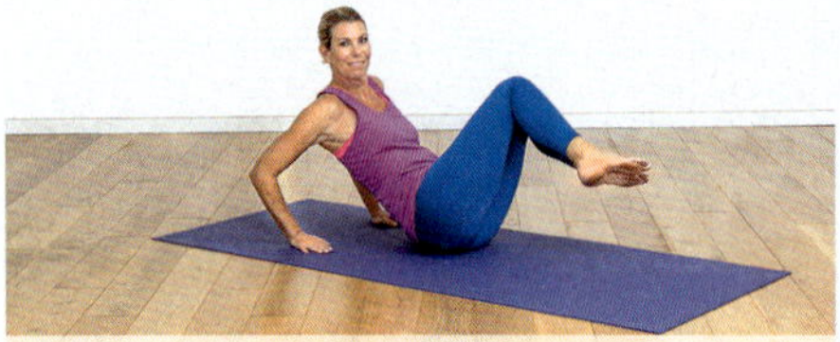

Crunch im Sitzen (Seite 40)

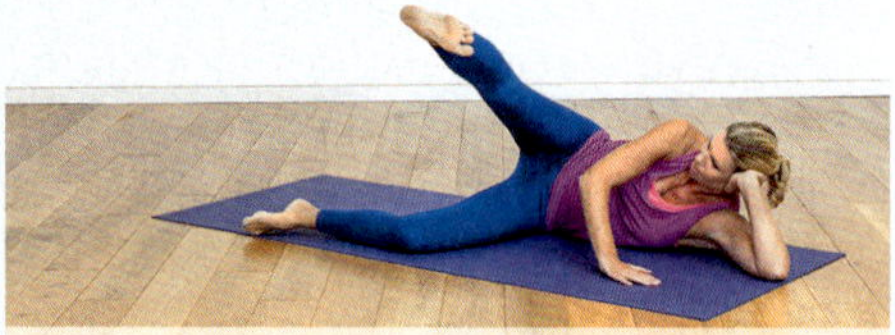

Einseitiger Beinheber (Seite 43)

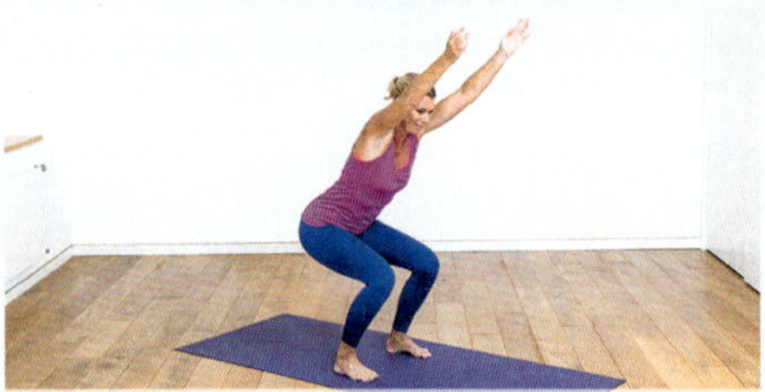

Squat (Seite 48)

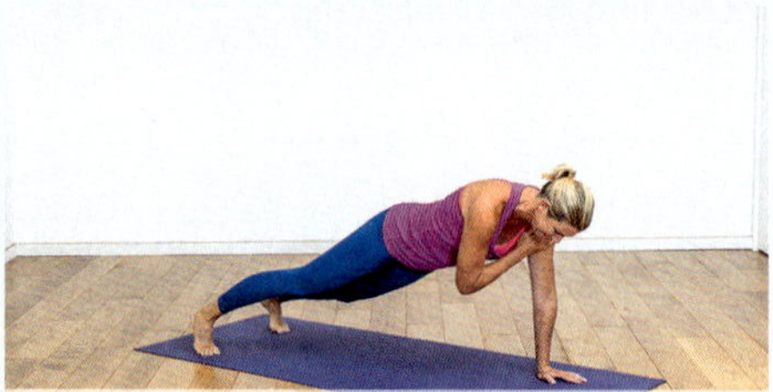

Schulterklopfer (Seite 50)

Dehnung (aus Beweglichkeit & Flexibilität)

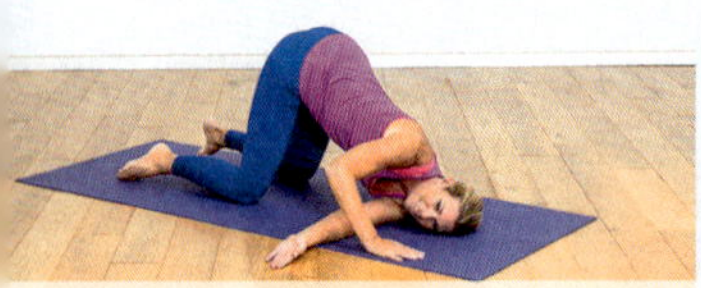

ßler mit Nadelöhr (Seite 80)

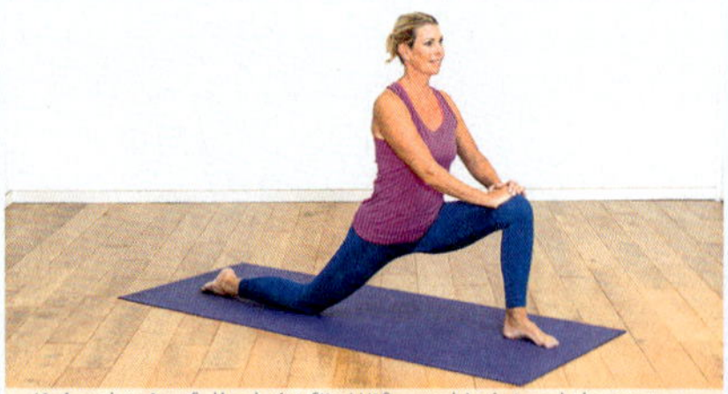

Kniender Ausfallschritt für Hüft- und Leistendehnung (Seite 83)

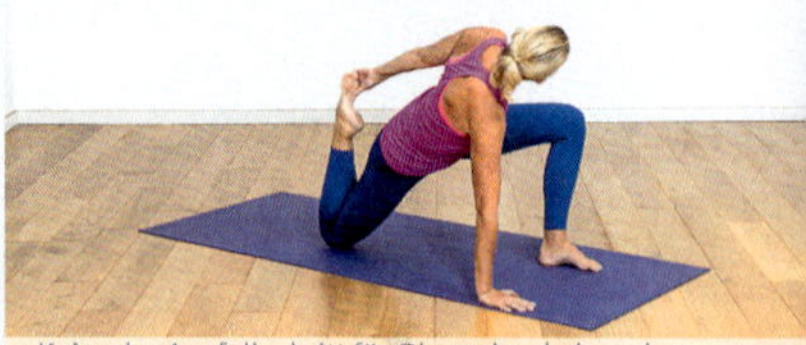

Kniender Ausfallschritt für Oberschenkel- und Leistendehnung (Seite 84)

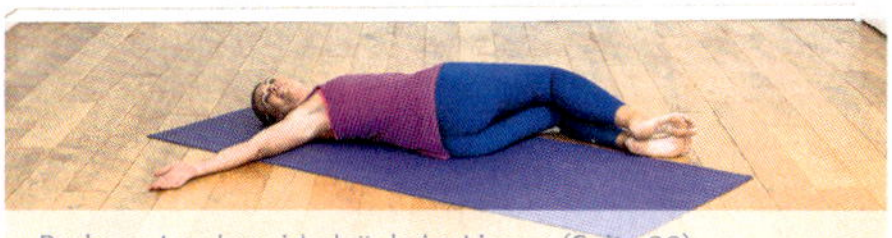
Drehung Lendenwirbelsäule im Liegen (Seite 88)

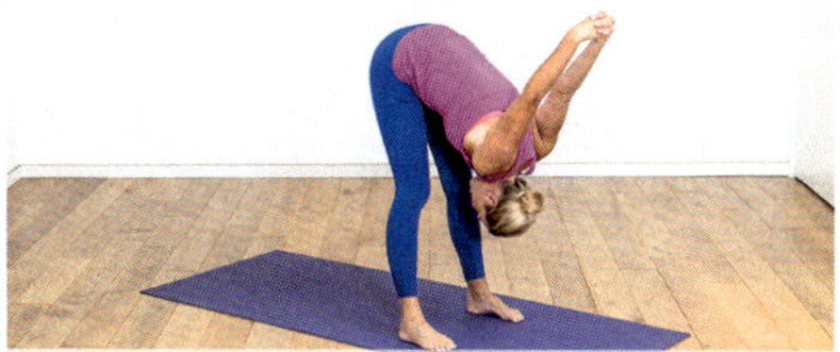
Vorbeuge im Stand und Schulterdehnung (Seite 92)

Trainingsplan Leistungsfähigkeit & Ausdauer

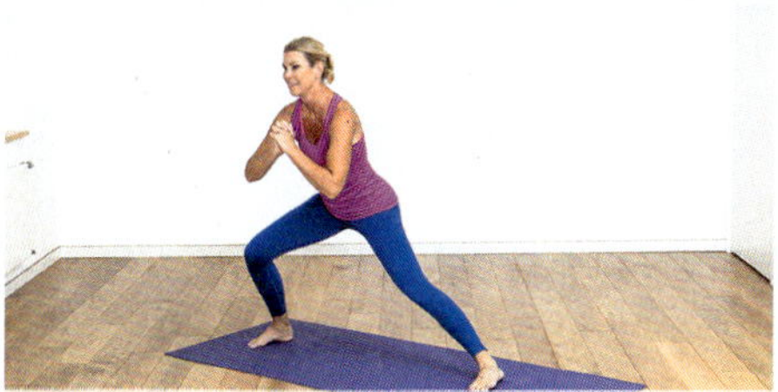
Kniebeuge mit Side Step (Seite 56)

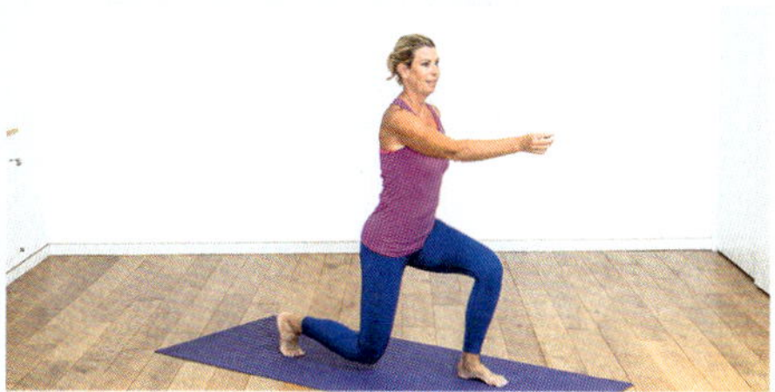
Ausfallschritt nach hinten (Seite 57)

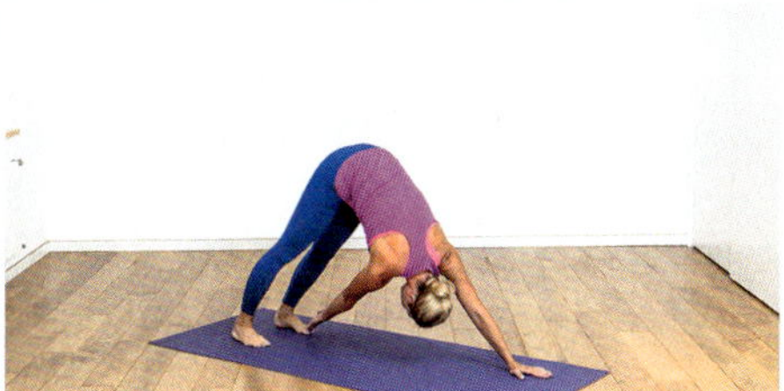
Herabschauender Hund mit Fußtap (Seite 66)

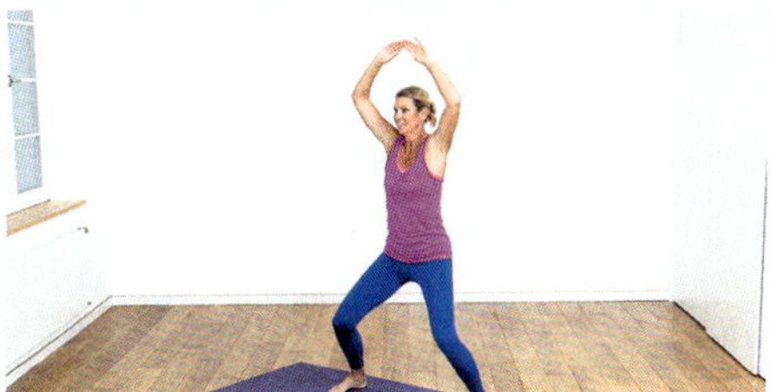
Hampelmänner (Seite 60)

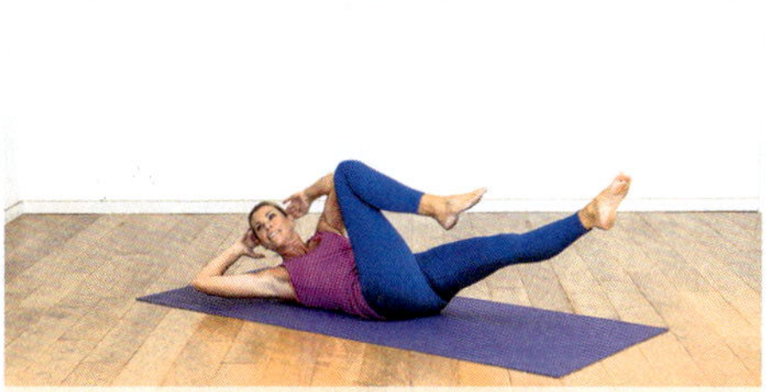
Fahrrad-Crunches (Seite 71)

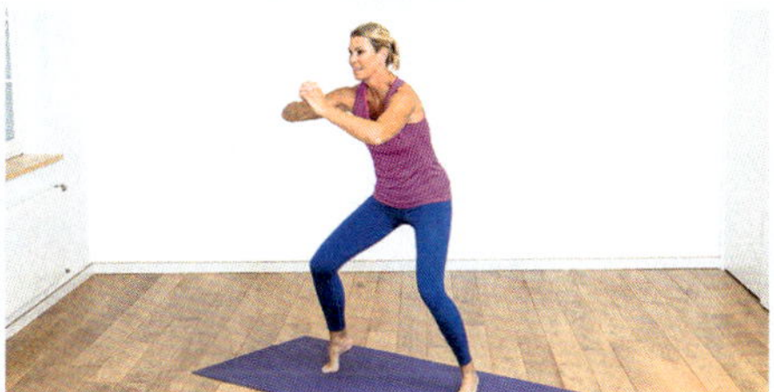
Schnelles Trippeln (Seite 63)

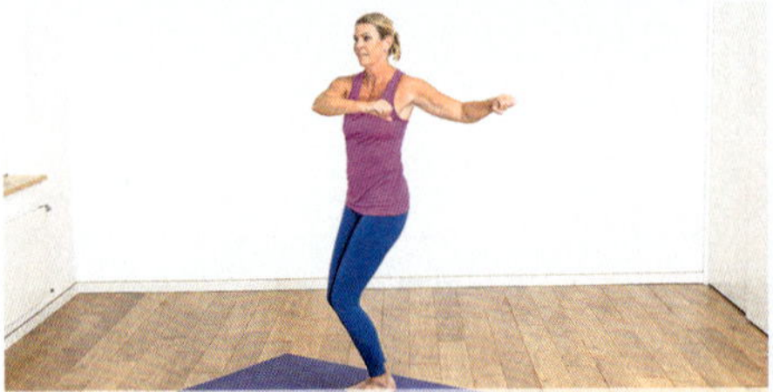
Twist Jumps (Seite 65)

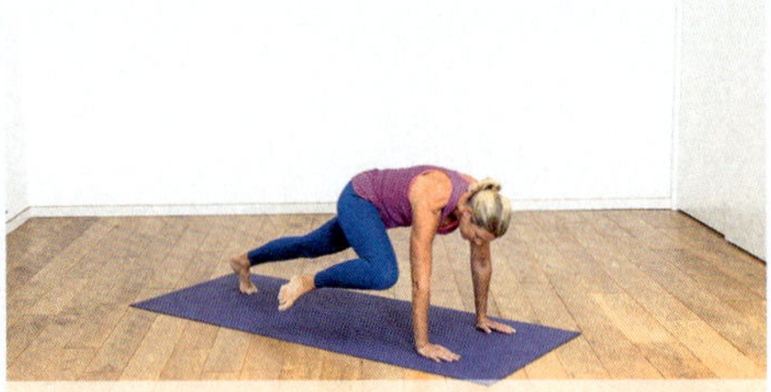
Hohe Plank mit Knie anziehen (Seite 67)

Dehnung (aus Beweglichkeit & Flexibilität)

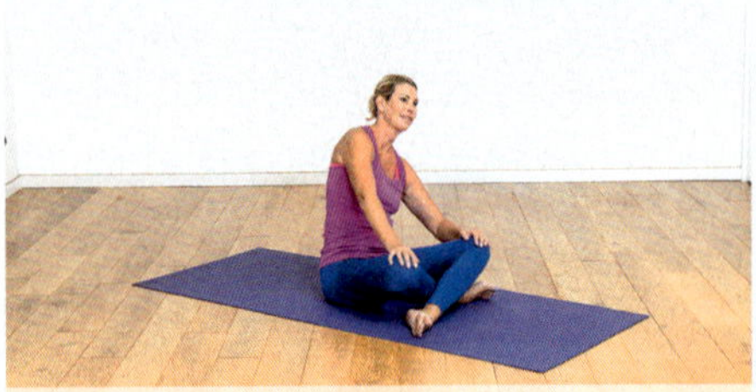
Sufi – Oberkörperkreisen (Seite 77)

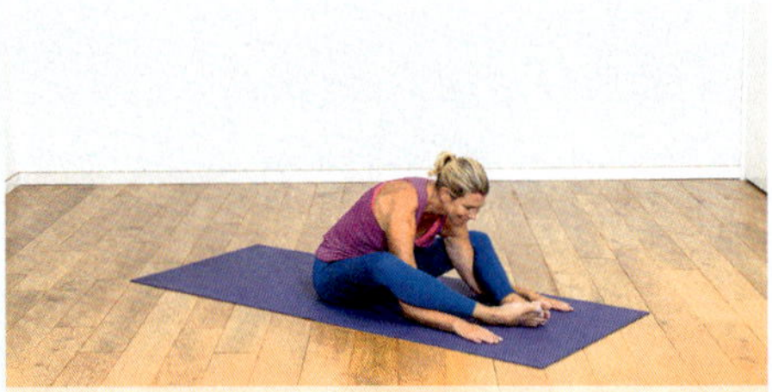
Sitzende Raute (Seite 79)

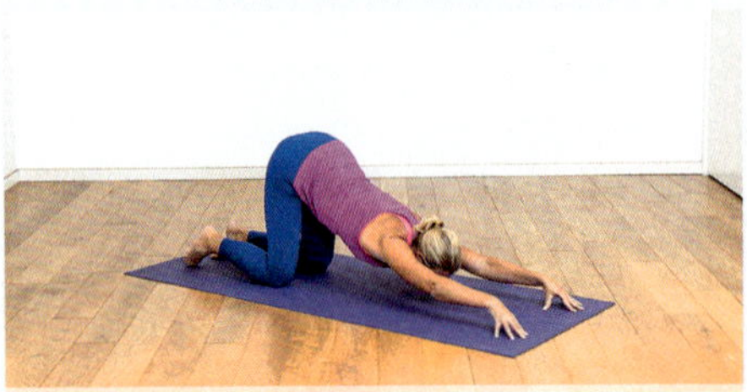
Schmelzendes Herz (Seite 81)

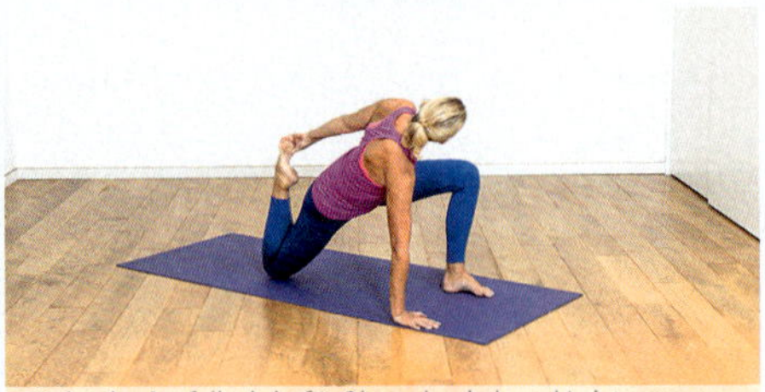
Kniender Ausfallschritt für Oberschenkel- und Leistendehnung (Seite 84)

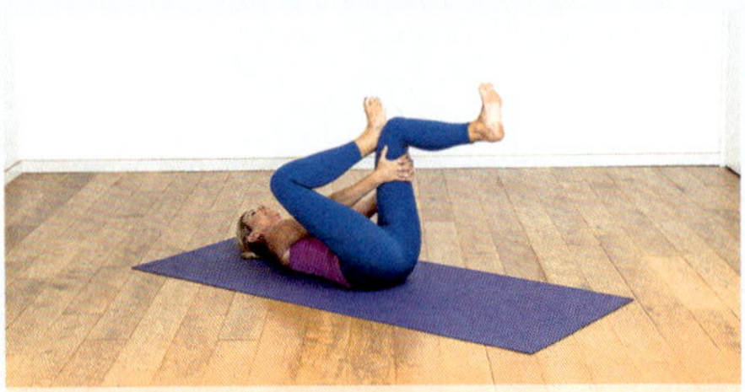
Gehaltenes Dreieck (Seite 87)

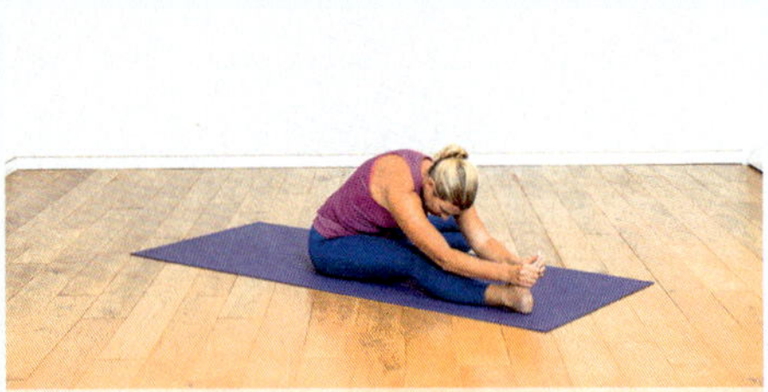
Vorbeuge im sitzenden Winkel (Seite 90)

Trainingstagebuch

Ihr persönliches Trainingstagebuch hilft Ihnen, einen Überblick über Leistung und Umfang Ihres Trainings zu bekommen und unterstützt Sie beim Erreichen Ihrer Ziele.

In folgender Tabelle können Sie eintragen, was Sie an welchem Wochentag trainiert haben: A = Ausdauer, K = Kraft, B = Beweglichkeit, K = Koordination

Notieren Sie auch, wie lange Sie trainiert, oder ob Sie pausiert haben. Zudem können Sie Anmerkungen wie »gut geschafft«, »heute schwierig«, »Fortschritte gemacht« festhalten.

Montag	Dienstag	Mittwoch	Donnerstag	Freitag	Samstag	Sonntag
Was:	Was:	Was:	Was:	Was:	Was:	Was:
Dauer:	Dauer:	Dauer:	Dauer:	Dauer:	Dauer:	Dauer:
Anmerkung:	Anmerkung:	Anmerkung:	Anmerkung:	Anmerkung:	Anmerkung:	Anmerkung

Minimalziel

Wie viel und was möchten Sie pro Woche/ pro Tag mindestens trainieren (Seite 95)?

	Montag	Dienstag	Mittwoch	Donnerstag	Freitag	Samstag	Sonntag
oche 1							
oche 2							
oche 3							
oche 4							

Tipps

Das Tragen von Barfußschuhen fördert sowohl die intra- als auch die intermuskuläre Koordination der Fußmuskulatur sehr effektiv und das ganz nebenbei. Ich trage sie gern und viel.

Tretrollerfahren trainiert die Gesäßmuskulatur. Schnappen Sie sich doch mal den Roller Ihrer Kinder und drehen Sie eine Runde damit!

In einem Schaukelstuhl zu sitzen, entlastet ganz wunderbar den Beckenboden. Sollten Sie einen zu Hause haben, setzten Sie sich öfters mal da hinein anstatt auf das Sofa!

Gehen Sie tagsüber immer mal wieder in die Kind-Haltung. Das dehnt den Rücken und sorgt in kürzester Zeit für Beruhigung in Ihrem gesamten System sowie für schnellstmögliche Entspannung!

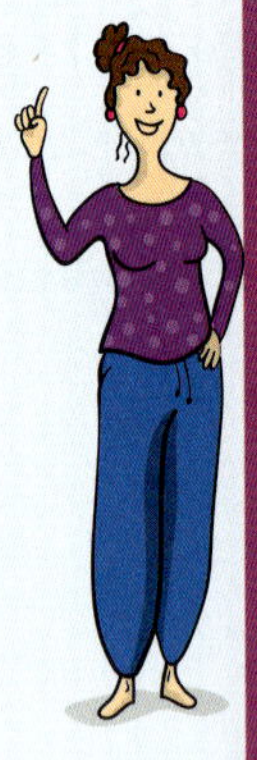

Register

Empfehlungen der Autorin

Hier bekommen Sie viele Informationen rund um das Thema Wechseljahre sowie Hilfe bei Wechseljahresbeschwerden:

https://thewomencircle.ch

Bibliografische Information der Deutschen Nationalbibliothek
Die Deutsche Nationalbibliothek verzeichnet diese Publikation in der Deutschen Nationalbibliografie; detaillierte bibliografische Daten sind im Internet über http://dnb.d-nb.de abrufbar.

Programmplanung: Celestina Filbrandt
Projektmanagement: Manuela Hunfeld
Redaktion: Magdalena Kieser
Bildredaktion: Christoph Frick, Marie Crämer
Covergestaltung: © Thieme
Layout: CYCLUS · Visuelle Kommunikation, Stuttgart

Bildnachweis
Covermotiv und Bild S. 3: Foto: © H. Münch/Thieme;
Zeichnung: Susi Schaaf, Bellheim
Autorinnenfoto: © H. Münch/Thieme
People-Fotos: © H. Münch/Thieme
Die abgebildeten Personen haben in keiner Weise etwas mit der Krankheit zu tun.
Zeichnungen: Susi Schaaf, Bellheim

1. Auflage 2024

TRIAS Verlag in Georg Thieme Verlag KG
Rüdigerstraße 14, 70469 Stuttgart, Germany
www.trias-verlag.de

Printed in Germany

Satz: Reemers Publishing Services GmbH, Krefeld
Druck: Druck: AZ Druck und Datentechnik GmbH, Kempten

Gedruckt auf chlorfrei gebleichtem Papier

ISBN 978-3-432-11881-9
Auch erhältlich als E-Book:
eISBN (ePub) 978-3-432-11882-6

1 2 3 4 5 6

MIX
Papier | Fördert gute Waldnutzung
FSC® C008457

Thieme Publikationen streben nach einer fachlich korrekten und unmissverständlichen Sprache. Dabei lehnt Thieme jeden Sprachgebrauch ab, der Menschen beleidigt oder diskriminiert, beispielsweise aufgrund einer Herkunft, Behinderung oder eines Geschlechts. Thieme wendet sich zudem gleichermaßen an Menschen jeder Geschlechtsidentität. Die Thieme Rechtschreibkonvention nennt Autor*innen mittlerweile konkrete Beispiele, wie sie alle Lesenden gleichberechtigt ansprechen können. Die Ansprache aller Menschen ist ausdrücklich auch dort intendiert, wo im Text (etwa aus Gründen der Leseleichtigkeit, des Text-Umfangs oder des situativen Stil-Empfindens) z. B. nur ein generisches Maskulinum verwendet wird.

Datenschutz
Wo datenschutzrechtlich erforderlich, wurden die Namen und weitere Daten von Personen redaktionell verändert (Tarnnamen). Dies ist grundsätzlich der Fall bei Patient*innen, ihren Angehörigen und Freund*innen, z. T. auch bei weiteren Personen, die z. B. in die Behandlung von Patient*innen eingebunden sind.

Unsere Umwelt ist uns wichtig!
Papier aus nachhaltigen und kontrollierten Quellen
Druck in Deutschland mit kurzen Lieferwegen
Druckereien mit hohen Ansprüchen an Ökologie

TRIAS, einer der führenden Ratgeberverlage im Bereich Gesundheit, gehört zur Thieme Gruppe, marktführender Anbieter medizinischer Fachinformationen und Services. Anspruch der Thieme Gruppe ist es, den im Gesundheitswesen tätigen Berufsgruppen sowie allen an Gesundheit Interessierten genau die Informationen und Angebote bereitzustellen, die sie in einer bestimmten Arbeitssituation oder Lebensphase benötigen. Durch die hohe Qualität und zielgruppenspezifische Relevanz der angebotenen Leistungen bereitet Thieme den Weg für eine bessere Medizin und mehr Gesundheit im Leben.

Thieme

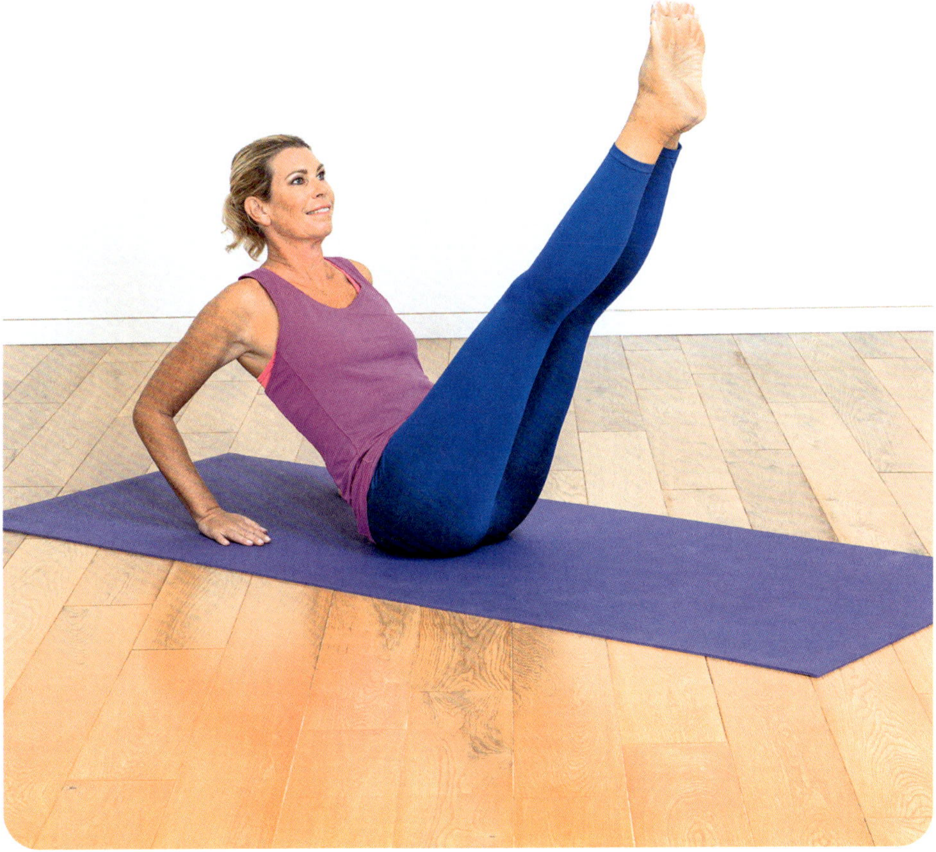

Susanne Vogel

Der kleine Wechseljahre-Coach

Die besten Übungen für die Menopause.
Muskulatur aufbauen, Gewicht halten, beweglich bleiben

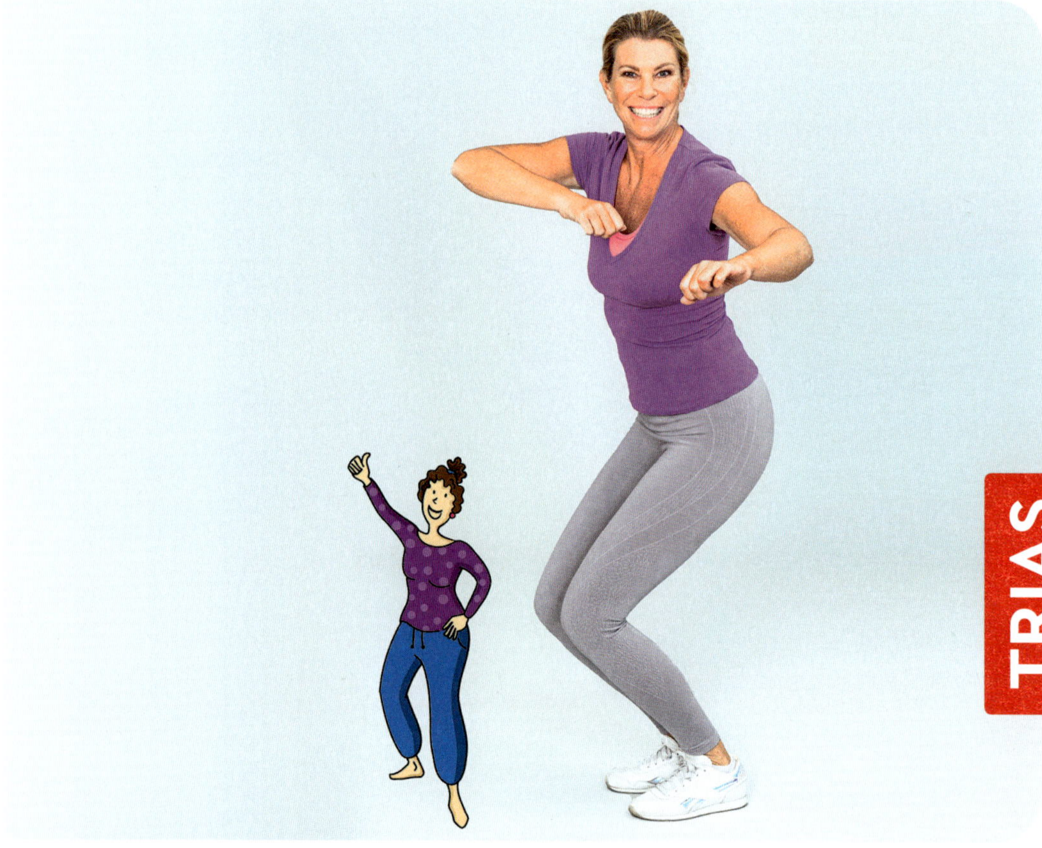

TRIAS

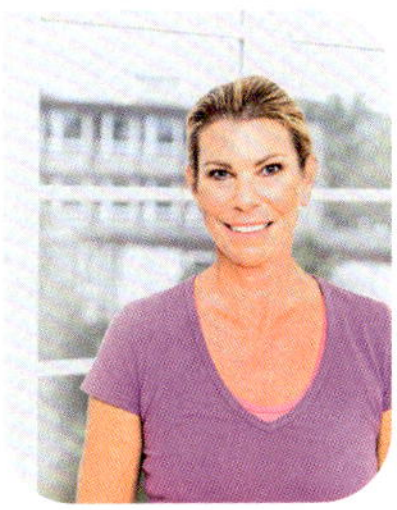

Susanne Vogel unterstützt als Meno-Care-Coach Frauen in ihren Wechseljahren. Sie ist Diplom-Sportwissenschaftlerin, Ernährungsberaterin und ausgebildete Schauspielerin. Sie arbeitete als Sportmoderatorin, Personal Trainerin, ganzheitlicher Gesundheitscoach und war langjährige Expertin für Gesundheitsprodukte, Nahrungsergänzung und Ernährung beim Shopping-Sender QVC. Seit einigen Jahren ist sie ausschließlich als Coach und Speaker rund um das Thema Frauengesundheit und Menopause tätig. Mehr erfahren Sie unter: www.menocarecoach.de

Vogel

Der kleine

Wechseljahre-Coach

verteilt, also je größer es ist. Denn dann sind mehr Lymphgefäße daran beteiligt, diese beschädigten Blutzellen aufzunehmen und abzutransportieren. Daher ist ein blauer Fleck, der sich vergrößert, schneller weg.

Lymphkollektoren

Der nächste Baustein im Lymphgefäßsystem sind die Lymphkollektoren. In ihnen sammelt sich die Lymphflüssigkeit aus den Präkollektoren und wird wiederum weitergeleitet. Man könnte sie auch die eigentlichen Lymphbahnen nennen, denn sie haben ausschließlich eine Transportfunktion. Der größte Lymphkollektor ist der Ductus thoracicus (Milchbrustgang), dieser ist in etwa so dick wie eine Großraummine für Kugelschreiber und kann täglich bis zu 2 Liter Lymphflüssigkeit transportieren.

Lymphkollektoren besitzen Muskelzellen und haben dadurch eine eigene Tätigkeit bzw. einen eigenen Puls, dieser beträgt im Normalzustand 6–10 Schläge (Kontraktionen) pro Minute und ist somit sehr träge. Zusätzlich machen sie sich die Pulsation von Arterien, die Bewegung der Eingeweidemuskulatur, die Atmung und die Bewegung der Skelettmuskulatur zunutze, um den Transport der Lymphflüssigkeit zu ermöglichen. Ihr Klappensystem bestimmt die Fließrichtung der Lymphflüssigkeit und verhindert einen Rückfluss der Lymphe, ähnlich wie die Venenklappen im Blutgefäßsystem. Die manuelle Lymphdrainage wirkt auf die Lymphkollektoren wie ein Training, es ist sozusagen der Sport der Lymphgefäße.

Lymphknoten

Von den Lymphkollektoren gelangt die Lymphe in die Lymphknoten. Diese dienen als Filter der Lymphflüssigkeit und spielen eine wichtige Rolle im Immunsystem. Die Durchflussgeschwindigkeit beträgt 5–20 Minuten.

Der Abfluss der Lymphe in die Lymphknoten ist klar geregelt. Der Körper wird lymphologisch durch sogenannte Wasserscheiden in verschiedene Abflussquadranten oder auch Sammelgebiete aufgeteilt, das heißt, die Lymphbahnen einer bestimmten Region münden in die Lymphknoten ebendieser Region. Im Umkehrschluss bedeutet dies, dass eine Schädigung bei Lymphgefäßen oder Lymphknoten in einem Quadranten den Abfluss von Lymphflüssigkeit in diesem Bereich deutlich beeinträchtigt. Es besteht die Gefahr, dass ein Lymphödem entsteht. Kommt es dazu, wird über angrenzende

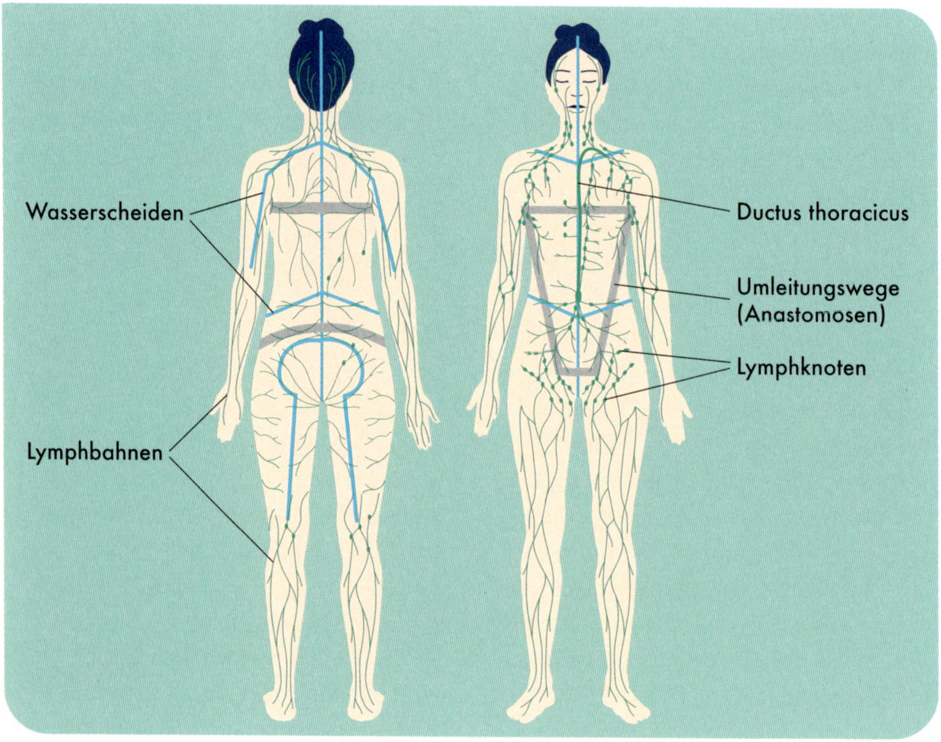

Lymphgefäßsystem mit Wasserscheiden

gesunde Abflussquadranten therapeutisch umgeleitet.

So ist es auch eine der wichtigsten Regeln bei der Selbstbehandlung, immer in Abflussrichtung zu arbeiten, also immer in Richtung der Lymphknoten in dem Bereich, in dem sich das behandelte Ödem befindet. Ist eine Schädigung der Lymphbahnen oder Lymphkoten in einem Gebiet vorhanden, z. B. durch eine OP, muss über gesunde Nachbargebiete eine Umleitung geschaffen werden. Dabei behandeln Sie zunächst das gesunde Nachbar-Abflussgebiet, um sozusagen »den Weg freizumachen«. Danach nähern Sie sich nach und nach der Stelle, an der der Stau entstanden ist.

Funktion und Verteilung der Lymphknoten

Die Lymphknoten fungieren quasi wie ein Zollhäuschen. Sie sind eine Art Filter- und Kontrolleinheit für die Lymphflüssigkeit und damit ein wichtiger Baustein in der Immunabwehr, indem sie z. B. Krankheitserreger unschädlich machen oder Antikörper bilden. In den Lymphknoten werden auch eingedrungene Substanzen, giftige Stoffe und Krankheitserreger herausgefiltert. Lymphknoten speichern Fremdstoffe wie z. B. Tintenpartikel durch Tätowierungen, damit diese nicht weiter im Körper zirkulieren können.

Menschen besitzen insgesamt ca. 600–700 Lymphknoten, die genaue Anzahl ist individuell verschieden. Die Form der Lymphknoten ist variabel, häufig sind sie jedoch bohnenförmig. Ihre Größe liegt zwischen 0,2 und 3 cm. Besonders viele Lymphknoten befinden sich in der Leiste, unter der Achsel, am Hals und im Magen-Darm-Bereich. Diese Häufung ist damit zu erklären, dass dort besonders viele Krankheitserreger in den Körper gelangen können. Gerade im Bereich der Körperöffnungen können sehr viele Einflüsse von außen den Körper schädigen, deshalb werden hier besonders viele Kontrollstellen benötigt. So befinden sich im Kopf- und Halsbereich ca. 200 Lymphknoten und auch im Darmbereich sind ca. 200 Lymphknoten vorhanden. In verschiedenen Bereichen sind Lymphknoten sozusagen in Reihe geschaltet und bilden Ketten. So sind die Leistenlymphknoten mit den Lymphknoten im Becken verbunden, was bedeutet, dass Schädigungen im lymphatischen Gewebe im Becken zu Lymphödemen in den Beinen führen kann.

Wenn Lymphknoten mehr leisten müssen als normalerweise, können sie anschwellen. Das ist ganz normal. Die Vergrößerung kann unter Umständen druckempfindlich bis schmerzhaft sein und ist einfach ein Zeichen für eine gut funktionierende Immunabwehr. Das haben Sie sicherlich auch schon einmal erlebt, wenn Sie z. B. einen Infekt der Nasennebenhöhlen oder eine Mandelentzündung hatten.

Spezialaufgabe Fettstoffwechsel

Im Magen-Darm-Bereich hat das Lymphgefäßsystem eine besondere Aufgabe: Es ist maßgeblich am Fettstoffwechsel beteiligt, also an der Aufnahme von Fetten in den Blutkreislauf. Das bedeutet, ein Großteil der Fette, die über die Nahrung aufgenommen werden, sind lymphpflichtig, müssen also über das Lymphgefäßsystem transportiert werden. Im Detail sieht das so aus, dass die Fettmoleküle sozusagen einen Eiweißmantel bekommen und somit über das Lymphgefäßsystem des Darms transportiert werden können. Dadurch erscheint die Lymphflüssigkeit ab diesem Bereich milchig weiß – in historischen Aufzeichnungen wurde sie als »weißes Blut« bezeichnet. Wenn im Darmbereich also eine Störung des Lymphabflusses vorliegt, z. B. durch eine Fehlbildung von Lymphgefäßen, wird die betroffene Person abmagern, denn der Fettstoffwechsel ist damit massiv gestört.

Was ist ein Ödem?

Ein Ödem ist eine Ansammlung von Flüssigkeit im Gewebe, die sich in einer Schwellung zeigt. Der Grund dafür ist, dass die Gewebsflüssigkeit über das Lymphgefäßsystem nicht reibungslos abtransportiert werden kann. Dafür wiederum gibt es verschiedene Ursachen.

Wenn das Lymphsystem nicht richtig funktioniert

Ist das Lymphsystem in seiner Funktion gestört und kann seiner Aufgabe nicht mehr gerecht werden, bezeichnet man das als Insuffizienz. Es gibt drei Formen der Insuffizienz des Lymphgefäßsystems, die zu Ödemen führen können.

Niedrigvolumeninsuffizienz

Diese Insuffizienzform bedeutet, dass das Lymphgefäßsystem aufgrund einer angeborenen (primären) oder erworbenen (sekundären) Schädigung, z. B. einer OP, die normal anfallende Lymphflüssigkeit des Körpers nicht abtransportieren kann. Das Lymphgefäßsystem ist also erkrankt und seine Leistungsfähigkeit ist gemindert. Dies führt unweigerlich zu einem eiweißreichen Ödem, einem Lymphödem (Seite 20).

Hochvolumeninsuffizienz

Diese Insuffizienzform bedeutet, dass das Lymphgefäßsystem gesund, jedoch überlastet ist. Das heißt, die Leistungsfähigkeit des Lymphgefäßsystems ist nicht eingeschränkt, jedoch befindet sich so viel Flüssigkeit im Gewebe, dass nicht alles abtransportiert werden kann. Dies führt unweigerlich zu einem eiweißarmen Ödem, z. B. einem Phlebödem.

Sicherheitsventilinsuffizienz (kombinierte Insuffizienz)
Diese Insuffizienzform bedeutet, dass das Lymphgefäßsystem geschädigt und die Flüssigkeitsmenge im Gewebe zusätzlich stark gestiegen ist. Das Lymphgefäßsystem ist erkrankt und seine Leistungsfähigkeit ist gemindert, sodass es nicht in der Lage ist, die zusätzliche erhöhte Flüssigkeitsmenge im Gewebe abzutranspor tieren. Dies führt unweigerlich zu einem eiweißreichen Ödem (Lymphödem), z. B. einem Phlebo-Lymphödem (Seite 24), kann aber auch nach Operationen oder Verletzungen Ödeme verursachen.

Ödeme als Folge einer Erkrankung

Ödeme können auch aufgrund einer Erkrankung entstehen, wenn zu viel Gewebsflüssigkeit vorhanden ist, die ein ansonsten gesundes Lymphgefäßsystem nicht abtransportieren kann. Hier sollte die Grunderkrankung behandelt werden, die KPE spielt keine oder nur eine sehr geringe Rolle. Folgende Ödeme sind mehr oder weniger direkt Folge einer Krankheit:

- kardiales Ödem – aufgrund einer Herzerkrankung (z. B. Herzinsuffizienz, Herzrhythmus-Störung)
- renales Ödem – aufgrund einer Nierenerkrankung (z. B. Niereninsuffizienz)
- allergisches Ödem – aufgrund einer allergisch-entzündlichen Reaktion
- entzündliches Ödem – aufgrund eines entzündlichen Prozesses
- Immobilitätsödeme – aufgrund mangelnder Bewegung (z. B. nach Schlaganfall mit Lähmung)
- medikamentenbedingtes Ödem – aufgrund von Medikamentennebenwirkungen

Erkrankungen des Lymphgefäßsystems

Auf den folgenden Seiten erfahren Sie mehr über die verschiedenen Erkrankungen des Lymphsystems, über ihre Ursachen, Symptome und Behandlungsmöglichkeiten. Die Erkrankungen können auch in Kombination miteinander auftreten.

Störungen im Lymphsystem bringen den Lymphfluss zum Stocken und die Flüssigkeit sammelt sich im Gewebe an. Langsam und anfangs meist unbemerkt entsteht ein Lymphödem.

Lymphödem

Von einem Lymphödem sprechen wir, wenn die Wasseransammlung im Gewebe (Ödem) eiweißreich ist. Ein Lymphödem kann primär (angeboren) oder sekundär (erworben) sein.

Statistiken über Häufigkeiten, geschlechterspezifische Verteilung und internationale Vergleiche sind meist leider eher rudimentär. Die ungenügende lymphologische Ausbildung der Ärzte, übrigens ein internationales Problem, trägt ein Übriges zum Fehlen von aussagekräftigen Statistiken bei.

Ursachen für primäre Lymphödeme

- Primäre, also angeborene Lymphödeme werden oft durch eine Dysplasie (Fehlbildung) des Lymphsystems hervorgerufen. Sie werden jedoch nicht zwingend vererbt. Wie diese Fehlbildung im Detail aussieht, ist individuell.

Ursachen für sekundäre Lymphödeme

- die häufigste Ursache in unserer industriellen Welt: Operationen und Bestrahlungen, z. B. bei Krebsbehandlung
- die weltweit häufigste Ursache: kleine parasitäre Fadenwürmer (Filarien), die über Insektenstiche übertragen werden, sich in den Lymphgefäßen einnisten, sich dort vermehren und in der Folge die Gefäße verstopfen
- größere Weichteilverletzungen
- Nebenwirkungen von Medikamenten
- andere Grunderkrankungen (z. B. Venenerkrankungen, Arterienerkrankungen)
- Übergewicht/Adipositas

Vier Stadien des Lymphödems

Ein Lymphödem entwickelt sich langsam, es wird in vier Entwicklungsstadien eingeteilt. Eine Behandlung in einem frühen Stadium kann das Fortschreiten verhindern.

Stadium 0: Dieses Stadium wird auch Latenzstadium genannt. Es ist noch keine Schwellung sichtbar, jedoch ist eine Schädigung des Lymphgefäßsystems vorhanden. Das Lymphödem kann über eine Funktionslymphszintigraphie nachgewiesen werden. Wichtig zu wissen: Nach jeder Operation, bei der Lymphknoten herausgenommen werden, z. B. bei einer Brustkrebs-OP, befindet sich das Gebiet im Latenzstadium, das bedeutet, dass eine Schwellung auftreten kann, teilweise auch erst nach Jahren. Man kann hier auch den Begriff »ödemgefährdet« benutzen.

Stadium I: Dieses Stadium heißt auch spontan reversibles Stadium. Das Ödem hat eine weiche Konsistenz, eine Hochlagerung des betroffenen Gebiets verschafft Linderung und reduziert die Schwellung.

Stadium II: In diesem nicht spontan reversiblen Stadium geht das Ödem mit Gewebsschädigungen einher. Eine Hochlagerung des betroffenen Gebiets bringt keinen nennenswerten Effekt mehr, im Ödemgebiet gibt es vermehrt Fibrosen (harte Stellen im Unterhaut-Bindegewebe), diese neigen zu Entzündungen. Die Neigung zu Erysipelen (Wundrosen) ist deutlich erhöht.

Stadium III: In diesem Stadium ist das Gewebe deformiert und hat häufig großlappige, ausufernde, harte Schwellungen, die Haut verdickt sich typischerweise. Die

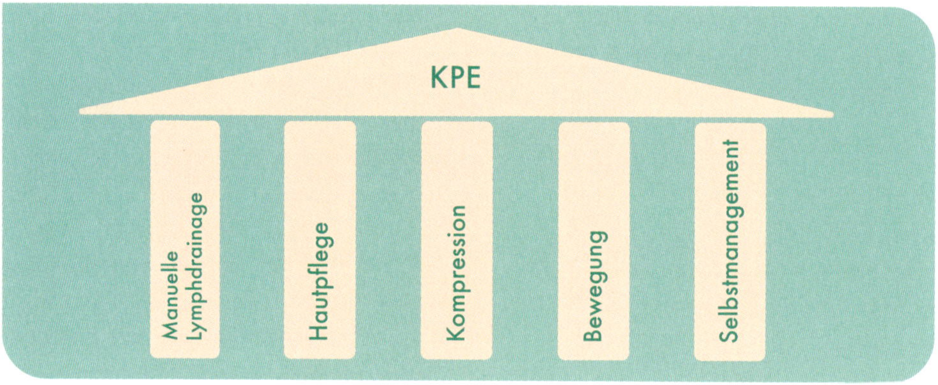

Die fünf Säulen der Komplexen Physikalischen Entstauungstherapie (KPE)

Fibrosen verhärten sich weiter und führen durch entzündliche Prozesse zu festeren Verhärtungen bzw. Vernarbungen im Bindegewebe, diese nennt man Sklerosen. Auch hier ist eine deutlich hohe Gefahr von Erysipelen (Wundrosen) gegeben.

Wird ein Lymphödem nicht behandelt, kann es sich ungehindert weiterentwickeln bis zum Stadium III. Doch die gute Nachricht ist: Wenn Sie aktiv werden, können Sie das Lymphödem in Schach halten und ein Fortschreiten beeinflussen und im besten Fall sogar verhindern. Lässt man ein Lymphödem über Jahre bzw. Jahrzehnte hinweg komplett unbehandelt, dann wäre ein mögliches Fortschreiten wie folgt: Auf Fibrosen folgen Sklerosen (nicht mehr umkehrbare Verhärtungen im Gewebe und in den Lymphgefäßen), auch kann eine krankhafte Verfettung von Lymphödemgewebe auftreten, welches wiederum eine mögliche bösartige Entartung des Fettgewebes zur Folge haben kann. Das erklärt auch, warum in manchen Ländern, in denen die Lymphtherapie nicht so verbreitet ist, ein fortgeschrittenes Lymphödem mit einer Fettabsaugung behandelt wird/wurde. Als ich das zum ersten Mal gesehen habe, war ich geschockt. Es hat mir gezeigt, dass die lymphologische Aufklärung noch viel weiter ausgeweitet werden muss!

Konservative Behandlung des Lymphödems

Seit dem Jahr 2017 gibt es eine internationale Leitlinie zur Diagnosik und Therapie der Lymphödeme. Die Komplexe Physikalische Entstauungstherapie (KPE) wird als Standardbehandlung benannt, und die vorher vier Säulen der Therapie wurden um das Selbstmanagement erweitert. Leider gibt es für das Selbstmanagement viel zu wenig Quellen für die Erkrankten und deren Angehörige, um es sinnvoll durchzuführen. Ich hoffe, ich kann mit diesem Buch dazu beitragen, dass sich dies ändert.

Die Standardtherapie des Lymphödems – die Komplexe Physikalische Entstauungstherapie –besteht also aus fünf Säulen, die aufeinander abgestimmt sind. Ist eine Säule davon schwach oder wird unzureichend ausgeführt, ist die Therapie nicht erfolgreich. Sie funktioniert nur in ihrer Gesamtheit.

Die fünf Säulen der KPE sind:

1. manuelle Lymphdrainage
2. Hautpflege, falls erforderlich Hautsanierung
3. Kompressionstherapie mit lymphologischen Wechselverbänden und/oder lymphologischer Kompressionsstrumpfversorgung
4. Entstauungsfördernde Sport-/Bewegungstherapie (optimal in Kompression)
5. Aufklärung und Schulung zur individuellen Selbsttherapie

Die Komplexe Physikalische Entstauungstherapie umfasst zwei Behandlungsphasen: die Entstauungsphase sowie die Erhaltungs- und Optimierungsphase.

Phase der KPE	Behandlungen
Phase I: Entstauungsphase (stationär oder ambulant in spezialisierten Einrichtungen); Ziel: maximal mögliche Volumenreduzierung	• tägliche MLD (ggf. mehrmals) • Hautpflege • 22–23 Std. lymphologischer Kompressionsverband • Bewegungsübungen in Kompression
Phase II: Erhaltungs- und Optimierungsphase	• MLD nach Bedarf • Hautpflege • Kompression mit maßangefertigter flachgestrickter Kompressionsbestrumpfung • Bewegungsübungen in Kompression • Eigenbehandlungen • ggf. apparative Kompression

Auch in Phase II können Elemente aus Phase I zur Anwendung kommen. So ist die Verwendung von lymphologischen Kompressionsverbänden von Zeit zu Zeit sinnvoll, denkbar wäre hier z. B. Bandagierung nach der MLD vom Therapeuten. Denn jedes Lymphödem profitiert von einer individuellen Kompression auch in Phase II.

Operative Verfahren

Eine weitere Option in der Behandlung eines Lymphödems sind verschiedene operative Verfahren. Diese können aktuell zusätzlich zu den konservativen Maßnahmen bei entsprechender Indikation in Erwägung gezogen werden. Dazu muss ich sagen, dass eine Operation zwar Linderung verschafft, aber keinen kompletten Verzicht auf die konservativen Maßnahmen bedeutet. Gängige OP-Methoden in Deutschland sind die lymphovenöse Anastomose (LVA) und die Transplantation von Lymphknotenpaketen.

- **LVA** ist quasi ein Kurzschluss von einem größeren Lymphgefäß (ca. 0,3 mm) zu einer gleich großen Vene. Die OP wird mit hochauflösenden Mikroskopen durchgeführt, sie ist sehr aufwendig und das Personal muss sehr gut geschult sein.
- **Lymphknotentransplantation** bedeutet, dass Pakete von Lymphknoten an einer gesunden Stelle im Körper entnommen und in das vom Lymphödem betroffene Gebiet verpflanzt werden.

Beide Methoden sind nicht für alle Lymphödem-Patienten geeignet, denn nicht alle Ödeme eignen sich zur Operation. Ein Punkt, den alle Operierenden immer wieder betonen ist, dass nach erfolgter OP weiterhin eine zuverlässige Nachversorgung mittels konservativer Therapie notwendig ist.

Phlebo-Lymphödem

Ein Phlebo-Lymphödem entsteht auf der Basis einer länger bestehenden chronisch venösen Insuffizienz (CVI). Bei dieser Erkrankung sind die Venen nicht in der Lage, das Blut in den Beinen ausreichend zurückzupumpen, da z. B. die Venenklappen nicht mehr richtig schließen. Das Blut sackt zurück – es folgt der Schwerkraft. Durch das zurücklaufende Blut werden die unteren, bereits geschwächten Venen weiter überlastet und dehnen sich aus. Mögliche Folgen sind Krampfadern, Lymphödeme, braune Verfärbungen der Haut, offene Wunden am Bein, Thrombosen etc.

Die CVI ist eine Volkskrankheit, der meist wenig Beachtung geschenkt wird, was unter anderem an der mangelnden Aufklärung liegt. Das Auftreten ist geschlechtsunabhängig und wird durch erbliche Faktoren wie auch Alltagsfaktoren bestimmt. Laut der Bonner Venenstudien von Prof. Dr. E. Rabe (2002/2008) erkranken ca. 30% der Erwachsenen in Deutschland an einer CVI, Tendenz steigend. Bei einer CVI ist meist nur der Unterschenkel betroffen (Merksatz: »CVI geht bis zum Knie«).

Die gute Nachricht ist: Ein Fortschreiten der CVI können Sie in jedem Stadium stoppen bzw. verlangsamen und mit einfachen Mitteln selbst günstig beeinflussen.

Ursachen für eine chronisch venöse Insuffizienz

Bei Entstehung einer CVI spielen mehrere Faktoren eine Rolle. Einige lassen sich nicht oder nur bedingt beeinflussen, bei anderen können wir durch kleine Änderungen unserer Gewohnheiten viel erreichen.

Nicht beeinflussbare Faktoren: altersbedingter Verlust der Venenfunktion, erbliche Veranlagung, hormonelle Einflüsse (führen zu einer Schwächung der Gefäßwand, z. B. bei Schwangerschaft), Thrombosen der Beinvenen (bedingt beeinflussbar).

Beeinflussbare Faktoren: stehende Tätigkeiten, sitzende Tätigkeiten, allgemein mangelnde Bewegung, Übergewicht und Adipositas (erhöht den Widerstand für den Rückfluss des Blutes im Bauchraum), fehlende Tätigkeit der Unterschenkelmuskulatur (hochhackige Schuhe), Alkoholkonsum (erweitert die Blutgefäße), zu enge oder einschnürende Kleidung, längere Wärmeeinwirkung im Beinbereich (z. B. Fußbodenheizung), häufiges Sitzen mit übergeschlagenen Beinen.

Bei der Entstehung von Thrombosen gibt es auch eindeutige Zusammenhänge mit der Einnahme der Anti-Baby-Pille und Nikotinkonsum. Wenn mehrere der genannten Faktoren bei Ihnen vorliegen, sollten Sie sich einer erhöhten Thrombosegefahr bewusst sein. Haben Sie z. B. eine erbliche Veranlagung und sitzen den ganzen Tag am Schreibtisch, ist Ihr Risiko, an einer CVI zu erkranken, deutlich erhöht. Ebenso lassen sich die anderen Faktoren kombinieren – in jedem Fall ist es sinnvoll, dass Sie sich der Ursachen bewusst sind und entsprechend Gegenmaßnahmen ergreifen.

Stadien der chronisch venösen Insuffizienz

Es gibt zwei Systeme, um die CVI in Stadien einzuteilen: die internationale CEAP-Klassifikation, dabei steht die Abkürzung für die vier Kriterien Clinical, Etiological, Anatomical, Pathological, und die Einteilung nach Widmer. Wird die CVI nicht behandelt, gehen alle in der Tabelle aufgeführten Stadien unweigerlich ineinander über. Mit den geeigneten Maßnahmen und Therapien kann man jedoch jederzeit ein Fortschreiten stoppen bzw. verlangsamen.

Stadium nach CEAP	Symptome	Stadium nach Widmer
C0	abends müde Beine, keine Schwellungen	Stadium 0
C1	Besenreiser, kleine erweiterte Hautkapillaren, dunkelblaue Hautvenenveränderungen am inneren und äußeren Fußrand	
C2	Varikose (sichtbare Krampfadern)	
C3	abends müde und schwere Beine, heiße und brennende Füße, Varikose mit Ödemen v.a. in der zweiten Tageshälfte, bilden sich über Nacht zurück	Stadium I Phlebödem
C4	Varikose mit Hautveränderungen, Lymphödeme (eiweißreiche Wassereinlagerungen), nicht mehr über Nacht rückbildend; zunehmende Entzündungen im Unterhautfettgewebe, Ernährungszustand der Haut wird zunehmend schlechter, bräunliche Verfärbungen der Haut (tote, oxidierte Blutkörperchen, man könnte auch sagen »Rostflecken«), nicht umkehrbar; juckende rote Stellen an der Haut, weiße Flecken in der Haut (komplette verendete Blutkapillaren), evtl. Blauverfärbung der Haut, kleine Einblutungen in der Haut	Stadium II Phlebo-Lymphödem
C5	Ulcus cruris venosum (Unterschenkelgeschwür) abgeheilt	Stadium III a
C6	Ulcus cruris venosum (Unterschenkelgeschwür) offen	Stadium III b

Therapie des Phlebo-Lymphödems

Auch beim Phlebo-Lymphödem gilt die Komplexe Physikalische Entstauungstherapie als Standardbehandlung. Im Mittelpunkt stehen die Kompressionstherapie und die manuelle Lymphdrainage.

Ein frühes Stadium der CVI kann durch Gewichtskontrolle und ggf. Gewichtsregulation, regelmäßige Bewegung (Muskel-Venen-Pumpe) und Vermeiden längerer Steh- und Sitzbelastung verbessert werden und damit kann ein Fortschreiten verzögert werden. Auch ist hier zu überlegen, täglich oder bei gegebener Belastung prophylaktisch Kompressionsstrümpfe zu tragen. In frühen Stadien der CVI ist das Lymphgefäßsystem noch nicht miterkrankt und die Kompression kann durch rundgestrickte Kompressionsstrümpfe erfolgen. Dadurch werden die Venenklappen unterstützt und die Muskulatur der Blutgefäße wird durch den Gegendruck von außen trainiert. Regelmäßige kalte Güsse und/oder Wassertreten nach Kneipp kann dazu beitragen, die Muskulatur der Blutgefäße zu trainieren und somit den Blutrückfluss zu verbessern.

Die Therapie einer fortgeschrittenen CVI ist wesentlich differenzierter und bedarf einer gewissen Disziplin. Wichtigstes Element der Behandlung ist die Kompressionstherapie mit meist maßangefertigten Kompressionsstrümpfen in Flachstrickware, da eine Erkrankung der Lymphgefäße ab einem Stadium C4 bzw. Stadium II vorliegt. Das Lymphödem sorgt meist auch für eine gewisse Asymmetrie der Unterschenkel, was die Maßanfertigung zusätzlich rechtfertigt. Der Rückstrom des venösen Blutes wird durch den Druck von außen gefördert und der Gewebsdruck erhöht und somit das Lymphödem günstig beeinflusst. Eine Behandlung mit manueller Lymphdrainage (Seite 86) ist hier ebenfalls notwendig.

Besteht bereits ein Unterschenkelgeschwür, ist eine fachgerechte Wundbehandlung notwendig, die unbedingt mit einer Kompressionstherapie und MLD kombiniert werden muss. Ohne die Behandlung des Lymphödems ist ein Abheilen dieser chronischen Wunde unmöglich. Es herrscht sozusagen in dem Lymphödem um die Wunde herum ein toxischer Bereich, der beseitigt werden muss. Wichtig ist, dass die Wunde steril bleibt und keine Keime eindringen können, welche ein Erysipel (Wundrose) hervorrufen können.

Steril-entzündliche Ödeme

Unter diesem Sammelbegriff fasse ich mehrere Krankheitsbilder zusammen. Der Begriff beschreibt Indikationen, die sich sehr gut mit einzelnen oder allen Maßnahmen der KPE behandeln lassen und mit Entzündungen verbunden sind, die nicht durch Keime hervorgerufen werden:

- Ödeme nach OPs (postoperativ)
- Ödeme nach Verletzungen (posttraumatisch)
- CRPS (Morbus Sudek)
- akute Schübe bei Rheuma
- akute Schübe bei Morbus Bechterew
- Multiple Sklerose (MS)
- dauerhaft schmerzende Arthrose mit Gelenkerguss

Ödeme nach Operationen oder nach Verletzungen

Ödeme, die nach Operationen oder Verletzungen entstehen, haben oft eine ähnliche Erscheinung und laufen auch ähnlich ab. Bei OPs und Verletzungen mit offenen Wunden muss unbedingt eine sterile Wundversorgung durchgeführt werden. Ist dies geschehen, kann das komplette Programm der KPE angewendet werden. Die Kompression ist dabei sehr wichtig und sollte an den Schmerzzustand angepasst sein, also nicht zu fest, sondern moderat. Die Kompression sorgt dafür, dass entzündungsauslösende Stoffe und Schmerzen reduziert werden, dass das Ödem gemildert, das Gewebe besser ernährt und die Mobilität verbessert wird. All dies beschleunigt die Heilung. Hämatome (blaue Flecken) werden ebenfalls durch die Therapie reduziert. Des Weiteren ist bekannt, dass Narben unter Kompression besser abheilen. Erstaunlicherweise macht sich nur die Schönheitschirurgie dies zunutze. Dort verlässt kein Patient den OP-Saal ohne Kompressionsversorgung, da viel Wert auf schöne Narben gelegt wird.

Die manuelle Lymphdrainage muss nach Verletzungen und Operationen immer an den Schmerz angepasst sein und soll nicht zusätzlich Schmerzen erzeugen. Dabei darf kein Zug- oder Dehnreiz auf frische Narben ausgeübt werden. Weiter hinten im Buch finden Sie die Behandlungen für den Bereich der Arme (Seite 73) sowie für den Bereich der Beine (Seite 86). Nach der MLD sollte immer ein den Schmerzen angepasster Kompressionsverband angelegt werden.

Rheumatisch bedingte Ödeme

Viele Erkrankungen aus dem rheumatischen Formenkreis sind mit schubartig auftretenden Beschwerden verbunden. Einzelne oder mehrere Maßnahmen der KPE können diese Beschwerden lindern und das Abheilen der Ödeme beschleunigen. Hier fasse ich verschiedene Krankheiten mit einem ähnlichen Erscheinungsbild zusammen, dazu gehören auch Autoimmunerkrankungen.

Morbus Bechterew und Arthritis

Beide Krankheiten gehen mit Entzündungen der Gelenke einher, wenn auch an unterschiedlichen Stellen. Hier kann man durch die MLD die entzündungsauslösenden Stoffe und somit auch das Ödem und Schmerzen reduzieren. Das Gewebe wird besser ernährt, die Mobilität wird verbessert und die Heilung dadurch beschleunigt. Eine langfristige Therapie ist sinnvoll, da die Entzündungen unterschwellig weiterbestehen können.

Sklerodermie

Bei dieser Autoimmunerkrankung ist Haut und Bindegewebe verhärtet. Je nach Befund und Beweglichkeit können Hände, Arme und das Gesicht behandelt werden. Die MLD trägt dazu bei, dass sich die eingeschränkte Bewegung verbessern kann. Im Gesichtsbereich ist die Mundinnendrainage empfohlen. Achtung: Auf keinen Fall Kompression anwenden!

Fibromyalgie

Früher wurde Fibromyalgie als »Weichteilrheuma« bezeichnet, was entzündliche Prozesse suggeriert. Diese Theorie ist mittlerweile überholt. Es handelt sich hierbei um eine erhöhte Schmerzempfindung. Die MLD in der Selbstanwendung ist eine ideale Ergänzung. Sie wirkt auf das vegetative Nervensystem ein und senkt somit die Schmerzwahrnehmung.

Morbus Sudek

Morbus Sudek (CPRS) ist eine Autoimmunkrankheit, die mit starken Schmerzen verbunden ist. Die Bezeichnung CPRS deutet darauf hin: Es ist die Abkürzung für »Complex regional pain syndrome«, auf Deutsch »komplexes regionales Schmerzsyndrom«. Das vegetative Nervensystem spielt hier eine zentrale Rolle, der Sympathikus ist erhöht aktiv. Aktuelle Lehrmeinung ist, dass in frühen sowie fortgeschrittenen Stadien der CPRS eine MLD und eine milde Kompression (evtl. nur mit Mullbinden) durchgeführt werden kann. Die MLD wirkt hier zum einen abschwellend, zum anderen ausgleichend auf das vegetative Nervensystem (Seite 73).

Multiple Sklerose
Bei der Multiplen Sklerose (MS), einer Autoimmunerkrankung, fallen durch die Abbauprozesse im zentralen Nervensystem gerade im Schub vermehrt lymphpflichtige Lasten an, somit ist die manuelle Lymphdrainage eine sehr gute Unterstützung. Sie ist als Eigenanwendung am Kopf und im Mundinnenraum (Seite 88) geeignet und kann sich positiv auf den Verlauf des Schubes auswirken. Beim Selbstmanagement ist die Mundinnendrainage, die Sie sich am besten von einem Therapeuten zeigen lassen, gerade in der Schubphase eine gute Therapie. In der schubfreien Phase kann die Lymphtherapie bei evtl. auftretenden Ödemen durch eine Inaktivität von z. B. den Beinen mit der Kompressionstherapie genutzt werden.

Schmerzende Arthrose mit Gelenkerguss
Ähnlich wie bei den postoperativen, posttraumatischen Ödemen und Arthritis, handelt es sich bei einer Arthrose mit Gelenkerguss meist ebenfalls um sterile Entzündungen. Hier kann man durch die manuelle Lymphdrainage die entzündungsauslösenden Stoffe und damit das Ödem und Schmerzen reduzieren. Das gilt für Arthrose im Bereich der Arme (Seite 73) wie auch im Bereich der Beine (Seite 86). Das Gewebe wird besser ernährt, die Mobilität wird verbessert und die Heilung beschleunigt. Auch ist ggf. eine leichte Kompressionsbandagierung möglich.

Lipödem

Das Lipödem-Syndrom ist eine chronische Erkrankung des Unterhautfettgewebes. Dabei handelt es sich um eine strukturelle Entartung von Fettzellen und eine schmerzhafte Fettverteilungsstörung. Es sind fast ausschließlich Frauen betroffen. Wenn Männer daran erkranken, liegt eine hormonelle Umstellung z. B. durch eine Schädigung der Leber zugrunde. Der Fachausdruck für das Lipödem lautet Panniculopathie, also eine Erkrankung des Unterhautfettgewebes (Panniculus adiposus). Es wird auch als Lipohyperplasia dolorosa bezeichnet, was die schmerzhafte Fettvermehrung beschreibt.

In den letzten Jahren erlebte das Krankheitsbild dank des Engagements vieler engagierter Fachkräfte und Betroffener einen regelrechten Popularitätsboom. Das ist sehr erfreulich, da die Erkrankung in der Zeit davor kaum wahrgenommen wurde. Allerdings brachte dies auch Probleme mit sich, so kamen immer wieder

Patientinnen zu mir in die Praxis, die sich Linderung und Heilung versprachen, die ich als Therapeut jedoch nicht erbringen kann. Hier ist eindeutig das Selbstmanagement gefragt.

In der Forschung ist man heute definitiv weiter als vor 10 Jahren, aber immer noch gibt es viele offene Fragen. Die Ursache des Lipödems ist nach wie vor unbekannt, auch zu den geeigneten Therapien gibt es unterschiedliche Auffassungen. Schauen wir uns aber an, was wir wissen. Allem voran müssen wir unterscheiden, was genau ein Lipödem ist und was nicht, welche Kombinationsformen es gibt und wie welche Form behandelt werden kann.

Ursachen für ein Lipödem

Vermutet wird eine genetische Veranlagung, aber auch die Hormone spielen offenbar eine Rolle, denn die Erkrankung tritt auffällig oft bei oder nach Hormonumstellungen (Pubertät, Schwangerschaft, Wechseljahre) auf. Beweise gibt es dafür jedoch noch nicht. Diskutiert wird, dass bei den Betroffenen Fettstammzellen bereits auf molekularer Ebene erkrankt sind.

Klassifikation des Lipödems

Das Lipödem wird in drei Stadien eingeteilt:

Stadium I: glatte Hautoberfläche, Unterhautgewebe hat eine weiche Konsistenz, ist aber noch gleichmäßig verdickt

Stadium II: unebene und wellenartige Hautoberfläche, knotenartige Strukturen im verdickten Unterhautgewebe; durch die Fettvermehrung an den Oberschenkeln ist eine X-Beinstellung möglich

Stadium III: ausgeprägte Umfangsvermehrung mit überhängendem Gewebe vor allem im Bereich der Knie oder Ellenbogen; Volumenvergrößerung endet oft abrupt an Knie, Knöchel oder Handgelenk

Zudem gibt es eine Einteilung in Typen, die sich danach richtet, welche Bereiche betroffen sind:

Typ I: Gesäß und Hüften sind betroffen (»Reiterhosenphänomen«)

Typ II: Gesäß, Hüfte und Oberschenkel sind betroffen

Typ III: Gesäß, Hüfte, Ober- und Unterschenkel sind betroffen

Typ IV: Beine und Arme sind betroffen, Füße und Hände sind nicht betroffen

Woher kommen die Schmerzen?

Zur Thematik der Schmerzen werden in Fachkreisen aktuell zwei Hypothesen diskutiert.

Hypothese 1: Die Schmerzen entstehen durch die Ausmaße der Ödeme zwischen den Fettzellen und die dadurch erhöhte Stauung und Entzündung im Gewebe.

Hypothese 2: Die Schmerzen im betroffenen Gewebe entstehen durch Entzündungen im Fett- und Bindegewebe.

Bisher galt die erste Hypothese, doch neuere Studien und Publikationen deuten darauf hin, dass die zweite Hypothese sich weiter wissenschaftlich bestätigen lässt.

Diagnose des Lipödems

Um ein Lipödem sicher zu diagnostizieren, muss es differenzialdiagnostisch betrachtet werden. Das heißt, es müssen Krankheiten mit ähnlichen Beschwerden und Symptomen ausgeschlossen werden. Dabei ist insbesondere die Abgrenzung von der Lipohypertrophie zu nennen.

Dieses Thema wird zurzeit viel diskutiert und es findet ein Paradigmenwechsel statt. Die folgenden Ausführungen bilden den aktuellen Stand ab.

Lipödem Disproportion zwischen Oberkörper und Unterkörper, symmetrische Fettpolsterverteilung meist ab hüftabwärts und Füße dabei frei, bei betroffenen Armen sind die Hände frei, deutlicher Druck- und Berührungsschmerz, auffallend deutliche Neigung zu blauen Flecken aufgrund einer erhöhten Fragilität der Blutkapillaren (Ursache ungeklärt), Spannungsschmerzen, oft Ödembildung in der zweiten Tageshälfte (eiweißarm), kühle Haut an den betroffenen Stellen, Neigung zum Fortschreiten der Krankheit

Lipohypertrophie Symmetrische Fettgewebsvermehrung im Hüft-, Gesäß- und/oder Beinbereich wie auch Armbereich bei schlankem Oberkörper, keine Ödeme, keine erhöhte Druckschmerzhaftigkeit, keine vermehrte Neigung zu blauen Flecken, es wird diskutiert, ob es sich im Laufe der Zeit zu einem schmerzhaften Lipödem entwickeln kann

Adipositas Fettgewebsvermehrung am Rumpf oder gesamten Körper, Proportionen zwischen Ober- und Unterkörper weitestgehend normal, keine erhöhte Druckschmerzhaftigkeit, keine vermehrte Neigung zu blauen Flecken, Adipositas kann allerdings ein Grund für das Entstehen von Lymphödemen sein

Lymphödem Ist asymmetrisch, Fußrücken ist angeschwollen, ist eiweißreich, kein Druck- bzw. Berührungsschmerz (meist wird Spannungsschmerz beschrieben)

Lipo-Lymph-Ödem Kombinationsform aus Lipödem und sekundär entstandenem Lymphödem, mögliche Folge einer Lymphabflussstörung durch langjährig bestehendes und/oder unzureichend behandeltes Lipödem, ist asymmetrisch, eiweißreiche Ödeme am Fußrücken

Phlebo-Lymphödem Folge und Symptom einer chronisch venösen Insuffizienz, ist eiweißreich

Kombinationen der verschiedenen Diagnosen sind möglich, man kann also z. B. Lipödem und Adipositas haben oder Lipohypertrophie und Adipositas. Das Lipödem wird über den Schmerz in den betroffenen Gebieten definiert.

Es gibt verschiedene Misch- und Kombinationsformen beim Lipödem: Lipo-Lymphödem (Mischform aus Lipödem und Lymphödem), Phlebo-Lipo-Lymphödem (Mischform aus Phlebo-Lymphödem – also venenbedingtes Ödem und Lipödem), primäres Lymphödem und Lipödem (Mischform aus einem angeborenen Lymphödem und Lipödem).

Therapie des Lipödems

Derzeit ist es (befristet) möglich, für die Behandlung eines reinen Lipödems Verordnungen für KPE zu bekommen. Das ist auf der einen Seite gut und sinnvoll, alleine schon für die Aufklärung und Schulung der Betroffenen. Doch auf der anderen Seite ist es unnötig, denn die manuelle Lymphdrainage kann nur momentane Schmerzerleichterung verschaffen und den Umfang nicht nennenswert mindern. Für eine Schmerzlinderung können Sie sich mit den Übungen in diesem Buch hoffentlich selbst helfen. Die Therapieplätze in den Praxen sind mittlerweile sehr rar, sodass vermehrt an das Selbstmanagement appelliert wird, das setzt natürlich eine sinnvolle Patientenedukation voraus. Ich arbeite gerne mit Betroffenen zusammen, gebe Tipps zum Selbstmanagement und kläre sie lymphologisch auf. Jedoch ist meine Hauptaufgabe als Therapeut die Betreuung und

Therapie von Lymphödemerkrankungen z. B. in der Krebsnachsorge. Für die Therapieerfolge einer manuellen Lymphdrainage bei einem reinen Lipödem braucht es im Grunde keinen Therapeuten, sondern ein gutes Selbstmanagement.

Die Therapie des Lipödems ist derzeit auf zwei Säulen aufgebaut. Durch die Kombination beider Verfahren kann ein dauerhaftes Ergebnis erzielt werden.

- konservative Behandlung – Schmerzreduktion und Ödemmanagement
- operative Behandlung – Fettreduzierung

Konservative Behandlung

Das Ziel der konservativen Behandlung ist die Kontrolle der Entzündungen im Fett- und Bindegewebe und eine Verminderung der Gewebsflüssigkeit mittels Kompression, Übungen in Kompression und ggf. manueller Lymphdrainage. Die therapeutische Unterstützung sollte ein Coaching der betroffenen Patientinnen sein mit der Zielsetzung, sie aufzuklären, das Selbstmanagement zu unterstützen und Bewegungstherapien anzuleiten. Eine interdisziplinäre Zusammenarbeit zwischen Lymphtherapie (in erster Linie Aufklärung), Bewegungstherapie (idealerweise physiotherapeutisch unterstützt), ggf. Psychotherapie und Ernährungsberatung mit Gewichtskontrolle (idealerweise von medizinisch ausgebildeten und geprüften Fachkräften) ist zu empfehlen. Denn nur mit einem sinnvoll geleiteten Selbstmanagement stellen sich Therapieerfolge ein. Die Selbstbehandlung mit manueller Lymphdrainage ist im Kapitel »Selbstbehandlung von Ödemen« sowohl für die Arme (Seite 74) als auch für die Beine (Seite 84) beschrieben.

Operative Behandlung

Bei der Therapie des Lipödems zählt die Liposuktion (Fettabsaugung) heute zum Standard. Allerdings ist unbedingt darauf zu achten, dass der Eingriff lymphologisch fachgerecht durch einen erfahrenen Operateur durchgeführt wird, sonst drohen schwere Schäden am Lymphgefäßsystem. Da die mediale Popularität der Erkrankung immer größer wird, entstehen auch immer mehr Trittbrettfahrer, die wirtschaftliche Interessen in den Vordergrund stellen. Zudem wird die Liposuktion als das Allheilmittel glorifiziert, was sie jedoch leider nicht ist. Nach derzeitigem Wissensstand ist sie wie die konservativen Therapien eine symptomatische Behandlung. Denn solange die Ursachen der Erkrankung nicht bekannt sind, kann man diese auch nicht behandeln.

Wenn Sie eine Operation in Erwägung ziehen, lassen Sie sich gut beraten. Erkundigen Sie sich auch bei mehreren Ärzten nach den Vorgehensweisen und den Risiken, die der Eingriff mit sich bringt. Fachlich falsch ausgeführte OPs schädigen das Lymphgefäßsystem nachhaltig und erzeugen unter Umständen sekundäre Lymphödeme.

Nach einer Liposuktion muss über mehrere Wochen eine intensive Nachbehandlung mit Kompression und manueller Lymphdrainage in idealerweise hoher Behandlungsfrequenz durchgeführt werden. Bitte planen Sie dieses mit der entsprechenden Weitsicht.

Zellulite

Zellulite ist eine konstitutionell (körperliche Verfassung) bedingte Veränderung des Unterhautfettgewebes im Oberschenkel- und Gesäßbereich. Aufgrund des Aussehens der Hautoberfläche wird sie auch als Orangenhaut bezeichnet. Die Zellulite kommt fast ausschließlich bei Frauen vor, da bei Männern das Bindegewebe eine andere Struktur hat. Einfach beschrieben, zeichnen sich bei Frauen durch die dünnere Beschaffenheit des Bindegewebes und der Haut Fettzellen an der Hautoberfläche ab. Bei Übergewicht oder schwachem Bindegewebe kann die Zellulite schon in jungen Jahren auftreten, mit fortschreitendem Alter bekommen 80–90% der Frauen in unterschiedlichem Ausmaß Zellulite.

Ursache für Zellulite

Als Ursache wird eine leichte Stauung an Gewebsflüssigkeit zwischen den Fettzellen diskutiert. Das Fettgewebe wird von bindegewebigen Kollagensträngen in gitterartigen Unterteilungen durchzogen. Diese Strukturen schwellen unter den Hormonveränderungen des Menstruationszyklus mehr oder weniger an und machen so die Form der Kollagenbänder sichtbar. Für die Behauptung seitens der Alternativmedizin, verantwortlich sei die Ansammlung diverser Stoffwechselprodukte, hier fallen Begriffe wie Schlacken und Übersäuerung im Bindegewebe, gibt es keine wissenschaftlichen Belege.

Behandlung der Zellulite

Da Zellulite tiefe Hautstrukturen betrifft, kann durch Cremes, Salben und Co. kein Erfolg erzielt werden. Vielmehr ist es der Effekt des Einmassierens, worauf die

Wirkung beruht. Somit ist die Eigenanwendung der manuellen Lymphdrainage (Seite 84) ideal geeignet, um den optischen Effekt der Zellulite zu minimieren. Sportliche Aktivität, die Vermeidung von Übergewicht, sinnvolle Ernährungsstrategien und Kneipp-Anwendungen können zusätzlich einen positiven Effekt auf das Erscheinungsbild der Zellulite haben.

Ödeme in der Schwangerschaft

In über 80% der Schwangerschaften kommt es zu sogenannten physiologischen Schwangerschaftsödemen. Dies lässt sich auf verschiedene Faktoren zurückführen.

Ursachen für Ödeme in der Schwangerschaft

- Während der Schwangerschaft besteht eine verminderte Konzentration der Eiweiße im Blutplasma. Damit verbunden ist eine herabgesenkte Bindung von Wasser im Blut (Hypoproteinämie), in der Folge tritt vermehrt Wasser ins Gewebe aus.
- Es kommt zu einer Erhöhung des Volumens des zirkulierenden Blutes (Hypervolämie), dies führt dazu, dass die Blutkapillaren durchlässiger für Eiweiß werden und vermehrt ins Gewebe austreten. Das wiederum begünstigt Wassereinlagerung im Gewebe, da Eiweiße Wasser binden.
- Hinzu kommt eine Auflockerung im Gewebe, somit ist der Gegendruck des Gewebes geringer als sonst.
- Der Spannungszustand der tiefen Leitvenen in den Beinen nimmt ab, somit sinkt die Aktivität dieser Venen um ca. 30%.
- Die schwangere Gebärmutter übt zusätzlichen Druck auf die tiefen Beckenvenen aus und der Druck im Bauchraum steigt an.
- Die Lymphgefäße regulieren normalerweise den Anstieg des Wassers im Gewebe durch Mehrtätigkeit. In der Schwangerschaft reagieren die Lymphgefäße jedoch nicht wie gewohnt. Sie pumpen sozusagen nicht ordnungsgemäß.
- Eine Schwangerschaft kann Auslöser für Krampfadern sein, aus denen sich im weiteren Verlauf ein Phlebo-Lymphödem (Seite 24) entwickeln kann.

Behandlung von Ödemen in der Schwangerschaft

Die Therapie der physiologischen Schwangerschaftsödeme lässt sich sehr gut über die Kompression ausüben. Am praktikabelsten sind dabei Kompressionsstrümpfe oder Kompressionsstrumpfhosen mit flexiblen Leibteilen, die allerdings frühzeitig angepasst werden sollten, wenn das Volumen der Beine noch gering ist.

Die manuelle Lymphdrainage in Eigenanwendung ist hier ideal geeignet (Seite 82), im späteren Verlauf der Schwangerschaft ist ggf. Hilfe dabei nötig. Laut Lehrmeinung ist ein physiologisches Schwangerschaftsödem bis auf Kompression nicht therapiebedürftig.

Hinweise zur Behandlung von Ödemen

Bei den einzelnen Erkrankungen werden die empfohlenen Therapien beschrieben. Hier finden Sie zusätzlich allgemeine Informationen und insbesondere Hinweise zu Kontraindikationen.

Die MLD und die KPE

Eine Therapie mit der manuellen Lymphdrainage (MLD) im Rahmen der Komplexen Physikalischen Entstauungstherapie (KPE) wird für eine ganze Reihe von Ödemen empfohlen. Weiter vorne im Buch sind die Erkrankungen des Lymphgefäßsystems (Seite 20) näher beschrieben.

- Lymphödeme, primär (angeboren) und sekundär (erworben durch z. B. eine OP)
- Phlebo-Lymphödeme, entstanden durch länger bestehende Krampfadererkrankung
- steril-entzündliche Ödeme, z. B. Ödeme nach OPs (postoperativ), nach Verletzungen (posttraumatisch), CRPS (Morbus Sudek), bei akuten Rheumaschüben oder akuten Schüben bei Morbus Bechterew, bei akutem Bandscheibenvorfall, Multipler Sklerose (MS), dauerhaft schmerzender Arthrose mit Gelenkerguss
- Lipödem
- Lipo-Lymphödeme
- Phlebo-Lipo-Lymphödeme
- lymphostatische Krankheitszustände im Gehirn und/oder Augenbereich – z. B. ausgelöst durch immer wiederkehrende HNO-Infekte
- lymphostatische Magen-Darm-Erkrankungen

Wichtig

Bei durch eine Krankheit verursachten Ödemen muss zunächst die Grunderkrankung behandelt werden. Maßnahmen der MLD/KPE sind hier meist sinnlos bzw. sogar teilweise schädlich.

Gegenanzeigen

Bevor man sich zu einer Behandlung mit der MLD oder der Kompressionstherapie entschließt, sind Gegenanzeigen – in der Fachsprache Kontraindikationen genannt – unbedingt auszuschließen.

Kontraindikationen für die manuelle Lymphdrainage

- akute Entzündungen durch Keime (z. B. Fieber, Infekte, Wunden mit Keimbefall)
- eine unbehandelte Herzinsuffizienz (Herzschwäche)
- akute Thrombosen und Venenentzündungen im Behandlungsgebiet (unbedingt ärztlich abklären!)
- unbehandelte Pilzerkrankung im Behandlungsgebiet
- nässende Ausschläge im Behandlungsgebiet
- Tumore/Krebsbefall im Behandlungsgebiet
- lokale Kontraindikation im Bauch-/Beckenbereich (gilt nicht für die Übung »Tiefe Bauchatmung«): Schwangerschaft, entzündliche Darmerkrankungen, Periode, Bestrahlung im Bauchraum, Aneurysma der Bauchaorta, akute Beckenvenenthrombose, hochgradige Arteriosklerose
- lokale Kontraindikationen für die Halsbehandlung (gilt nicht für die Übung »Venenwinkel vorbereiten«): Schilddrüsenüberfunktion, Herzrhythmus-Störungen

Kontraindikationen für die Kompressionstherapie

- akute Entzündungen durch Keime (z. B. Fieber, Wunden mit Keimbefall)
- eine unbehandelte Herzinsuffizienz (Herzschwäche)
- starke Neuropathie (Taubheitsgefühl, z. B. bei Diabetes mellitus), da der Druck und die Falten im Verband zu Druckstellen führen, die ggf. nicht wahrgenommen werden können
- eine fortgeschrittene pAVK, das ist eine periphere arterielle Verschlusskrankheit, bei der die Arterien durchflussgemindert oder verschlossen sind
- Sklerodermie, das ist eine Verhärtung der Haut und des Bindegewebes

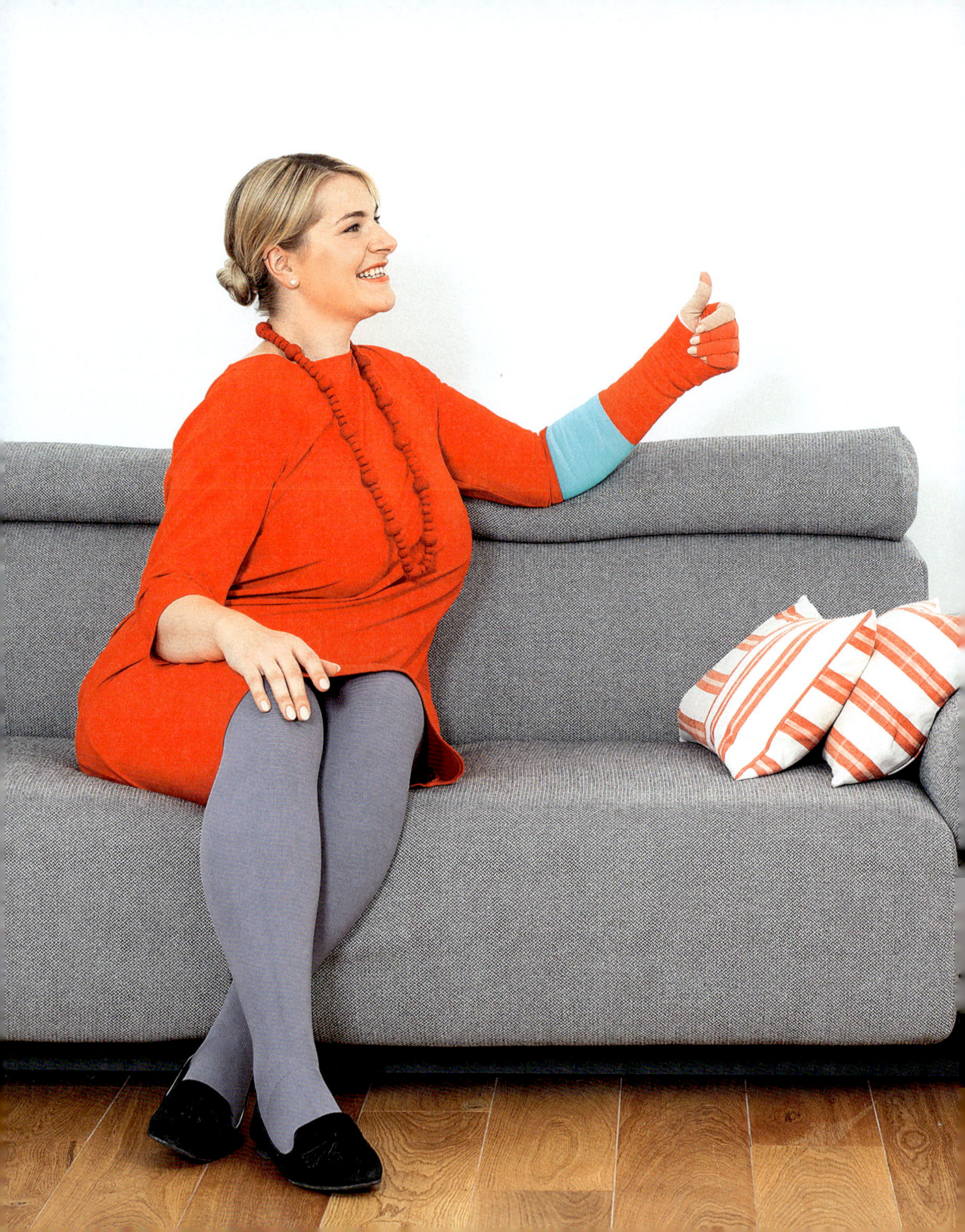

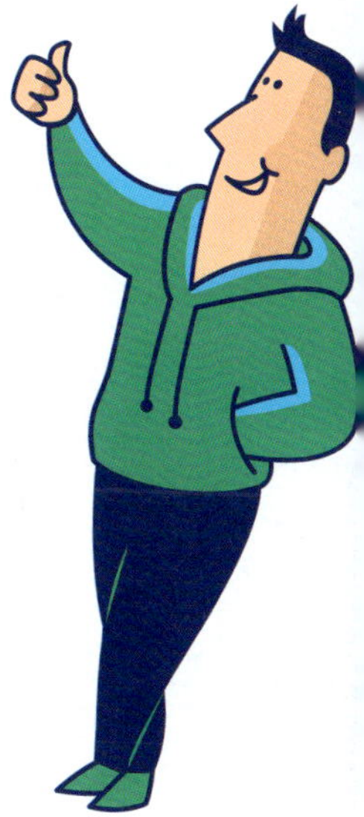

Selbstmanagement für das Lymphsystem

Sind Sie bereit? Auf den folgenden Seiten zeigt Ihnen der kleine Coach, wie Sie die Elemente der Komplexen Physikalischen Entstauungstherapie umsetzen.

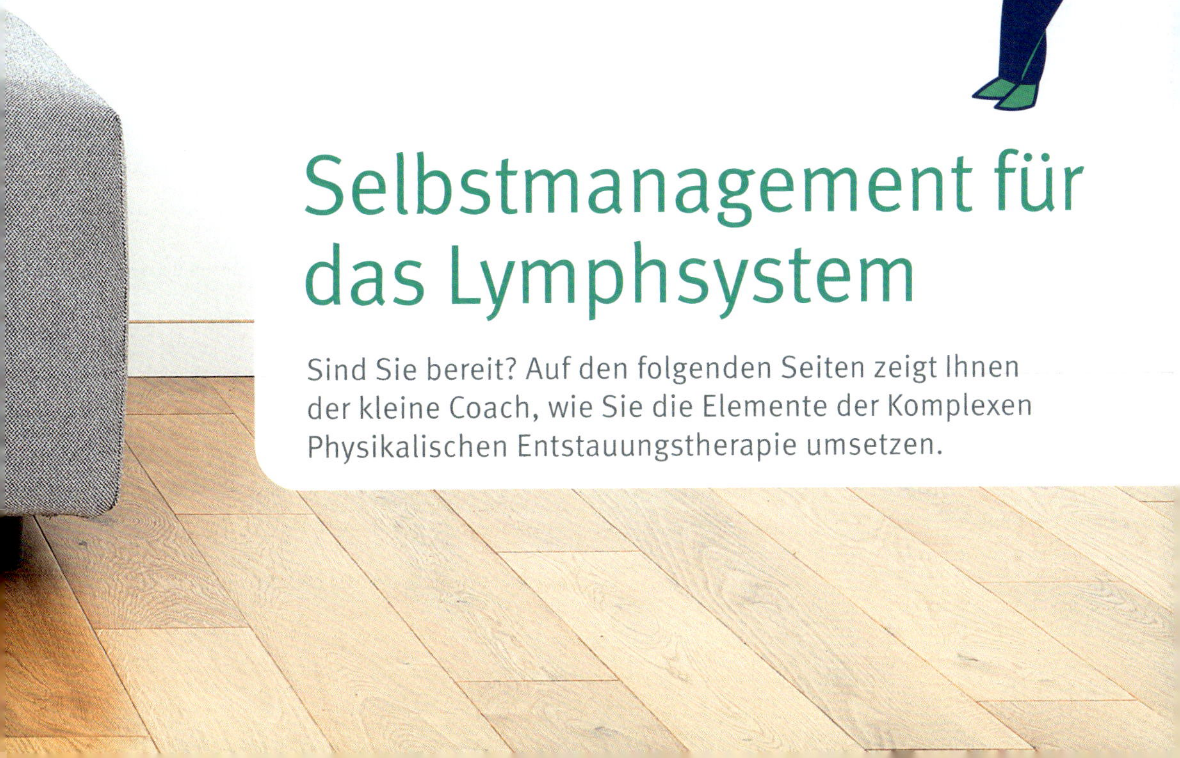

Die wichtigsten Griffe und Basisübungen

Bringen Sie die Lymphe zum Fließen. Neben der richtigen Technik sind vor allem Regelmäßigkeit, Konsequenz und Übung entscheidend für den Erfolg.

Auf den folgenden Seiten stelle ich Ihnen die Grundgriffe der manuellen Lymphdrainage vor sowie einige Basisübungen. Wichtig bei allen Übungen ist, dass Sie sie zu einem möglichst täglichen Ritual werden lassen. Denn nur mit Routine, Regelmäßigkeit und Übung können Erfolge erzielt werden. Stellen Sie sich vor, dass Sie damit ihre Lymphgefäße trainieren. Wenn Sie die manuelle Lymphdrainage und die Übungen täglich machen, fördern Sie die Bewegung von Flüssigkeit und Abfallprodukten aus dem Hautuntergewebe, sodass dieses Gewebe nicht anschwillt oder hart wird. Die MLD stimuliert auch das Wachstum neuer Lymphgefäße und regt vor allem die Eigentätigkeit erkrankter Lymphgefäße an.

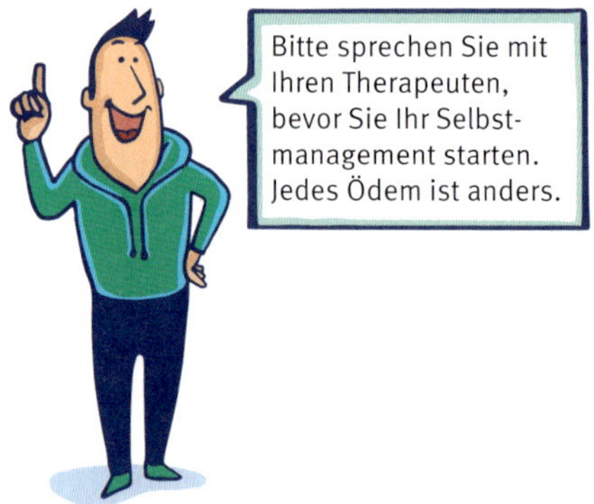
Bitte sprechen Sie mit Ihren Therapeuten, bevor Sie Ihr Selbstmanagement starten. Jedes Ödem ist anders.

Die Grundgriffe in der manuellen Lymphdrainage

In der manuellen Lymphdrainage gibt es vier klassische Grundgriffe. Zwei davon sind für die Selbstbehandlung geeignet. Darüber hinaus können Sie in der Eigenanwendung auch Streichungen und verschiedene Griffe zum Lösen von Fibrosen anwenden.

Stehender Kreis: sehr effektiv, ideal für die Eigenanwendung

Pumpgriff: zur Eigenanwendung geeignet, für Fortgeschrittene

Schöpfgriff: für die Eigenanwendung nicht geeignet

Drehgriff: für die Eigenanwendung nicht geeignet

Streichungen: für die Eigenanwendung geeignet

Griffe zum Lösen von Fibrosen: für die Eigenanwendung geeignet

Im Folgenden beschreibe ich die Griffe, die für die Eigenanwendung geeignet sind und die in den Anleitungen zur Selbstbehandlung in diesem Buch eingesetzt werden.

Jeder Griff bedarf der Übung, geben Sie also bitte nicht gleich auf, wenn Ihnen die Griffe am Anfang nicht so elegant gelingen wie Ihren Therapeutinnen und Therapeuten. Auch sie mussten es einmal lernen und waren am Anfang vermutlich unbeholfen. Mit der Zeit und durch Training werden die Bewegungsabläufe immer harmonischer.

Wichtig

Bei den Griffen müssen Sie nicht unbedingt die perfekte Technik beherrschen – entscheidend ist, dass Sie Ihr Selbstmanagement überhaupt in die Hand nehmen. Das ist ein außerordentlich wichtiger Schritt!

Wichtig zu wissen

- Fangen Sie immer im Abflussgebiet des Systems an. Dort anzufangen, wo es sich staut, bringt genauso wenig wie einen Stau auf der Autobahn von hinten anzuschieben. Er muss ebenfalls vorne aufgelöst werden. Sie können die Vorgehensweise mit Ihrem Therapeuten absprechen.
- Stellen Sie möglichst viel Hautkontakt mit Ihrer Hand her. Fläche ist Trumpf.
- Nutzen Sie für die explizite manuelle Lymphdrainage keine Gleitmittel.
- Nutzen Sie die komplette Verschieblichkeit der Haut bzw. des Bindegewebes aus.
- Der Auflagedruck sollte sich immer im »Wohlfühlbereich« befinden und möglichst nicht zu Rötungen in der Haut führen. Üben Sie dies ggf. mit Ihrem Therapeuten.
- Führen Sie die Griffe mit möglichst wenig Kraft, jedoch mit möglichst großer Verschiebung der Haut durch.
- Lassen Sie sich Zeit, die Bewegungen sollten nicht zu schnell sein. Bei der Arbeit in einem Gebiet mit intaktem Lymphgefäßsystem empfiehlt sich ein Sekundenrhythmus und im Lymphödem-Gebiet ist der Rhythmus deutlich langsamer (2–4 Sek. pro Griff). Das Lymphgefäßsystem ist grundsätzlich ein träges System und die Gefäße in einem Lymphödem sind ja erkrankt.
- Es gibt bei den Griffen immer eine Schubphase und eine Entspannungsphase, durch diese Abwechslung werden die Lymphbildung und der Weitertransport im Gefäß gewährleistet.
- In der Schubphase wird die Flüssigkeit in den Gefäßen und im Unterhautgewebe bewegt. Die Schubphase geht immer in die Richtung des Abflussgebiets, also der Lymphknoten, bzw. in Richtung des gesunden Nachbargebietes.
- In der Phase der Entspannung und des passiven Lösens des Schubes/Zuges auf das Bindegewebe kann die Lymphflüssigkeit, die sich während der Schubphase gebildet hat, in die weiterführenden Gefäße gelangen. Es kann sich auch im Gewebe wiederum Flüssigkeit sammeln, die dann durch die nächste Schubphase verschoben werden kann.
- Spüren Sie selbst: Wie fühlt sich das Gewebe an, was passiert im Gewebe bei bestimmten Bewegungen? Das Wichtigste ist das Spüren. Sie haben es förmlich selbst in der Hand: Was bewirkt Ihre Hand im Gewebe?

Stehender Kreis

» Der stehende Kreis ist der vermeintlich simpelste Griff in der MLD, er kann jedoch sehr effektiv sein. Er ist ideal für die Eigenanwendung.

Darum geht es Der stehende Kreis kann an allen Körperregionen eingesetzt werden. Seine Bewegung ist kreisförmig, daher der Name. Dieser Griff kann den Effekt der Lymphbildung verstärken und einen entstauenden Effekt auf die Gefäße und das Gewebe haben. Je nach Körperregion muss er angepasst werden. Generell gilt: Je mehr Fläche Sie nutzen können, je mehr Effekt hat dieser Griff.

Der stehende Kreis kann einhändig wie auch beidhändig durchgeführt werden, dass also beide Hände gleichzeitig oder auch abwechselnd in die gleiche Richtung arbeiten. Dieser Griff zählt eher zu den statischen Griffen und soll stehende Flüssigkeit mobilisieren. Sie können sich den Griff wie »Wasserschöpfen« vorstellen oder auch wie eine Bewegung, wenn man etwas vom Tisch kehren möchte.

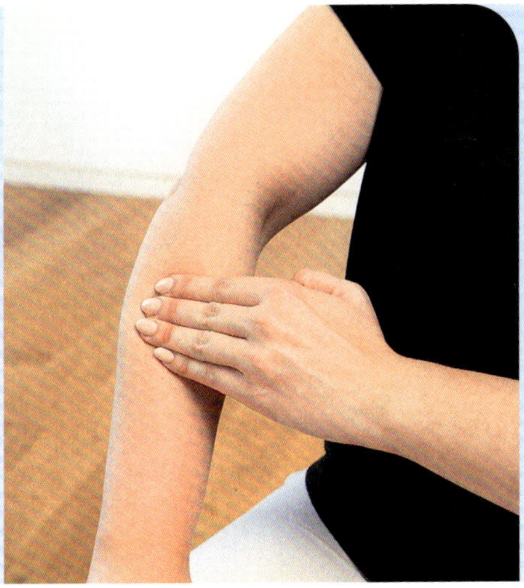

HINWEIS

Fibrosen lösen

Der stehende Kreis in einer festeren Form mit mehr Druck ist auch ideal, um feste Stellen im Gewebe (lymphostatische Fibrosen) zu lösen. Sie können dabei auf dieser festen Stelle immer wieder mit höherem Druck zirkeln, bis die Stelle weicher wird. Das Ganze sollte sich immer in einem Bereich bewegen, der schmerztechnisch für Sie okay ist. Sie sollen sich auf keinen Fall übermäßig quälen.

Ausführung

- Als **Anfangsübung** legen Sie Ihre Hand mit möglichst viel Hautkontakt auf. Geben Sie nun Schub in Richtung Abflussgebiet. Lösen Sie den Schub und lassen Sie sich vom Gewebe zurücktragen, der Hautkontakt ist dabei die ganze Zeit möglichst hoch, hier wird nicht aktiv zurückgeschoben! (1)

- Für die **eigentliche Übung** stellen Sie wieder möglichst viel Hautkontakt her.

- Bewegen Sie die Hand in einer Kreisform zu Ihren Fingerspitzen. (2)

- Führen Sie diese Bewegung weiter kreisförmig aus, mit Schub in Richtung Abfluss. (3)

- Am Scheitelpunkt angelangt, lassen Sie sich vom Gewebe wieder zurücktragen, die Bewegung verläuft weiterhin kreisförmig. (4) Sie sind nun wieder am Ausgangspunkt.

Einfach, aber sehr effektiv

Der stehende Kreis ist ein recht einfacher Griff in der MLD, er hat jedoch eine sehr effektive Wirkung. Sollte Ihnen der Griff nicht gleich auf Anhieb gelingen, üben Sie ihn nicht allzu verbissen. In der Regel bedarf es lediglich etwas Wiederholung und Routine.
Das gilt übrigens für alle Maßnahmen im Selbstmanagement. Entscheidend ist, dass Sie überhaupt aktiv werden. Das ist ein wertvoller Schritt und gibt Ihnen eine Selbstständigkeit im Umgang mit Ihrem Körper zurück. Sie sind dadurch nicht immer auf fremde Hilfe angewiesen. Spüren Sie selbst, was die Griffe in dem Gewebe unter Ihren Fingern bewirken, wie sich die Beschaffenheit des Gewebes verändert. Mit der Zeit bekommen Sie ein gutes Gefühl dafür.

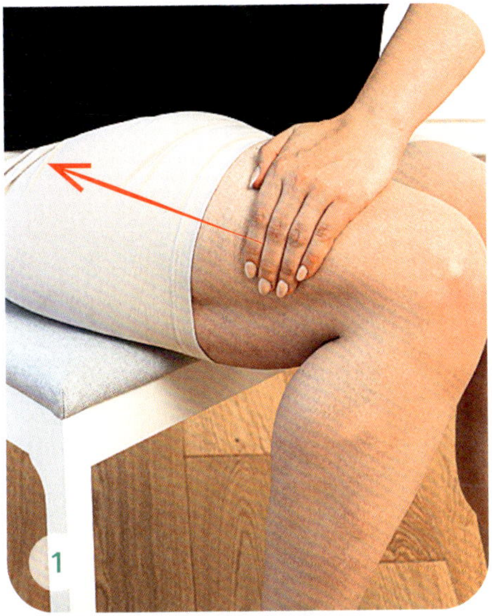
1

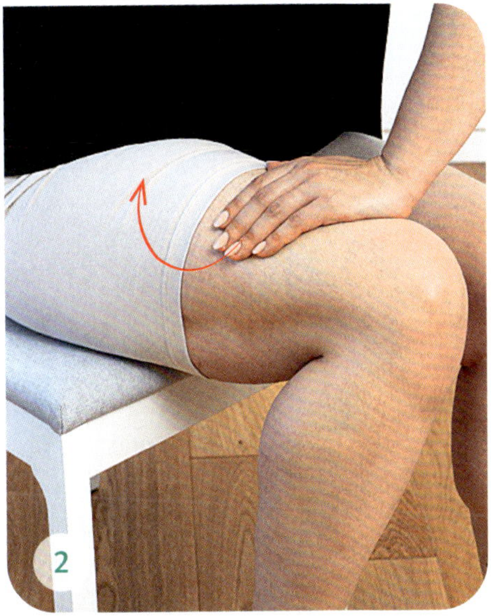
2

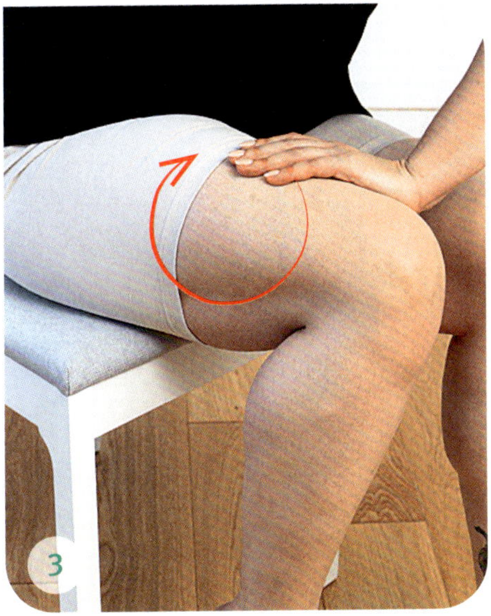
3

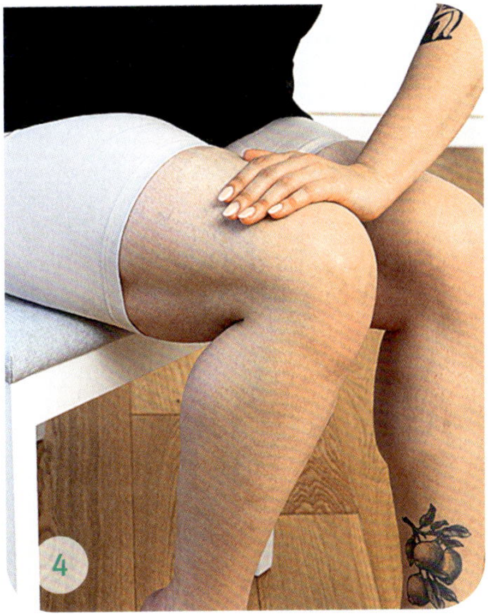
4

Pumpgriff

» Der Pumpgriff ist insbesondere für die Anwendung an Armen und Beinen geeignet.

Darum geht es Der Pumpgriff ist ein flüssigkeitsverschiebender Griff, der auch mal etwas dynamisch ausgeführt werden kann. Er ist ideal geeignet für Arme und Beine, aber auch im Rumpfbereich können Sie ihn anwenden. In der Eigenanwendung kann der Griff meist nur einhändig durchgeführt werden. Der Griff besteht aus 4 Phasen. Phase 1, 2 und 4 stellen sozusagen die Entspannungsphase dar.

Durchführung

- Phase 1: Daumen abspreizen, Fingerspitzen und Daumen auf die Haut aufstellen. ❶

- Phase 2: Die Hand flächig ablegen und maximalen Hautkontakt herstellen. ❷

- Phase 3: Die flächige Hand gibt Schub in Richtung Abflussgebiet, dabei das Gewebe verschieben, nicht rutschen. ❸

- Phase 4: Die Hand löst passiv den Schub auf das Gewebe, Sie lassen sich vom Gewebe zurücktragen. ❹

- Danach versetzen Sie die Hand ca. eine Handbreit in Richtung Arbeitsrichtung.

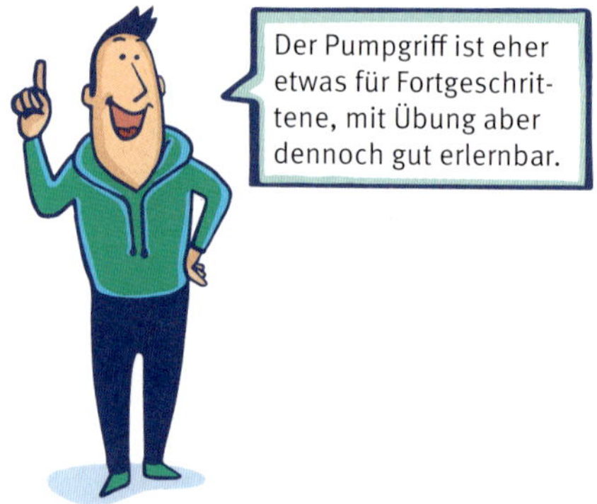
Der Pumpgriff ist eher etwas für Fortgeschrittene, mit Übung aber dennoch gut erlernbar.

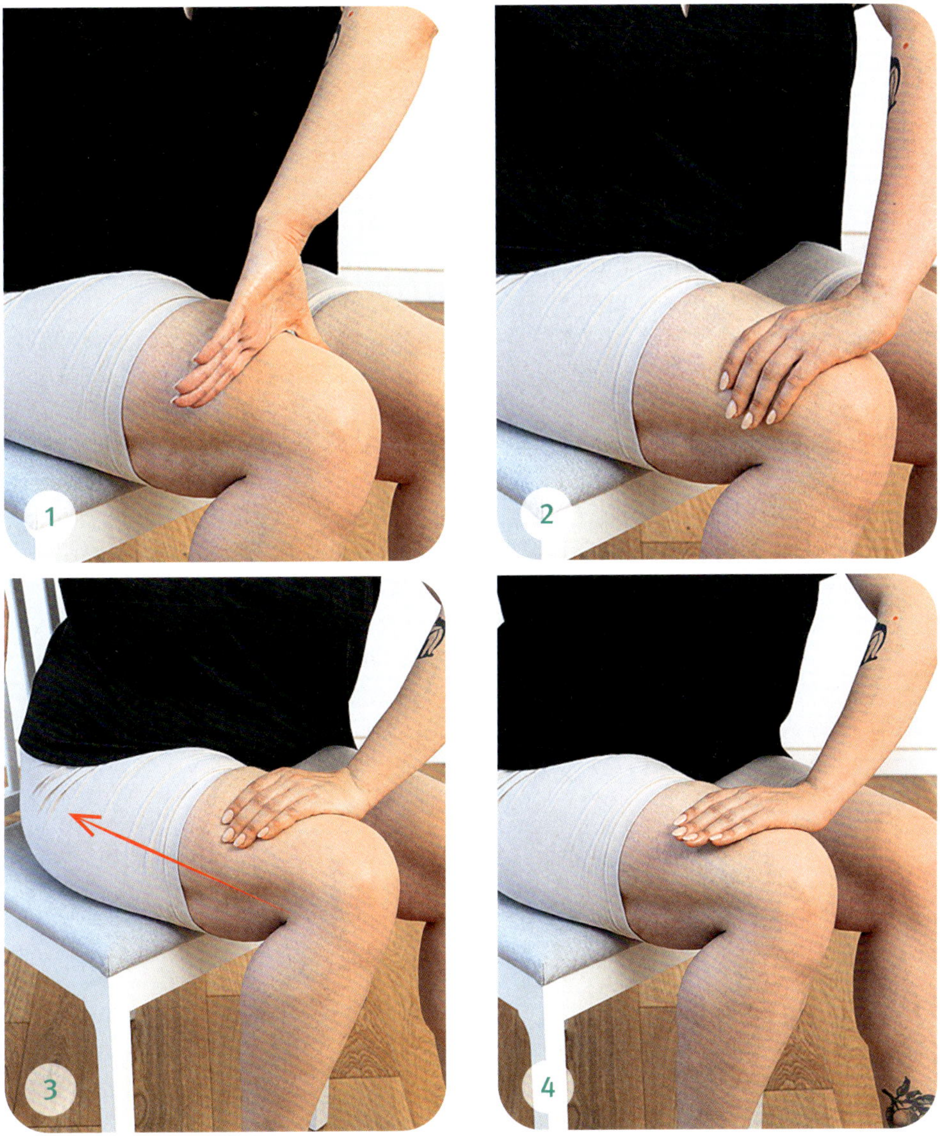
1
2
3
4

Streichungen

» Streichungen sind einfach anzuwenden und ideal für die Selbstbehandlung.

Darum geht es In der professionellen manuellen Lymphdrainage sind Streichungen eher ungeeignet, da sie das Potenzial haben, eine Mehrdurchblutung zu erzeugen. Dies ist unerwünscht, denn mehr Blut bedeutet mehr Flüssigkeit und Flüssigkeit wollen wir ja eigentlich wegtransportieren. Im Bereich der Selbstbehandlung sind Streichungen allerdings ein gutes Mittel und einfach anzuwenden.

Sie können Streichungen einhändig oder beidhändig durchführen. Sie lassen sich auch gut mit der täglichen Hautpflege verbinden, so können Sie beispielsweise beim täglichen Eincremen mit Bodylotion Ihr Lymphgefäßsystem anregen. Gleitmittel sind für die MLD nicht geeignet, doch die Streichungen beim Eincremen sind ein positiver Impuls für die Lymphgefäße. Sie erzeugen ebenfalls einen Zug im Bindegewebe und steigern dadurch die Lymphbildung.

Durchführung Legen Sie Ihre Hand auf und stellen Sie Hautkontakt her. Streichen Sie nun über Ihre Haut in Richtung Abflussgebiet. Diesen Vorgang können Sie mehrfach wiederholen.

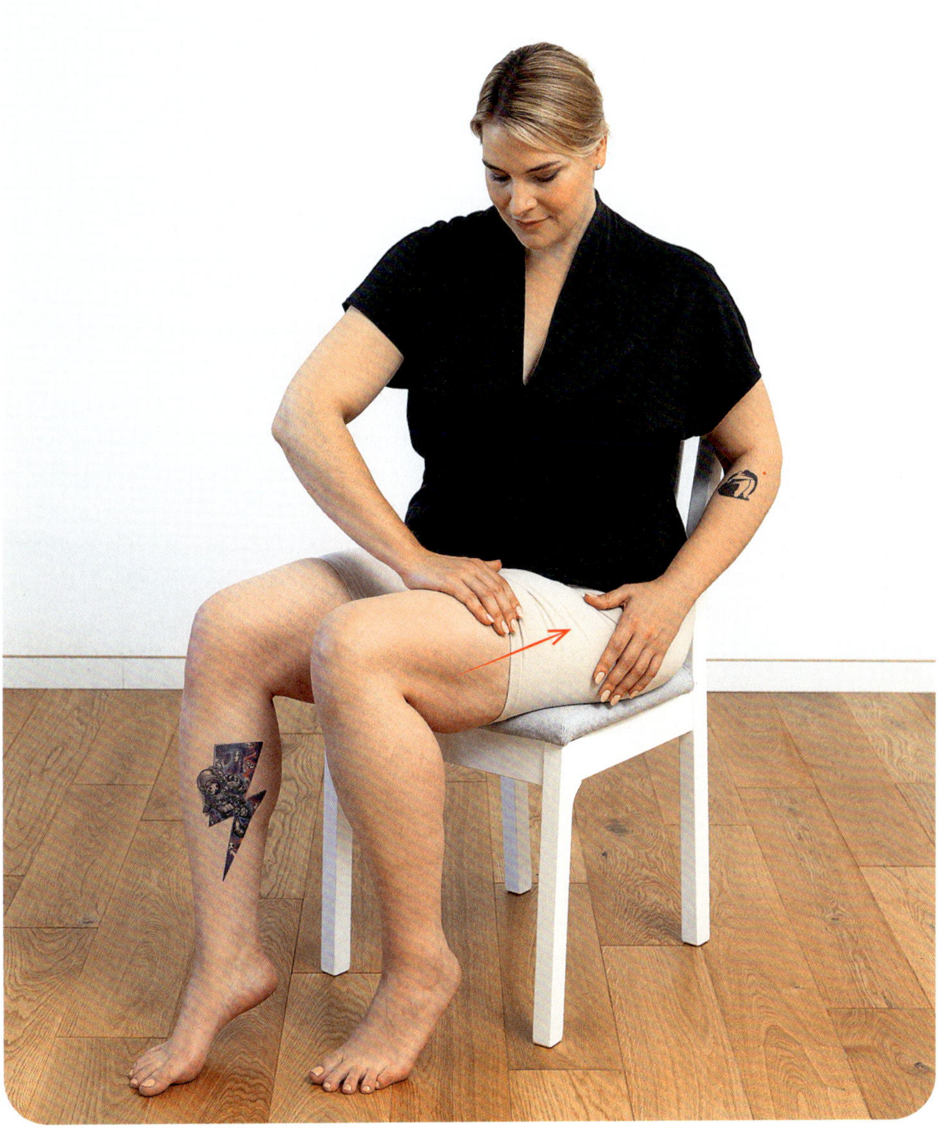

Griffe zum Lösen von Fibrosen

» Diese Griffe bitte vorher unbedingt mit den behandelnden Therapeuten besprechen und üben!

Darum geht es Die Techniken Knetungen, Zirkelungen und Hautknetungen kommen aus der klassischen Massage und haben in der manuellen Lymphdrainage nur zum Lösen von Fibrosen Verwendung, da sie eine Mehrdurchblutung erzeugen. Allerdings sind sie bei lymphostatischen Fibrosen (verhärtete Stellen im Lymphödem) ideal, um diese Stellen zu lösen. Bitte fangen Sie hier langsam an und fühlen Sie sich mit Bedacht in diese intensiven Techniken hinein.

Durchführung

Knetung: Nehmen Sie hierzu die feste Stelle beidhändig zwischen die Finger und Daumen und verschieben die Haut gegenläufig. ❶

Zirkelung: Gehen Sie mit den Fingerspitzen des Mittel- und Ringfingers direkt auf die feste Stelle und machen kleine intensive stehende Kreise. ❷

Hautknetungen: Nehmen Sie zwischen Daumen und Zeigefinger (evtl. Mittelfinger zur Unterstützung) eine Hautfalte und versuchen Sie diese in verschiedene Richtungen zu verschieben. ❸

Vibrationen: Fibrosen reagieren positiv auf Vibrationen, daher lassen sich mit dem Einsatz von Massagegeräten beim Lockern von Fibrosen sehr gute Ergebnisse erzielen. Es gibt im Handel medizinische Geräte zu stattlichen Preisen, jedoch erfüllen nichtmedizinische Massagegeräte den gleichen Zweck. ❹

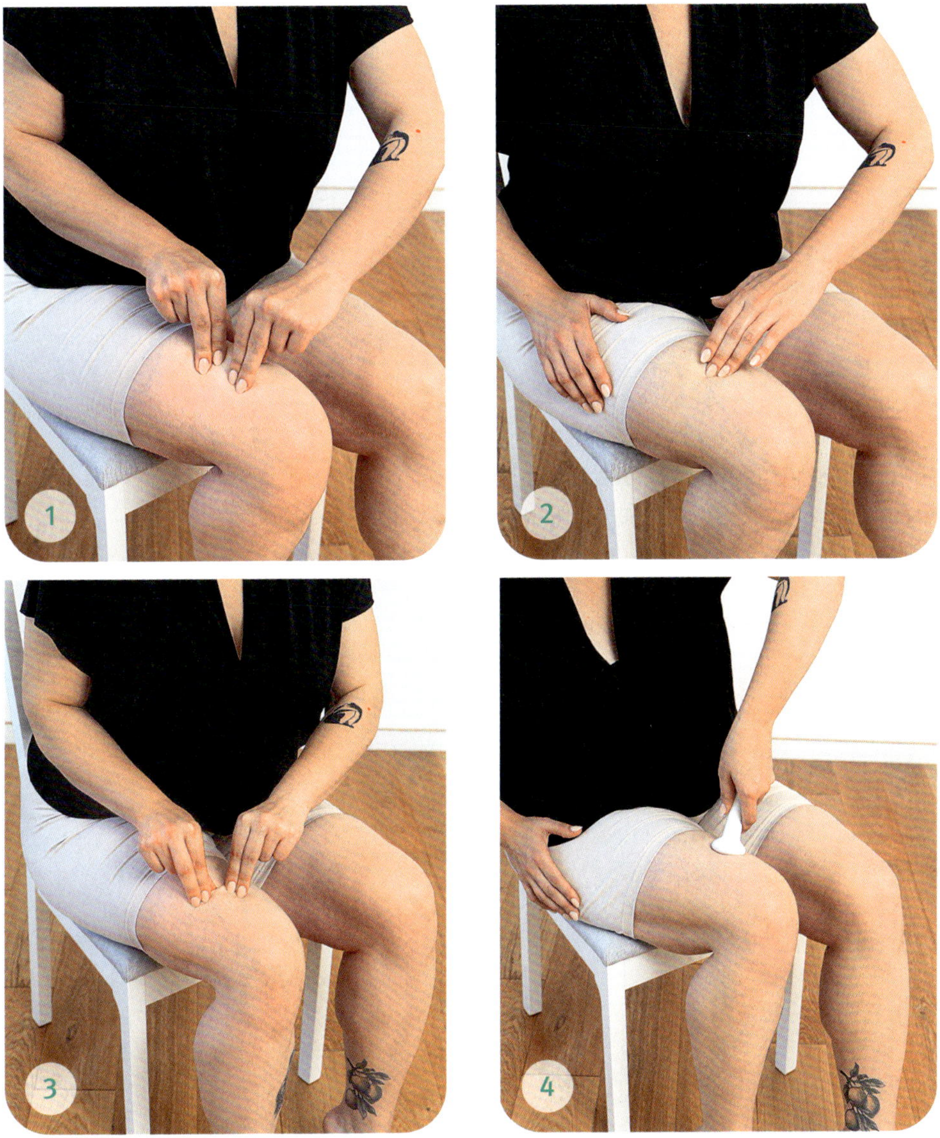
1
2
3
4

Basisübung 1: Schulter-Nacken-Übungen

» Mit den Basisübungen startet jede Eigenbehandlung, um das Lymphgefäßsystem anzuregen.

Darum geht es Die Schulter-Nacken-Übungen bringen Bewegung in die Region der Mündungsgebiete (Venenwinkel) des Lymphgefäßsystems und erzeugen somit einen Sog im System. Die Venenwinkel sitzen direkt hinter den Schlüsselbeinen. Hier wird das Blut der Vena jugularis interna und der Vena subclavia zusammengebracht.

Ausgangsposition Am besten setzen Sie sich entspannt und aufrecht hin. Sie können aber auch im Stehen üben.

Nackenrotation

Ausführung Atmen Sie ein und drehen Sie den Kopf langsam zur Seite, so weit, wie es Ihnen möglich ist. Es soll keine Schmerzen erzeugen. Halten Sie diese Position ca. 5 Sekunden. Atmen Sie aus, kehren Sie zur Mitte zurück und führen Sie das Ganze zur anderen Seite durch.

Häufigkeit 5-mal pro Seite

Kopfneigung

Ausführung Neigen Sie den Kopf zur Seite und bringen Sie Ihr Ohr vorsichtig in Richtung Schulter, halten Sie diese Position ca. 5 Sekunden und bringen Sie den Kopf wieder in die Ausgangsposition.

Häufigkeit 5-mal pro Seite

Schulterzucken

Ausführung Atmen Sie ein und heben beide Schultern in Richtung Ohren. Atmen Sie aus und kehren in eine entspannte Position zurück.

Häufigkeit 10-mal

Schulterkreisen

Ausführung Kreisen Sie 10-mal mit beiden Schultern nach oben und nach hinten und danach in die andere Richtung.

Häufigkeit 10-mal in jede Richtung

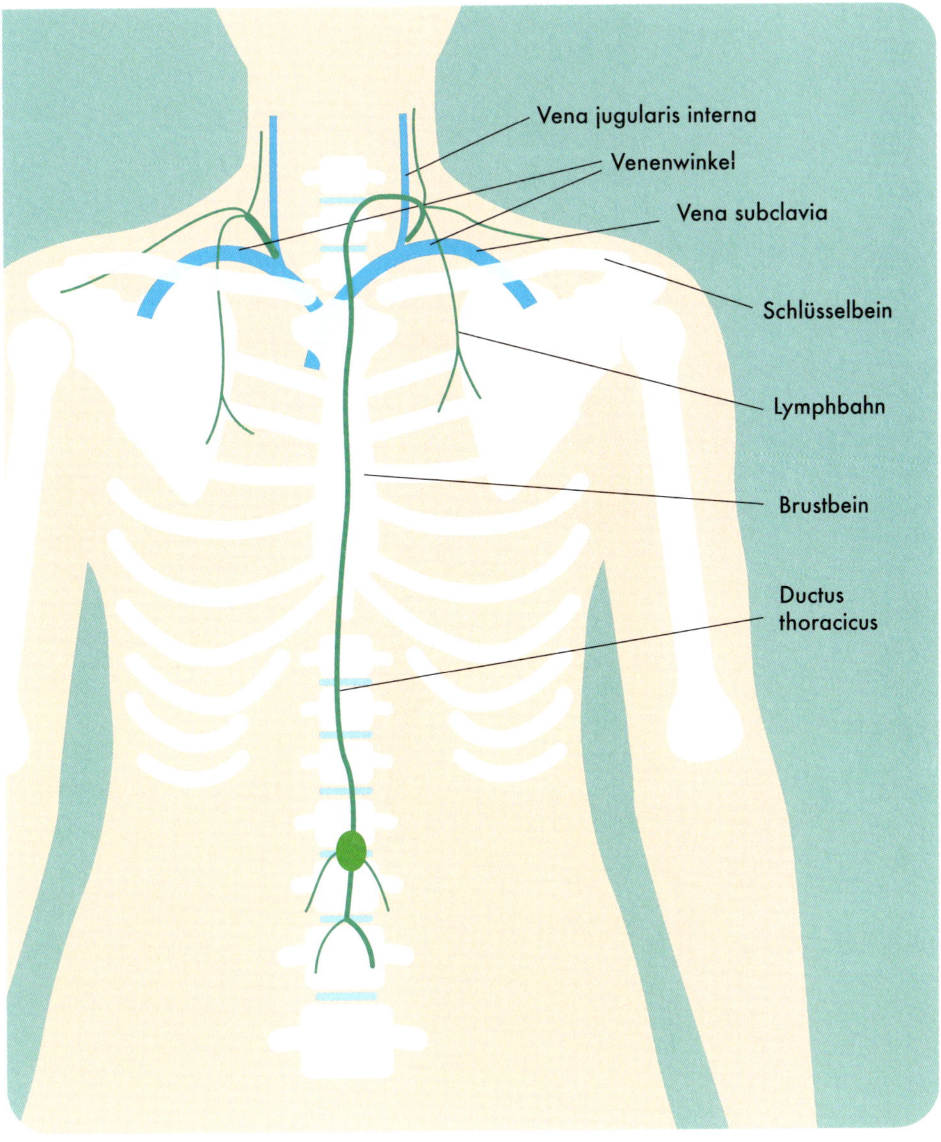

Venenwinkel

Basisübung 2: Venenwinkel vorbereiten

» Machen Sie diese Übung ganz in Ruhe. Die Vorbereitung ist wichtig für die manuelle Lymphdrainage.

Darum geht es Diese Technik dient zum Vorbereiten der Einmündungsstellen des Lymphgefäßsystems in das Blutgefäßsystem.

Ausgangsposition Am besten im Sitzen oder auch im Stehen; kreuzen Sie vor dem Oberkörper die Arme und bewegen Sie Ihr Kinn leicht Richtung Brustbein.

Ausführung Tasten Sie Ihre Schlüsselbeine am Halsansatz und lassen Sie Ihre Finger in den weichen Bereich dahinter wandern, in die Schlüsselbeingrube. Nun sind Sie an der richtigen Position. ❶ Geben Sie einen leichten Druck in die Tiefe in Richtung Brustkorb, man kann es auch als eine Art Pumpen beschreiben. Sie können dabei zusätzlich die Schultern heben und senken. ❷

Häufigkeit 20-mal

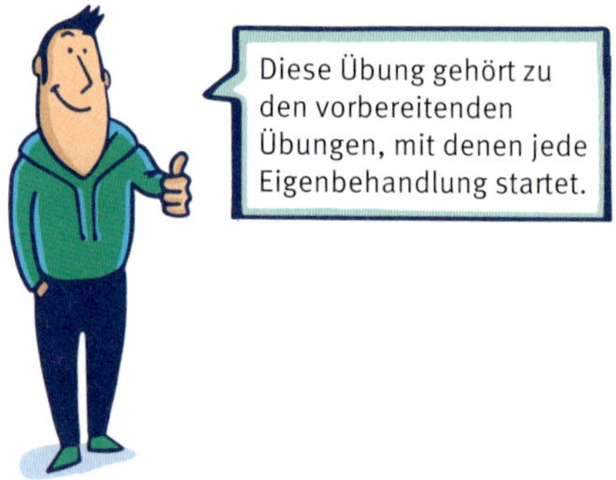
Diese Übung gehört zu den vorbereitenden Übungen, mit denen jede Eigenbehandlung startet.

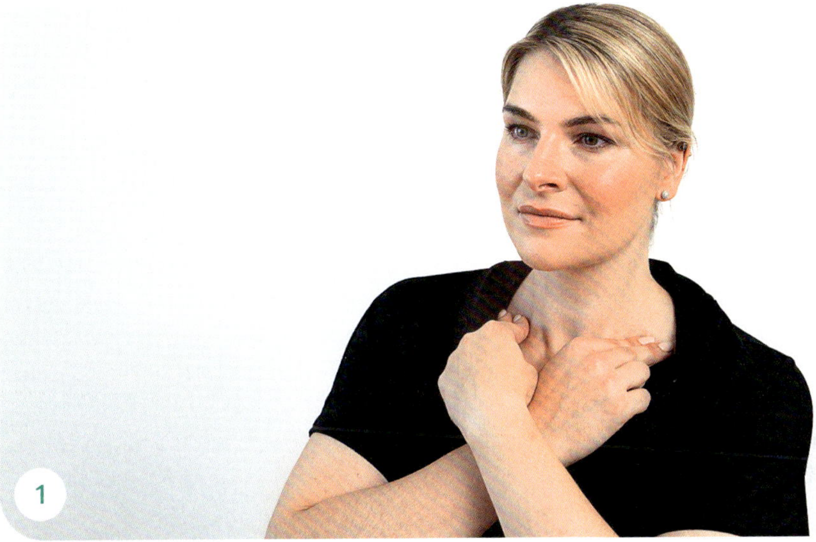
1

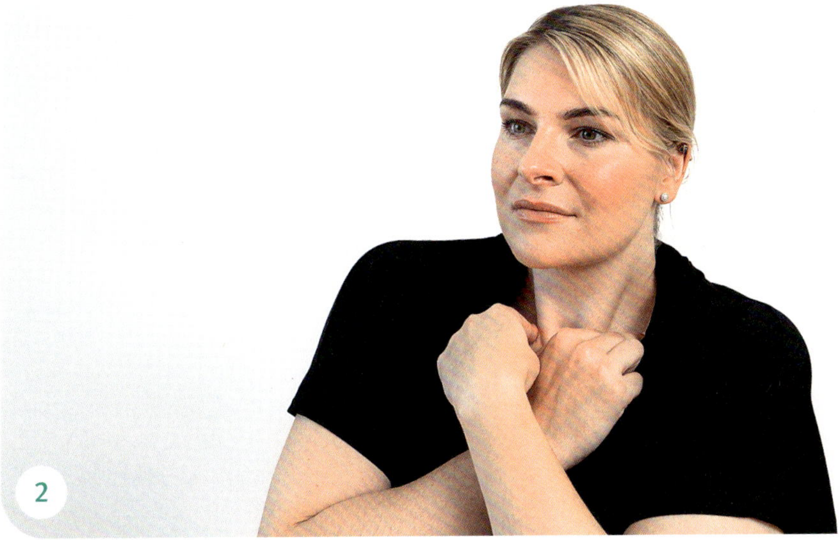
2

Basisübung 3: Die tiefe Bauchatmung

» Die tiefe Bauchatmung gehört zu den vorbereitenden Übungen. Sie kann aber auch unabhängig davon zur Entspannung gemacht werden.

Darum geht es Die Bauchatmung ist eine der wichtigsten Grundübungen. Ihr Ziel ist es, die Lymphgefäße im Bauchraum anzuregen und den Milchbrustgang, der von der Lendenwirbelsäule direkt vor der Wirbelsäule über den Brustraum bis zum Hals führt, zu entleeren. Dies alles erzeugt einen zentralen Sog auf das Lymphgefäßsystem, somit wird aus den umliegenden Lymphgefäßen viel mehr herausgesaugt.

Ausgangsposition Am besten legen Sie sich auf den Rücken, legen die Hände auf den Bauch und stellen die Beine etwas an. Wenn liegen nicht möglich ist, setzen Sie sich aufrecht auf einen bequemen Stuhl und legen Ihre Hände auf den Bauch. Alternativ können Sie die Übung auch im Stehen machen, die Hände liegen auf dem Bauch.

Ausführung Atmen Sie durch die Nase ein und konzentrieren Sie sich dabei darauf, dass Sie gegen Ihre Hände einatmen. ❶ Das heißt, die Bauchdecke wölbt sich beim Einatmen nach außen, die Hände geben dabei einen leichten Gegendruck. Beim Ausatmen atmen Sie durch den Mund und nutzen dabei die locker geschlossenen Lippen als Bremse.

Häufigkeit In einem ruhigen Tempo ca. 1–2 Minuten oder gerne länger

Hinweis

Wenn Sie die tiefe Bauchatmung beherrschen, können Sie den Effekt noch steigern, indem Sie versuchen, die letzten ca. 20% der Einatmung in die Brust zu atmen. Dadurch wird ein zusätzlicher Unterdruck in der Brusthöhle erzeugt, der Milchbrustgang entleert sich maximal und saugt förmlich die nachstehende Flüssigkeit im Gefäß nach, was den zentralen Sog zusätzlich erhöht.

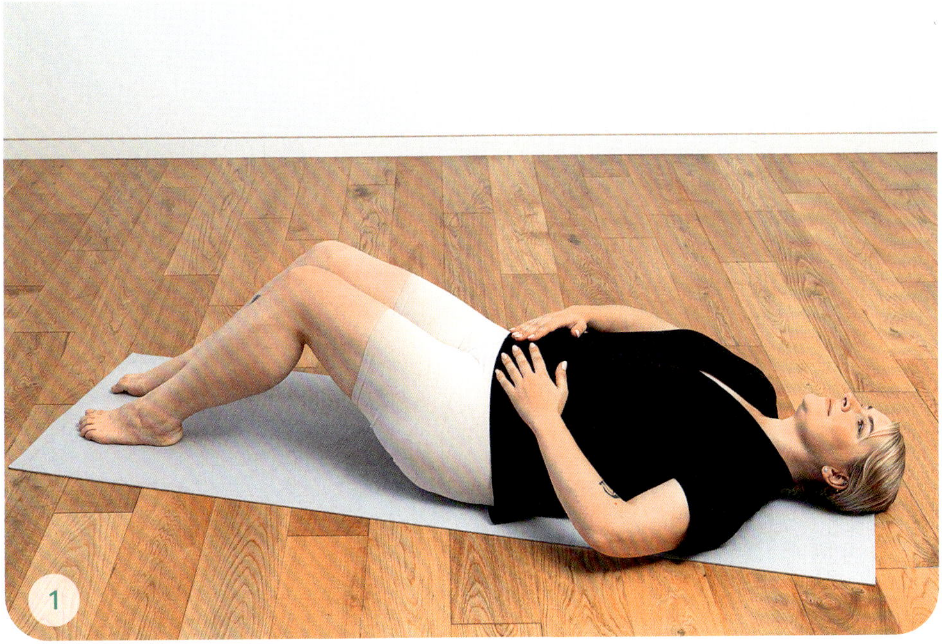
1

Basisübung 4: Becken kippen

Ausgangsposition Rückenlage auf dem Boden, die Beine sind aufgestellt.

Ausführung Kippen Sie mit Ihren Bauchmuskeln Ihr Becken nach unten und drücken Sie Ihren unteren Rücken flach auf den Boden. Die Spannung für ca. 5 Sekunden halten, dann lösen.

Häufigkeit 8- bis 10-mal wiederholen

Diese Übung gehört ebenfalls zu den vorbereitenden Übungen, mit denen jede Eigenbehandlung startet.

Lymphknoten-Techniken

» Mit den Lymphknoten-Techniken schließen Sie die vorbereitenden Übungen ab. Sie bearbeiten immer die gesunden Lymphknoten.

Darum geht es Mit diesen Griffen bereiten Sie die Lymphknoten auf die weitere Behandlung vor. Sie drücken sie sozusagen aus. Neben den beschriebenen Griffen können Sie auch den stehenden Kreis anwenden, jedoch mit der Besonderheit, dass Sie den Druck in die Tiefe etwas erhöhen, um auf die Lymphknoten einzuwirken. Der Druck geht dabei flächig in die Tiefe, darf jedoch nicht unangenehm sein.

Achsellymphknoten

Spreizen Sie den Arm ab, legen Sie die Hand flächig in die Achsel und führen Sie den Arm wieder zum Körper heran. Dabei geben Sie mit der Hand flächigen Druck in die Tiefe, in Richtung Brustkorb. ❶

Häufigkeit 20-mal wiederholen

Leistenlymphknoten

Variante Stand Stellen Sie sich aufrecht hin. Legen Sie die Kleinfingerkante der Hand der gleichen Seite in die Leistenbeuge und heben Sie Ihr Bein an und lassen es wieder locker. ❷

Häufigkeit 20-mal wiederholen

Variante Rückenlage Legen Sie sich auf den Rücken. Legen Sie die Kleinfingerkante der Hand der gleichen Seite in die Leistenbeuge und beugen Sie Ihr Bein und legen es wieder ab. ❸

Variante mit stehendem Kreis Bei Bewegungseinschränkungen in der Hüfte oder wenn Sie schon geübt im Tasten sind, können Sie auch die Hand flächig in die Leiste legen und stehende Kreise mit leichtem Druck in die Tiefe machen. ❹

Häufigkeit 20-mal wiederholen

Wichtig

Bei Gleichgewichtsproblemen an einem Tisch oder Stuhl festhalten.

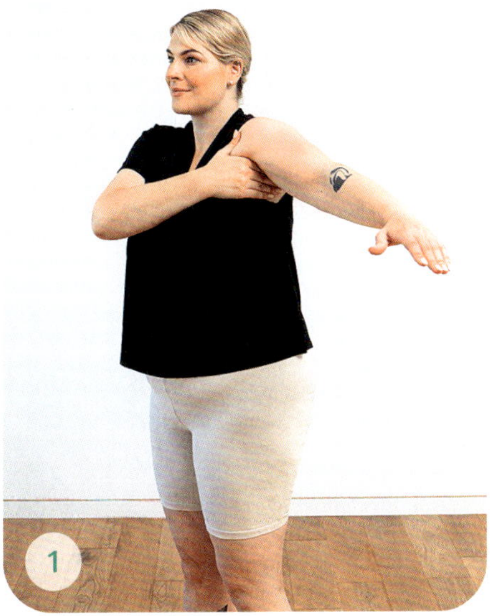
1

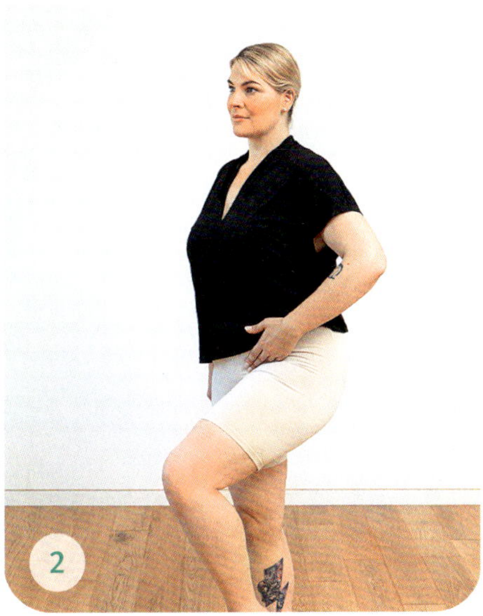
2

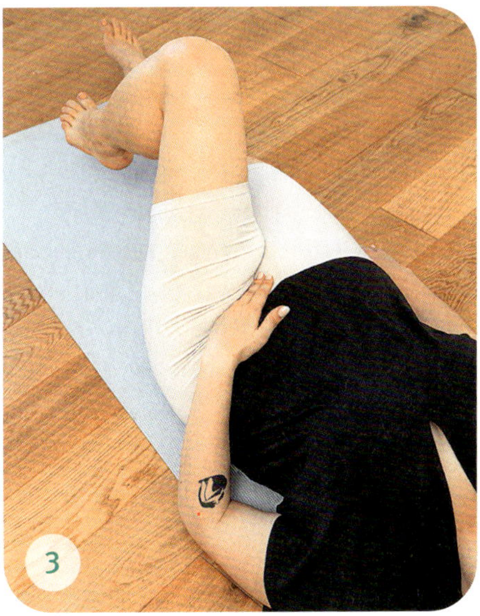
3

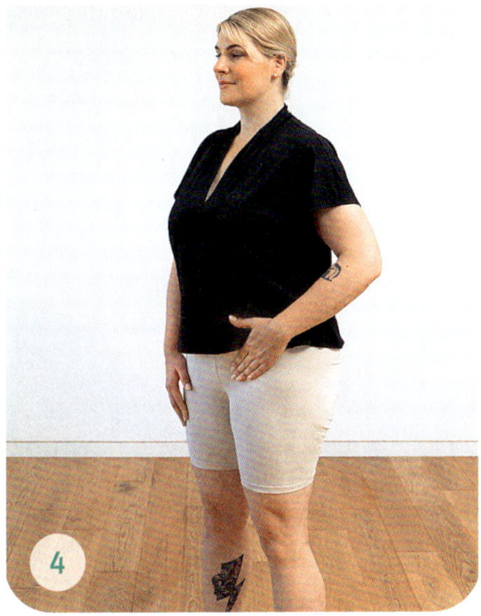
4

Übungen im Alltag integrieren

Um den Lymphfluss in Schwung zu bringen, gibt es einige ganz einfache Übungen, die Sie als tägliche Rituale in Ihren Alltag einbauen können. Hier nenne ich Ihnen ein paar Beispiele.

Nach dem Aufwachen

Bringen Sie nach dem Aufwachen den Lymphfluss im ganzen Körper in Schwung. Die folgenden Übungen können Sie machen, wenn Sie noch im Bett liegen.

- Schulterkreisen vor und zurück, 8-mal in jede Richtung
- tiefe Bauchatmung, ca. 20-mal
- Fußpumpe: »Gas geben und Bremsen«, beidseitig, gleichzeitig oder abwechselnd, jeweils 8-mal
- Fahrradfahren mit den Beinen in der Luft, mind. 30 Sek.
- noch einmal tiefe Bauchatmung, ca. 10-mal
- Ellenbogen beugen, pro Seite 8-mal
- Faust ballen und wieder lösen, pro Seite 8-mal

Gegen Tränensäcke

Diese Übungen können Abhilfe bei geschwollenen Tränensäcken schaffen.

- Setzen Sie die Hände flächig an den Hals und führen stehende Kreise in Richtung Venenwinkel aus, ca. 10-mal.
- Danach setzen Sie die Daumen am Unterkiefer an und gehen zum weichen Teil Richtung Halsmitte. Hier angekommen, geben Sie leichten Druck in die Tiefe auf die Lymphknoten unter dem Unterkiefer, ca. 20-mal. Damit haben Sie die Lymphknoten in diesem Bereich angeregt.
- Jetzt setzen Sie die Hände flächig auf die Wangen und machen stehende Kreise in Richtung Unterkiefer, ca. 20-mal.

- Dann setzen Sie die Handflächen wieder wie bei der ersten Übung am Hals an und führen ca. 10-mal stehende Kreise in Richtung Venenwinkel aus.

Fünf Minuten im Arbeitsalltag

Gerade im Arbeitsalltag ist der Körper oft wenig in Bewegung, daher sollten Sie immer mal wieder Ihren Lymphfluss anregen. Idealerweise machen Sie die Übungen in Kompression.

Übungen im Sitzen

- Fassen Sie Ihre Finger vor dem Brustkorb, drücken Sie die Schulterblätter zusammen, indem Sie sie nach hinten und in Richtung Körpermitte ziehen und dabei einatmen; dann wieder lösen und ausatmen. Ca. 5-mal wiederholen.
- Atmen Sie tief ein und drücken Sie Ihre Handflächen vor dem Oberkörper zusammen, halten Sie den Druck für ca. 5 Sekunden, dann atmen Sie aus und lösen den Druck. Ca. 5-mal wiederholen.
- Drücken Sie die Hände auf die Knie, stellen Sie die Füße auf die Zehen und drücken Sie dabei gegen die Hände, den Druck ca. 20 Sekunden halten.

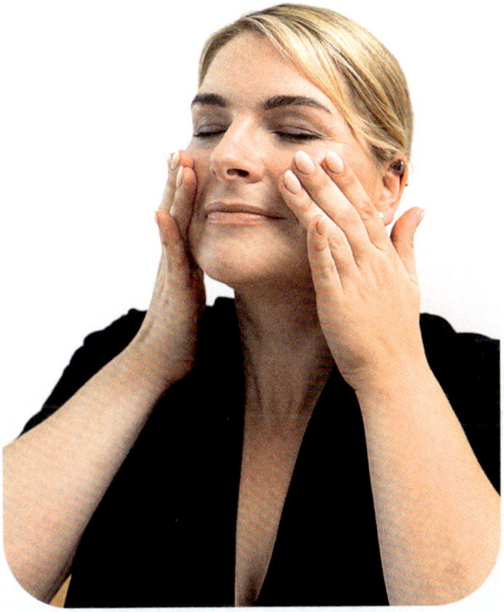

Stehende Kreise auf der Wange mit Schubrichtung Unterkiefer

Übungen im Stehen

- Stellen Sie sich auf die Zehenspitzen und senken Sie die Fersen wieder ab. Ca. 12-mal wiederholen.
- In der gleichen Position können Sie einen Einbeinstand machen: Winkeln Sie ein Bein an, beugen Sie sich um etwa 90° nach vorne, halten Sie das Bein so lange wie möglich in dieser Position.

Selbstbehandlung von Ödemen

Nun dürfen Sie selbst Hand anlegen: In diesem Kapitel erfahren Sie, wie Sie Ödeme in den verschiedenen Bereichen Ihres Körpers selbst behandeln können.

Alle Übungen sind gleich aufgebaut: Sie starten mit verschiedenen Basisübungen, die dazu dienen, das Lymphgefäßsystem anzuregen und deren Eigentätigkeit und somit den Sog im System zu erhöhen. Denn erst wenn die ableitenden Gefäße frei sind, kann die Behandlung erfolgreich sein. Danach bereiten Sie mithilfe der Lymphknoten-Techniken die Lymphknoten für die Behandlung vor. Ist dies geschehen, folgen die Behandlungsschritte, die auf das jeweilige Ödem abgestimmt sind. Zum Abschluss wenden Sie noch einmal die Lymphknoten-Techniken an.

Insgesamt ist es am Wichtigsten, dass Sie die Vorstellung haben, in welche Richtung die gestaute Flüssigkeit verschoben werden soll, nämlich in die Richtung, in der sie abtransportiert werden kann. Stellen Sie sich dabei eine Tube Zahnpasta vor, die Sie ausquetschen. Nur drücken Sie in diesem Fall die Masse in der Tube zuerst an der Öffnung hinaus, damit Platz für neue Flüssigkeit ist, die dann nach und nach in Richtung der Öffnung gebracht werden kann.

Allgemeine Übungen für den Bereich der Arme und des Brustkorbs

» Für diese allgemeinen Übungen brauchen Sie keine Hilfsmittel und auch nicht viel Zeit.

Darum geht es Diese Übungen sind sehr gut als Vorbereitung für die Selbstdrainage geeignet. Sie können sie aber auch immer mal wieder zwischendurch machen, ob am Schreibtisch oder unterwegs.

Ausgangsposition für alle Übungen Idealerweise im Stehen, aber auch im Sitzen möglich

Schulterblätter zusammenziehen

Ausführung Drücken Sie die Schulterblätter zusammen, indem Sie sie nach hinten und in Richtung Körpermitte ziehen.

Häufigkeit 10-mal wiederholen

Isometrische Handpresse

Ausführung Atmen Sie ein und drücken Sie die Handflächen vor dem Brustkorb zusammen. Halten Sie den Druck für ca. 5 Sekunden, dann atmen Sie aus und lösen den Druck.

Häufigkeit 5-mal wiederholen

Ellenbogen beugen

Ausführung Führen Sie Ihre Hand zur Schulter und strecken Sie sie wieder.

Häufigkeit Pro Seite 10-mal wiederholen

Handgelenkübung

Ausführung Machen Sie mit beiden Händen eine Faust und kreisen Sie Ihre Handgelenke in beide Richtungen.

Häufigkeit 10-mal wiederholen

Faust ballen

Ausführung Machen Sie mit beiden Händen eine Faust. Öffnen Sie langsam die Hände und strecken Sie die Finger.

Häufigkeit 10-mal wiederholen

Einseitiges Armlymphödem und Brust-Thoraxwand-Lymphödem

» Die Übung ist bei einem sekundären Lymphödem geeignet, das z. B. infolge einer Operation entstanden ist.

Für die Behandlung des Arms gibt es generell zwei Wege:

- Weg 1: ausgehend vom Handrücken auf der Rückseite des Arms entlang über die Vorderseite des Brustkorbs bis zur gegenüberliegenden Achsel ❶

- Weg 2: ausgehend von der Handfläche auf der Innenseite des Arms hinter der betroffenen Achsel entlang in Richtung Leistenlymphknoten ❷

Bei einem sekundären einseitigen Armlymphödem und einem Brust-Thoraxwand-Lymphödem folgt die Behandlung den abgebildeten Arbeitswegen.

Ausgangsposition Idealerweise im Stehen, aber auch im Sitzen möglich

Ausführung

1. Machen Sie die Basisübungen 1 bis 3 (Seite 54).

2. Danach bereiten Sie mit den Lymphknoten-Techniken (Seite 60) die Lymphknoten der gesunden Seite in der Achsel und Lymphknoten in der gleichseitigen Leiste vor.

3. Starten Sie in der Achsel der betroffenen Seite mit Streichungen zur gegenüberliegenden Achsel im Brustkorb vorne. 20- bis 30-mal wiederholen. ❸

4. Im Rückenbereich nehmen Sie ein größeres Handtuch zur Hilfe, um die Streichungen durchzuführen. Ziehen Sie es von der betroffenen Seite zur gesunden Seite. ❹ Bei Bewegungseinschränkungen lassen Sie sich ggf. helfen. 20- bis 30-mal wiederholen.

5. Führen Sie Streichungen von der Achsel der betroffenen Seite zur gleichseitigen Leiste durch, dies können Sie einhändig oder mit beiden Händen machen. 20- bis 30-mal wiederholen.

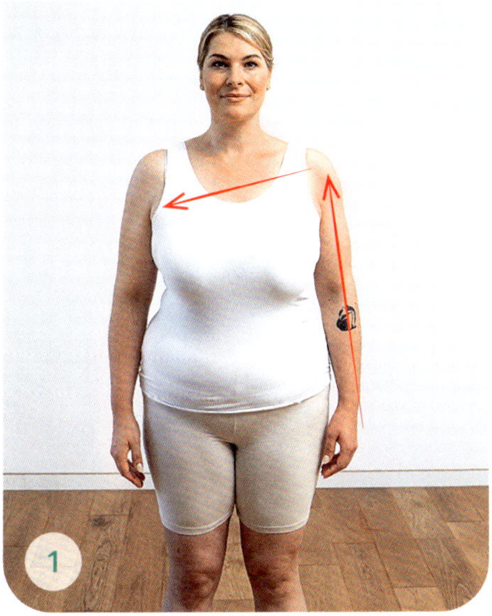
1

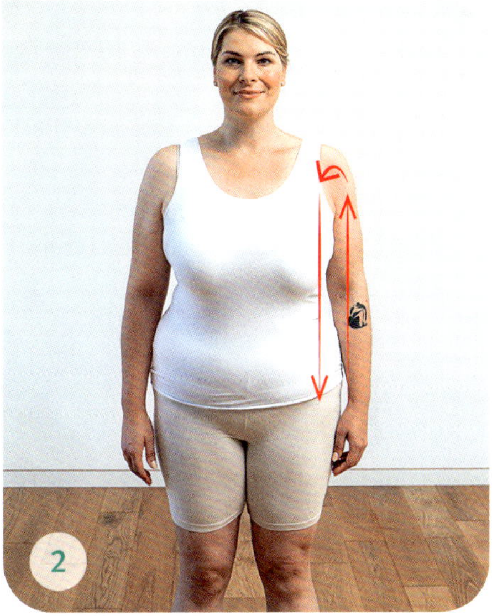
2

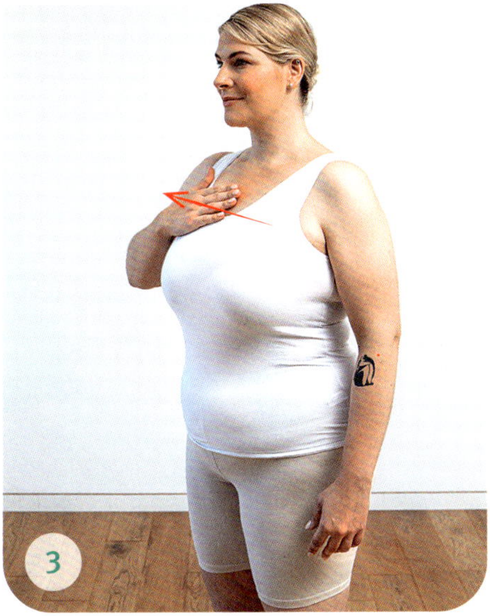
3

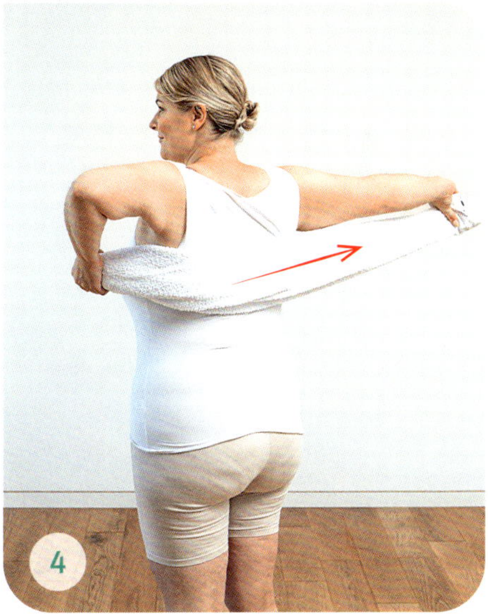
4

Behandlung der Brust

6. Nun folgt die Behandlung der Brust, dabei berücksichtigen Sie den individuellen Zustand der Brust und passen die Streichungen an. Führen Sie kurze Streichungen durch, idealerweise mit stehenden Kreisen in Richtung der vorher angeregten Lymphknoten und Lymphbahnen. Diesen Effekt können Sie verstärken, indem Sie den Dehnreiz im Gewebe 2–3 Sekunden halten. 10- bis 20-mal wiederholen. ➎

7. Bei Verhärtungen können Sie Griffe zum Lösen von Fibrosen (Seite 52) einsetzen, aber nur, wenn es nicht zu schmerzhaft ist.

Behandlung des Arms

8. Bei der Behandlung des Arms folgen Sie den beiden oben beschriebenen Wegen.

9. Der Arm wird je nach Ausprägung des Lymphödems in mehreren Stufen behandelt. Bei leichten Ausprägungen des Lymphödems sind Streichungen über den gesamten Arm völlig ausreichend. ➏

10. Bei schwereren Ausprägungen wenden Sie den stehenden Kreis und festere Techniken wie den Pumpgriff mit ein paar eingebauten Etappen an. ➐ Nutzen Sie die komplette Dehnfähigkeit der Haut aus und halten Sie den Schub bzw. Dehnreiz der Haut 2–3 Sekunden.

11. Zur Behandlung der Außenseite beginnen Sie am Deltamuskel am Oberarm. Arbeiten Sie sich langsam in Richtung Ellenbogen vor, der Schub geht in Richtung Schulter. Am Ellenbogen angekommen, können Sie das schon behandelte Gebiet nochmals mit etwas zügigeren Techniken bearbeiten. Weiter geht es dann auf der Rückseite des Unterarms bis zum Handgelenk mit der gleichen Technik und danach folgt der Handrücken. Ist der Handrücken geschwollen, können Sie in den Zwischenräumen der Mittelhandknochen intensiver arbeiten. ➑

12. Behandeln Sie die Innenseite des Arms auf die gleiche Weise.

Abschluss

13. Arbeiten Sie nochmals mit Streichungen oder Pumpgriffen nach, die Schubrichtung geht dabei in die Lymphknoten, die Sie vorbereitet haben.

14. Schließen Sie die Übung mit den Lymphknoten-Techniken ab.

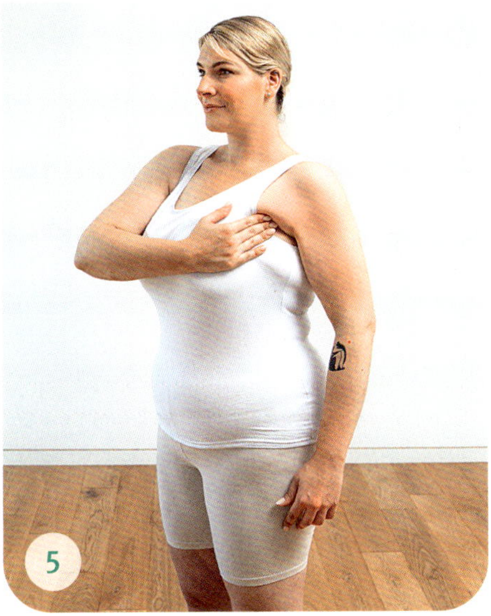
5

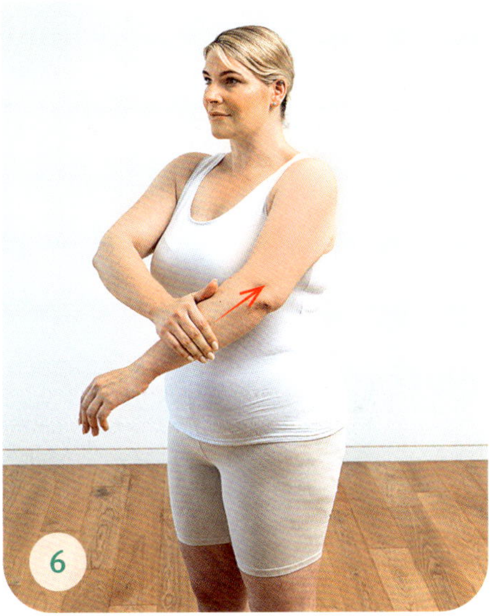
6

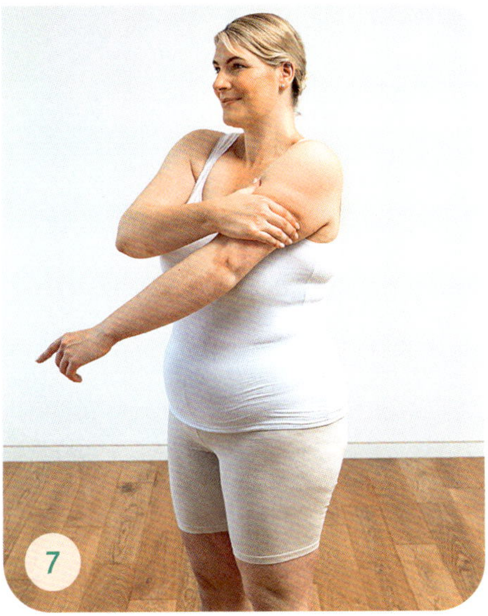
7

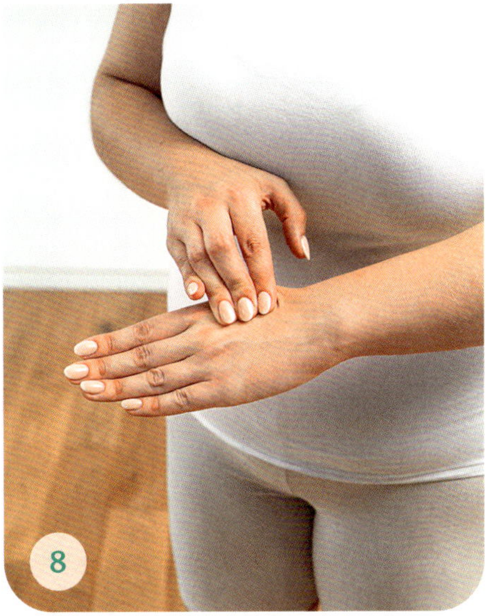
8

Beidseitiges Armlymphödem und Brust-Thoraxwand-Lymphödem

» Diese Übung ist bei einem sekundären Lymphödem geeignet, das z. B. infolge einer Operation entstanden ist.

Für die Behandlung des Arms gibt es generell zwei Wege:

- Weg 1: ausgehend vom Handrücken auf der Rückseite des Arms entlang über die Vorderseite in Richtung Leistenlymphknoten ❶

- Weg 2: ausgehend von der Handfläche auf der Innenseite des Arms hinter der betroffenen Achsel entlang in Richtung Leistenlymphknoten ❷

Bei einem beidseitigen Armlymphödem und einem Brust-Thoraxwand-Lymphödem folgt die Behandlung den abgebildeten Arbeitswegen. Die jeweiligen Leistenlymphknoten sind die intakten Abflussgebiete.

Ausgangsposition Idealerweise im Stehen, aber auch im Sitzen möglich

Ausführung

1. Machen Sie die Basisübungen 1 bis 3 (Seite 54). Danach bereiten Sie mit den Lymphknoten-Techniken (Seite 60) jeweils die Lymphknoten in den Leisten vor.

2. Starten Sie in der Achsel einer Seite mit Streichungen zu der gleichseitigen Leiste. Dies können Sie einhändig oder mit beiden Händen machen. 20- bis 30-mal wiederholen. ❸

3. Das weitere Vorgehen entspricht der Beschreibung ab Punkt 5 der Behandlung des einseitigen Armlymphödems (Seite 66). Hier werden jedoch beide Seiten behandelt.
   - Behandeln Sie die Brust mit kurzen Streichungen, idealerweise mit stehenden Kreisen in Richtung der vorher angeregten Lymphknoten und Lymphbahnen. ❹ 10- bis 20-mal wiederholen. Bei Verhärtungen können Sie Griffe zum Lösen von Fibrosen (Seite 52) einsetzen.
   - Bei der Behandlung des Arms folgen Sie den beiden oben beschriebenen Wegen,

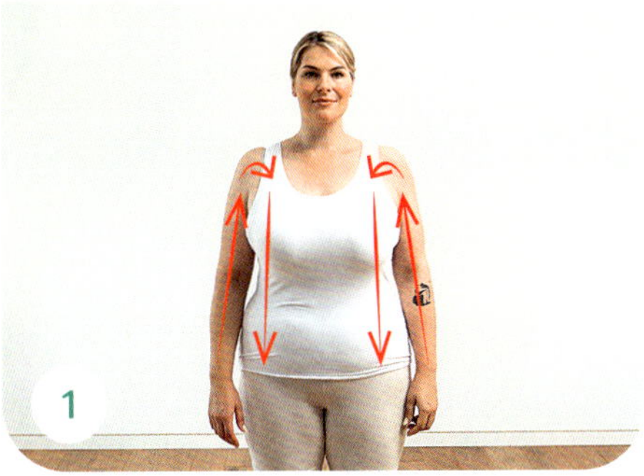
1

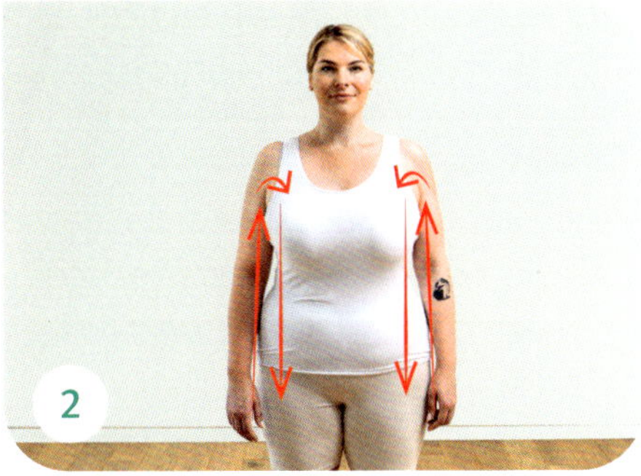
2

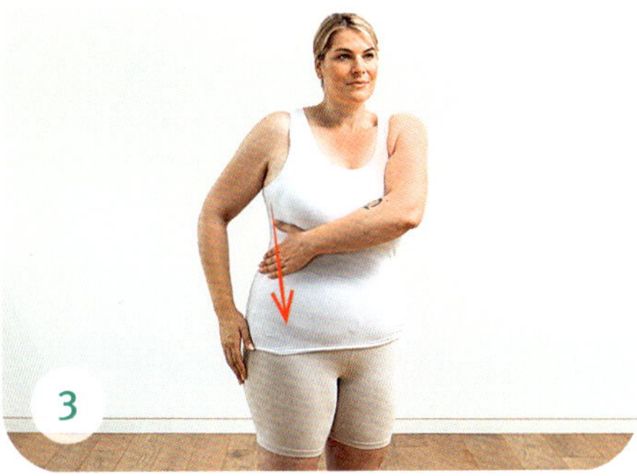
3

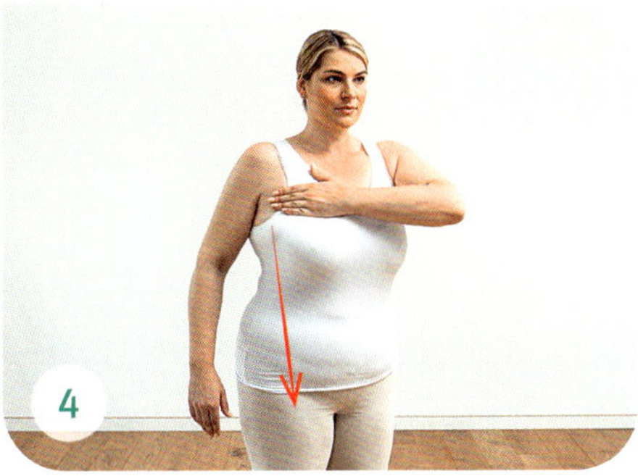
4

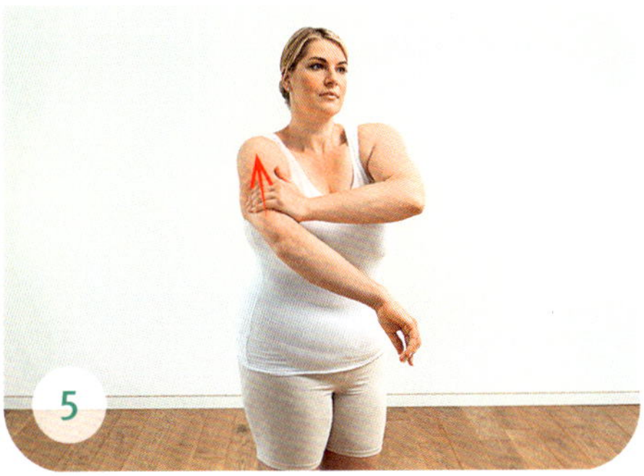
5

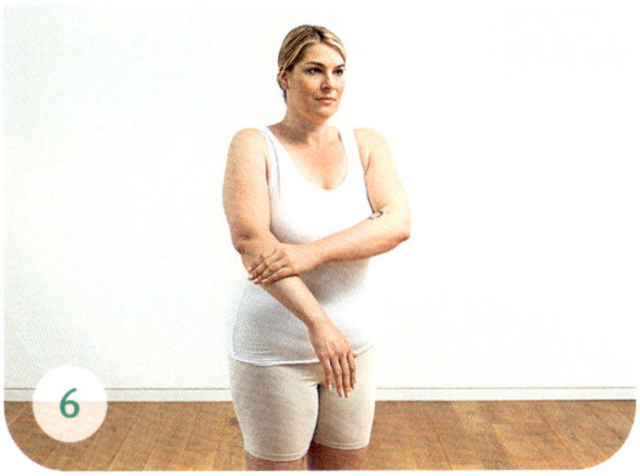
6

je nach Ausprägung des Lymphödems in mehreren Stufen. Bei leichten Ausprägungen des Lymphödems sind Streichungen über den gesamten Arm völlig ausreichend. Bei schwereren Ausprägungen wenden Sie den stehenden Kreis und festere Techniken wie den Pumpgriff mit ein paar eingebauten Etappen an. ❺ (Seite 71)
- Für die Außenseite des Arms beginnen Sie am Oberarm und arbeiten sich langsam in Richtung Ellenbogen, danach Richtung Handgelenk vor. ❻ (Seite 71) Ist der Handrücken geschwollen, können Sie in den Zwischenräumen der Mittelhandknochen intensiver arbeiten.
- Für die Innenseite des Arms nutzen Sie die gleiche Vorgehensweise.

4. Danach können Sie nochmals mit Streichungen oder Pumpgriffen nacharbeiten, die Schubrichtung geht dabei in die Lymphknoten, die Sie vorbereitet haben.

5. Schließen Sie die Übung mit den Lymphknoten-Techniken ab.

Behandlung einzelner Finger

Je nach Ausprägung der Ödeme können Sie die Finger einzeln behandeln. Hier bieten sich verschiedene Techniken an, wählen Sie die, die Ihnen am besten liegt: ein »Mini-Pumpgriff«; mit der anderen Hand einen Kranz bilden; mit dem Zeigefinger und dem Daumen der anderen Hand einen Zangengriff bilden und mit dem Zeigefinger rollen; »Akupunkturringe zur Fingermassage« verwenden, die im Handel erhältlich sind. Der Schub geht dabei immer in Richtung Handteller.

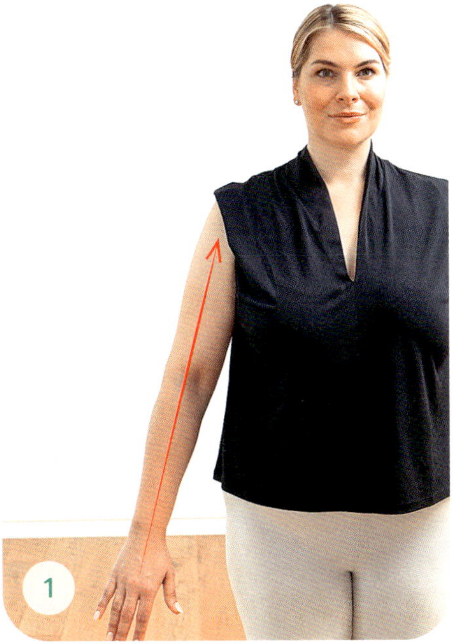

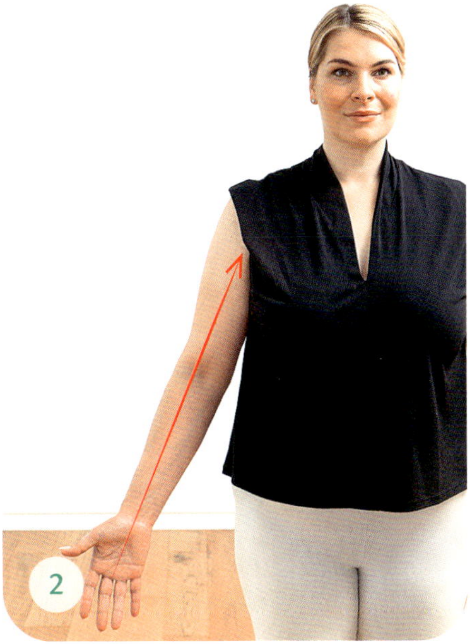

Behandlung nach Sportverletzungen oder OPs im Bereich der Arme

Wichtig: Bitte ausschließlich in Rücksprache mit dem Therapeuten anwenden! Die Behandlung betrifft nur die Lymphknoten der jeweiligen Seite und da das Lymphgefäßsystem intakt ist, ist keine Umleitung nötig, um Nachbargebiete anzuregen.

- Weg 1: ausgehend vom Handrücken auf der Rückseite des Arms bis zur Achsel ❶
- Weg 2: ausgehend von der Handfläche auf der Innenseite des Arms bis zur Achsel ❷

Ausführung

1. Machen Sie die Basisübungen 1 bis 3 (Seite 54). Danach bereiten Sie mit den Lymphknoten-Techniken (Seite 60) die Lymphknoten in der Achsel des betroffenen Arms vor.

2. Bei leichten Ausprägungen reichen Streichungen über den gesamten Arm aus. Bei schwereren Ausprägungen wenden Sie den stehenden Kreis und festere Techniken wie den Pumpgriff mit ein paar eingebauten Etappen an. Zum Abschluss wiederholen Sie die Punkte 2 und 1.

Lipödem der Arme

» Mit dieser Übung behandeln Sie ganz gezielt ein reines Lipödem der Arme.

Bei einem reinen Lipödem der Arme sind die jeweiligen Lymphknoten noch intakt, somit kann in die Lymphknoten des jeweils gleichen Arms gearbeitet werden und es ist keine Umleitung nötig.

- Weg 1: ausgehend vom Handrücken auf der Rückseite des Arms bis zur Achsel
- Weg 2: ausgehend von der Handfläche auf der Innenseite des Arms bis zur Achsel

Ausgangsposition Idealerweise im Sitzen, aber auch im Stehen möglich. Die Position sollte für Sie bequem sein.

Ausführung

1. Sie bearbeiten die Arme nacheinander.

2. Machen Sie die Basisübungen 1 bis 3 (Seite 54). Danach bereiten Sie mit den Lymphknoten-Techniken (Seite 60) die Lymphknoten in der Achsel des betroffenen Arms vor. ❶

3. Der Arm wird je nach Ausprägung des Ödems in mehreren Stufen behandelt. Bei leichten Ausprägungen sind Streichungen über den gesamten Arm in den zwei Wegen völlig ausreichend. ❷ Bei schwereren Ausprägungen wenden Sie den stehenden Kreis ❸ und festere Techniken wie den Pumpgriff ❹ mit ein paar eingebauten Etappen an.

4. Zum Abschluss wiederholen Sie Punkt 2.

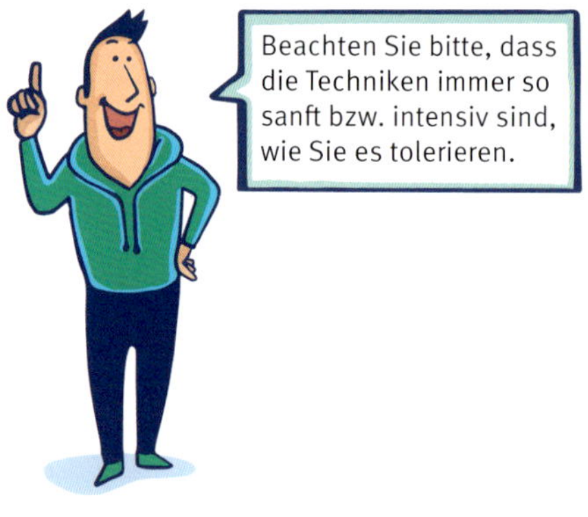
Beachten Sie bitte, dass die Techniken immer so sanft bzw. intensiv sind, wie Sie es tolerieren.

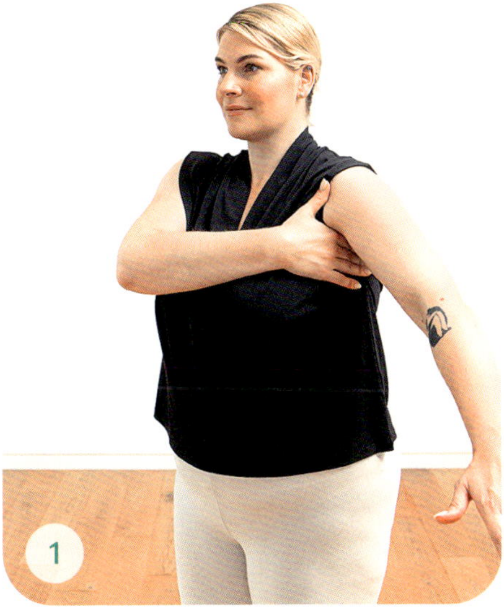
1

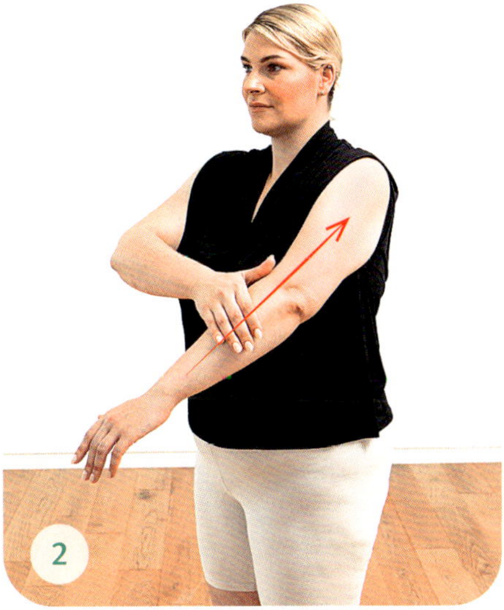
2

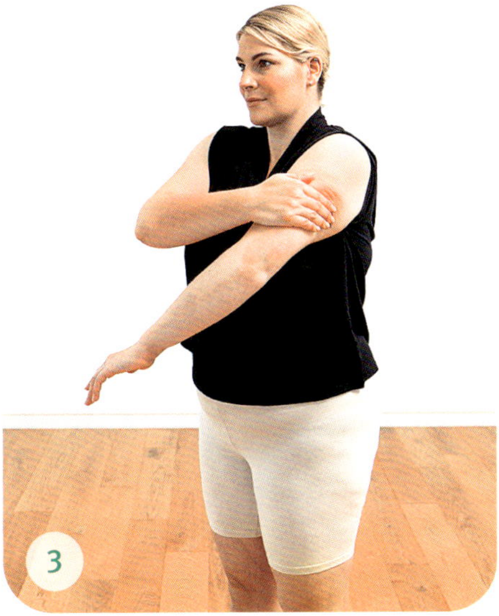
3

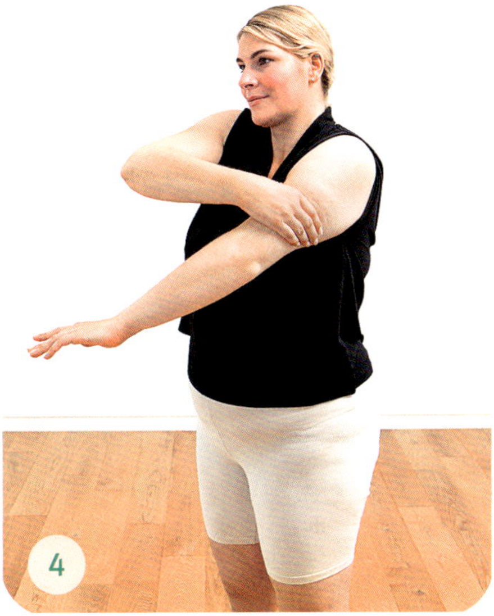
4

Allgemeine Übungen für den Bereich der Beine

» Für diese allgemeinen Übungen brauchen Sie keine Hilfsmittel und auch nicht viel Zeit.

Darum geht es Diese Übungen sind sehr gut als Vorbereitung für die Selbstdrainage geeignet. Sie können sie aber auch immer mal zwischendurch machen. Die »Fußpumpe« lässt sich problemlos z. B. am Schreibtisch durchführen.

Fersenrutsche

Ausführung Legen Sie sich auf den Rücken und strecken Sie beide Beine aus. Rutschen Sie mit einer Ferse in Richtung Gesäß, dabei beugen Sie das Knie. Dann schieben Sie die Ferse wieder nach vorne. ❶

Häufigkeit Pro Seite 3- bis 5-mal wiederholen

Gebeugtes Bein zur Seite fallen lassen

Ausführung Legen Sie sich auf den Rücken, stellen Sie die Beine auf, die Füße stehen flach auf dem Untergrund. Legen Sie ein Bein langsam zur Seite ab und bringen es dann wieder in die Ausgangsposition. ❷

Häufigkeit Pro Seite 3- bis 5-mal wiederholen

Fußpumpe

Ausführung Bewegen Sie im Liegen oder im Sitzen Ihre Zehen auf und ab, so als ob Sie das Gaspedal im Auto betätigen würden.

Häufigkeit Pro Fuß 10- bis 20-mal wiederholen

Fußzeichnungen

Ausführung Stellen Sie sich vor, Sie hätten einen Stift zwischen Ihren Zehen. Zeichnen Sie damit z. B. eine Sonne, schreiben Sie Ihren Namen oder stellen Sie sich verschiedene Formen oder Figuren vor, die Sie zeichnen. ❸ Machen Sie die Übung mit einem Fuß oder mit beiden Füßen, im Liegen oder im Sitzen.

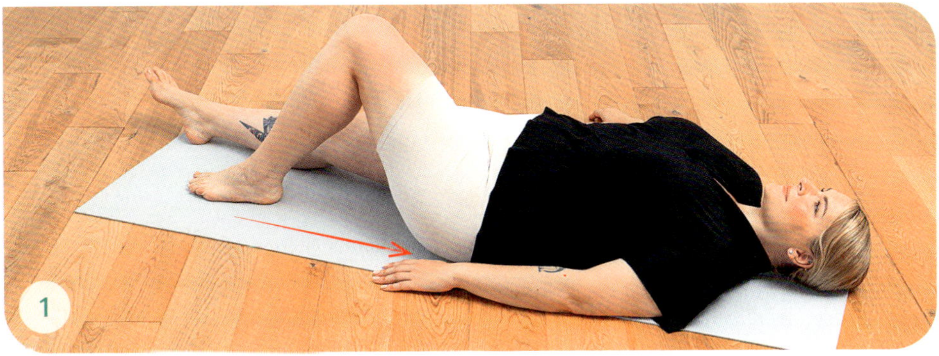

1

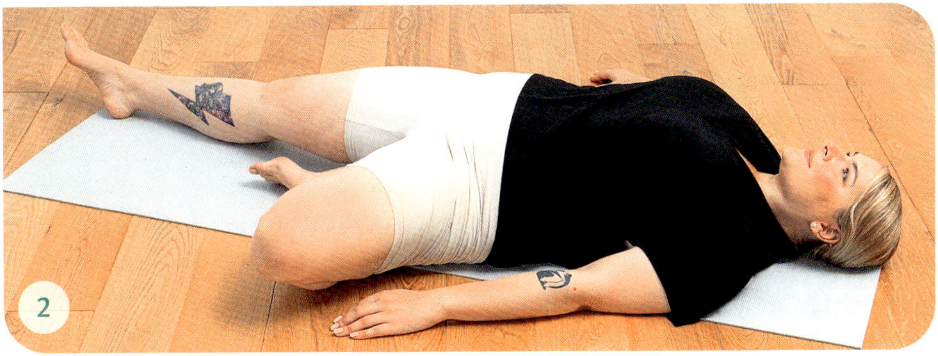

2

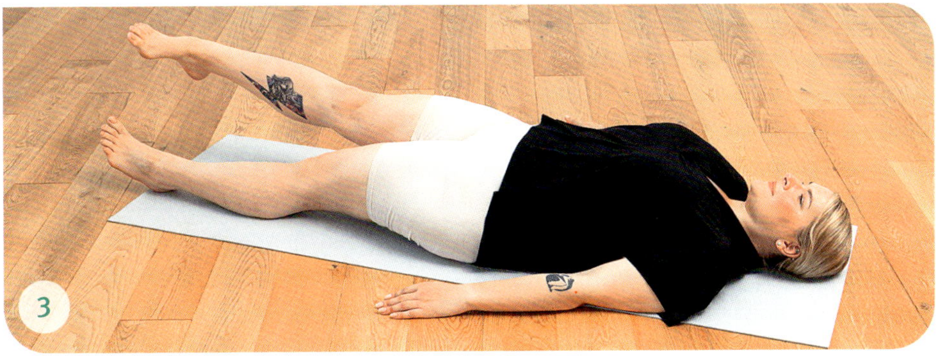

3

Einseitiges Beinlymphödem und Unterbauchlymphödem

» Diese Übung ist sowohl bei einem sekundären als auch bei einem primären Lymphödem geeignet.

Ausgangsposition Auf dem Boden sitzend, mit aufgerichtetem Oberkörper und je nach Übung gestreckten oder leicht angewinkelten Beinen; auch im Stehen möglich, es sollte für Sie bequem sein

Ausführung

1. Machen Sie die Basisübungen 1 bis 4 (Seite 54).

2. Bereiten Sie mit den Lymphknoten-Techniken (Seite 60) die Lymphknoten der Achsel der Seite vor, die Sie behandeln.

3. Danach bereiten Sie die Lymphknoten in der gegenüberliegenden Leiste vor (bei primärem Lymphödem diesen Schritt bitte weglassen!).

4. In der Leiste der betroffenen Seite starten Sie mit Streichungen zur gleichseitigen Achsel. 20- bis 30-mal wiederholen. ❶ Darauf folgen einhändige oder beidhändige Streichungen von der Leiste der betroffenen Seite zur gegenüberliegenden Leiste. 20- bis 30-mal wiederholen.

5. Bearbeiten Sie den Bereich oberhalb des Gesäßes mit Streichungen, entweder mit den Händen oder mithilfe eines größeren Handtuchs, das Sie von der betroffenen Seite zur gegenüberliegenden gesunden Seite ziehen. ❷ Lassen Sie sich bei Bewegungseinschränkungen helfen. 20- bis 30-mal wiederholen (bei primärem Lymphödem diesen Schritt bitte weglassen!). Ist das Gesäß von Schwellungen betroffen, streichen Sie es in die vorbereitete Achsel aus.

6. Zur Behandlung des betroffenen Beins können Sie sich hinstellen und das Bein auf einen Stuhl oder einen Hocker stellen. Bearbeiten Sie zunächst mit Streichungen oder stehenden Kreisen die Oberschenkelaußenseite, immer in Richtung des vorbereiteten Abflussgebietes. Dann bearbeiten Sie mit den gleichen Techniken die Oberschenkelinnenseite in

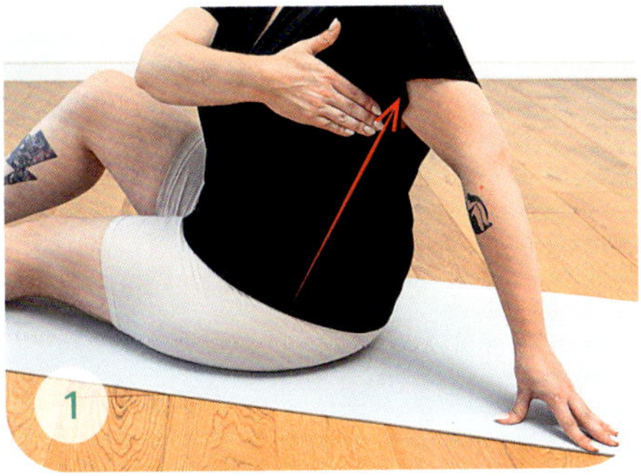
1

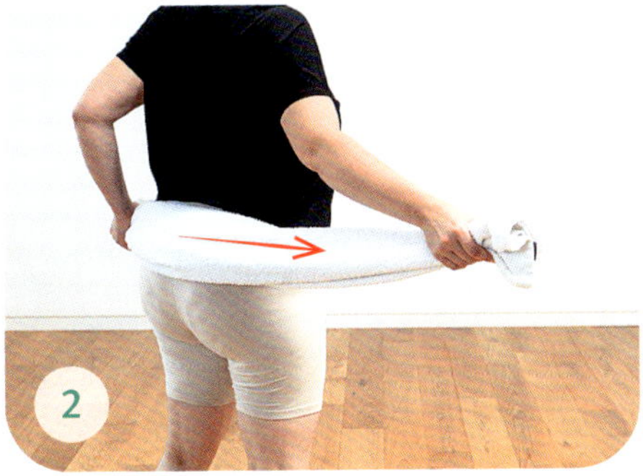
2

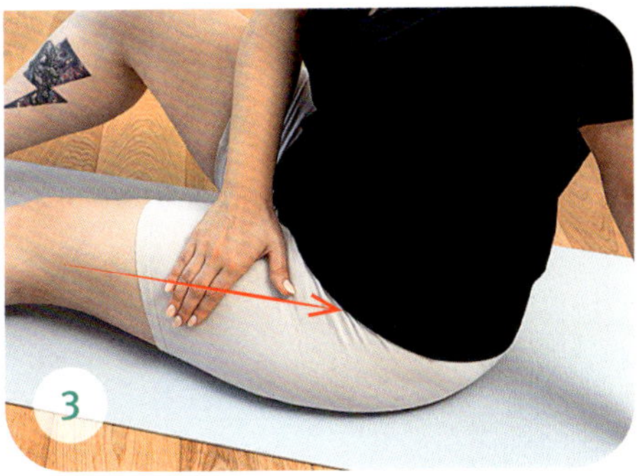
3

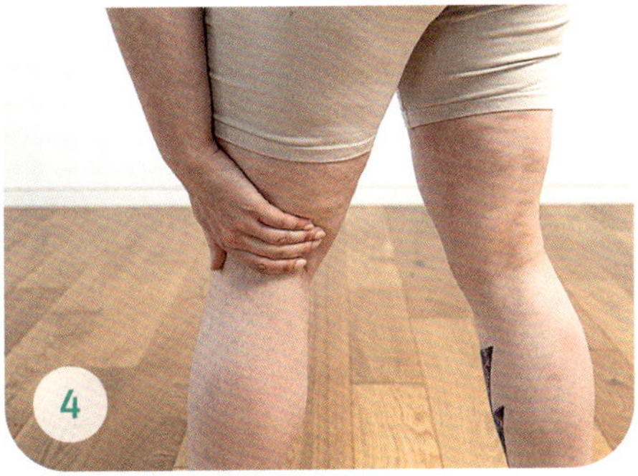
4

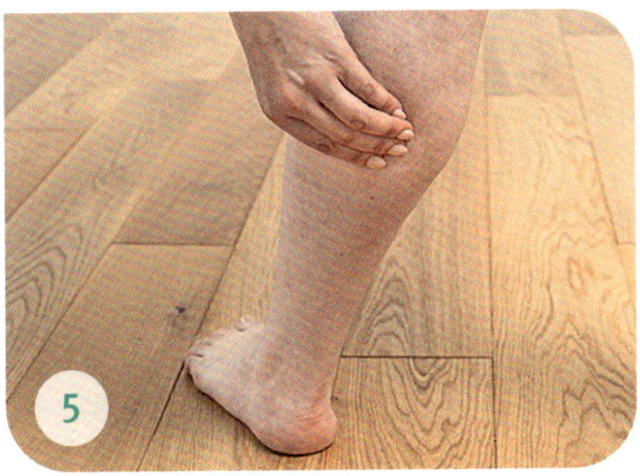
5

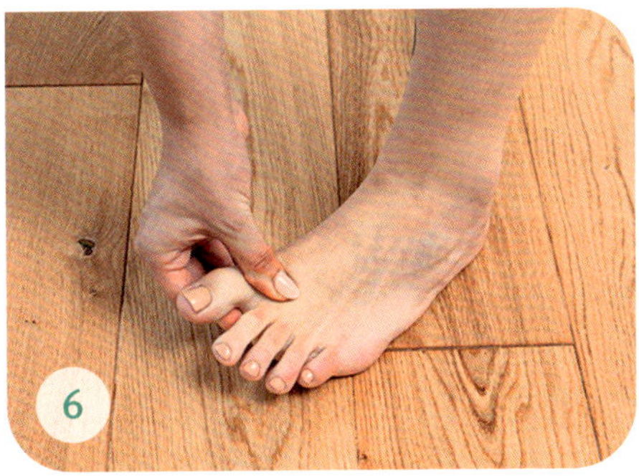
6

Richtung der Außenseite des Oberschenkels. Beginnen Sie im Bereich der Leiste und schreiten Sie in Richtung Knie weiter fort, meist sind dies drei bis vier Bahnen. ❸ (Seite 79) Zwischendurch können Sie immer mal wieder an der Oberschenkelaußenseite mit Streichungen oder Pumpgriffen nacharbeiten.

Die Oberschenkelrückseite bearbeiten Sie ebenfalls mit Streichungen oder stehenden Kreisen in Richtung Oberschenkelaußenseite, auch hier sind drei bis vier Bahnen möglich. Zwischendurch immer wieder mal an der Oberschenkelaußenseite in Richtung Achsel nacharbeiten.
Bei vermehrten Problemen in der Kniekehle mit intensiveren stehenden Kreisen das verhärtete Gewebe lösen, Schub Richtung Oberschenkel. ❹ (Seite 79)

7. Nun an der Unterschenkelvorderseite in Richtung Oberschenkelaußenseite mit Streichungen oder stehenden Kreisen arbeiten. Die Rückseite der Unterschenkel auf die gleiche Weise bearbeiten.

8. Fibrosen im Unterschenkelbereich können Sie intensiv mit festen stehenden Kreisen bearbeiten oder die Griffe zum Lösen von Fibrosen (Seite 52) einsetzen. ❺ (Seite 79)

10. Im Bereich der Knöchel arbeiten Sie intensiv beidseits mit den Händen oder Fingern mit Streichungen oder stehenden Kreisen, Schub Richtung Unterschenkel.
Der Vorfuß wird mit den gleichen intensiven Techniken bearbeitet. An dieser Stelle braucht es oft etwas mehr Zeit.

11. Bei betroffenen Zehen können Sie, wie bei den Techniken für die Finger (Seite 72), sehr variabel arbeiten. Auch können Sie die »Schwimmhäute« ausarbeiten. ❻ (Seite 79) Der Schub geht Richtung Fußrücken.

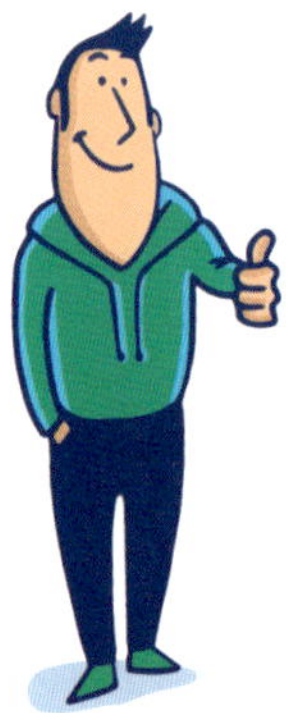

12. Schließlich bearbeiten Sie noch einmal alle Regionen im Bein dynamisch mit Streichungen oder Pumpgriffen, die Schubrichtung geht dabei in die vorbereiteten Lymphknoten.

13. Wiederholen Sie Punkt 2 und 3 (die Lymphknoten-Techniken) und schließen Sie die Übung mit einer intensiven tiefen Bauchatmung ab.

Körperbürsten als Hilfsmittel

Bei Ödemen im Bereich der Beine und des Unterkörpers ist der Zugang oft nicht einfach oder sogar unmöglich. Auch können körperliche Einschränkungen, wie z. B. Rückenprobleme, die Selbstbehandlung erschweren. In diesen Fällen können Sie mit einer Körperbürste mit einem langen Stiel die beschriebenen Techniken durchführen. Damit erreichen Sie auch die entlegenen Stellen wie z. B. das Sprunggelenk. Sie bürsten trocken und achten dabei bitte auf angepassten Druck. Es sollte nicht übermäßig unangenehm sein. Beachten Sie jedoch, dass Bürsten mit zu harten Borsten die Haut verletzen können, wählen Sie daher eher weiche Borsten. Um zu klären, ob Sie das Trockenbürsten gefahrlos anwenden können, sprechen Sie bitte mit Ihrem Therapeuten.

Beidseitiges Beinlymphödem und Lipo-Lymphödem

» Diese Übung hilft Ihnen bei einem sekundären wie auch bei einem primären Beinlymphödem.

Ausgangsposition Auf dem Boden sitzend, mit aufgerichtetem Oberkörper und gestreckten oder leicht angewinkelten Beinen; auch im Stand.

Ausführung

1. Machen Sie die Basisübungen 1 bis 4 (Seite 54). Danach bereiten Sie mit den Lymphknoten-Techniken (Seite 60) die Lymphknoten der Achsel der Seite, die Sie behandeln.

2. In der Leiste einer Seite starten Sie mit Streichungen zu der gleichseitigen Achsel, dies können Sie einhändig oder mit beiden Händen machen. 10- bis 20-mal wiederholen. Ist das Gesäß von Schwellungen betroffen, streichen Sie es in die vorbereitete Achsel aus. ❶

3. Nun bearbeiten Sie erst ein Bein bzw. eine Seite, danach die andere Seite wie in der Übung »Einseitiges Beinlymphödem und Unterbauchlymphödem« ab Punkt 4 beschrieben. Das Ziel sind die jeweiligen intakten Achsellymphknoten.

4. Bearbeiten Sie mit Streichungen oder stehenden Kreisen die Oberschenkelaußenseite, immer in Richtung der Achsellymphknoten ❷, danach die Oberschenkelinnenseite in Richtung der Außenseite des Oberschenkels. Beginnen Sie im Bereich der Leiste und schreiten Sie in Richtung Knie fort. Die Oberschenkelrückseite bearbeiten Sie mit Streichungen oder stehenden Kreisen in Richtung Oberschenkelaußenseite.

5. Nun bearbeiten Sie die Vorderseite des Unterschenkels in Richtung Oberschenkelaußenseite mit Streichungen oder stehenden Kreisen, danach die Rückseite der Unterschenkel. ❸

6. Den Knöchel bearbeiten Sie intensiv beidseits mit Streichungen oder stehenden Kreisen, Schub Richtung Unterschenkel. ❹ Danach den Vorfuß und die Zehen.

7. Darauf behandeln Sie das andere Bein bzw. die andere Seite. Zum Abschluss Punkt 1 wiederholen.

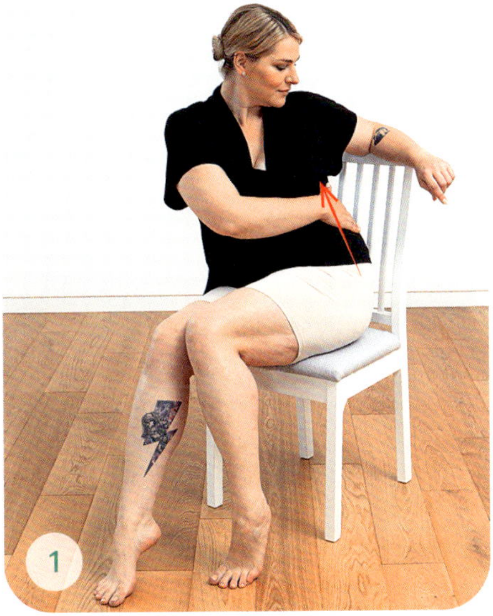
1

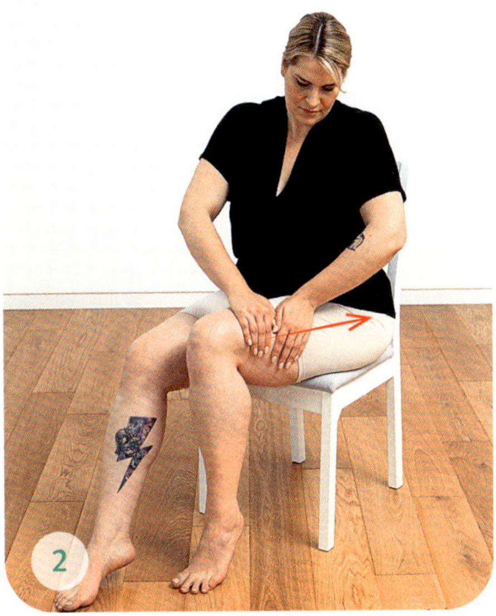
2

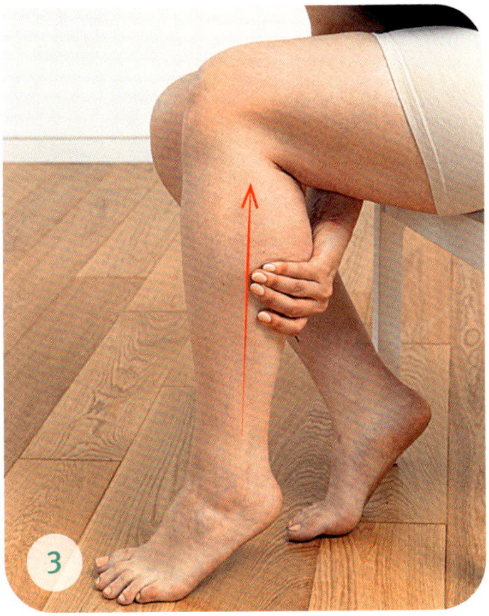
3

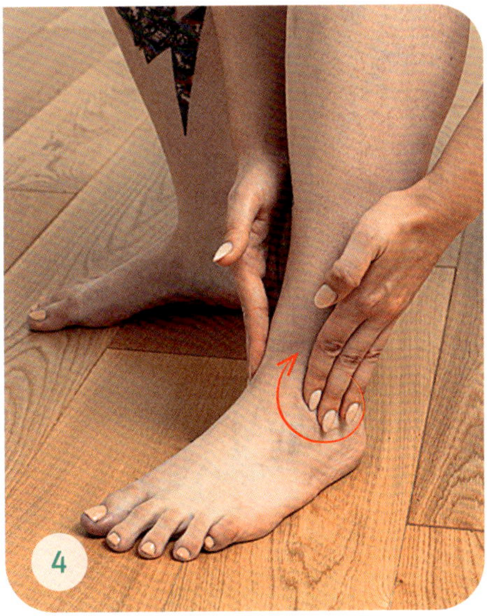
4

Lipödem der Beine und Hüfte

» Mit dieser Übung behandeln Sie ganz gezielt ein reines Lipödem der Beine und der Hüfte.

Ausgangsposition Auf dem Boden sitzend, mit aufgerichtetem Oberkörper und gestreckten oder leicht angewinkelten Beinen im Stand.

Ausführung

1. Machen Sie die Basisübungen 1 bis 4 (Seite 54). Danach bereiten Sie mit den Lymphknoten-Techniken (Seite 60) die Lymphknoten der Leiste vor.

2. Streichen Sie das Gesäß in die vorbereiteten Leistenlymphknoten aus oder bearbeiten Sie es mit stehenden Kreisen. ❶

3. Nun bearbeiten Sie erst ein Bein bzw. eine Seite, danach die andere Seite. Das Vorgehen ist in der Übung »Einseitiges Beinlymphödem und Unterbauchlymphödem« (Seite 78) ab Punkt 4 beschrieben. Das Ziel ist jeweils das Abflussgebiet Leistenlymphknoten. Somit geht der Schub immer in Richtung Leistenregion.

4. Bearbeiten Sie mit Streichungen oder stehenden Kreisen die Oberschenkelaußenseite, immer in Richtung der Leistenlymphknoten ❷, danach die Oberschenkelinnenseite in Richtung der Außenseite des Oberschenkels. Beginnen Sie im Bereich der Leiste und schreiten Sie in Richtung Knie fort. Die Oberschenkelrückseite bearbeiten Sie ebenfalls mit Streichungen oder stehenden Kreisen in Richtung Oberschenkelaußenseite.

5. Nun bearbeiten Sie die Vorderseite des Unterschenkels in Richtung Oberschenkelaußenseite mit Streichungen oder stehenden Kreisen, danach die Rückseite der Unterschenkel.

6. Den Knöchel bearbeiten Sie intensiv beidseits mit Streichungen oder stehenden Kreisen, Schub Richtung Unterschenkel. Darauf folgen der Vorfuß und die Zehen.

7. Danach behandeln Sie das andere Bein bzw. die andere Seite.

8. Zum Abschluss Punkt 1 wiederholen.

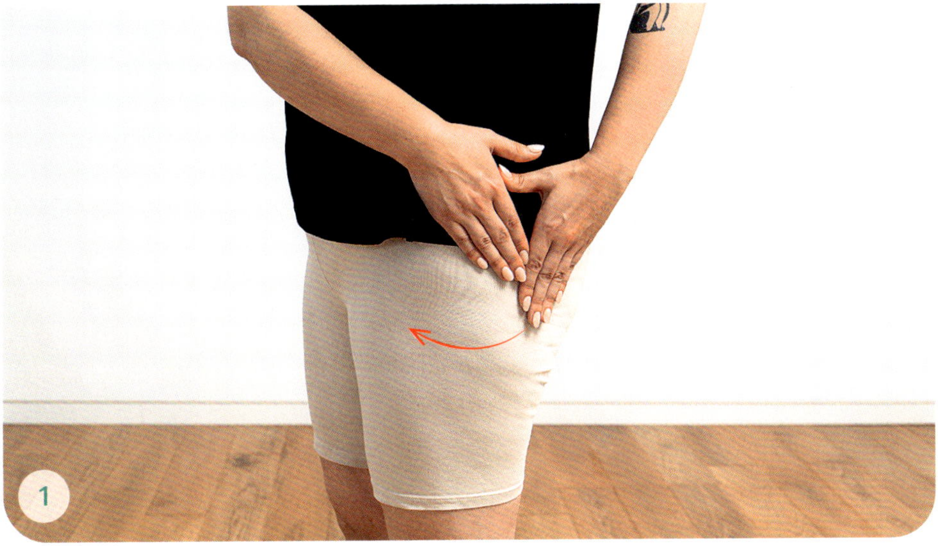

1

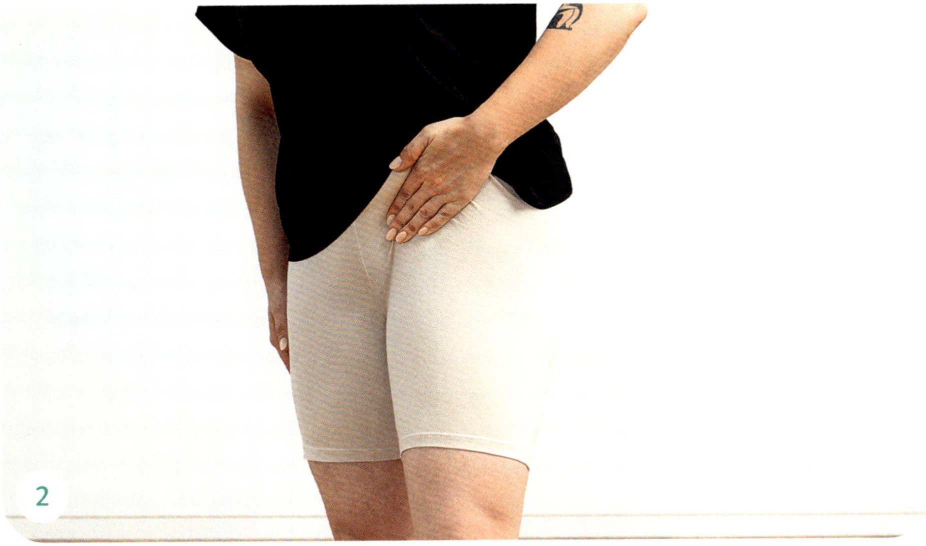

2

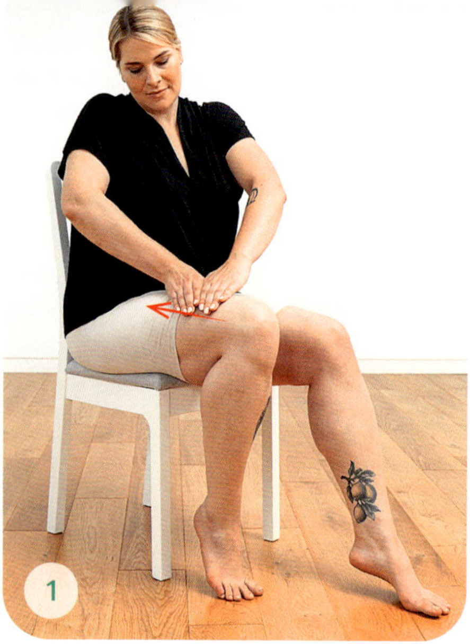

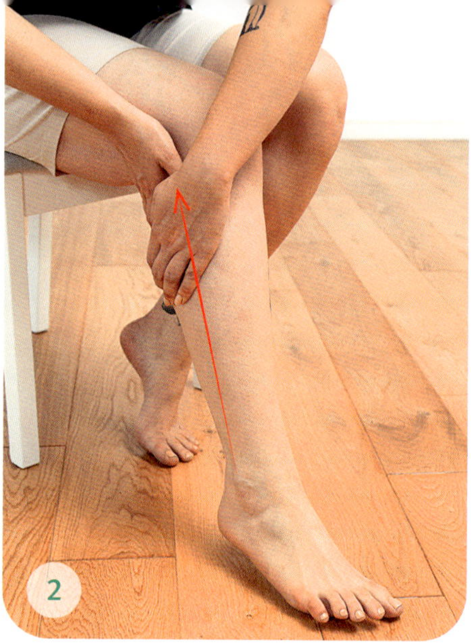

Behandlung nach Sportverletzungen oder OPs im Bereich der Beine sowie bei CVI

Wichtig: Bitte machen Sie diese Übung nur nach Rücksprache mit Ihrem Therapeuten. **Ausgangsposition** Möglichst schmerzfrei im Sitzen

Ausführung

1. Machen Sie die Basisübungen 1 bis 4 (Seite 54) und bereiten Sie mit den Lymphknoten-Techniken (Seite 60) die Lymphknoten der Leiste des betroffenen Beins vor. Bei Hüftbeschwerden machen Sie stehende Kreise auf der Leiste. Bei Ödemen am Außenknöchel bereiten Sie die Lymphknoten in der Kniekehle vor.

2. Setzen Sie je nach Ausprägung der Ödeme Streichungen oder stehende Kreise ein. Ziel ist die Leiste. ❶ Wichtig: Bei frischen Narben darf kein Zug auf die Wunde kommen.

3. Bei Ödemen am Außenknöchel arbeiten Sie ebenfalls mit Streichungen oder stehenden Kreisen. Ziel ist die Kniekehle. ❷

4. Bearbeiten Sie noch einmal die Lymphknoten mit den entsprechenden Techniken und schließen Sie die Übung mit der tiefen Bauchatmung ab.

Sonderfall: Kopf- und Gesichtsbereich

» Behandlungen des Kopf- und Gesichtsbereichs sind nicht nur bei Ödemen angezeigt, sie helfen auch bei anderen Beschwerden.

Die Behandlung von einem Lymphödem im Kopfbereich z. B. durch eine Krebstherapie ist sehr individuell. Die Art der Operationen und ggf. Bestrahlungen bestimmen die Vorgehensweise. Besprechen Sie diese mit Ihrem Therapeuten. Hier ist die Eigenbehandlung äußerst sinnvoll und wichtig.

Was allerdings bei Kopflymphödemen nach Operationen immer sinnvoll ist, sind Übungen für eine gewisse Mundinnendrainage, wie bei Punkt 6 und 7 auf der folgenden Seite beschrieben. Verhärtete Stellen können Sie zusätzlich mit der Zunge von innen und dem Gegenhalt der Hand von außen bearbeiten. Schließlich können Sie mit der tiefen Bauchatmung (Seite 58) und den Schulter-Nacken-Übungen (Seite 54) den Sog erhöhen.

Kopfschmerzen, Nasennebenhöhlenentzündungen (ohne Fieber), Migräne oder auch kosmetische Aspekte sind ideale Anwendungsgebiete für die manuelle Lymphdrainage in Eigenanwendung.

Allgemeine Tipps

Bei Lymphödemen im Bereich des Kopfes oder des Gesichts können Sie mit kleinen Übungen viel erreichen. Die folgenden Tipps können Sie überall und jederzeit umsetzen.

- Machen Sie regelmäßig die Schulter-Nacken-Übungen (Seite 54)
- Machen Sie regelmäßig Atemübungen, z. B. die kleine Atemübung (Seite 121).
- Trainieren Sie Ihre Mimik, indem Sie z. B. Grimassen schneiden.
- Trinken Sie viel – das Schlucken regt die Lymphgefäße im Rachen an.

Hinweis

Die hier vorgestellten Tipps und Übungen sind für Betroffene von Kopflymphödemen nach Operationen nicht bzw. nur zum Teil geeignet, da teilweise mehrere Lymphknoten fehlen. Wurden bei Operationen Lymphknoten im Bereich von Hals oder Kiefer entfernt, sind die hier vorgestellten Tipps und Übungen nicht oder nur bedingt geeignet.

Übung für den Kopf- und Gesichtsbereich

» Nach einer Operation sprechen Sie mit Ihrem Therapeuten, ob Sie alle Teile der folgenden Übung durchführen können.

Ausgangsposition Im Sitzen

Ausführung

1. Machen Sie die Basisübungen 1 und 2 (Seite 54).

2. Legen Sie die Hände flächig direkt an den Hals, sodass sich die Fingerspitzen im Nacken berühren, und kreisen Sie ca. 15-mal auf der Stelle. Der Schub geht Richtung Oberkörper.

3. Legen Sie die Hände flächig direkt vor die Ohren und kreisen Sie ca. 15-mal auf der Stelle, der Schub geht Richtung Oberkörper.

4. Legen Sie die Fingerspitzen zuerst auf die Augenbrauen, danach auf die oberen Augenlider und danach unter das Auge. Führen Sie je Position 15 stehende Kreise durch. ❶

5. Massieren Sie mit Ihren Fingerspitzen das Gesicht und machen Sie Streichungen in Richtung Hals.

6. Um den Mundinnenraum zu entstauen, nehmen Sie Wasser in den Mund und bewegen das Wasser hin und her.

7. Bilden Sie laut und mit entsprechenden Bewegungen des Mundes die Vokale A, E, I, O und U. Das fördert den Abfluss im Gesicht bzw. Mundinnenraum.

8. Speziell bei verstopften Nasennebenhöhlen können Sie die Zunge an den Gaumen drücken und dann langsam nach hinten wegziehen, Anwendung nach Bedarf. Nehmen Sie außerdem die Nasenwurzel zwischen Daumen und Zeigefinger und machen Sie beidseits kleine stehende Kreise. Der Schub geht dabei in Richtung Nasenspitze. ❷

9. Zum Abschluss wiederholen Sie Punkt 2.

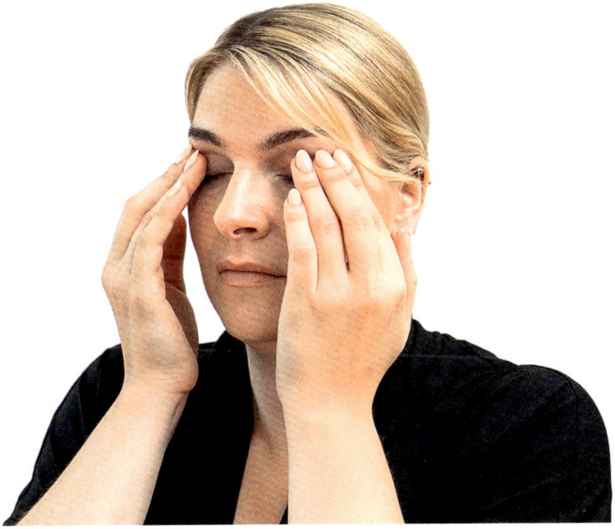

1

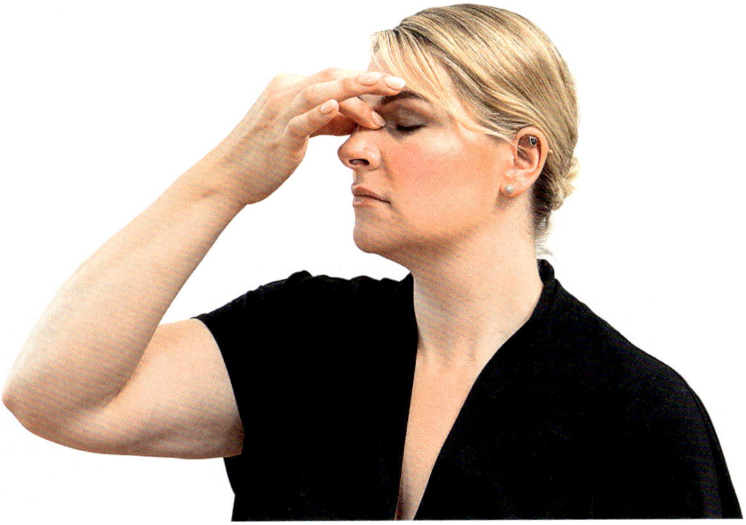

2

Kompressionstherapie

Die Kompressionstherapie ist im Selbstmanagement die wichtigste Komponente. Ohne sinnvoll eingesetzte Kompression wird die Therapie nicht erfolgreich sein.

Die Wirkungen der Kompression sind vielseitig. Allem voran wird der Gewebedruck von außen erhöht und in der Folge wird die Flüssigkeit im Gewebe reduziert. Die Kompression wirkt konservierend auf das Behandlungsergebnis der manuellen Lymphdrainage. Die Muskelpumpe wird durch die Kompression verbessert, es wird also die Effektivität der Bewegung und deren entstauende Wirkung unterstützt, die Kompression wirkt als Widerlager von außen. Durch die Kompression steigt die Fließgeschwindigkeit in den Venen und erkrankte bzw. nicht funktionale Venenklappen, z. B. bei einer Krampfadererkrankung, können wieder besser schließen. Es ist ein schnellerer Nährstoff- und Sauerstoffaustausch im Gewebe möglich, da das Versacken von venösem Blut in den Beinen verhindert wird. Die Kompression ist also ein »legales Doping«: Sie können damit die Leistungsfähigkeit erhöhen. Diesen Effekt machen sich oft Ausdauersportler zunutze. Mit schnell eingesetzter Kompression können Blutergüsse bei Sportverletzungen schneller abgebaut werden. Und in der Lymphtherapie kann man durch den zusätzlichen Einsatz von unterschiedlichen Kompressen und Pelotten sehr gut verhärtete Zonen im Gewebe lockern und beseitigen.

Optimalerweise sollte die Kompression rund um die Uhr getragen werden. Dies ist im Alltag natürlich nicht umzusetzen, doch ich möchte damit die Wichtigkeit der Kompression verdeutlichen.

Finden Sie den für sich und Ihre Situation richtigen Weg für den Umgang mit der Kompression, versuchen Sie, ihre positive Wirkung so gut wie möglich zu nutzen.

Arten der Kompression

In der Lymphtherapie gibt es verschiedene Arten der Kompression:

- lymphologischer Kompressionsverband
- Kompressionsbestrumpfung
- adaptive Verbände mit Klettsystem (auch Velcroverband oder Wrapsystem genannt)
- spezielle Nachtkompressionssysteme
- apparative Kompressionssysteme (auch AIK – apparative intermittierende Kompression bzw. IPK – intermittierende pneumatische Kompression genannt)

> **Hinweis**
>
> Für eine optimale Anwendung können Sie ein Kompressionstagebuch führen, in dem Sie dokumentieren, wie lange Sie welche Art von Kompression getragen haben.

Der lymphologische Kompressionsverband

Für die Eigenanwendung ist das richtige Material wichtig. Für den lymphologischen Kompressionsverband brauchen Sie sogenannte Kurzzugbinden, das sind Binden, die gar keinen oder nur einen sehr geringen Elastananteil und einen hohen Baumwollanteil (mind. 80%) haben. Dadurch erzeugen die Binden einen hohen Arbeitsdruck, also Druck in Bewegung. Die Bandagierung dient als Widerlager für die Muskulatur. Im Detail sieht das so aus: Die Kompression liegt von außen auf der Haut auf, der Muskel arbeitet von innen dagegen, dazwischen liegt das Ödem, welches somit von beiden Seiten in die Mangel genommen wird.

Nimmt man hingegen Langzugbinden, also Binden mit einem sehr hohen Elastananteil, hat man einen hohen

Ruhedruck. Der Druck ist sehr hoch, wenn man sich nicht bewegt, so kann es zu Einschnürungen kommen. Das ist sehr unangenehm und man muss sich bewegen, um es halbwegs erträglich zu machen. Diese Langzugbinden sind eher im Sportbereich angesiedelt und haben in der Lymphtherapie eine geringe bis gar keine Bedeutung.

Zusätzlich zu den Kurzzugbinden brauchen Sie Material, um die Haut zu schützen und zu polstern. Empfehlenswert ist eine Schicht aus Baumwolle direkt auf der Haut als Schutz, früher hat man dafür einen Schlauchverband verwendet, dieser ist mittlerweile jedoch überholt und wird nur noch selten eingesetzt. Es gibt mittlerweile Binden, die Hautschutz und – den nächsten wichtigen Punkt – die Polsterung vereinen. Dieses Material macht eine Bandagierung auch äußerst zeiteffizient und angenehm. Allerdings ist die Polsterwirkung nicht übermäßig.

Die Polsterung muss sein, damit der Druck der Kurzzugbinden verteilt werden kann. Außerdem verhindern diese Binden aus Schaumstoff und Baumwolle das Einschneiden der Kurzzugbinden. Nachdem sie angelegt wurden, folgen die Kurzzugbinden in meist mehreren Lagen. Die Anzahl der Lagen und nicht der Zug an den Binden ist entscheidend für den Druckaufbau.

Zum Schluss werden die Binden mit Tape fixiert und bitte nicht mit den mitgelieferten Klammern, diese bieten ein unnötiges Verletzungsrisiko! Nun ist es noch wichtig, einen Druckverlauf mit zum Körperzentrum hin abfallenden Druck zu erzeugen. Dafür gebe ich Ihnen im Kapitel »Einen Kompressionsverband selbst anlegen« (Seite 96) einige Tipps. Und denken Sie daran: Es ist noch kein Meister vom Himmel gefallen, je mehr Sie üben und die Selbstbandage machen, umso besser werden Sie. Das geht uns Therapeuten nicht anders.

Die fachlich richtige Kompressionsbestrumpfung

Für die Kompressionsbestrumpfung bei Lymphödemen und Lipödemen gibt es maßangefertigte Flachstrickware in vier Kompressionsklassen. Die Strümpfe müssen durch speziell geschultes Sanitätshaus-Fachpersonal abgemessen werden. Es gibt Kompressionsstrümpfe in Flachstrickware (mit einer Naht) und Rundstrickware (ohne Naht). Rundstrickware ist für die Therapie von Venenerkrankungen (CVI) früherer Stadien oder Sportkompression geeignet. Flachstrickmaterial bietet ein gutes Widerlager und in Kombination mit Muskelaktivität arbeitet die Kompression im genau richtigen Maß. Auch hier ist der Arbeitsdruck höher als der Ruhedruck.

Die Hersteller geben eine Passformgarantie, das bedeutet, dass Sie einen Anspruch auf flachgestrickte Kompressionsstrümpfe haben, mit denen Sie gut zurechtkommen, denn immerhin sind sie ja auf Ihre Maße angefertigt. Bitte haben Sie da keine falsche Scheu und reklamieren Sie ggf. Ihre Bestrumpfung. Einen maßgeschneiderten Anzug, bei dem die Ärmel zu kurz sind, würden Sie ja auch beim Schneider reklamieren.

Adaptive Verbände mit Klettverschluss

Für die Selbstanwendung sind adaptive Verbände mit Klettverschluss ideal und immer passend justierbar. Diese Systeme werden auch als Wrap- oder Velcrosysteme bezeichnet und sind bei verschiedenen Herstellern erhältlich. Das Material ist meist ähnlich wie Neopren und so langlebig wie die Kompressionsbestrumpfung. Im internationalen Bereich nehmen diese Systeme eine größere Rolle ein als in Deutschland, was vor allem mit der Kostenübernahme zusammenhängt. Während in den meisten Ländern die Patienten für sämtliches Material und die Therapie selbst aufkommen müssen, ist in Deutschland oft ein Großteil von den Krankenkassen gedeckt. Die adaptiven Verbände müssen einzeln beantragt werden und häufig werden nicht die kompletten Kosten übernommen. Daher sind diese Systeme in Deutschland nicht so populär.

Nachtkompression

Eine weitere Spezialkompression ist die Nachtkompression. Auch hier gibt es viele verschiedene Systeme von verschiedenen Herstellern. Wenn Sie nachts eine Kompression benötigen, sollten Sie darauf achten, dass diese möglichst atmungsaktiv ist. Die Angebote gehen von vorkonfektionierten Strümpfen (keine Maßanfertigung) bis hin zu verstellbaren Systemen. Alternativ ist eine Nachtkompression mit Bandagen möglich. Die Übernahme der Krankenkassen verhält sich ähnlich wie bei den adaptiven Verbänden mit Klettverschluss, es muss immer einzeln beantragt werden.

Apparative Kompression

Die apparative Kompression ist eine ideale Ergänzung zu einer Therapie mit manueller Lymphdrainage und Kompression und sinnvoll in Therapiepausen, im Urlaub oder auch zur Regeneration nach dem Sport. Wichtig ist, dass Sie sich vorher selbst »anlymphen«, also das Lymphgefäßsystem mit den entsprechenden Übungen – z. B. den Basisübungen – anregen, bevor Sie die apparative Kompression nutzen. Damit erzeugen Sie den Sog und die abführenden zentralen Lymphgefäße sind entleert. Ohne diese Vorbehandlung könnten unter gewissen Umständen größere Schäden im Lymphgefäßsystem oder in den jeweiligen Ödemgebieten entstehen.

Die Geräte für die apparative Kompression sind bei entsprechender Indikation auch verordnungsfähig, können also von der Krankenkasse übernommen werden. Auch hier gilt, dass sie einzeln beantragt werden müssen und oft der Medizinische Dienst die eingereichten Unterlagen und Diagnosen beurteilen muss. Sinnvolle Geräte sind Mehrkammergeräte (z. B. 12-Kammer-Geräte), die sich in der Regel nacheinander aufblasen und so einen Druckverlauf in Richtung Abflussgebiet erzielen.

Kinesiotapes

Seit einigen Jahren werden die bunten elastischen Tapes auch in der Lymphtherapie verwendet und sind, wie ich finde, eine ideale unterstützende Maßnahme im Selbstmanagement. Bei diesen Tapes handelt es sich um elastische Bänder, die auf die Haut geklebt werden, Zug auf das Bindegewebe ausüben und dadurch bei jeder Bewegung auf den Lymphfluss einwirken.

Um die Tapes nutzen zu können, ist es wichtig, dass die Haut in dem zu beklebenden Gebiet intakt und nicht zu empfindlich ist. Auch müssen Sie Allergien gegen den Kleber bzw. das Trennmittel Silikon auf der Trägerfolie ausschließen können. Achten Sie auf eine gute Qualität der Tapes, die Sie verwenden. Dabei ist der Preis nicht entscheidend.

Das elastische Taping, Kinesiotape oder auch im speziellen Fall Lymphtape ist keine medizinisch anerkannte Therapie, in der Praxis jedoch etabliert. Mittlerweile gibt es kleinere Studien, die ihre Wirksamkeit in der Lymphologie versuchen zu bestätigen. Die Studien ergaben, dass die Probanden eine signifikante Verbesserung von Schmerzen, Schweregefühl und Spannungsgefühl feststellten.

Das Prinzip des Lymphtapes ist verhältnismäßig einfach. Das Tape übt Zug auf die Ankerfasern im Bindegewebe aus und somit unterstützt es bei jeder Bewegung die Lymphbildung. Zudem sorgt es für eine schnellere Weiterleitung der Lymphflüssigkeit in die gewünschte Richtung. Dementsprechend wird die Basis des Tapes in die Region geklebt, in der sich das therapeutische Ziel, also das Abflussgebiet mit intakten Lymphknoten befindet. Die einzelnen schmalen Streifen oder auch »Tentakeln« des Tapes werden dann unter leichtem Zug so angelegt, dass sie zu der Basis hinziehen. Sie ziehen also die Tentakel von der Basis weg in Richtung Ödem, allerdings arbeiten die Tentakel dann in die Richtung zur Basis hin. Es wird also alles rückwärts zum Ziel angelegt – wie Sie es aus der manuellen Lymphdrainage kennen. Kennt man die Anatomie und Physiologie des Lymphsystems, ist das Anlegen von Lymphtapes kein Problem.

Beispiel für ein Lymphtape

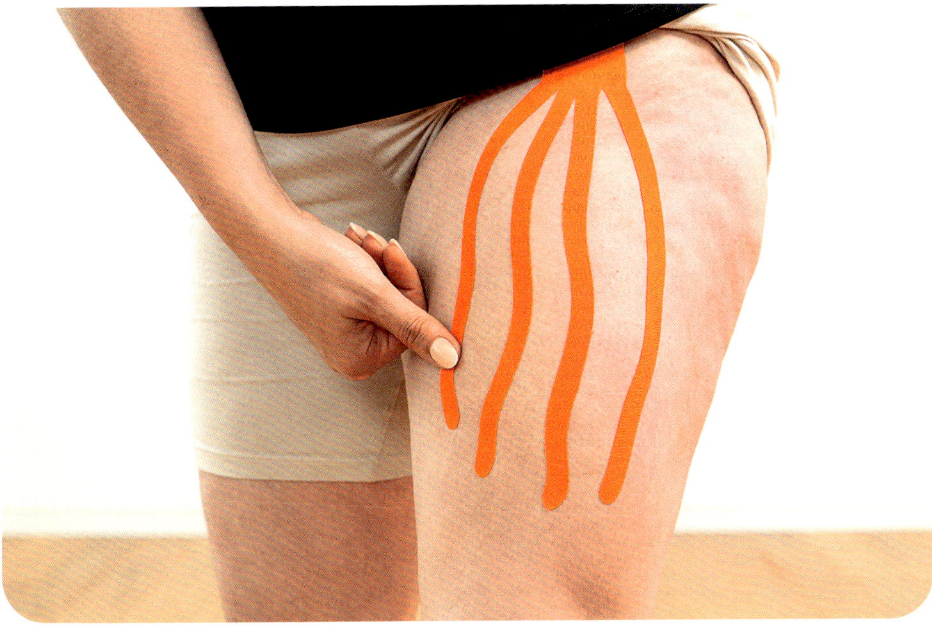

Einen Kompressionsverband selbst anlegen

Mit etwas Übung können Sie sich einen lymphologischen Kompressionsverband problemlos selbst anlegen. Allerdings sollten Sie vorher unbedingt mit Ihrem Therapeuten besprechen, ob für Sie eine Eigenbandage geeignet sind oder was es in Ihrem speziellen Fall zu berücksichtigen gilt. Er kann Ihnen auch Tipps für Ihren individuellen Fall geben. Anfangs ist das Anlegen des Verbands ungewohnt und erscheint nicht einfach, hier gilt es dranzubleiben und nicht zu schnell aufzugeben. Ihr Verband wird von Mal zu Mal besser werden.

Es gibt verschiedene Möglichkeiten, lymphologische Kompressionsverbände auszuführen, und je nach Geschick können Sie unterschiedliche Techniken ausprobieren. Für den Anfang sollten Sie es jedoch nicht zu kompliziert machen. Daher stelle ich Ihnen im Folgenden möglichst einfache Techniken vor, die für jeden geeignet sind. Es sind sozusagen absolute Basisverbände. Dazu ein paar Hinweise:

- Wichtig ist der Druckverlauf: An den Füßen bzw. Händen sollte der Druck hoch sein und zum Körperzentrum hin abfallen. Somit wird das einbahnstraßenartige System des Lymphgefäßsystems gestützt und es schnürt nichts ab.
- Bei einem Beinverband fangen Sie immer am Fuß an und umwickeln das Bein zunächst bis zum Knie. Danach bandagieren Sie den Oberschenkel. Welche Bandagierung bei Ihnen sinnvoll ist, besprechen Sie bitte mit Ihrem Therapeuten.
- Beim Abrollen der einzelnen Binden stellen Sie sich bitte vor, es würde etwas in der Binde drinstehen, ähnlich wie auf einer Rolle Papyrus, und Sie möchten das, was dort steht, lesen. Schauen Sie beim Anlegen der Binde also immer in die Binde hinein.
- Wichtig ist ein möglichst faltenfreier Verband, das erreichen Sie durch Ausstreichen der Luft zwischen den einzelnen Lagen. Falten schnüren ggf. ein und können unangenehm werden. Allerdings gibt es keinen komplett faltenfreien Verband, also nicht ärgern.

Hinweis

Der Begriff »Tour« bedeutet, dass die entsprechende Stelle einmal mit der Binde umwickelt wird. Für eine »Haltetour« wird eine Stelle zweimal umwickelt.

Beinverband

» Beim Beinverband bandagieren Sie zuerst Fuß und Unterschenkel. Je nach Beschwerden folgt darauf der Oberschenkel.

Ausgangsposition Zunächst arbeiten Sie im Sitzen, ab Punkt 4 können Sie auch im Stehen arbeiten. Stellen Sie zwei Stühle gegenüber: Auf einem sitzen Sie, den anderen fixieren Sie so, dass er nicht wegrutschen kann, und stützen Ihren Fuß darauf ab. Legen Sie sich alle benötigten Materialien griffbereit zurecht und reißen Sie auch schon ein paar Tapestreifen ab.

Material

- 1 Kurzzugbinde, 2,7 cm breit oder 1 längs gefaltete 4 cm breite Mullbinde für die Zehen
- 2–3 Schaumstoff-Polsterbinden, 10 cm breit
- 1–2 Schaumstoff-Polsterbinden, 15 cm breit (für die Oberschenkel)
- 1 Kurzzugbinde, 8 cm breit
- 1–2 Kurzzugbinden, 10 cm breit
- 1–2 Kurzzugbinden, 12 cm breit
- Tapestreifen zum Fixieren

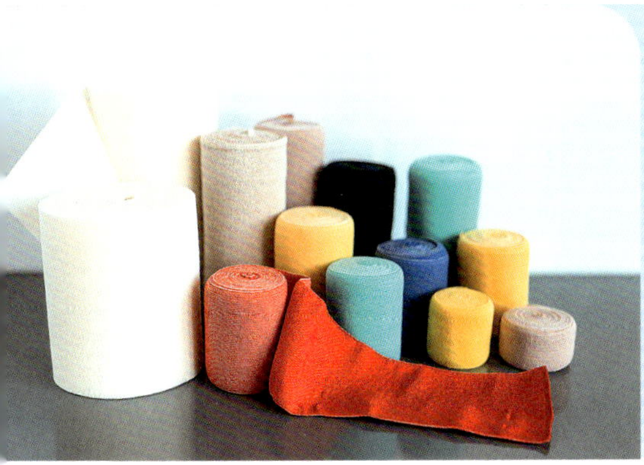

HINWEIS

Verschiedenfarbige Binden

Zur einfacheren Unterscheidung der einzelnen Binden habe ich für die Übungen verschiedenfarbige Binden verwendet. Dies dient lediglich der Optik – Sie können die verschiedenen Binden besser voneinander unterscheiden. Außerdem ist es schön bunt.

Unterschenkelverband

1. Wenn nötig, beginnen Sie damit, die Zehen einzeln zu bandagieren. Das erfordert allerdings etwas Übung. Nehmen Sie die 2,7 cm breite Kurzzugbinde oder eine gefaltete Mullbinde, starten Sie mit einer Tour am Fußrücken um den Fuß herum und wickeln Sie eine Haltetour um den Fuß herum. ❶ Danach bandagieren Sie vom Fußrücken aus jeden einzelnen Zeh. Fixieren Sie bei der Bewegung zwischen den Zehen jeweils die Binde oben bzw. unten am Zeh, so vermeiden Sie übermäßige Faltenbildung. ❷ Müssen die Zehen nicht einzeln bandagiert werden, fällt dieser Schritt weg und Sie beginnen direkt mit Punkt 2.

2. Sie beginnen immer im Bereich der Zehengrundgelenke. Legen Sie die 10 cm breite Schaumstoff-Polsterbinde mit der Baumwollseite zur Haut hin an, beim Abwickeln können Sie schon ein wenig Zug auf die Binde geben. Achten Sie darauf, dass diese Binde lückenlos verarbeitet wird und die halbe Bindentour immer verdeckt wird. Je nach Beinlänge und Umfang benötigen Sie für den Unterschenkel zwei oder drei Polsterbinden. Sie enden unterhalb der Kniescheibe und Kniekehle. ❸ Zum Fixieren stecken Sie die Polsterbinde zwischen andere Touren.

3. Nun starten Sie mit der 8 cm breiten Kurzzugbinde im Bereich der Zehengrundgelenke. Beginnen Sie am großen Zeh und wickeln Sie zur Außenseite des Fußes. Wickeln Sie eine Tour mit leichter Vorspannung, jedoch ohne viel Zug als Haltetour um den Fuß. ❹

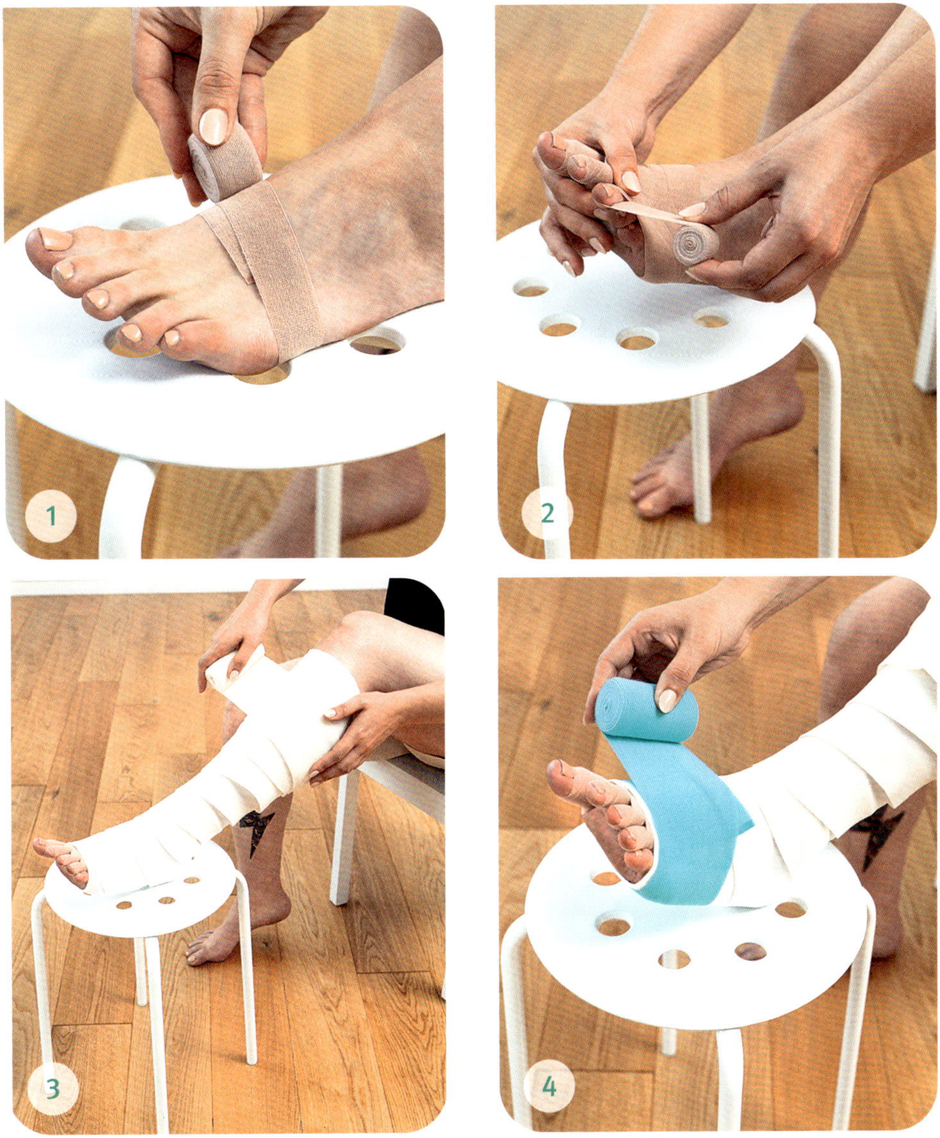

Kompressionstherapie

4. Dann geht eine Tour direkt hinter der Ferse entlang und wieder vor zur ersten Tour. Von hier an gehen Sie in Achter-Touren weiter vor, bis Sie oberhalb der Knöchel ankommen. 5 Streichen Sie bei jeder Tour mit der anderen Hand die Binde immer nach und streichen Sie die Luft zwischen Binde und Polsterung raus. Damit wird der Druck erzeugt. Fixieren Sie die Binde mit einem Tapestreifen.

5. Sie können im Sitzen weitermachen, doch wenn es Ihnen möglich ist, wechseln Sie nun in den Stand und stützen das Bein weiterhin auf einem Stuhl ab.

6. Die nächste Binde ist die 10 cm breite Kurzzugbinde, mit dieser können Sie parallel zirkulär in Richtung Knie arbeiten. Auch hier sind die Vorspannung und das Ausstreichen mit der anderen Hand wichtig. Achten Sie darauf, dass von der nächsten Tour immer eine halbe Bindenbreite überdeckt wird. Das Ende der Binde fixieren Sie mit einem Tapestreifen. 6

7. Meistens reicht diese Binde nicht bis ganz unter das Knie, daher nutzen Sie eine weitere 10 cm breite Kurzzugbinde, fangen wie in Punkt 4 beschrieben wieder am Knöchelbereich an und umwickeln den Unterschenkel gegenläufig. Die Abstände können ruhig etwas größer sein, dass Sie bis unter das Knie gelangen. Das Ende der Binde fixieren Sie mit Tapestreifen. Damit ist der Unterschenkelverband fertig.

8. Wenn Sie das ganze Bein bandagieren möchten, fahren Sie im Stand fort mit dem Oberschenkelverband.

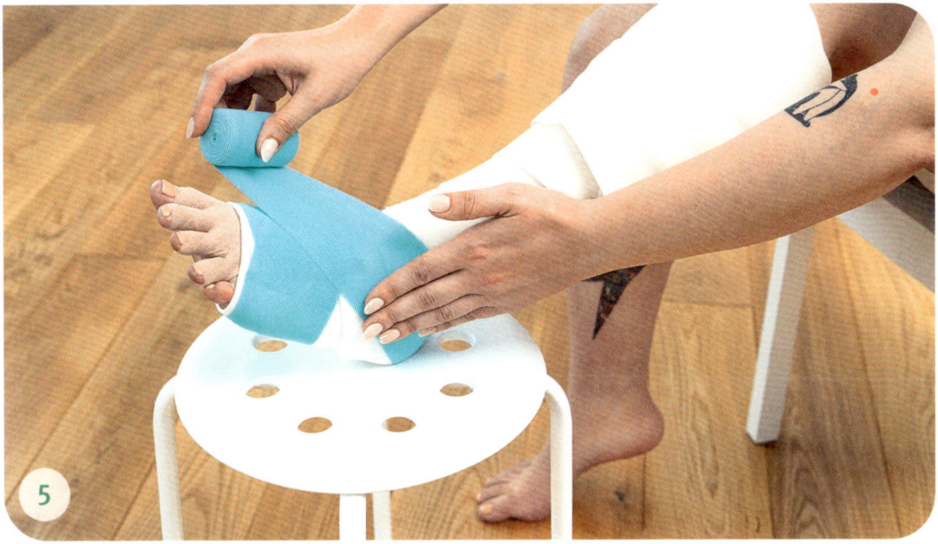
5

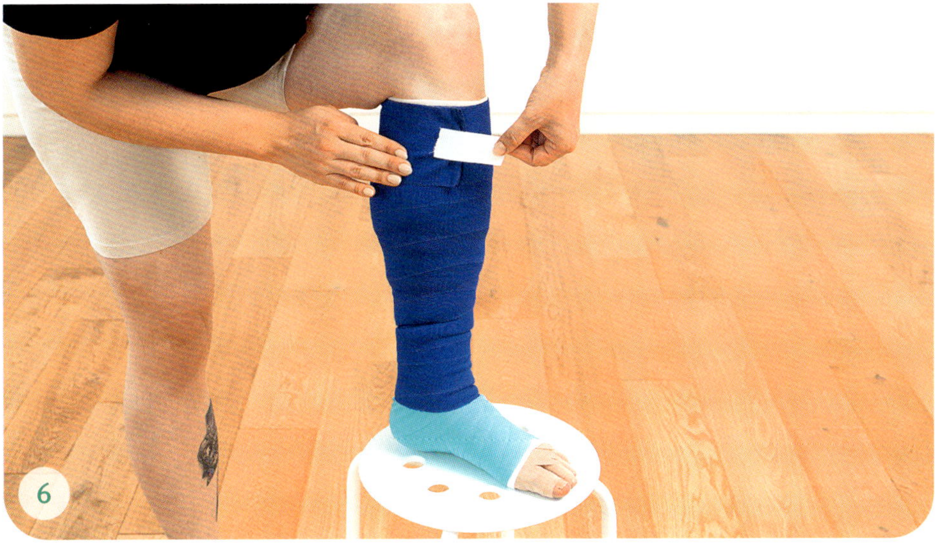
6

Oberschenkelverband

9. Nehmen Sie die 15 cm breite Schaumstoff-Polsterbinde und fangen Sie dieses Mal direkt in der Leiste im Leistenverlauf an. Das ist das einzige Mal, wo Sie von oben nach unten wickeln. Wichtig ist, dass Sie möglichst nah am Schritt starten, damit der Verband später nicht rutscht. (7) Arbeiten Sie wie in Punkt 2 beschrieben und umwickeln Sie den Oberschenkel bis zum Knie. Wenn die Binde nicht ausreicht, machen Sie einfach mit einer weiteren Polsterbinde weiter. Achten Sie darauf, dass keine Lücken entstehen.

10. Die nächste Binde ist eine 12 cm breite Kurzzugbinde, mit der Sie unter dem Knie beginnen, dort wo die Kurzzugbinde des Unterschenkelverbandes endet. Setzen Sie die neue Binde gegenläufig an und wickeln Sie mit der gleichen Technik weiter wie bei den Kurzzugbinden am Unterschenkel beschrieben. (8) Das Knie müssen Sie nicht gesondert behandeln, seine Funktionalität wird durch den Verband meistens nicht übermäßig eingeschränkt. Wickeln Sie die Binde so weit wie möglich Richtung Körperzentrum ab und fixieren Sie sie mit einem Tapestreifen. Kontrollieren Sie nun einmal kurz den Druckverlauf, nimmt er zum Körperzentrum hin ab, gibt es evtl. Löcher im Druckverlauf?

11. Dort, wo Sie ein Loch im Druckverlauf tasten können, setzen Sie eine weitere 12 cm breite Kurzzugbinde an und wickeln auch diese wieder gegenläufig. Achten Sie darauf, dass das Bein vollständig bedeckt ist und sich im Druckverlauf kein Loch mehr befindet. Die Technik ist die gleiche wie zuvor. Die Menge der Binden, die Sie brauchen, richtet sich nach dem Beinumfang. Achten Sie beim Abschluss in der Leistenregion darauf, dass Sie zwei Touren Kurzzugmaterial übereinander haben, damit ist es unwahrscheinlicher, dass der Verband rutscht. Fixieren Sie den Verband wieder mit Tapestreifen. (9)

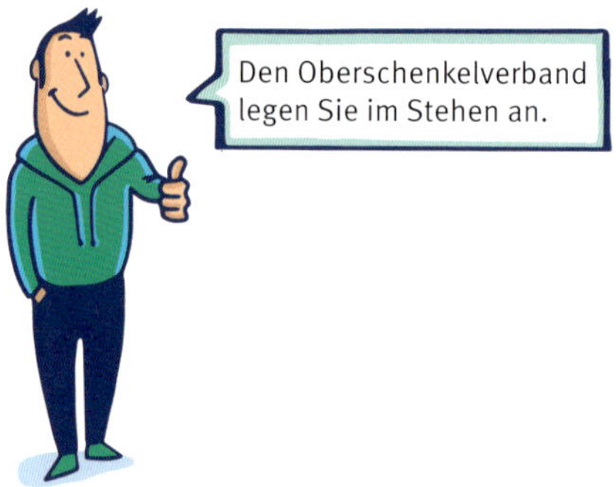

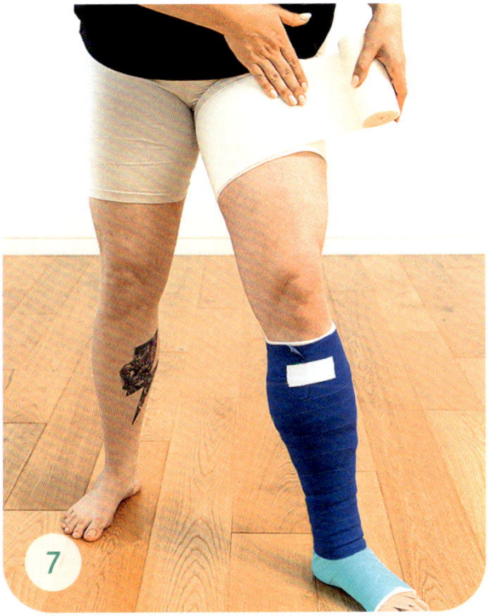

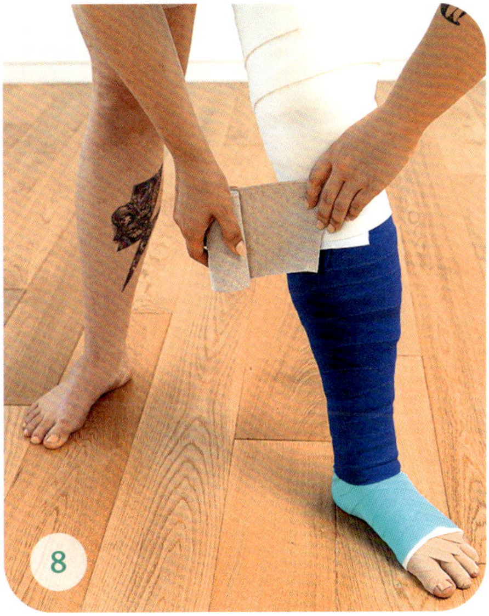

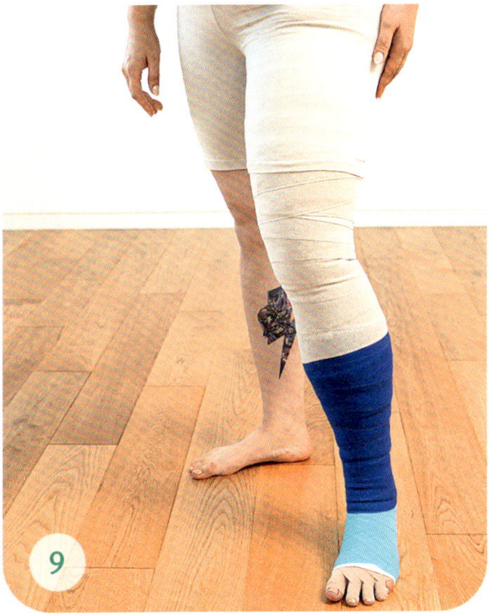

Armverband

» Bereiten Sie alle Materialien vor, die Sie brauchen. Denken Sie daran, dass Sie nur eine Hand zur Verfügung haben.

Ausgangsposition Am besten setzen Sie sich auf einen Stuhl neben einem Tisch. Legen Sie alle benötigten Materialien auf dem Tisch bereit.

Material

- 1–2 Kurzzugbinden oder Mullbinden, jeweils 4 cm breit, für die Finger
- 1–2 Schaumstoff-Polsterbinden, 10 cm breit
- 1 Kurzzugbinde, 6 cm breit
- 1–2 Kurzzugbinden, 10 cm breit
- Tapestreifen zum Fixieren vorbereiten

Ausführung

1. Das Bandagieren der Finger erfordert Übung, ist jedoch wesentlich einfacher als bei den Zehen. Nehmen Sie hierfür eine 4 cm breite Binde. Starten Sie am Handgelenk, machen Sie eine Tour um das Handgelenk, um die Binde zu fixieren, nutzen Sie ggf. dabei eine Unterlage.

2. Spreizen Sie die Finger leicht und führen Sie die Binde ausgehend von der Daumenseite über den Handrücken zuerst zum kleinen Finger. Beginnen Sie von der Seite aus den Finger zu umwickeln, dabei lassen Sie die Binde immer gleich relativ weit zur Fingerspitze laufen und gehen dann Stück für Stück Richtung Fingergrundgelenk. ❶

3. Verlassen Sie den Finger wieder über den Handrücken und machen Sie eine Tour Richtung Handgelenk. Dann gehen Sie mit der Binde wieder über die Handrückseite zum nächsten Finger und wickeln ihn auf die gleiche Weise. Dies wiederholen Sie bei jedem Finger. Bei Bedarf verwenden Sie eine zweite 4 cm breite Binde, der Anschluss sollte am Handgelenk liegen, nicht am Finger. Zum Schluss fixieren Sie die Binde mit einem kurzen Tapestreifen. ❷ Wenn Sie Mullbinden verwenden, sollten Sie so viele Lagen wickeln, dass sie an den Fingern blickdicht erscheinen. Bei großen Händen kann eine dritte Binde nötig sein.

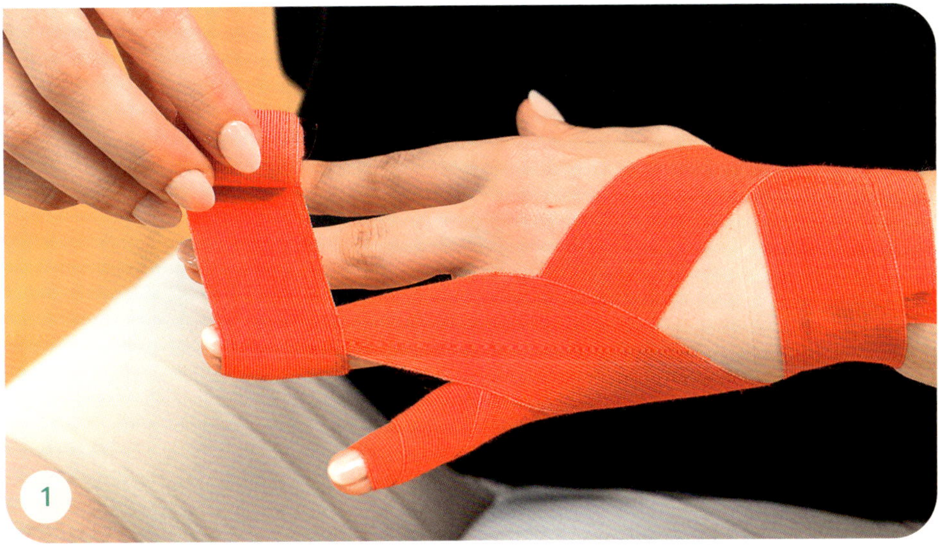
1

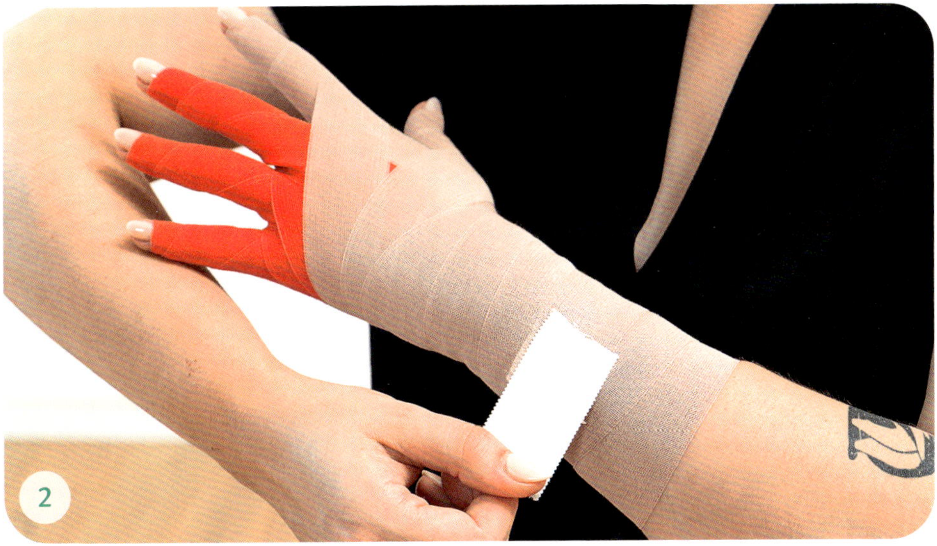
2

4. Nun legen Sie die Polsterbinde an, dafür starten Sie am Handgelenk und fixieren die Binde mit einer Tour. Wickeln Sie die Binde zunächst entlang der Fingergrundgelenke und der Handfläche. Zwischen Daumen und Zeigefinger müssen Sie die Binde vielleicht etwas falten. ❸

5. Dann arbeiten Sie sich weiter nach oben in Richtung Achsel. Wickeln Sie die Binde nach und nach um den Arm, dabei überlappen Sie immer die vorherige Tour um die Hälfte. ❹ Reicht eine Polsterbinde nicht aus, nehmen Sie noch eine zweite. Die letzten Zentimeter der Binde können Sie dann armabwärts bis zum Ende wickeln. Zum Fixieren stecken Sie die Polsterbinde zwischen andere Touren. Sie können dabei ggf. den Arm mit der Handfläche oder Faust gegen eine Wand stützen.

6. Danach folgt die Kurzzugbinde in 6 cm Breite. Starten Sie mit dieser wie mit der Polsterbinde am Handgelenk mit einer Haltetour, dann führen Sie sie entlang der Fingergrundgelenke weiter. Diese Tour entlang der Fingergrundgelenke wiederholen Sie (evtl. mehrmals, je nach Ödemausprägung der Hand), dabei halten Sie die Binde leicht unter Zug. Danach wickeln Sie wieder halbüberdeckend die Binde um den Arm immer weiter nach oben. Fixieren Sie die Binde mit einem kleinen Streifen Tape.

7. Nun fahren Sie mit gleicher halbüberlappender Technik und unter leichter Vorspannung mit der 10 cm breiten Kurzzugbinde weiter. Starten Sie dabei am Ende der schmaleren Kurzzugbinde und fahren Sie fort, bis Sie an der Achsel angelangt sind. ❺ Hier halten Sie bitte ein wenig Abstand, damit die Bandage nicht unter der Achsel reibt. Fixieren Sie die Binde mit zwei Streifen Tape. ❻ Reicht eine Binde nicht aus, nutzen Sie bitte eine zweite Binde in gleicher Technik. Ist noch Material übrig, verteilen Sie es ohne großen Zug am Arm in Richtung Handgelenk.

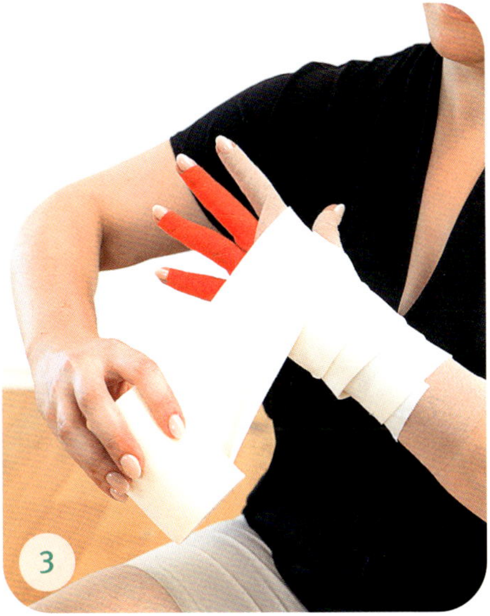
3

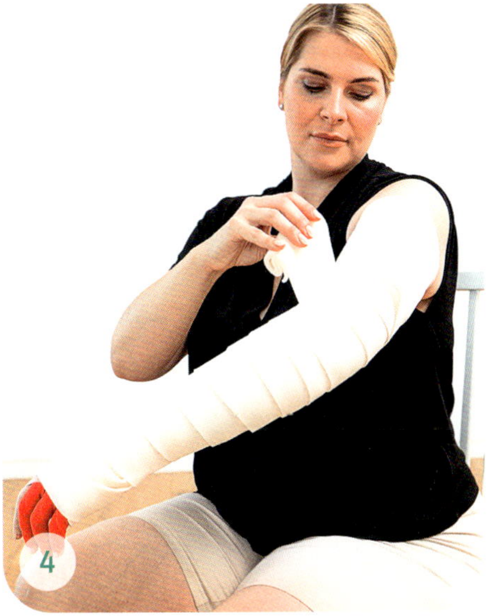
4

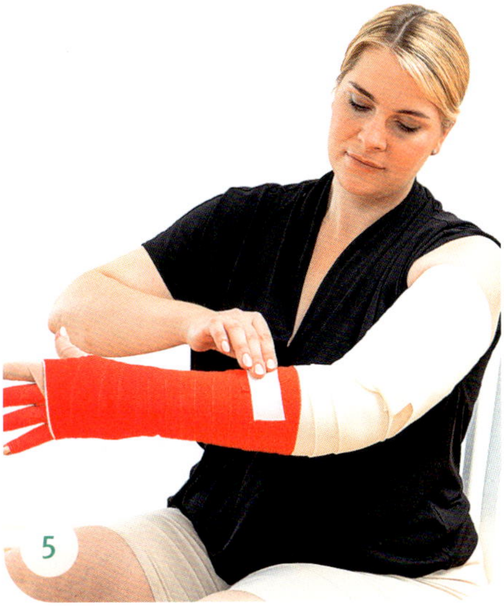
5

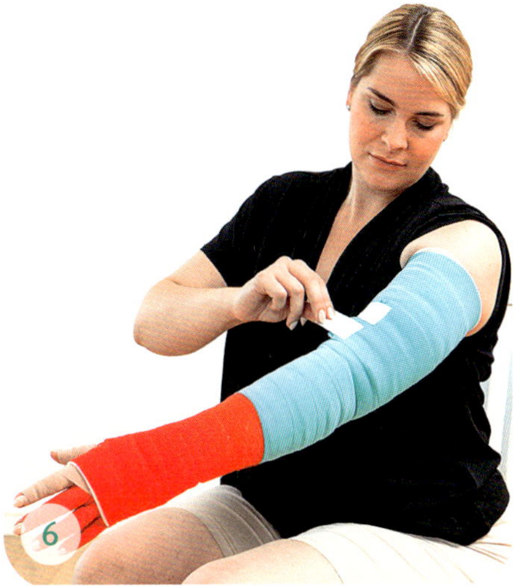
6

Geeignete Sportarten

Sportliche Betätigung kann dabei helfen, ein Lymphödem zu reduzieren. Geeignet sind sanfte Sportarten, die für mehr Beweglichkeit sorgen und die Muskeln stärken. Welcher Sport für Sie infrage kommt, besprechen Sie mit Ihrem Arzt oder Therapeuten.

Der entscheidende Gedanke beim Sport ist, dass die Kompression von außen ein Widerlager für die Muskulatur gibt und dazwischen befindet sich das Ödem. Üben Sie also Muskelaktivität in Kompression aus, bekommt das Ödem von zwei Seiten Druck. Sie walzen sozusagen das Ödem direkt aus. Daher lautet die erste Regel, beim Sport immer Kompressionskleidung zu tragen, mit Ausnahme vom Sport im Wasser.

Generelle Anforderungen

Die folgenden Punkte sind bei sportlicher Betätigung mit einem Lymphödem zu beachten:

- Sport immer in Kompression
- gleichmäßige Muskelbewegungen
- milde Dehnungen
- äußerlich gleichmäßiger Druckaufbau (z. B. Schwimmen)
- auf geringes Verletzungsrisiko achten
- gut sitzende Sportbekleidung, die keine Abschnürungen erzeugt
- Kontrolle der Pulsfrequenz
- persönliche Leistungsgrenze nicht überschreiten

Wassersport

Wassersport ist perfekt bei Lip- und Lymphödem. Beim Bewegen im Wasser steigern Sie den Lymphabfluss, da der Wasserdruck (hydrostatischer Druck) eine Kompression ausübt. Der hydrostatische

Druck ist sogar deutlich höher als ein Kompressionsdruck durch Bestrumpfung.

Bei 1,36m Wassertiefe, also etwa der Tiefe eines Nichtschwimmerbeckens, in dem Wassergymnastik stattfindet, liegt bei ca. 100 mm/Hg. Zum Vergleich: Die höchste Kompressionsklasse liegt bei ›49 mm/Hg. Der Wasserdruck bei der Wassergymnastik ist also deutlich höher als der Kompressionsdruck der Bestrumpfung. Damit ist auch das Tragen einer Kompression im Wasser unnötig.

Diese Formen von Wassersport sind geeignet:

- Schwimmen
- klassische Wassergymnastik
- Aquafitness, z. B. Aqua-Cycling, Aqua-Jogging, Aqua-Boxing

Sie können Kurse besuchen oder einfach ins Schwimmbad gehen, um zu schwimmen oder im Wasser eigenständig Übungen zu machen. Beachten Sie aber die Wassertemperatur: sie sollte 34 °C nicht übersteigen.

Sport im Wasser ist verboten bei offenen Wunden, kritischem Hautbild im Ödemgebiet, Hautpilzen, Infektionen, die durch Keime hervorgerufen werden und unbehandelter Herzinsuffizienz. Massagedüsen sollten im Lymphödemgebiet bzw. im ödemgefährdeten Gebiet nicht angewendet werden, denn diese erzeugen eine unkontrollierbare Mehrdurchblutung, die ein Lymphödem verschlechtern kann.

Indoor-Training

Insbesondere spezielle Kurse finden in der Regel indoor statt, aber auch Fitnesstraining oder Bewegungsformen wie z. B. Yoga. Es gibt ein großes Angebot an geeignetem Indoor-Training bei Lymphödem. In Gruppen zu trainieren macht Spaß und motiviert, erkundigen Sie sich nach Angeboten in Ihrer Umgebung. Natürlich können Sie auch Ihre eigene Trainingsroutine für sich zu Hause entwickeln. Wichtig ist, dranzubleiben – und immer in Kompression zu trainieren.

Für welche Trainingsform Sie sich auch entscheiden: Bitte achten Sie darauf, die Übungen korrekt durchzuführen und die Atmung zu kontrollieren.

- Gymnastikkurse, z. B. organisiert und spezialisiert durch Selbsthilfegruppen
- Allgemeine Präventions-, Spiel- und Sportgruppen, z. B. bei Sportvereinen, Fitnesscentern, Krankenkassen
- Venengymnastik, Kurse oder Heimübung

Faszientraining

Für das Faszientraining bei Lip- und Lymphödem gibt es bisher wenig schulmedizinische Grundlagen, das Wissen über die Wirkungsweise kommt aus der Osteopathie. Demnach kann man sich Faszien wie einen Faserfilz vorstellen, der Strukturen wie z. B. Organe, Muskeln und Knochen umgibt. Faszien lassen sich bedingt beeinflussen, sie lassen sich nicht dehnen, durch Faszientraining können sich jedoch verklebte Faszien lösen. Es gibt die Annahme, dass sich Verklebungen zwischen Faszien ungünstig auf den Lymphabfluss auswirken bzw. auch Ödeme zwischen Faszien entstehen können.

- Rehabilitationssport, es gibt auch spezielle Lymphgefäß-Reha-Sport-Angebote
- Heimtraining an Geräten, z. B. Spinning-Rad, Ergometer, Laufband, Cross-Trainer, Stepper
- Angebote von Geräte- und Kraftsport, z. B. in Praxen, Kliniken und Fitnesscentern
- Tanzen ohne Wettkampfcharakter
- Tai-Chi, vor allem für Armlymphödeme geeignet
- Yoga, sanfte Techniken bevorzugen, viele Atemübungen einbauen
- Faszientraining, dabei auf eine langsame Durchführung mit eher glatten Oberflächen achten; nicht für jeden Patienten geeignet, am besten mit dem Arzt absprechen; Lipödem-Patientinnen sollten auf das Schmerzempfinden achten
- Pilates
- Training auf dem Trampolin, nur Schwingungen, nicht Springen; Vorsicht bei zusätzlichen Erkrankungen im Bewegungsapparat

Outdoor-Training

Wenn Sie lieber im Freien trainieren, haben Sie ebenfalls viele Möglichkeiten. Insbesondere Ausdauersportarten machen im Freien mehr Spaß, wenn man durch die Natur läuft oder radelt. Achten Sie dabei immer auf einen gleichmäßigen Atemrhythmus und beachten Sie unbedingt Ihre eigene Leistungsgrenze. Überforderung macht den Trainingseffekt zunichte.

Die folgenden Sportarten finden draußen statt und sind bei Lip- und Lymphödem zu empfehlen. Vergessen Sie dabei nicht, immer in Kompression zu trainieren.

- Walking, also zügig gehen mit aktivem Armschwung; dabei die Hände öffnen und schließen, das erzeugt eine zusätzliche Pumpwirkung; zwischendurch die Hände ausschütteln.
- Nordic Walking; bei korrekter Technik ein sehr gutes Ganzkörpertraining; die korrekte Technik sollte mit lizensierten Trainern erlernt werden; außerdem ist darauf zu achten, die Schlaufen der Stöcke nicht zu eng zu stellen, damit ein Abschnüren, insbesondere bei Armlymphödemen, verhindert wird; bei korrekter Technik entlasten die Stöcke die Gelenke, durch das Öffnen und Schließen der Hände wird eine Pumpwirkung erzielt.
- Wandern und Bergwandern; dabei auf nicht einengende Kleidung achten, insbesondere das Gepäck sollte nicht zu schwer sein, Stöcke können die Gelenke schonen.
- Radfahren und Radwandern; auf ein individuell eingestelltes Fahrrad achten (z. B. Lenker-, Sattel-, Federungseinstellungen); auch Alternativen in Betracht ziehen wie Liegeräder, E-Bikes oder Fahrräder mit drei Rädern.
- Skifahren; Skiabfahrt bitte nur bereits geübte Personen, da die Verletzungsgefahr, insbesondere durch Dritte, erhöht sein kann; Langlauf langsam angehen, auch hier besteht Sturzgefahr; insgesamt auf gute Vorbereitung, z. B. durch Skigymnastik, achten.

Wie gehe ich mit meinem Ödem um?

Generell lässt sich sagen, dass es nicht die eine zentrale Maßnahme gibt, die zu beachten ist. Wenn Sie lernen, Ihr Lymphgefäßsystem zu verstehen, werden Sie selbst erkennen, welche Tipps und Anregungen sinnvoll und nachvollziehbar sind.

Die Hinweise und Tipps, die ich Ihnen hier gebe, sind als Anregungen, aber keinesfalls als Dogma zu sehen. Darauf möchte ich ausdrücklich hinweisen. Wenn Sie z. B. gerne in die Sauna gehen, können Sie das tun. Es sollte Ihnen allerdings bewusst sein, dass es sich ungünstig auf Ihre Ödeme auswirken kann.

Verletzungen vermeiden

Große, kleine und wiederholte kleinste Verletzungen zerstören Lymphgefäße oder führen zu Blutergüssen, die die Lymphflüssigkeitsmenge erhöhen. In einem Lymphödem herrscht eine lokale Immunschwäche, in der sich Krankheitserreger rasend schnell ausbreiten können. Eine Verletzung birgt somit immer die Gefahr, dass durch eintretende Bakterien eine Wundrose (Erysipel) entsteht, in deren Folge sich der Zustand des Lymphödems verschlechtert. Achten Sie daher darauf, sich nicht zu verletzen. Insbesondere im Alltag ist das schnell passiert, dem können Sie mit einfachen Vorsichtsmaßnahmen vorbeugen.

- Benutzen Sie bei der Küchenarbeit mit spitzen oder scharfen Gegenständen Handschuhe, beim Spülen Gummihandschuhe.
- Tragen Sie beim Nähen einen Fingerhut.
- Tragen Sie wegen der Stacheln und Dornen bei der Gartenarbeit oder Blumenpflege Handschuhe.
- Tragen Sie beim Umgang mit Haustieren Handschuhe, um Kratz- und Bisswunden zu vermeiden.
- Bei Gefahr von Insektenstichen tragen Sie lange Kleidung und eventuell Handschuhe. Im Urlaub ggf. Mückengebiete meiden.
- Schützen Sie sich vor Sonnenbrand.
- Der Arzt sollte am betroffenen Arm oder auch Bein kein Blut entnehmen und keine Infusion legen. Auch sollten in den von Lymphödemen betroffenen Extremitäten oder den zugehörigen Körperquadranten keine Injektionen oder Akupunkturbehandlungen vorgenommen werden. Bei zusätzlichen Krampfaderleiden keine Blutegelbehandlung durchführen.
- Bei beidseitigen Armlymphödemen lassen Sie sich Blut aus einer Leistenvene entnehmen.
- Vermeiden Sie Sportarten, welche die Arme bzw. Beine besonders gefährden. Sportarten wie z. B. Handball, Fußball, Volleyball, Hockey und zu riskanter Skiabfahrtslauf sind ungünstig. Auch überdehnende, reißende oder zerrende Bewegungen sind zu vermeiden.
- Schlecht sitzende bzw. zu enge Schuhe können zu Scheuerstellen oder Druckblasen führen.
- Gehen Sie außerhalb der Wohnung nicht barfuß.
- Tragen Sie beim Baden in natürlichen Gewässern oder im Meer wegen der Verletzungsgefahr durch Muscheln oder Glasscherben Badeschuhe.

Vorsicht vor Entzündungen

Um es noch einmal ganz klar zu sagen: Vermeiden Sie Entzündungen im Lymphödemgebiet! Entzündungen führen zu einer starken Erhöhung der Gewebsflüssigkeitsbildung, das ist besonders

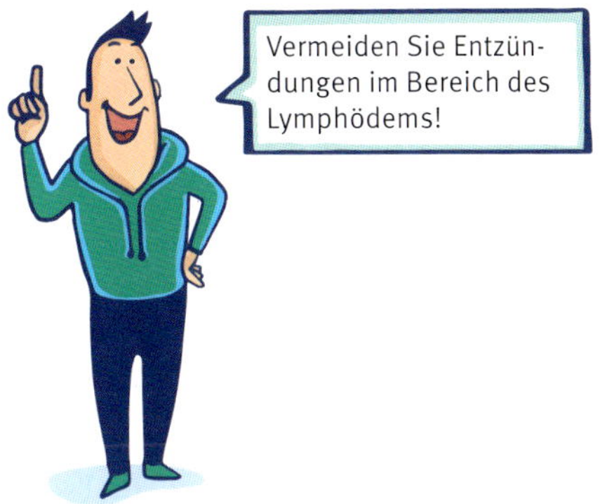

bei bakteriellen Entzündungen der Fall. Die Wundrose (Erysipel) ist eine durch Streptokokkenbakterien hervorgerufene Entzündung und die häufigste Komplikation eines Lymphödems.

Sollten Sie sich verletzt haben, ist es sehr wichtig zu verhindern, dass sich eine Wundrose entwickelt. Zur Prophylaxe tragen Sie daher auf jede Bagatellverletzung, die sich im Lymphödemgebiet befindet, über mehrere Tage hinweg ein Wunddesinfektionsmittel auf. Hier gilt die Devise »Mit Kanonen auf Spatzen schießen«! Tritt ein Erysipel auf – Krankheitsgefühl, schnelle Schwellungszunahme, Rötung, Schmerzen und Fieber –, ist eine Antibiotikabehandlung, vorzugsweise mit Penicillin, nötig. Egal ob zu Hause oder im Urlaub: Sie sollten immer ein Wunddesinfektionsmittel und ein Antibiotikum bei sich haben und dies auch schnellstmöglich einsetzen.

Entstehung von Erysipelen vermeiden

Jedes auftretende Erysipel verschlechtert den Zustand des Lymphödems. Um die Entstehung von Erysipelen zu vermeiden, sollten Sie Folgendes beachten:

- Unterbinden Sie Pilzerkrankungen der Haut. Pilzsporen befinden sich überall in der Luft und setzen sich natürlich schnell auf der Haut ab. Pilze bevorzugen ein feuchtes und warmes Milieu. Achten Sie besonders in Hautfalten auf intensive Hautpflege und vermeiden Sie Feuchtigkeitsbildung.
- Vermeiden Sie Fußpilz (besonders zwischen den Zehen), tragen Sie im Schwimmbad immer Badeschuhe.
- Achten Sie besonders auf mögliche Pilzerkrankungen der Haut im Lymphödemgebiet (z. B. Arm, Hand, Bein, in Hautfalten) und behandeln Sie diese möglichst umgehend.
- Bei Pilzerkrankungen verwenden Sie bitte entsprechende Salben und Lösungen am besten unter ärztlicher Aufsicht.
- Um trockene und spröde Haut zu vermeiden, betreiben Sie intensive Hautpflege.

Wichtig

Pilzinfektionen stellen eine lokale Kontraindikation für die manuelle Lymphdrainage dar und müssen vorher behandelt werden.

Die richtige Hautpflege

Eine gute Hautpflege ist essenziell. Sie ist die wichtigste Vorbeugung gegen Hautverletzungen und Infektionen. Die Haut wird bei Lymphödemen schlecht versorgt, da der Weg der Nährstoffe von der Blutbahn zur Haut durch das Ödem weiter ist als sonst, dadurch ist die Haut unterversorgt und wird fragil. Trockene und rissige Haut bietet Eintrittspforten für Bakterien. Auch Pilzinfektionen, z.B. Fußpilz zwischen den Zehen, unter der Brust oder auch in Hautfalten bieten Eintrittspforten. Sie führen zu kleinsten Rissen in der Haut, über die dann wiederum Bakterien eintreten können. Das Tragen von Kompression trocknet die Haut zusätzlich aus.

Es ist also sehr wichtig, das Augenmerk auf die Hautpflege zu lenken. In meiner täglichen Arbeit als Therapeut sehe ich leider viel zu oft, dass diese eher vernachlässigt wird.

Geeignete Hautpflegeprodukte

Geeignete Hautpflegeprodukte für Lymphödembereiche sollten folgende Eigenschaften haben:

- Sie sind pH-hautneutral, d.h. sie haben einen pH-Wert von 5 bis 5,5.
- Idealerweise haben Sie einen Urea-Anteil von mind. 5%, da dies rückfettend wirkt.
- Lotionen sind vorzuziehen, da sie besser in die Haut einziehen und keinen Film hinterlassen, der wiederum die Poren verstopft.
- Sie sind parfümfrei.

Empfehlenswert ist ein Produkt mit natürlichen Inhaltsstoffen. Es muss nicht zwingend das teuerste Kosmetikprodukt aus der Apotheke oder dem Reformhaus sein. Auch bieten die Kompressionshersteller oft Hautpflegeprodukte an.

Feuchte Stellen in z.B. Hautfalten können Sie auch mit Puder oder Kompressen trocken halten, um Pilzinfektionen zu vermeiden.

Die richtige Kleidung

Beim Tragen von zu enger oder einschnürender Kleidung schneidet man förmlich den Abflussweg der Lymphflüssigkeit ab. Das gilt für normale Kleidung, nicht für die ordnungsgemäß sitzende medizinische und maßangefertigte Kompressionsbekleidung, die mit einem entsprechenden Druckverlauf im Gestrick versehen ist und den Abflussweg der Lymphflüssigkeit nicht einschränken sollte.

Bei einengender bzw. einschnürender Kleidung werden die restlichen noch funktionierenden Lymphgefäße eingeengt, besonders die oberflächlichen an der Haut, und dadurch wird der Lymphabfluss behindert.

Bei Armödemen

- Tragen Sie möglichst keine abschnürenden Ärmel.
- Bei einer schweren Silikon-Brustprothese entsteht Zug am BH-Träger, der die Lymphgefäße auf der Schulter abklemmt. Wählen Sie daher eine leichte Brustprothese aus Schaumstoff oder einer Kombination aus Schaumstoff mit Silikon. Es gibt auch durch Adhäsion auf der Haut klebende Brustprothesen, die zu empfehlen sind. Eventuell legen Sie ein breites Schiebepolster unter die BH-Träger oder tragen einen Spezial-BH mit breiten Trägern. Ein Hochrutschen der leichten Brustprothese kann durch eingenähte BH-Taschen oder einen Spezial-BH verhindert werden. In manchen Fällen kann es auch sinnvoll sein, eine brustverkleinernde Operation an der anderen Seite zu erwägen.
- Der BH sollte auch am Brustkorb nicht einschnüren.
- Tragen Sie die Handtasche über der Schulter der gesunden Seite.
- Armbanduhr, Armbänder und Ringe müssen locker anliegen.

Bei Beinödemen

- Tragen Sie keine abschnürenden Hosen, Unterhosen, Socken, Strümpfe oder Strumpfbänder.
- Tragen Sie keine zu enge Gürtel oder Korsetts.
- Männer sollten eher Hosenträger statt Gürtel benutzen.

Überwärmung vermeiden

Überwärmung geht mit einer erhöhten Durchblutung (Hyperämie) des Gewebes einher, was zu einer gesteigerten Lymphflüssigkeitsbildung führt. Es kommt also zu mehr Flüssigkeit im Gewebe, die wieder über das Lymphgefäßsystem abtransportiert werden muss.

In einem Lymphödem befindet sich bereits vermehrt Flüssigkeit im Gewebe und der Abtransport von Gewebeflüssigkeit und Lymphflüssigkeit ist sowieso schon gestört. Durch die Überwärmung wird dies noch verstärkt. Eine Steigerung der Durchblutung und der damit verbundenen Bildung von Gewebsflüssigkeit ist also zu vermeiden. Man kann vereinfacht sagen, dass mehr Blut auch mehr Wasser bedeutet.

Um Überwärmung zu vermeiden, beachten Sie bitte folgende Empfehlungen:

- Urlaub in heißen Ländern wegen Hitze vermeiden
- Bei großer Hitze Aufgaben im Außenbereich besser abends erledigen
- Sonnenbrand vermeiden und nur in die Sonne gehen, wenn die Intensität der Strahlen nicht zu hoch ist; nicht zu lange in die Sonne gehen; Sonnenbrände können auch mit Verletzungen der Haut einhergehen und zu lokalen Entzündungen führen, die zu vermeiden sind
- Achtung vor Verbrennungen, auch beim Rauchen
- Beim Umgang mit Haushaltsgeräten wie Backofen, Herd und Bügeleisen Handschuhe benutzen
- Spülwasser nicht zu heiß und mit Handschuhen spülen
- Im Warmwasserbad und Thermalbad keine Temperaturen über 33 bis 34 °C; günstig sind 25 bis 28 °C
- Keine Wärmeanwendungen wie Wärmflasche, heißes Körnerkissen, Fangopackungen oder Rotlichtanwendungen im Ödemgebiet
- Wärmeanwendungen in Gebieten, die an das Lymphödem angrenzen, dosiert, mit Bedacht und ggf. mit begleitender manueller Lymphdrainage anwenden
- Eine Trockenhaube beim Friseur meiden, sie kann einen ungünstigen Einfluss auf Armlymphödeme und natürlich auf Kopflymphödeme haben

Starke Unterkühlung vermeiden

Starke Unterkühlungen und Erfrierungen verursachen Schädigungen der Blutgefäßwand. Bei der nachfolgenden Wiedererwärmung mit verstärkter Durchblutung führt dies zu einer gesteigerten Lymphflüssigkeitsbildung, was in Ödemen die bereits beschriebenen Probleme nach sich zieht. Auch hier gilt wieder: Mehr Blut bedeutet mehr Wasser.

- Sauna kann ungünstig sein, daher vorsichtig ausprobieren, ggf. mit niedrigeren Temperaturen anfangen
- Bei Fußbodenheizung ggf. isolierende Schuhe tragen

Tipps für heiße Tage

An heißen Sommertagen oder bei Reisen in heiße Länder hilft es, einige Tipps zu beachten, um den Alltag angenehmer zu gestalten.

- Schützen Sie sich vor direkter Sonne, halten Sie sich möglichst oft im Schatten auf.
- Stellen Sie die Klimaanlage auf eine angenehme Temperatur ein, kühlen Sie sie nicht übermäßig herunter.
- Halten Sie sich nicht zu lange in kaltem Wasser auf. Die ideale Wassertemperatur liegt zwischen 28 und 30 °C.
- Auch wenn es bei warmen Temperaturen unangenehm ist, sollte Sie Ihre Kompressionsstrümpfe tragen, da es sonst zu einer Ödemverschlechterung kommen kann. Bei Hitze hilft es, lockere Kleidung anzuziehen und die Kompression leicht anzufeuchten. Sie können auch eine Sprühflasche mit Wasser füllen und sich regelmäßig die Beine bzw. Arme kühlen. Damit haben Sie die Möglichkeit von Verdunstungskälte und nutzen quasi den »Wadenwickel-Effekt«. Sie haben sozusagen Ihre Klimaanlage immer dabei.
- Planen Sie an heißen Tagen regelmäßige Pausen ein. Bei längeren Reisen im Bus, Zug oder Flugzeug sollten Sie regelmäßig aufstehen und wenn möglich die Füße hochlegen.
- Auch an heißen Tagen sind Bewegung und Sport wichtig, am besten in den frühen Morgenstunden oder abends – immer in der Kompression.
- Die Gefahr durch Wundrose ist im Sommer erhöht, daher bei Gartenarbeit Handschuhe tragen (Armlymphödem) und am besten nicht barfuß laufen (Beinlymphödem).

Weitere wichtige Tipps

Neben den aufgeführten gibt es noch einige weitere wichtige Tipps für das richtige Verhalten bei einem Ödem.

Schmerzen

Dauerhafte Schmerzzustände haben auf die Lymphgefäßtätigkeit eine hemmende Wirkung. Das bedeutet, die Lymphgefäße stellen die Tätigkeit lokal zum Teil ein. Daher ist es wichtig, Schmerzen nicht dauerhaft auszuhalten, sondern zu behandeln. Dabei können die manuelle Lymphdrainage und die Kompression in Eigenanwendung eine schmerzlösende Wirkung haben.

Operationen

Vorsicht vor Operationen im Lymphödemgebiet und den zugehörigen Quadranten. Sie führen zu Zerstörungen von Lymphgefäßen und verschlechtern somit den Lymphabfluss. Daher sollten Operationen in diesen Bereichen nur durchgeführt werden, wenn es absolut notwendig ist.

Blutdruck messen

Der Blutdruck darf nicht am betroffenen bzw. gefährdeten Arm gemessen werden, um das Einschnüren zu verhindern. Außerdem können stark ausgeprägte Armödeme falsch überhöhte Werte ergeben.

Hochlagerung

Wasser sammelt sich dort, wo die Schwerkraft am höchsten ist, somit bringt das Hochlagern von Extremitäten bei Ödemen immer eine gewisse Erleichterung.

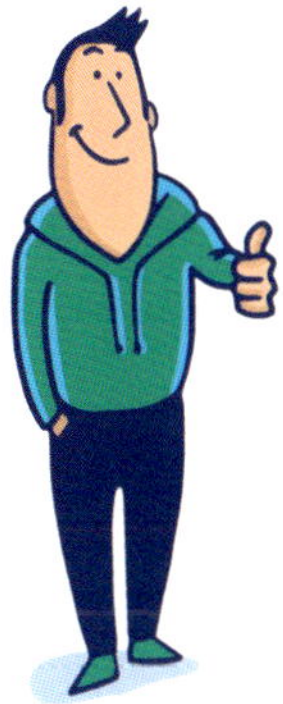

Muskeltätigkeit

Muskeln haben einen großen Einfluss auf die Lymphgefäße. Regelmäßige Bewegung ist daher immer sinnvoll, um seinen Lymphfluss in Schwung zu bringen. Sie löst auch verspannte Muskeln, die einen negativen Einfluss auf die Gefäße haben, da meist die Bewegung eingeschränkt ist.

Übergewicht vermeiden

Ein zu hohes Körpergewicht wirkt sich negativ auf die Lymphgefäße aus. Eine große Menge an Fettgewebe führt zu einer Komprimierung der Lymphgefäße, sodass der Lymphabfluss behindert wird. Außerdem behindert zu viel Fett im Bauchraum den Abfluss von Lymphflüssigkeit und auch der Blutrückfluss wird gehemmt, was die Entstehung von Krampfadern begünstigt. Krampfadern führen wiederum zu zusätzlichen Flüssigkeitseinlagerungen im Gewebe. Es ist also wichtig, Übergewicht zu vermeiden bzw. Gewicht zu reduzieren. Wenn Sie unter Adipositas leiden, wenden Sie sich bitte an einen Arzt. Dies ist eine anerkannte Krankheit und sollte unter ärztlicher Aufsicht therapiert werden.

Ernährung

Es gibt keine spezielle »Lymphdiät«, also keine Ernährungsvorgaben, nach denen sich Menschen mit einem Lymphödem richten sollten. Es liegt in Ihrer Verantwortung, sich gesund und ausgewogen zu ernähren und nach Möglichkeit ein gesundes Gewicht zu erreichen und zu halten. Wie das im Einzelfall aussieht, hängt von vielen individuellen Faktoren ab. Grundsätzlich ist eine ausgewogene Ernährung zu empfehlen, diese kann aber die unterschiedlichsten Bestandteile enthalten. Denken Sie allein schon an die ganzen Allergien oder Unverträglichkeiten. Aber ich möchte das Bewusstsein schaffen, dass die Ernährung einen großen Einfluss auf das Wohlbefinden und auf das Immunsystem hat. Und das Lymphsystem ist ein großer Teil der Immunabwehr. Bei einer Erkrankung mit Lipödem wird beobachtet, dass die Schmerzen mit einer Reduzierung von Kohlehydraten gelindert werden können. Auch wird dazu geraten, wenig Salz und viel Obst und Gemüse zu essen. Letztlich gilt hier ebenfalls: Ernähren Sie sich ausgewogen.

Da ich absolut kein Ernährungsspezialist bin, empfehle ich Ihnen, sich durch geschultes und zertifiziertes Personal beraten zu lassen.

Stress reduzieren

Stress, Schlafmangel und psychische Probleme haben einen großen Einfluss auf das Schmerzempfinden. Schmerzen hemmen zudem die Eigentätigkeit der Lymphgefäße. Aktive, bewusste Entspannung und Atemübungen können helfen, das Immunsystem zu stärken und das Wohlbefinden zu steigern.

Aktive Entspannungstechniken

Entspannungsübungen sind für viele Bereiche sehr hilfreich. Sie stärken die Gesundheit, helfen bei der Regeneration und dabei, Stress abzubauen. Auch bei

Schlafproblemen, Verspannungen oder Erschöpfungszuständen sind sie sehr wertvoll.

Es gibt viele Möglichkeiten, sich zu entspannen, probieren Sie ruhig ein paar Techniken aus und finden Sie heraus, was zu Ihnen passt. Für Anfänger ist es sinnvoll, eine Technik unter fachlicher Anleitung zu lernen, damit sich keine Fehler einschleichen. Unter anderem bieten Volkshochschulen solche Kurse an.

- Mit Yoga können Sie die Ödembehandlung unterstützen. Besonders die Atemübungen können den Lymphfluss positiv beeinflussen, da Druckänderung im Brustkorb gezielt auf Venen und Lymphgefäße einwirken.
- Meditation ist oft ein Teil von Yoga, Sie können sie aber auch separat praktizieren.
- Bei Tai-Chi und Qigong wird eine Abfolge von langsamen, bewussten Bewegungen ausgeführt, die das Nervensystem beruhigen und den Atem ruhiger und tiefer werden lassen.
- Autogenes Training beruht auf Autosuggestion. Mit festgelegten Formeln lassen Sie Ihren Körper nach und nach zur Ruhe kommen und können sich vollständig entspannen.
- Bei der progressiven Muskelentspannung geht es um das sanfte Anspannen und wieder Loslassen bestimmter Muskelgruppen, wodurch sich nach und nach der gesamte Körper entspannt.

Kleine Atemübung für zwischendurch

Diese Atemübung können Sie überall machen, wenn Sie das Gefühl haben, zur Ruhe kommen zu müssen.

1. Setzen Sie sich aufrecht und bequem hin.
2. Schließen Sie die Augen und nehmen Sie Ihren Atem wahr. Atmen Sie tief und gleichmäßig durch die Nase ein und aus. Beobachten Sie, wie die Luft beim Einatmen in Ihren Körper einströmt und beim Ausatmen wieder hinausströmt. Lassen Sie dabei den Atem immer mehr zur Ruhe kommen.
3. Versuchen Sie nun, die Ausatmung ganz allmählich feiner, länger und tiefer werden zu lassen. Atmen Sie vollständig aus, bevor Sie mit der nächsten Einatmung beginnen.
4. Wenn Sie spüren, dass auch Ihr Geist und Ihre Gedanken ruhiger werden, verweilen Sie noch für einige Atemzüge in der Ruhe, bevor Sie die Übung beenden.

Bürsten, Massageroller, Schröpfen und Co.

Ich habe wiederholt erwähnt, dass bei der manuellen Lymphdrainage bestimmte Hilfsmittel sehr sinnvoll sein können. Hier möchte ich jedoch das Bewusstsein dafür schärfen, dass diese Geräte teilweise auch Verletzungen in empfindlichen Hautregionen hervorrufen können und nicht für jeden geeignet sind. Probieren Sie vorsichtig aus, was Ihnen hilft und guttut. Achten Sie dabei auf Ihren Körper und spüren Sie in sich hinein.

Bei Bürsten, Massagerollern, Schröpf-Produkten und Faszienrollen ist die Erhöhung der Durchblutung nicht zu vermeiden, also denken Sie an den Merksatz: Mehr Blut bedeutet mehr Wasser.

Wichtig

Beim Verwenden von Bürsten sind Verletzungen der Haut unbedingt zu vermeiden. Die Borsten sollten daher nicht zu hart sein.

Wenden Sie diese Geräte bitte immer mit Verstand und in sinnvoller Dosierung an.

- Die Bürstenmassage können Sie z. B. sinnvoll alternativ und als Option bei den Techniken der manuellen Lymphdrainage einsetzen, mit niedrigem Druck natürlich und immer im schmerzfreien Bereich. Dies hat sogar einen zusätzlichen Peeling-Effekt.
- Massageroller bringen mit einer sinnvollen Dosierung das Gewebe in Bewegung und lockern es auf.
- Schröpfgläser oder Cupping-Sets aus Plastik oder Silikon können mit mildem Unterdruck Flüssigkeiten im Interstitium bewegen. Auch hier gilt: Es darf nicht wehtun.
- Flache Faszienrollen können ebenfalls Flüssigkeit im Interstitium bewegen und mobilisieren. Doch gehen Sie bitte sanft vor: Wird mit einer zu hohen Intensität gearbeitet, steigt die Durchblutung an.
- Kneipp-Anwendungen, wie kalte Güsse, können auch Linderung verschaffen. Hier ist ebenfalls zu bedenken, dass sich die Gefäße nach den kalten Reizen wieder weit stellen und die Durchblutung erhöht wird.

Quellenverzeichnis

Bertsch T, Erbacher G, Elwell R, Partsch H. JWC International Consensus Document: Lipoedema – a paradigm shift and consensus 2020

Földi M, Fölfi E, Kubik S. Lehrbuch Lymphologie. 7. Aufl. München: Elsevier, 2010

Gültig O, Miller A, Zöltzer H. Leitfaden Lymphologie. 1. Aufl. (2015) und 2. Aufl. (2021) München: Elsevier

Lymphologicum e.V. Patientenratgeber Lymphödem

Ozsoy-Unubol T. et al.: Efficacy of Kinesio taping in early stage breast cancer associated lymphedema: a randomized single blinded study 2019

Roth C. et al.: Craniocervical manual lymphatic drainage and its impact on intracranial pressure – a pilot study. European Journal of Neurology. 10.1111/ene.13055 (2016)

S2k Leitlinie Diagnostik und Therapie der Lymphödeme AWMF Reg.-Nr. 058–001 (2017)

Schmeller W, Meier-Vollrath I. Das Lipödem: Neue Möglichkeiten der Therapie. Schweiz Med Forum 2007

Stein C. Prospektive, klinische Studie zum Einfluss serieller Kaltwasserreize (Kneippscher Oberguss) auf die Lungenfunktion, die Immunabwehr und das subjektive Wohlbefinden bei gesunden Probanden 2011

Zerini I et al.: Cellulite treatment: a comprehensive literature review. Journal of cosmetic dermatology 14.3 (2015): 224–240

Stichwortverzeichnis

Empfehlungen von Henry A. Schulze

Im Folgenden finden Sie weiterführende Empfehlungen

Das Internet ist eine nahezu unerschöpfliche Quelle für Informationen, was ich definitiv als großen Vorteil sehe, um sich in eine Materie tiefer einzuarbeiten. Allerdings sind darunter auch viele Halbwahrheiten und Unwahrheiten zu finden. Die folgenden Websites kann ich empfehlen, sie sind seriös und bieten fachlich sinnvolle und korrekte Informationen.

www.lymphologicum.de
Lymphologicum e.V. ist ein Verein, der es sich zur Aufgabe gemacht hat, alle Leistungserbringer der ambulanten lymphologischen Versorgungskette zu vernetzen. Der Verein betreibt sehr gute Patientenaufklärung, vor allem mittels des Patientenmagazins »Lympholife«.

www.lymphselbsthilfe.de
Der Verein Lymphselbsthilfe e.V. setzt sich für die Aufklärung und Schulung von Patienten ein, er bietet Vernetzung von Selbsthilfegruppen und unterstützt deren Gründung. Es werden auch zertifizierte Kurse zum Selbstmanagement angeboten.

www.lipödemmode.de
Der Blog »Lipödem-Mode« von Caroline Sprott befasst sich hauptsächlich mit der modischen Seite der Kompression, es finden aber auch beispielsweise Themen wie Ernährung ihren Platz. Ebenso werden Alltagsthemen oder gesundheitliche Aspekte betrachtet.

www.lymphologic.de
Die Lymphologic GmbH ist ein medizinisches Weiterbildungsinstitut für die lymphologische Ausbildung von Therapeuten und bietet sogar ein fachliches Curriculum für Ärzte an.
Auch nach den absolvierten Kursen steht Fachpersonal als Ansprechpartner zur Verfügung und jeder kann sich regelmäßig auf dem neusten Stand halten. Auf der Homepage können sich auch Patienten über lymphologische Themen informieren.

www.dglymph.de
Die Deutsche Gesellschaft für Lymphologie e.V. hat es sich zur Aufgabe gemacht, die Forschung in der Lymphologie zu unterstützen und bietet wissenschaftliche Kompetenz. Auf der Homepage finden auch Patienten verlässliche Aufklärung.

Bibliografische Information der Deutschen Nationalbibliothek
Die Deutsche Nationalbibliothek verzeichnet diese Publikation in der Deutschen Nationalbibliografie; detaillierte bibliografische Daten sind im Internet über http://dnb.d-nb.de abrufbar.

Programmplanung: Katja Liese, Kathleen Rother
Projektmanagement: Kathrin Hage
Redaktion: Annette Gillich-Beltz
Bildredaktion: Christoph Frick
Umschlaggestaltung und Layout: CYCLUS · Visuelle Kommunikation, Stuttgart

Bildnachweis
Umschlagmotiv und Bild S. 3: CYCLUS · Visuelle Kommunikation, Stuttgart, unter Verwendung von © yellowj/stock.adobe.com – Stockfoto. Von einem Model gestellt. (Foto); Susi Schaaf, Bellheim (Zeichnung)
Autorenfoto: © Pia Rockelmann | pr-fotografie
Fotos: © H. Münch/Thieme
Zeichnungen: Susi Schaaf, Bellheim

1. Auflage 2022

TRIAS in Georg Thieme Verlag KG
Rüdigerstraße 14, 70469 Stuttgart, Germany
www.thieme.de

Printed in Germany

Satz: Reemers Publishing GmbH, Krefeld
Repro: LUDWIG: media gmbh, Zell am See, Österreich
gesetzt in Adobe Indesign CC 2021
Druck: AZ Druck und Datentechnik GmbH, Kempten

Gedruckt auf chlorfrei gebleichtem Papier

ISBN 978-3-432-11438-5
Auch erhältlich als E-Book:
eISBN (ePub) 978-3-432-11439-2

2 3 4 5 6